運動習慣ゼロの人
のための

疲れない！
動けるカラダ
をつくるテク

監修
清水 忍

朝日新聞出版

今こそ、正しい姿勢を身につけ、カラダを動かしてNEATを上げよう！

ジョギングや腹筋運動などのトレーニングに取り組んでいる人から、「なかなかやせません」「腰痛が改善されないんです」といった声をよく聞きます。努力をしていて結果が出ないと、嫌になってしまいますね。でも、筋トレや運動をしていないのにやせている人、腰痛などの不調を全く起こさない人もたくさんいます。それはなぜでしょうか。

例えば腹筋運動は、お腹の脂肪が落ちることとは無関係で、また、腹筋の強化によって腰痛がなくなるわけでもありません。つまり冒頭のような人は、努力の方向が間違っているのかもしれませんね。

一所懸命に運動することよりも、もっと大切なことがあります。それは、適切な姿勢と動作で生活することと、日常生活の活動量を増やす、すなわちNEATを上げること、このふたつです。

本書では、どうすればそれができるようになるかをご紹介します。気楽に、楽しくできることを繰り返していくうちに、いつの間にか体脂肪が落ち、いつの間にか腰痛がなくなっているかもしれません。

清水 忍

カリスマ最強トレーナー清水忍先生に教わる

運動が好きになるメソッド大公開！

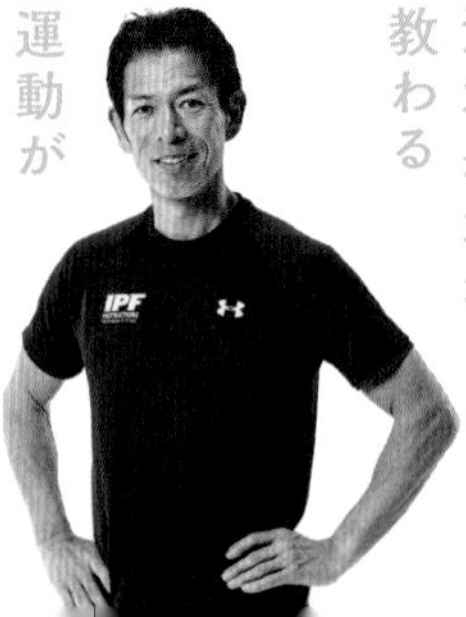

NEATを上げると、こんないいことが。

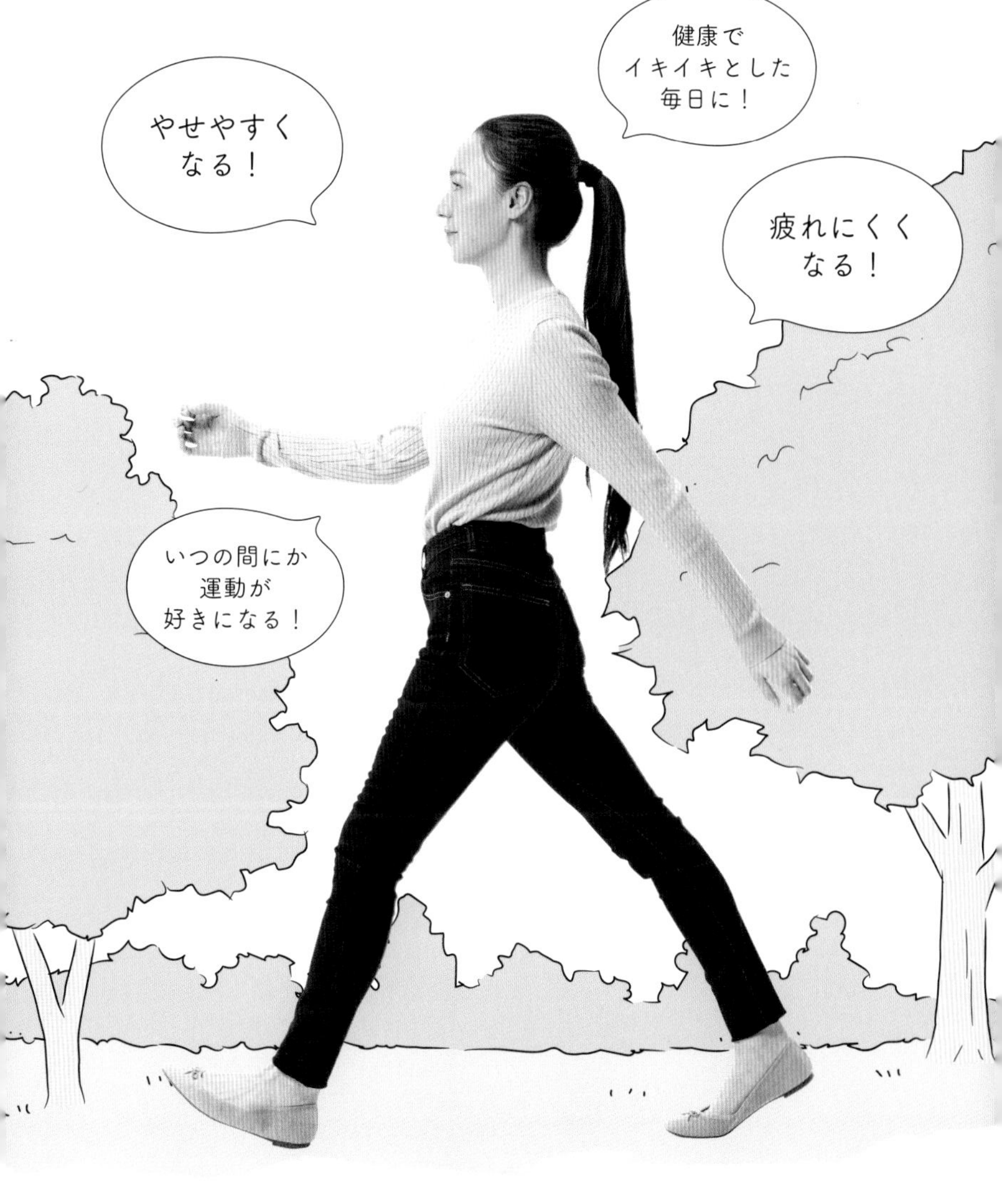

もくじ

シーン別合理的動作 自宅編

シーン別合理的動作 外出編

PART 3 疲れないカラダをつくる 食事、睡眠、メンタル

疲れないカラダをつくる 食事編

PART 4 NEATを上げて手に入れる、理想的なカラダ

参考文献

齋藤宏、矢谷令子、丸山仁司（著）『姿勢と動作―ＡＤＬ その基礎から応用』（第3版）メヂカルフレンド社 ２０１０年
村岡功（監修）『運動・からだ図解 筋肉・関節・骨の動きとしくみ』マイナビ出版 ２０１４年
石井直方（監修）山口典孝・左明（著）『動作でわかる 筋肉の基本としくみ』マイナビ出版 ２０１１年
坂井建雄、橋本尚詞（著）『ぜんぶわかる 人体解剖図』成美堂出版 ２０１２年
深代千之（監修）『オールカラー 骨・関節・筋肉の構造と動作のしくみ』ナツメ社 ２０１４年
木野村朱美（著）『イラストでわかる 疲れないカラダの使い方図鑑』池田書店 ２０１９年
有川譲二（著）『世界一ゆる～いイラスト解剖学 からだと筋肉のしくみ』高橋書店 ２０１９年
寺田新（著）『スポーツ栄養学 科学の基礎から「なぜ？」にこたえる』東京大学出版会 ２０１７年
Roger W.Earle,Thomas R.Baechle（編）福永哲夫（日本語版総監修）『ＮＳＣＡパーソナルトレーナーのための基礎知識』森永製菓健康事業部 ２００５年
Thompson,Floyd（著）中村千秋、竹内真希（訳）『身体運動の機能解剖 改訂版』医道の日本社 ２００５年

基本の姿勢、ストレッチ、トレーニングは動画でチェック！

本書で紹介している「基本の姿勢」「柔軟性＆可動域アップのためのストレッチ」「NEATを上げるトレーニング」を、清水先生がわかりやすくレクチャーしてくれます。

フルバージョンは…

基本の姿勢は…

ストレッチ＆
トレーニングは…

運動不足が気になる人へ特におすすめの本書は、日常生活の活動量を上げ、疲れにくい・太りにくい・老けにくいカラダをつくることを目的としています。

PART 1 姿勢と動作のしくみを理解する

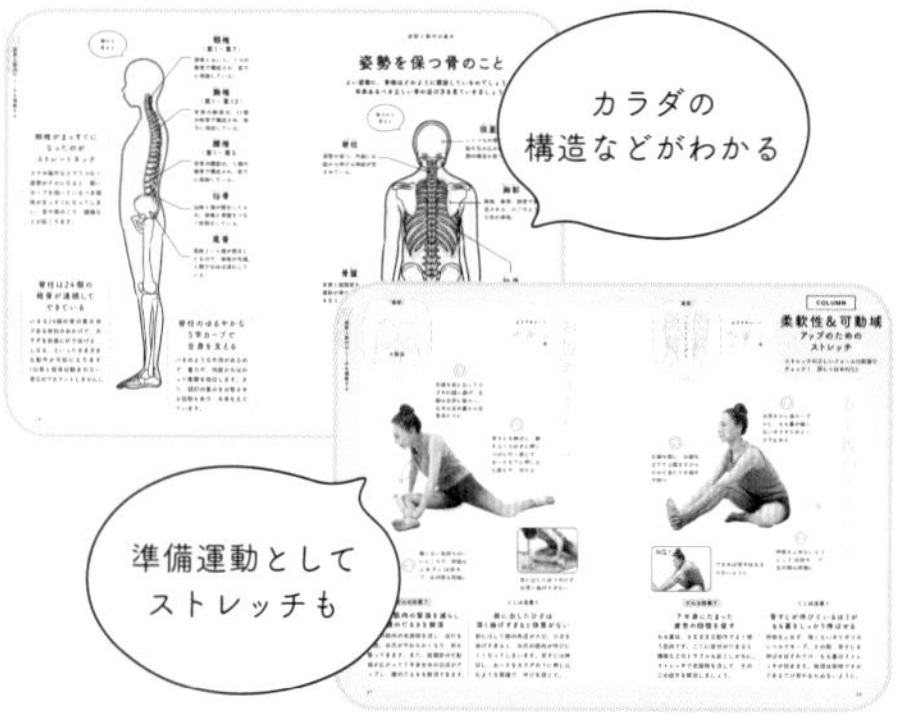
カラダの
構造などがわかる
準備運動として
ストレッチも
姿勢を保つ骨のこと
柔軟性&可動域
アップのための
ストレッチ

姿勢を保っている骨と筋肉、動作における安定性や可動域を理解するための章です。あわせて柔軟性を高めるストレッチをしておけば、本書で紹介する正しい姿勢と動作、トレーニングがスムーズに。

PART 2 カラダが疲れない合理的動作

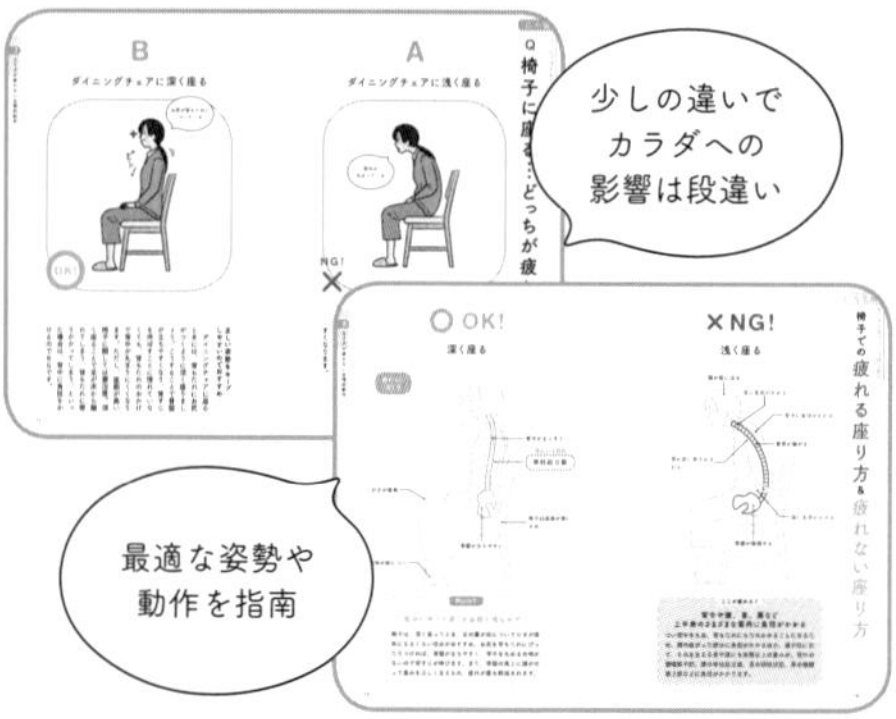
少しの違いで
カラダへの
影響は段違い
最適な姿勢や
動作を指南
B
A
OK!
NG!

日常生活でよく見かける姿勢や動作を、疲労の観点でOKかNGか判定。そして、それぞれにおける筋肉と骨の状態を解説しながら、カラダが疲れない合理的な姿勢や動作を指南します。

PART 3 疲れないカラダをつくる食事、睡眠、メンタル

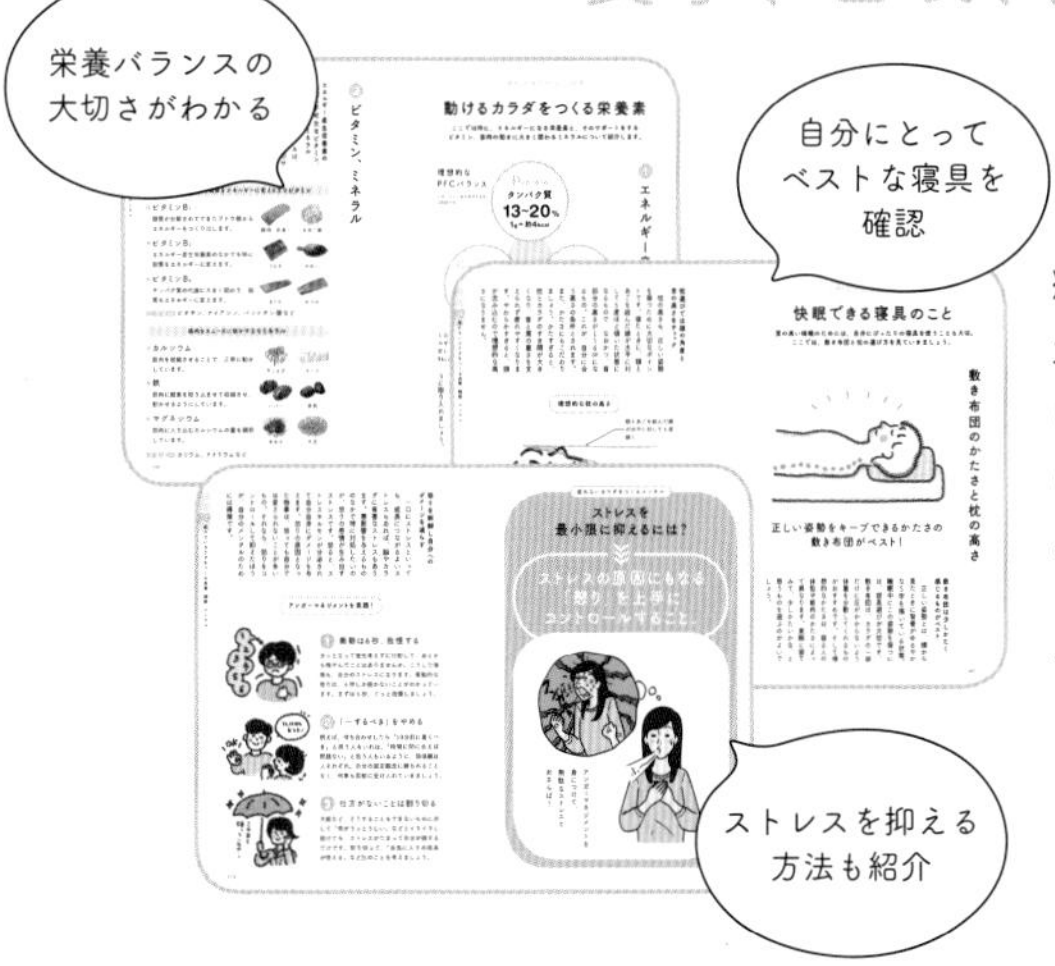

栄養バランスの大切さがわかる
自分にとってベストな寝具を確認
ストレスを抑える方法も紹介

疲れないための土台づくりに欠かせない3テーマ。食事ではタンパク質や糖質、睡眠では眠りの深さや寝具、メンタルではネガティブ思考やストレスなどが、疲労とどう関係するのか、要チェックです。

PART 4 NEATを上げて手に入れる、理想的なカラダ

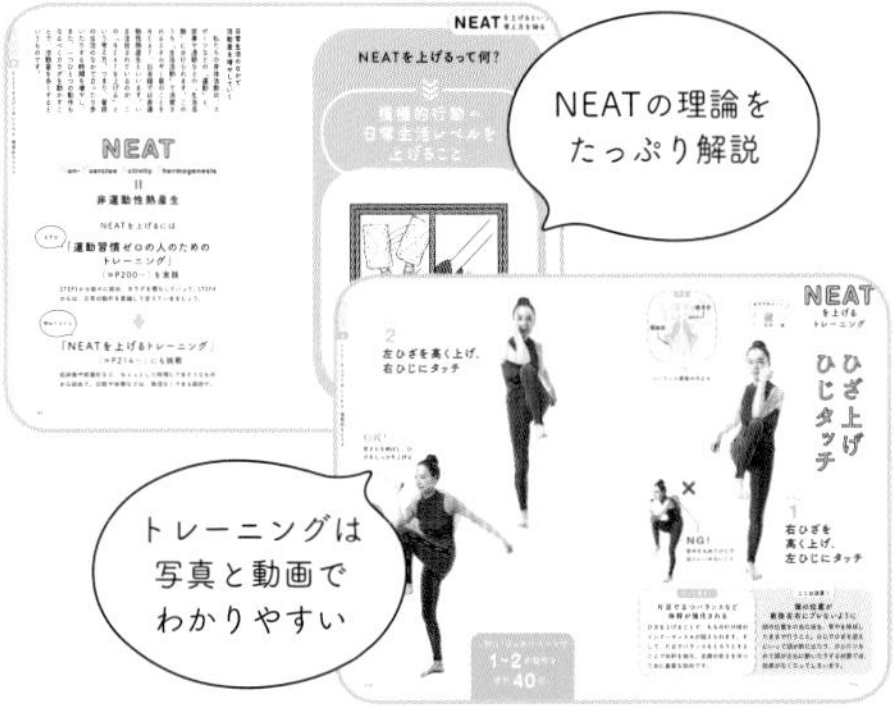

NEATの理論をたっぷり解説
トレーニングは写真と動画でわかりやすい

本書の核が「NEATを上げる」という考え方。その重要性を押さえ、毎日の活動やトレーニングに取り組みましょう。運動習慣がゼロの人でも気軽にスタートでき、どんどん動きたくなっていくはずです。

注意事項

本書で紹介している姿勢や動作、トレーニングなどの効果は、骨格の左右差がある方、なんらかの障害によって身体的な不具合が生じている方などには適用されない場合があります。

体力には個人差があるため、トレーニングなどは各自の判断のもと、無理のない範囲で行ってください。

PART 1

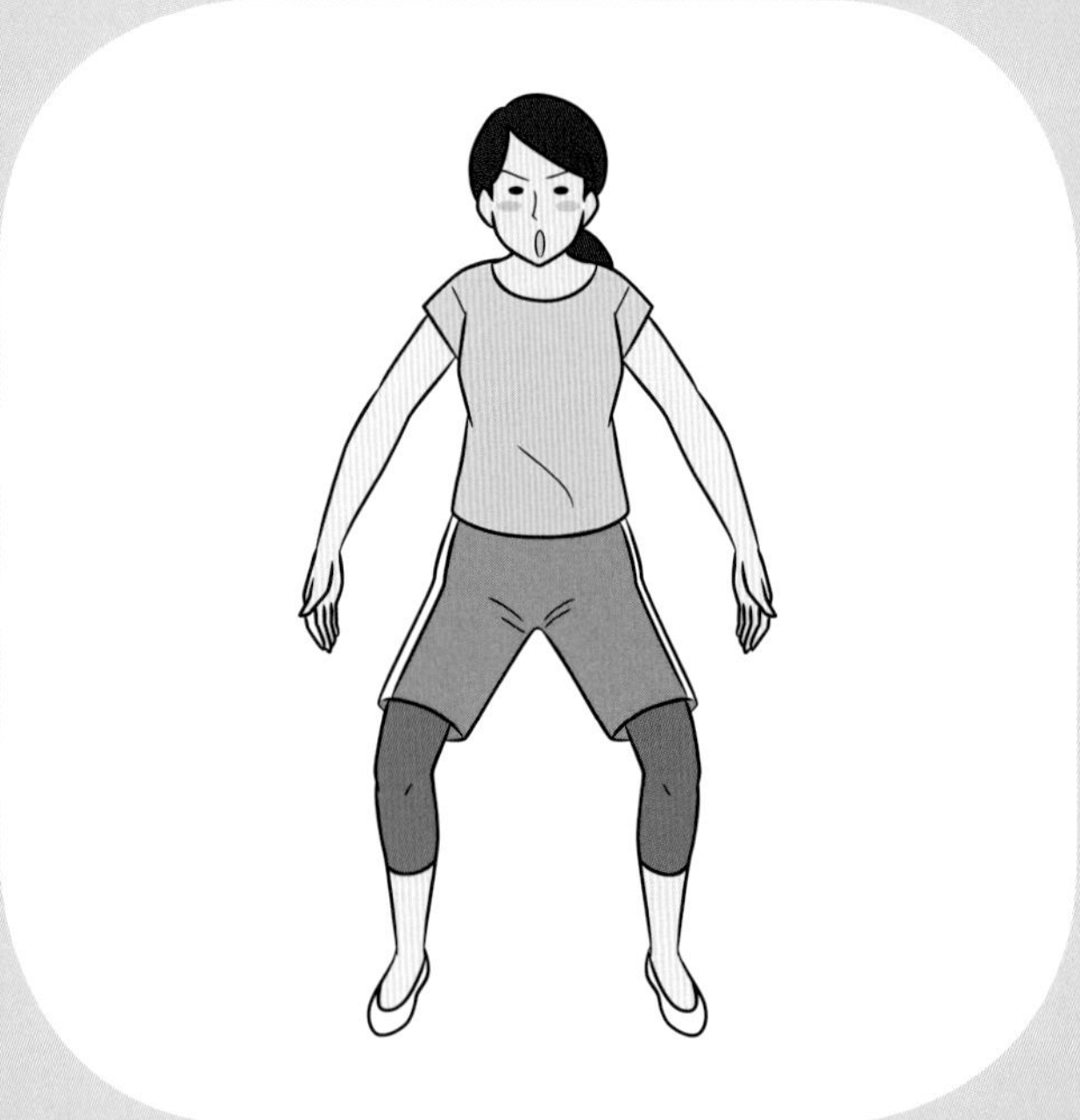

姿勢と動作のしくみを
理解する

毎日の生活のなかで、何気なく動かし続けている自分のカラダ。今どこがどうなっていて…といちいち意識することはなかなかありませんよね。そこでまず、姿勢に関わるカラダの構造や、さまざまな動作における可動域などを理解し、それを踏まえたストレッチを取り入れて、カラダを動かしやすい状態に準備しておきましょう。

はありませんか？

あなたが最近、動けなくなったと感じたときは？

- □ 何もないのにつまずくことが増えた
- □ よろけやすくなった
- □ 階段の上り下りがきつくなってきた
- □ とっさの動きが遅くなった
- □ ちょっと歩いただけでひざが痛くなった
- □ カラダが重く、疲れやすくなった
- □ 肩と腰が痛むことが増えた

このようなことをきっかけに、衰えや年齢を感じる人が多いのでは。カラダの使い方を間違っていると、20代からでも起こり得ます。

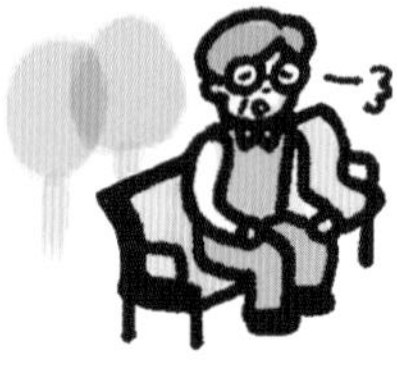

カラダの衰えは加齢によるものとは限らないかも…

上記のチェックリストのように、普段の何気ない動作のなかで今までとの違いを感じると、「私もついにそんな年齢!?」と不安に思うものですよね。確かに、加齢の影響を避けることはできません。とはいえ、動けなくなった原因は、単なる経年変化だけではないのかも。間違ったカラダの使い方を積み重ねてしまうことが、衰えにつながっている、という可能性も考えられるのです。

最近、こんなこと

カラダが衰える原因

- 筋力の低下
- 筋肉の減少
- 心肺機能の低下
- 姿勢の悪化
- 関節や骨の老化

など…

加齢によってカラダを動かさなくなると、筋力はどんどん低下。姿勢や関節、心肺機能にも悪影響を及ぼし、老化が進んでしまいます。

改善するには

姿勢と動作を見直し、
合理的動作を身につける

↓

日常活動量を
意識して増やす

↓

トレーニングで
筋力をつけ、
さらに動けるカラダに！

日常生活でカラダを正しく使えれば、疲れにくくなり、活動量がアップ。さらにトレーニングで、積極的にカラダを整えましょう。

**正しい姿勢と動作、
適度な筋肉で
疲れないカラダに！**

カラダの衰えは、現代社会の生活様式も一因です。カラダをほとんど動かさず、一日中スマホやパソコンを操作し、目を酷使して姿勢は猫背。このように間違ったカラダの使い方をしていると、姿勢がゆがんだり、筋力が低下したりするのです。それらはやがて、全身の不調を招きます。正しい姿勢と動作を学び直し、筋肉がきちんと働く機能的な疲れないカラダを取り戻しましょう。

覚えておきたい 基本の姿勢

人間の骨格は、頭部の重みを最も軽減できるよう、合理的に組み立てられています。

基本肢《し》位《い》

直立で何もしていない状態のこと。ゼロポジションともいい、各関節が０度の状態となる。

耳たぶ

正面から見て、左右の耳たぶの位置が水平。横から見て、４つの関節とともに地面の垂直線上に位置する。

肩《かた》関節

肩の力を抜いて腕を下ろしたとき、正面から見て、肩先が左右水平。横から見て、耳たぶ、３つの関節とともに肩の前方が地面の垂直線上に位置する。

股《こ》関節

正面から見て、骨盤の出っ張り部分が左右水平。横から見て、耳たぶ、３つの関節とともに股関節の中心が地面の垂直線上に位置する。

ひざ関節

正面から見て、ひざ頭が前を向き、左右が水平。横から見て、耳たぶ、３つの関節とともにひざ関節の中心が地面の垂直線上に位置する。

足《そく》関節

正面から見て、左右のくるぶしの位置が水平。横から見て、耳たぶ、３つの関節とともにくるぶしの少し前方が地面の垂直線上に位置する。

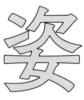

正しい姿勢は動画でチェック！

清水先生の解説動画はQRコードからアクセス。

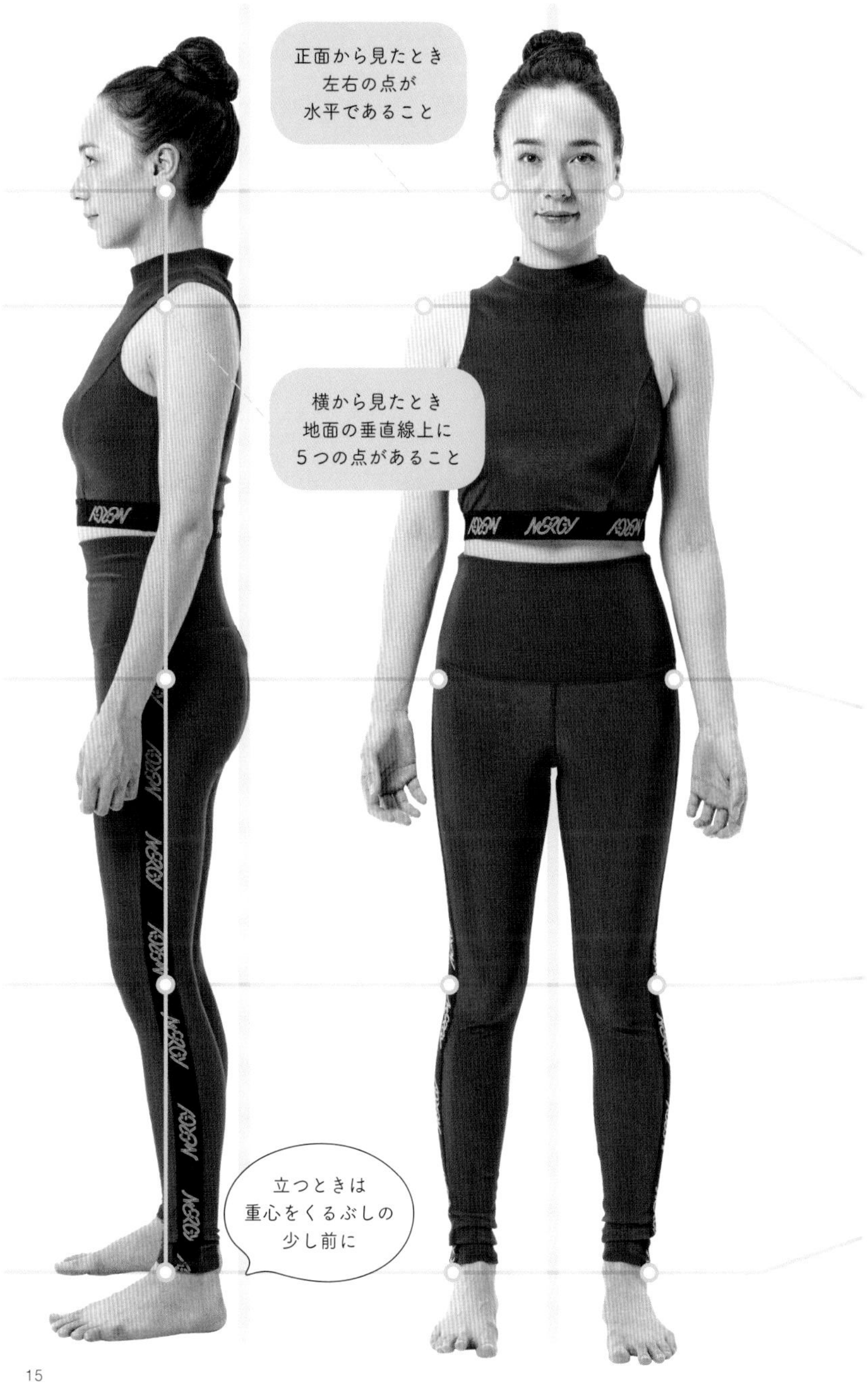
正面から見たとき
左右の点が
水平であること
横から見たとき
地面の垂直線上に
5つの点があること
立つときは
重心をくるぶしの
少し前に

姿勢のしくみ

姿勢には、体位と肢位が関わります。そのしくみを知り、よい姿勢はどのようにつくられるのか、見ていきましょう。

体位

重力の方向に対して、カラダがどんな位置関係にあるかを示すもの。大きく分けると下記の3つ。

立位

両足の裏を平行にして立った姿勢のこと。

座位

椅子や床に座った姿勢のこと。椅子座位、あぐら、正座などがある。

臥《が》位《い》

「臥」は横になるという意味。背臥位、腹臥位、側臥位などがある、寝転んだ姿勢のこと。

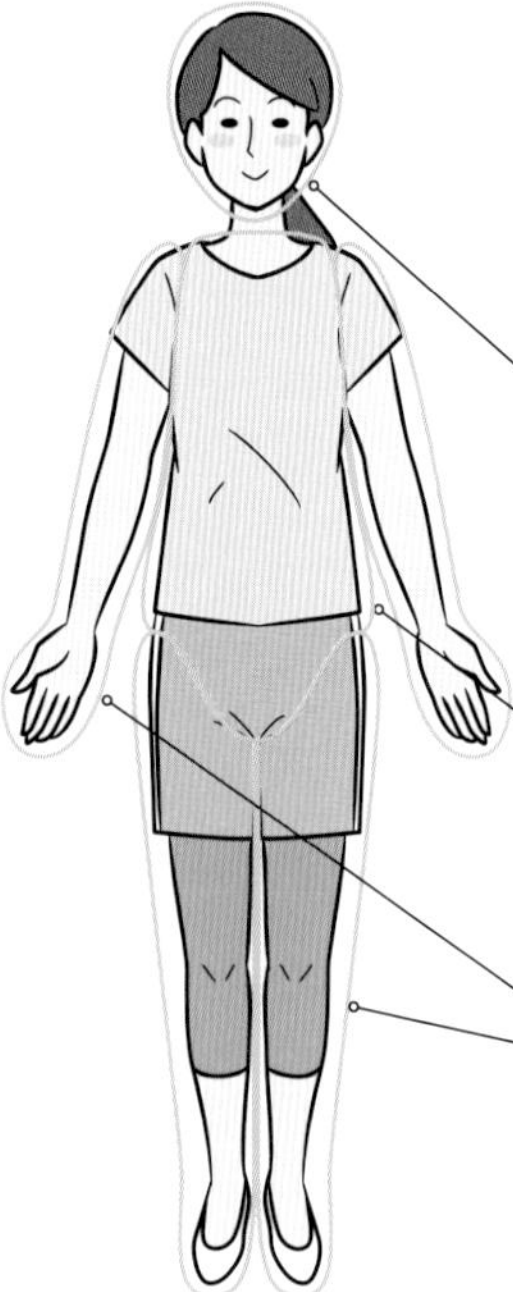

重力は上から下へ

肢位

頭部、体幹、四肢それぞれの相対的な位置関係を示すもの。

頭部

体重のおよそ10%の重みがある。姿勢の保持においては、頭部が効率的に支えられるようにしたい。

体幹

胴体。本来、背骨と骨盤が筋肉によって正しい位置に結び合わされているべき。

四肢

手足。肩、股関節、ひざ、足首、土踏まずなどが、姿勢を保つうえで重要。

頭部の重みを効率よく支えられない姿勢は×

よい姿勢でいるときは、頭部の重みを最も軽減できている状態であるといえます。本来あるべき骨格や関節、筋肉のつき方を見ると、頭部をカラダの重心に置きながら、土踏まず、ひざ、背骨のカーブがクッションの役割をして重みを分散させ、効率よく頭部を支えているのです。ところが、日常の何らかの要因でこの絶妙なバランスが崩れると、姿勢がゆがみ、疲れやすいカラダや不調を招きます。

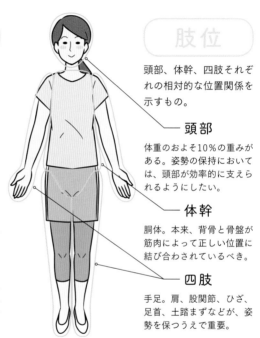

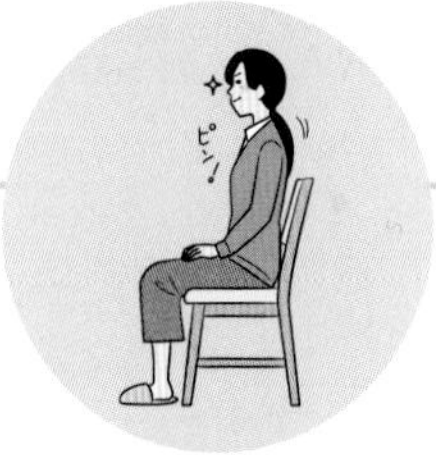

よい姿勢とは

1. 力学的にみて安定している
2. 生理的にみて疲労しにくい
3. 医学的にみて健康である
4. 心理学的にみて心地がいい
5. 美的にみて美しい
6. 作業からみて能率がいい

疲れない!

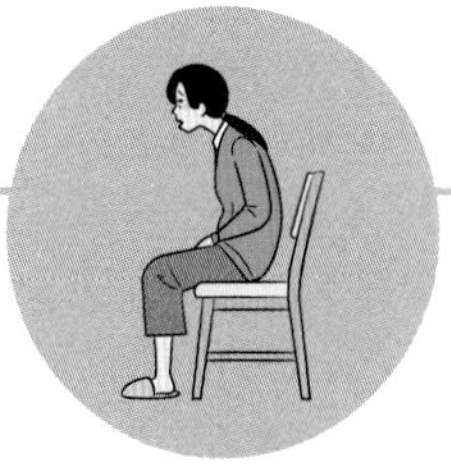

姿勢が悪くなるのは

- 生活習慣が悪い
- 心理的ストレスがある
- 疲労がたまっている
- 作業環境が悪い

などが主な要因

疲れる…

MEMO

体幹と姿勢の関係

正しい姿勢において重要なのが、体幹の筋肉です。背すじを伸ばし肩甲骨を寄せた姿勢を保つだけでも、適度な筋力が必要。カラダが衰えている人はこの筋力が低下しているため猫背になり、より疲れやすくなる悪循環を抱えています。

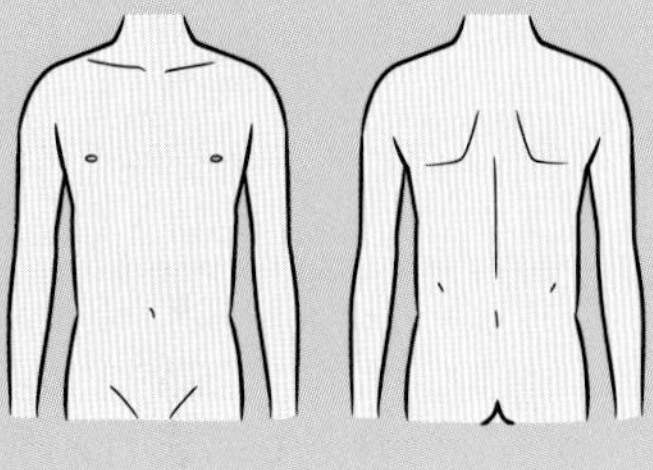

姿勢を保つ骨のこと

よい姿勢に、骨格はどのように関係しているのでしょうか。本来あるべき正しい骨の並び方を見ていきましょう。

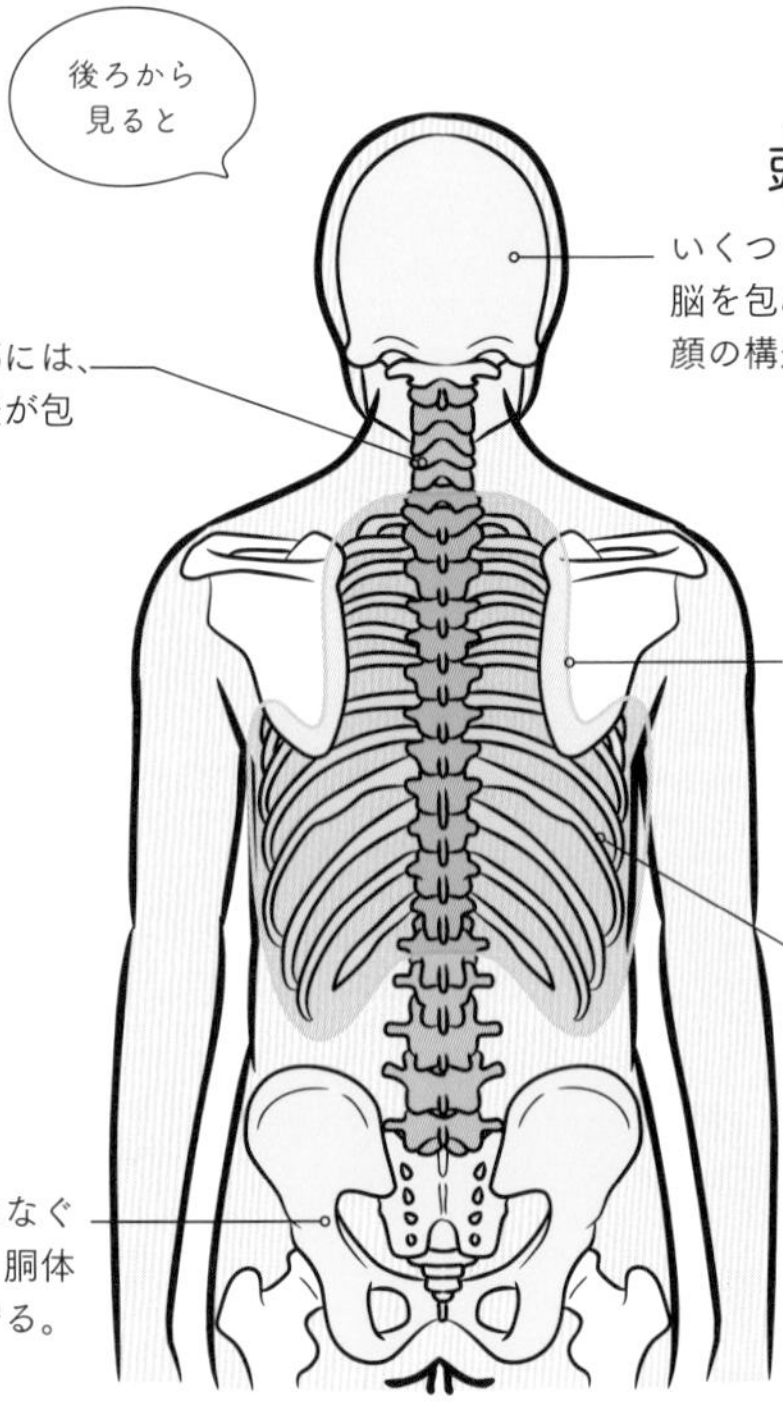

頭蓋骨《ずがいこつ》

いくつもの骨で構成。脳を包み込み保護する。顔の構造を保つ。

脊柱《せきちゅう》

姿勢を保つ。内部には、脳から伸びる神経が包まれている。

胸郭《きょうかく》

胸椎、胸骨、肋骨で構成される、かごのような形の骨格。

骨盤《こつばん》

背骨と股関節をつなぐ複数の骨の総称。胴体を支え、内臓を守る。

肋骨《ろっこつ》

弓状の骨12対で構成。胸部を覆って肺や心臓などを保護する。

カラダ全体を支える脊柱と骨盤

姿勢をつくる基本が骨格で、全身を支えるのに最も適したバランスで組み立てられています。なかでも脊柱は、そのS字カーブによってカラダを支え、バネのように伸び縮みすることで重力を吸収する、といった役割を果たしています。この脊柱を骨盤が支えており、ふたつは一体となって動きます。各骨格の位置関係がねじれると、姿勢がゆがみ、不調の原因になってしまいます。

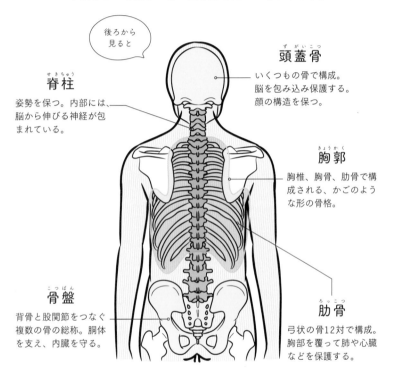

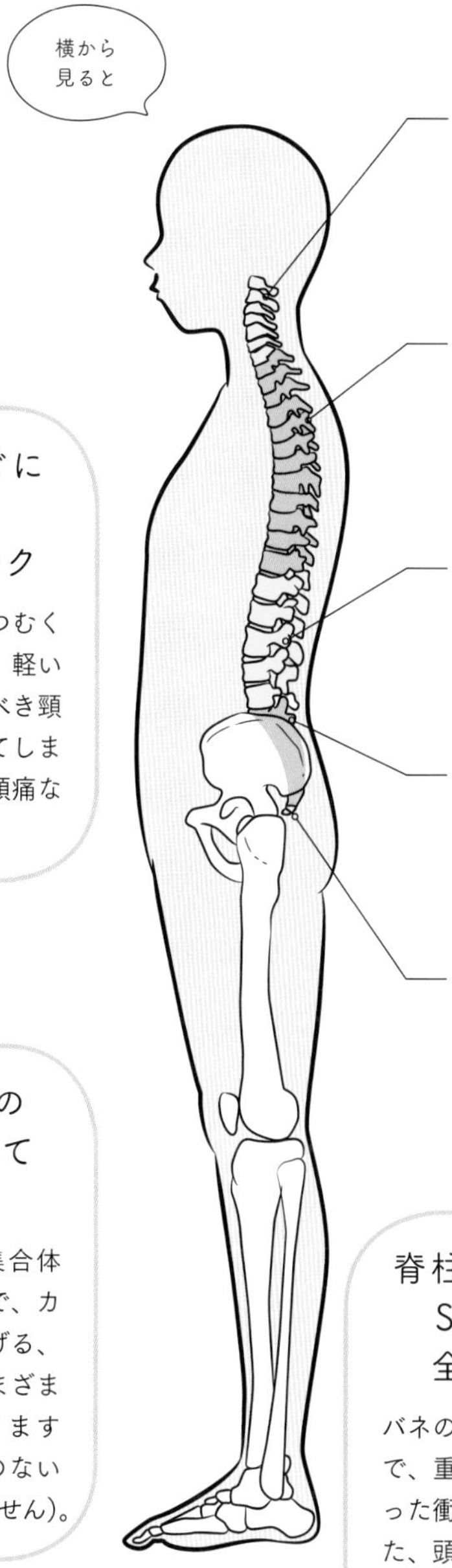

頸椎《けいつい》
（第1～第7）

頸骨ともいう。7つの椎骨で構成され、前方に湾曲している。

胸椎《きょうつい》
（第1～第12）

背骨の胸部分。12個の椎骨で構成され、後方に湾曲している。

腰椎《ようつい》
（第1～第5）

背骨の腰部分。5個の椎骨で構成され、前方に湾曲している。

仙骨《せんこつ》

仙椎5個が癒合したもの。脊椎と骨盤をつなぐ役割をしている。

尾骨《びこつ》

尾椎2～5個が癒合したもので、脊椎の先端。人間ではほぼ退化している。

頸椎がまっすぐになったのがストレートネック

スマホ操作などでうつむく姿勢がクセになると、軽いカーブを描いているべき頸椎がまっすぐになってしまい、首や肩のこり、頭痛などが起こります。

脊柱は24個の椎骨《ついこつ》が連続してできている

小さな24個の骨の集合体である脊柱のおかげで、カラダを前後に折り曲げる、しなる、といったさまざまな動作が可能になります（仙骨と尾骨は動きのない骨なのでカウントしません）。

脊柱のゆるやかなS字カーブで全身を支える

バネのような作用があるので、重力や、地面から伝わった衝撃を吸収します。また、頭部の重みを分散させる役割もあり、全身を支えています。

姿勢を保つ筋肉のこと

姿勢の軸である骨と骨を結び合わせ、関節を曲げ伸ばしする自由な動きを可能にしている筋肉。詳しく見ていきましょう。

肩こりに関わる筋肉

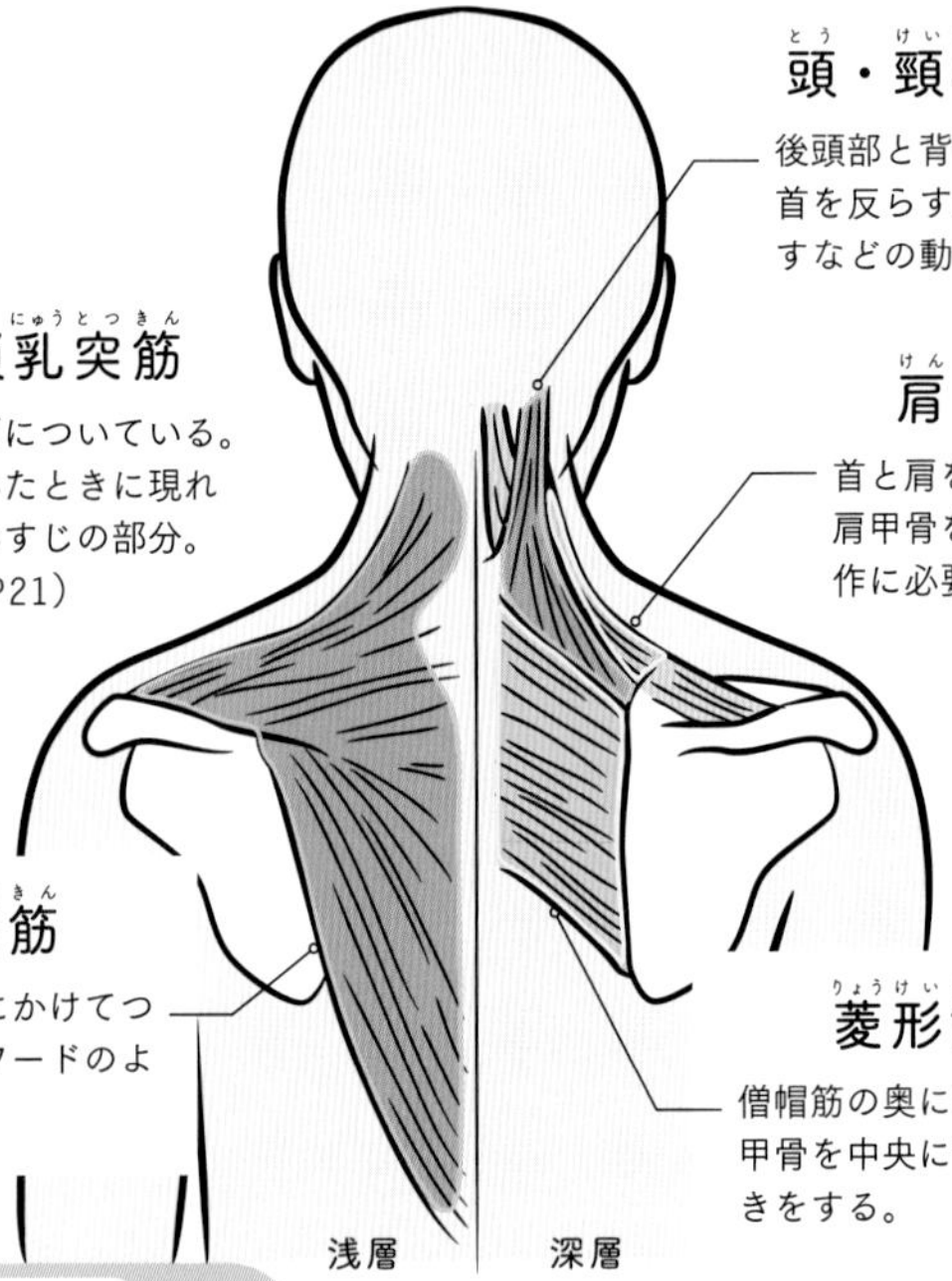

頭《とう》・頸板状筋《けいばんじょうきん》

後頭部と背骨を結ぶ。首を反らす、左右に倒すなどの動作を担う。

胸鎖乳突筋《きょうさにゅうとつきん》

首の側面についている。横を向いたときに現れる、長いすじの部分。（図示»P21）

肩甲挙筋《けんこうきょきん》

首と肩を結んでいる。肩甲骨を引き上げる動作に必要。

僧帽筋《そうぼうきん》

肩から背中にかけてついており、フードのような形。

菱形筋《りょうけいきん》

僧帽筋の奥にあり、肩甲骨を中央に寄せる働きをする。

カラダへの重力に対抗、脊柱を補強する

正しい姿勢を保つには、抗重力筋が重要。例えば背骨を支える筋肉は、頭部の重みで姿勢が崩れないように補強しています。このほか、お腹や脚のさまざまな筋肉がカラダを支え、柔軟性にも関係しています。

MEMO

姿勢の悪さによって筋肉に負担がかかる

例えば前かがみの姿勢では、頭を支える首や肩が引っ張られて緊張し続け、血行が悪化し、かたくなります。このように、不自然な姿勢をとり続けると、筋肉に余計な負担がかかるのです。

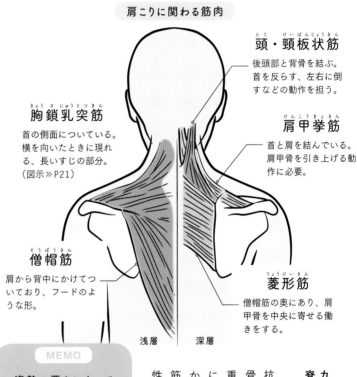

抗重力筋で姿勢を保持する

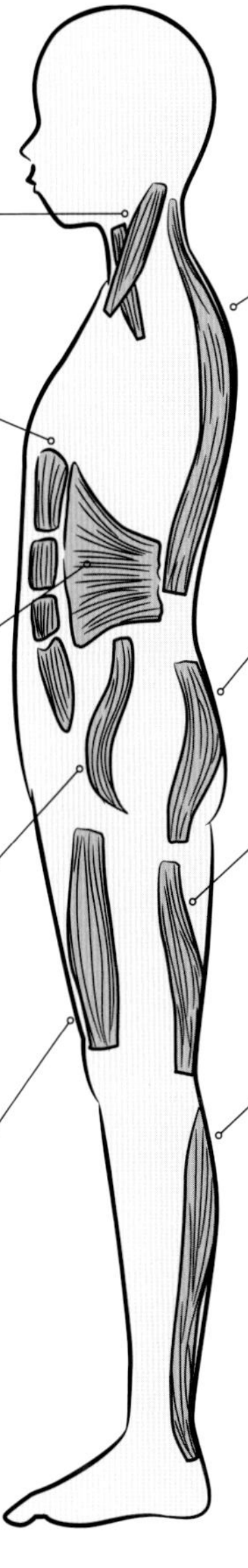

胸鎖乳突筋

腹直筋《ふくちょくきん》

腹部の前面にあり、6～8つに分画される。いわゆる「シックスパック」はこの部分。

腹横筋《ふくおうきん》

腹部のインナーマッスルで、姿勢を保持し内臓を支える。

腸腰筋《ちょうようきん》

脊椎、骨盤、大腿骨を結び、股関節を屈曲させる。姿勢の保持にも重要。

大腿四頭筋《だいたいしとうきん》

ももの筋肉で、ひざ関節を支える、骨盤の傾斜角度を保つなどの役割もある。

脊柱起立筋《せきちゅうきりつきん》

背中にあり、背すじを伸ばし頭部を支える役割をする筋肉群。

大臀筋《だいでんきん》

臀部を構成する最も大きな筋肉。股関節を伸ばすために必要。

ハムストリングス

もも裏の筋肉。股関節やひざ関節の運動に関わり、歩行時の体幹安定などを担う。

腓腹筋《ひふくきん》・ヒラメ筋

ふくらはぎの筋肉。かかとを引き上げ、歩行などを可能にする。

MEMO

カラダの安定には骨盤底筋《こつばんていきん》も大切

骨盤の底を覆う筋肉の総称が、骨盤底筋。腹横筋と同じインナーマッスルです。排泄を制御するだけでなく、姿勢保持の際にカラダを安定させる役割も担っています。（図示»P43）

カラダの重心と動作の関係

体重の中心がどこにあるのか、つまり重心について理解すると、さまざまな動作において、カラダのバランスがとりやすくなります。

支持基底面の広さとカラダの安定性

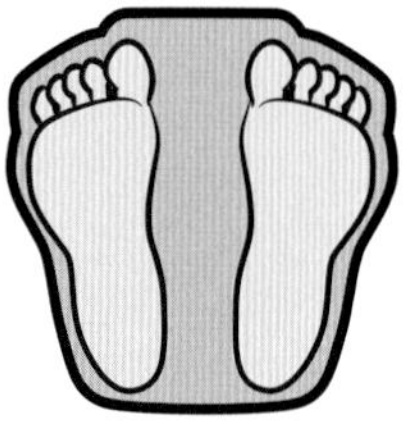

足を閉じた状態では、支持基底面が狭い

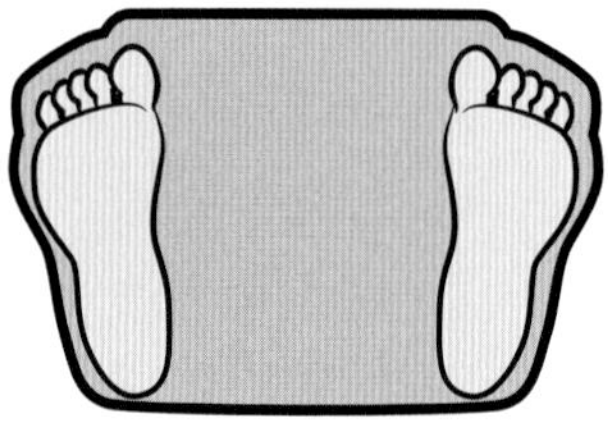

足を広げると支持基底面が広くなり、その分、安定する

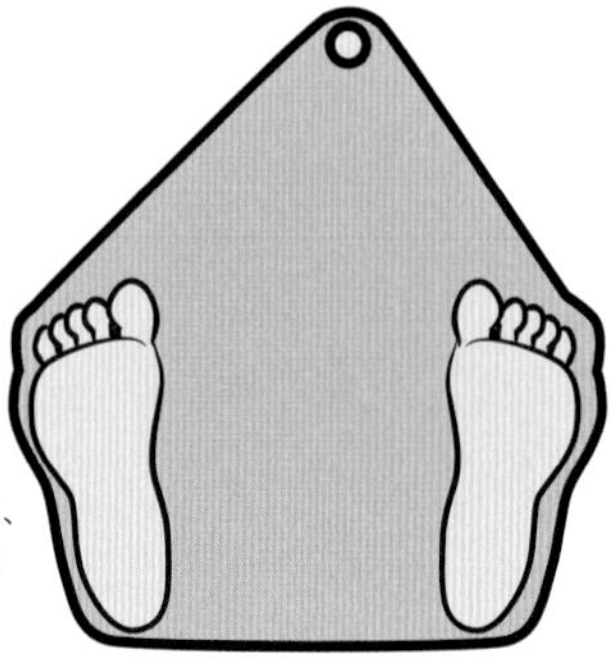

つえをつくなどすると、支持基底面はさらに広くなる

支持基底面が広く重心が低いほうが安定

姿勢や動作におけるカラダのバランスは、重心と支持基底面の関係によって保たれています。重心が支持基底面からはずれ、また重力に逆らうほどに、カラダのバランスをとるためには大きな力が必要になってしまいます。つまり、支持基底面を広くし、重心が低い状態を保つこと、そうしてカラダを安定させて余計な力を使わない状態にすることが、合理的動作の基本なのです。

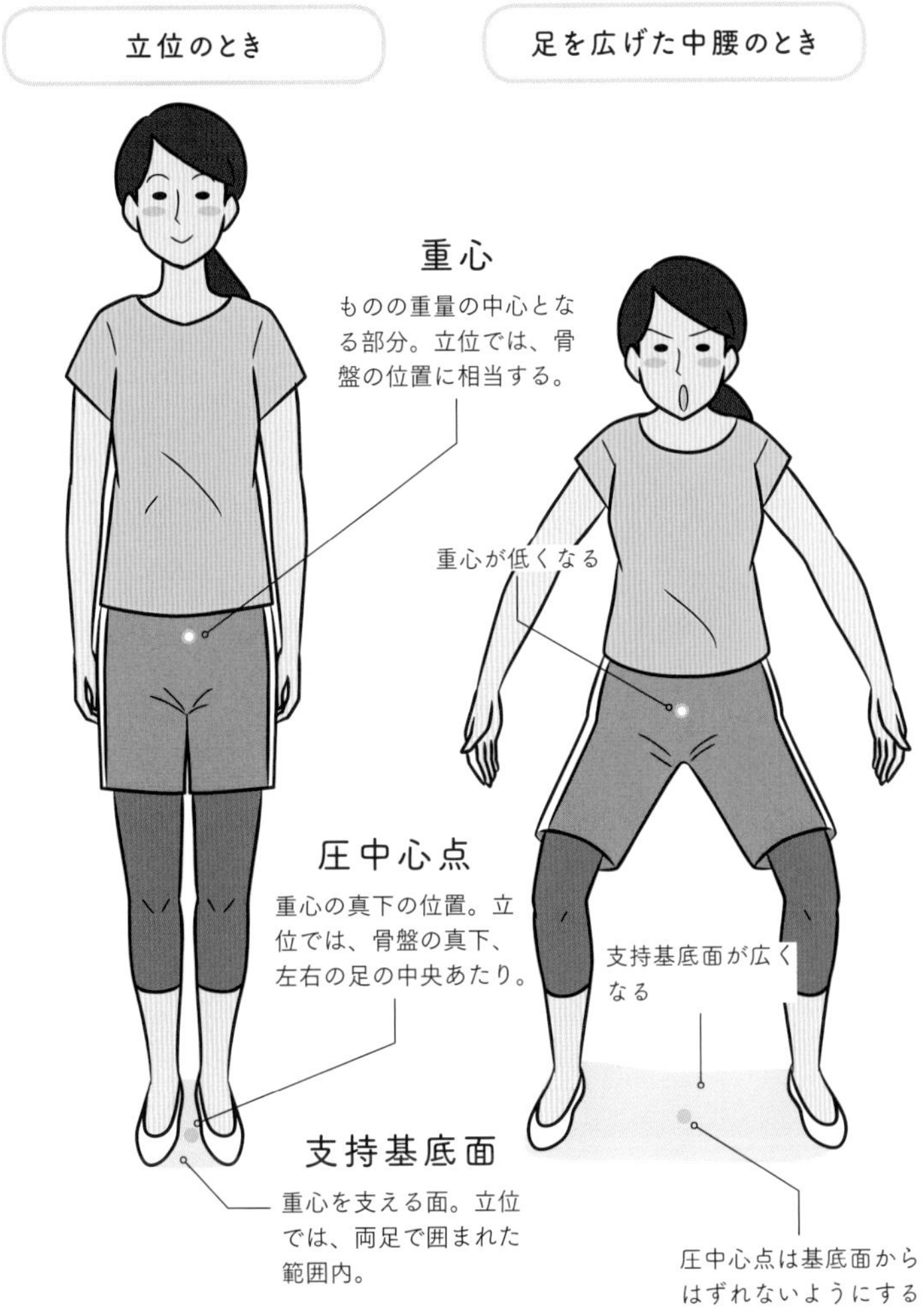
立位のとき
足を広げた中腰のとき
重心
ものの重量の中心となる部分。立位では、骨盤の位置に相当する。
重心が低くなる
圧中心点
重心の真下の位置。立位では、骨盤の真下、左右の足の中央あたり。
支持基底面が広くなる
支持基底面
重心を支える面。立位では、両足で囲まれた範囲内。
圧中心点は基底面からはずれないようにする

姿勢の安定性を意識して合理的動作に取り入れる

立つ、座る、ものを持つ、といった動作に連動して、重心も移動します。重心を安定させながら動作を行うと、バランスが保ちやすく、必要な力も最小限で済むのです。PART2では、このことも踏まえた合理的動作について、詳しく紹介していきます。

カラダの柔軟性（関節可動域）

**カラダは本来、高い柔軟性によってさまざまな動作ができます。
肩関節を動かす腕の動作を例に、可動域を見てみましょう。**

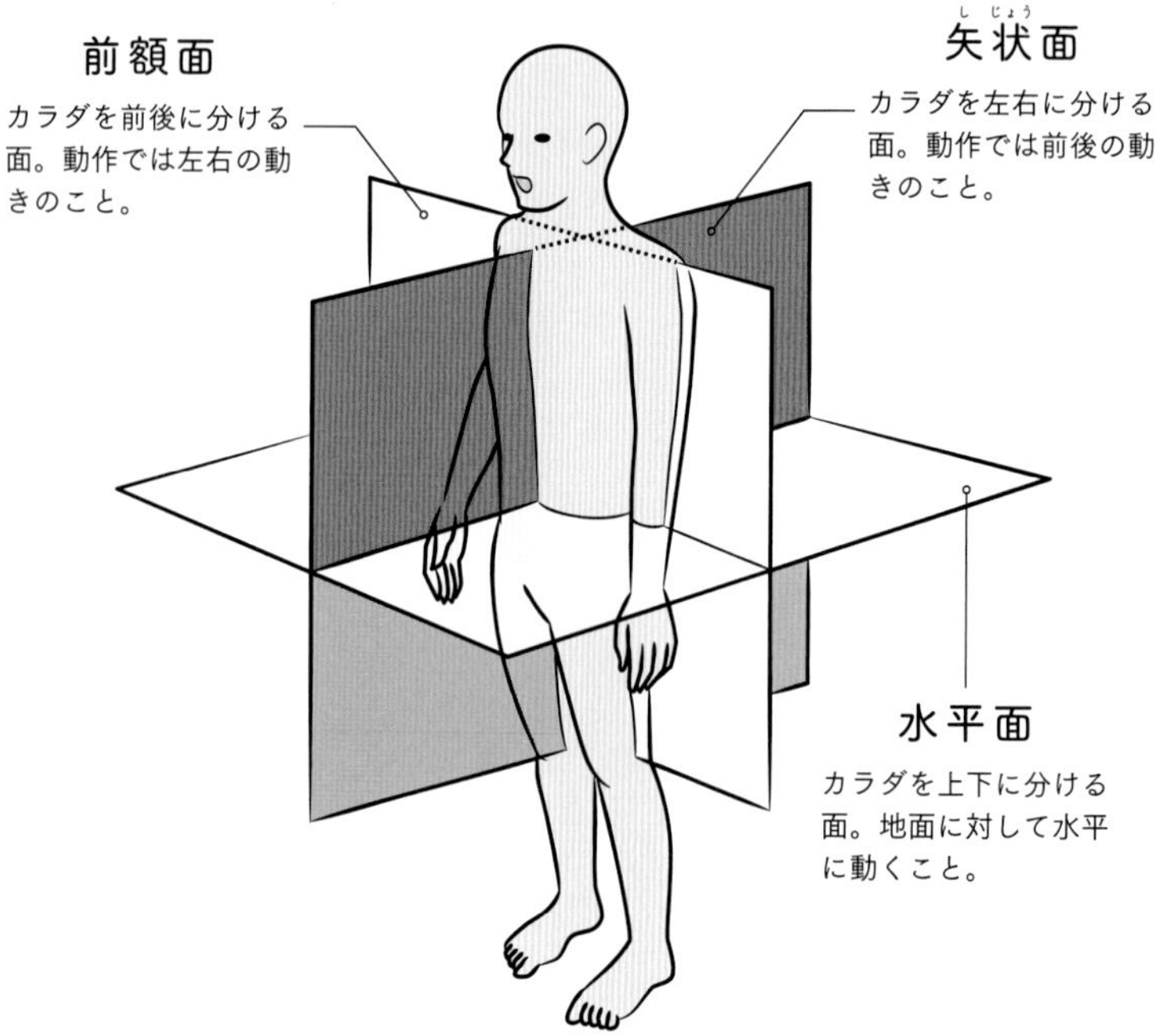
前額面
カラダを前後に分ける面。動作では左右の動きのこと。
矢《し》状《じょう》面
カラダを左右に分ける面。動作では前後の動きのこと。
水平面
カラダを上下に分ける面。地面に対して水平に動くこと。

柔軟性＝関節可動域をアップさせることで日常活動量が増える

正しい姿勢と合理的動作に大きく関わるのが、柔軟性です。柔軟性とは、筋肉の伸長能力のこと。筋肉がよく伸びるなら、それだけ関節可動域が広いといえます。やわらかい機能的なカラダなら、日常の動作がスムーズ。そのため、普段の生活における動きによって日常活動量を増やしやすいのです。カラダがかたい人は、柔軟性をアップさせていきましょう。

屈曲・伸展

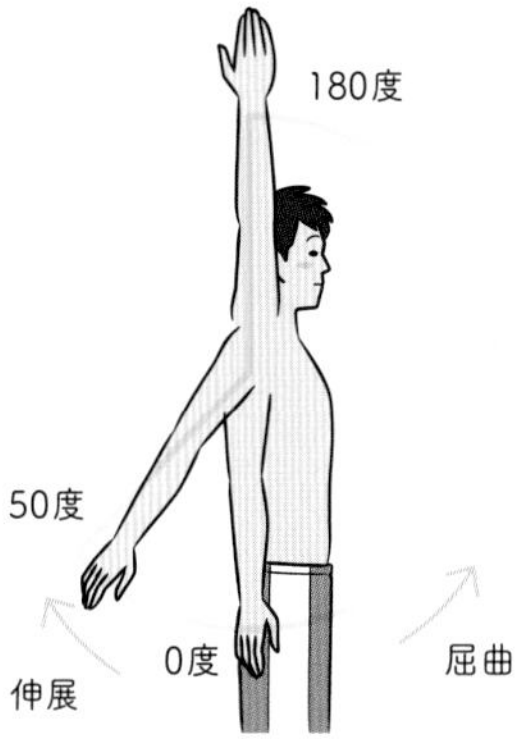
180度
50度
0度
伸展
屈曲

矢状面での動き。肩関節を動かす腕の動作でいえば、気をつけの状態から、まっすぐ前に上げていくのが屈曲。まっすぐ後ろに引くのが伸展。

外転・内転

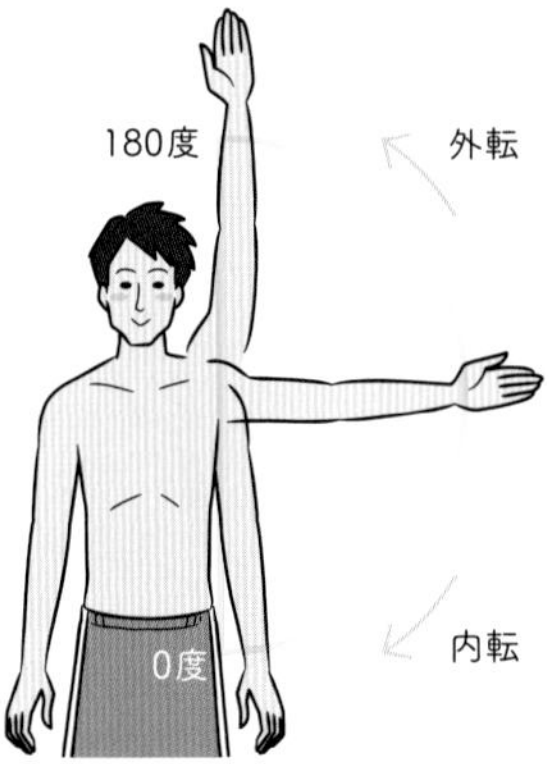
180度
外転
0度
内転

前額面での動き。肩関節を動かす腕の動作でいえば、横にまっすぐ開いた状態から、頭のほうへ上げていくのが外転。カラダに近づけて下げていくのが内転。

外旋・内旋

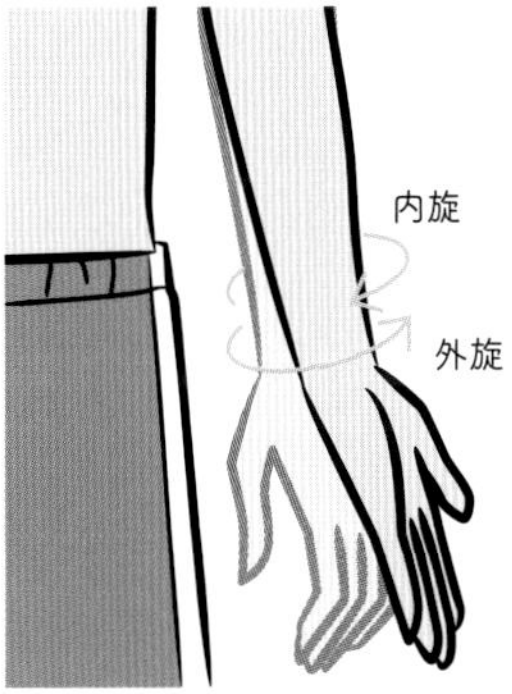
内旋
外旋

長軸（たて方向の軸）上の動き。肩関節を動かす腕の動作でいえば、気をつけの状態で、手のひらが正面から外側へ向かうように腕をねじるのが外旋。その逆が内旋。

水平屈曲・水平伸展

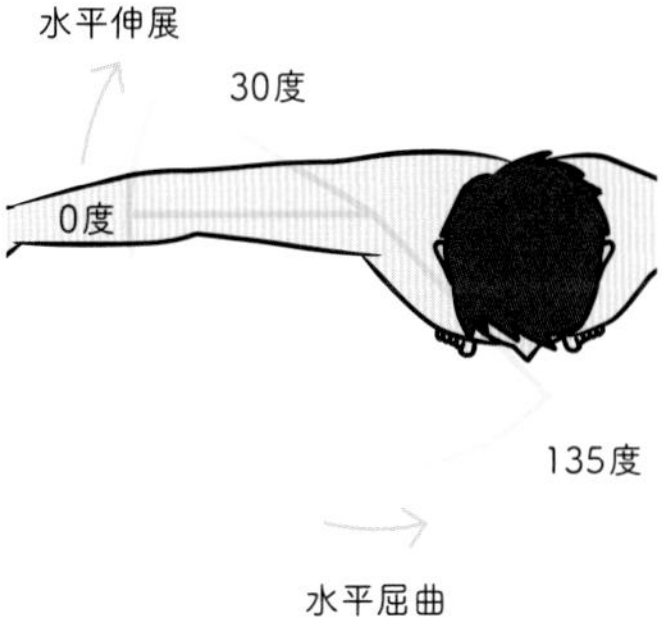
水平伸展
30度
0度
135度
水平屈曲

水平面での動き。肩関節を動かす腕の動作でいえば、横にまっすぐ開いた状態から、そのまま前に出すのが水平屈曲。後ろに反らすのが水平伸展。

COLUMN

柔軟性＆可動域

アップのための ストレッチ

ストレッチの正しいフォームは動画でチェック！　詳しくは»P213

もも裏のストレッチ

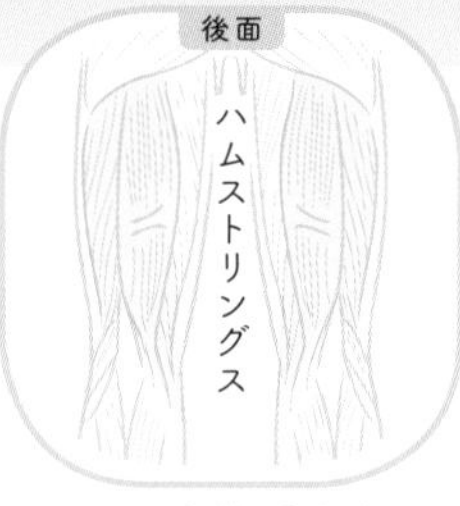

ここを伸ばす！

おすすめシーン

朝　日中　夜

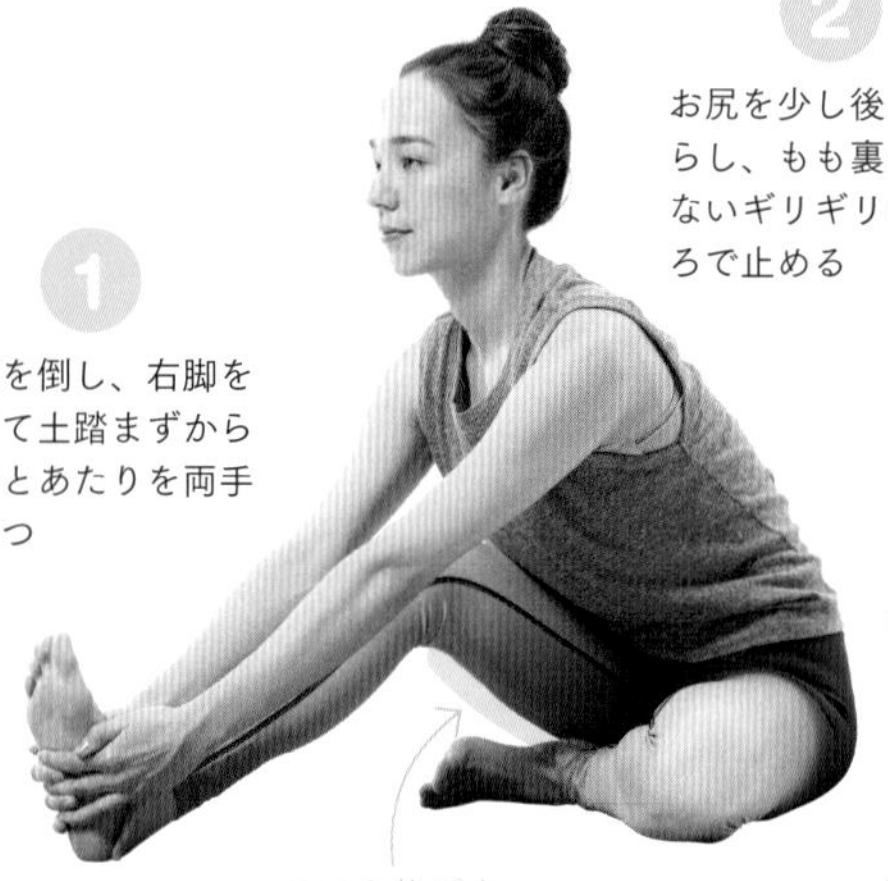

1

左脚を倒し、右脚を立てて土踏まずからかかとあたりを両手で持つ

2

お尻を少し後ろへずらし、もも裏が痛くないギリギリのところで止める

3

呼吸を止めないようにして30秒キープ。反対側も同様に

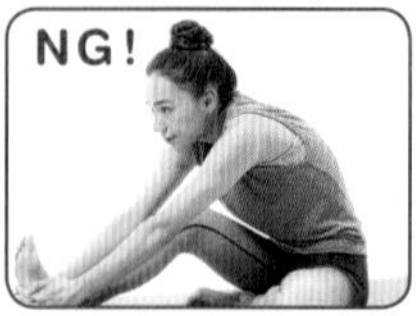

できれば背中は丸まらないように

どんな効果？

下半身にたまった疲労の回復を促す

もも裏は、さまざまな動作でよく使う筋肉です。ここに疲労がたまると、腰痛などのトラブルも起こしがちに。ストレッチで老廃物を流して、その日の疲労を解消しましょう。

ここは注意！

背すじが伸びているほうがもも裏をしっかり伸ばせる

呼吸を止めず、痛くないギリギリのレベルでキープ。その際、背すじを伸ばせばそれだけ、もも裏のストレッチが効きます。無理は禁物ですが、できるだけ背中を丸めないように。

お尻のストレッチ

おすすめシーン

朝　日中　夜

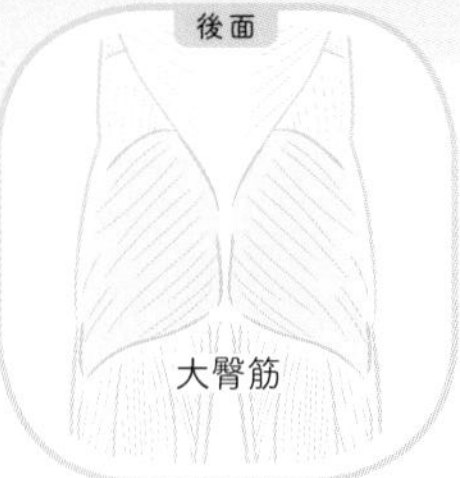
後面
大臀筋
ここを伸ばす！

1

右脚を前に出してひざを90度に曲げ、左脚は自然に後ろへ。左手は足の裏から足首あたりに

2

背すじを伸ばし、胸をふくらはぎに押しつけに行く感じで、おへそを下に押し込む感じで、伏せる

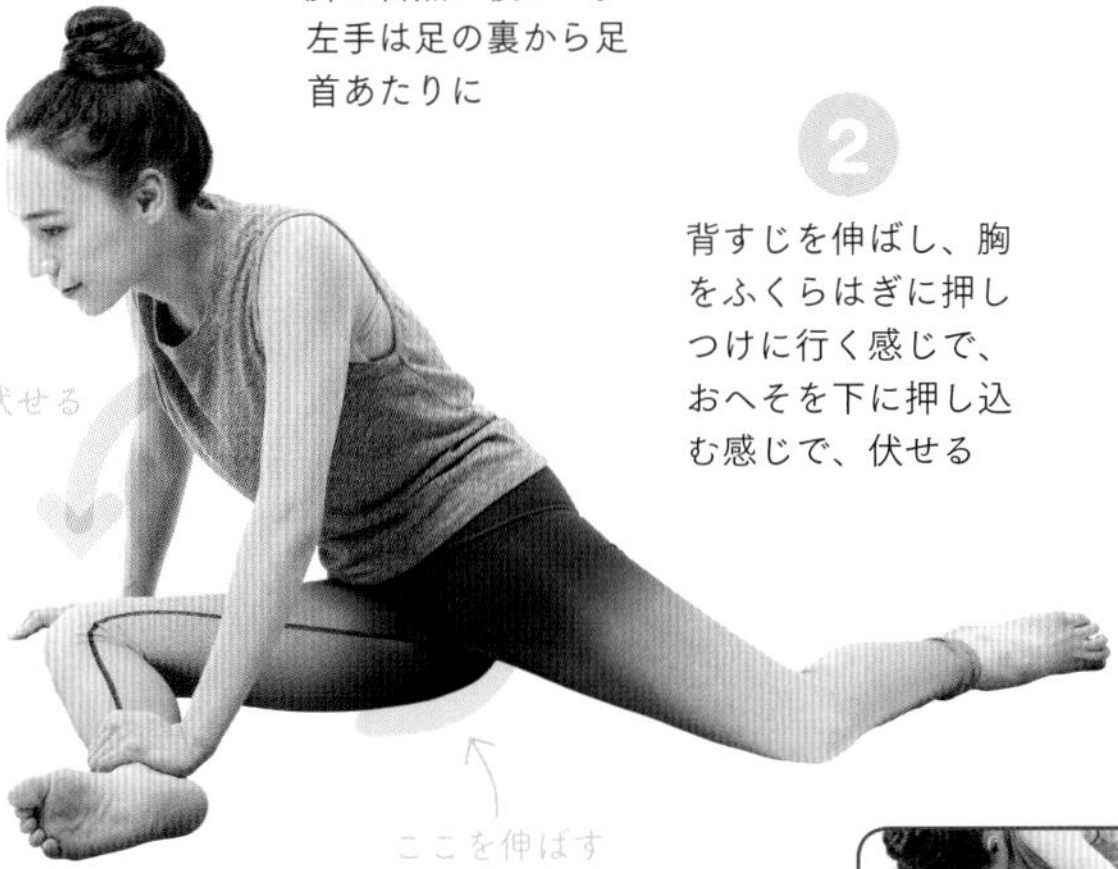
伏せる
ここを伸ばす

3

痛くない気持ちのいいところで、呼吸は止めずに30秒キープ。反対側も同様に

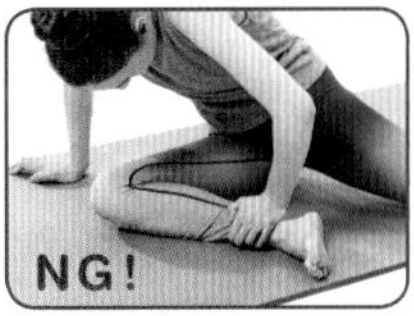

前に出したほうのひざは深く曲げすぎない

どんな効果？

お尻の筋肉の緊張を減らし腰のだるさを解消

お尻の筋肉の老廃物を流し、血行を促進。お尻がやわらかくなり、形も整ってきます。また、股関節の可動域が広がって下半身全体の血流がアップし、腰のだるさも解消できます。

ここは注意！

前に出したひざは深く曲げすぎると効果がない

前に出した脚の角度が大切。ひざを曲げすぎると、お尻の筋肉が伸びにくくなってしまいます。背すじは伸ばし、おへそをカラダの下に押し込むような意識で、伸びを感じて。

ウエスト・脇腹のストレッチ

おすすめシーン

朝　日中　**夜**

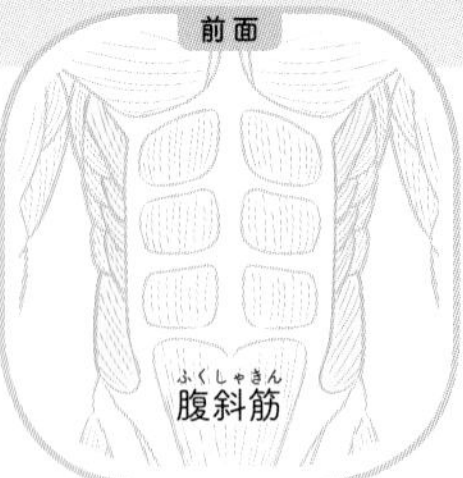

ここを伸ばす！

1 仰向けになり、右脚を90度に曲げて左側へ倒す

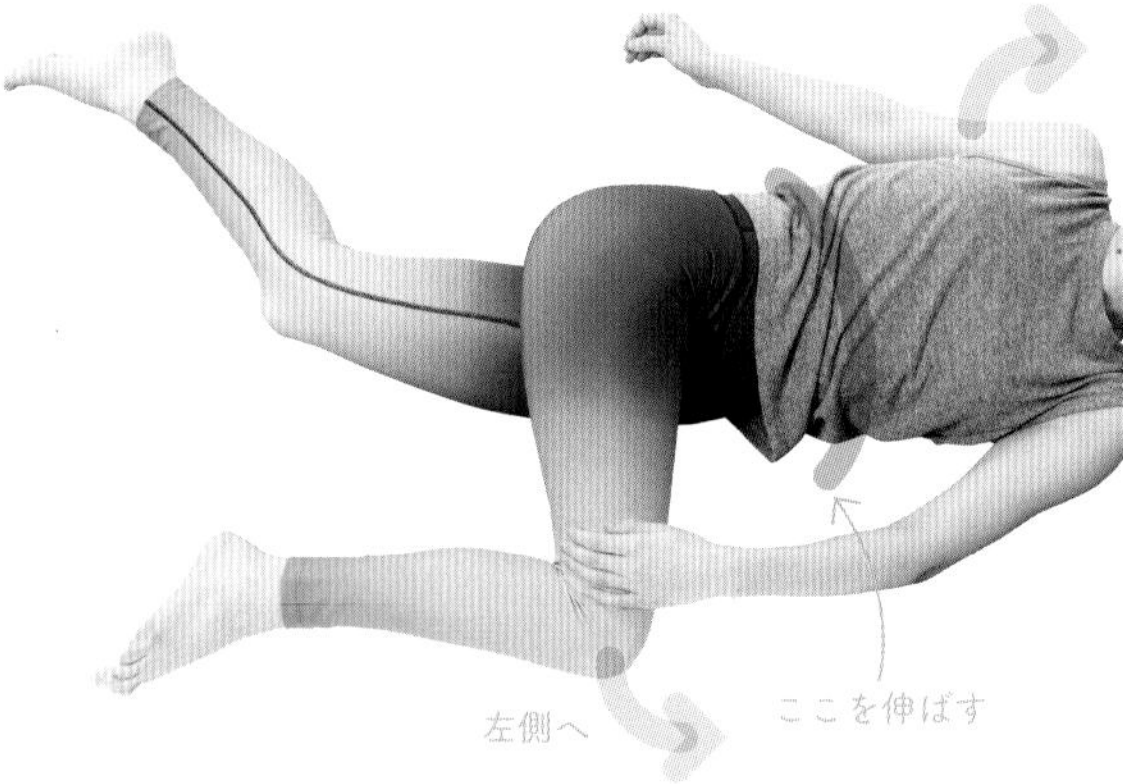

2 上半身を右側へ向ける。できれば右ひざは、左手で押しつけるように

3 呼吸を止めないようにして30秒キープ。反対側も同様に

どんな効果？

腰まわりの筋肉の緊張を減らし、腰痛を予防・改善

脇腹、ウエスト、腰、お尻など、体幹部の筋肉をほぐしてこりを取ります。腰痛の予防・改善に効果的で、姿勢の左右のアンバランスも解消できます。

ここは注意！

上半身を、倒した脚とは反対方向へしっかり向ける

倒した脚につられないように、上半身は反対方向へ。息が浅くなりがちなので、ゆっくりと深い呼吸をしながら、伸びている脇腹、ウエスト、お尻へ意識を向けましょう。

背中・肩甲骨まわりのストレッチ

おすすめシーン

朝　**日中**　夜

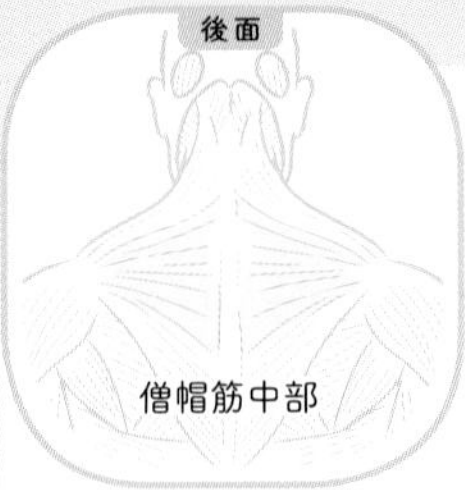
後面
僧帽筋中部

ここを伸ばす！

1

右脚を立てて座り、くるぶしの外側を左手で持つ

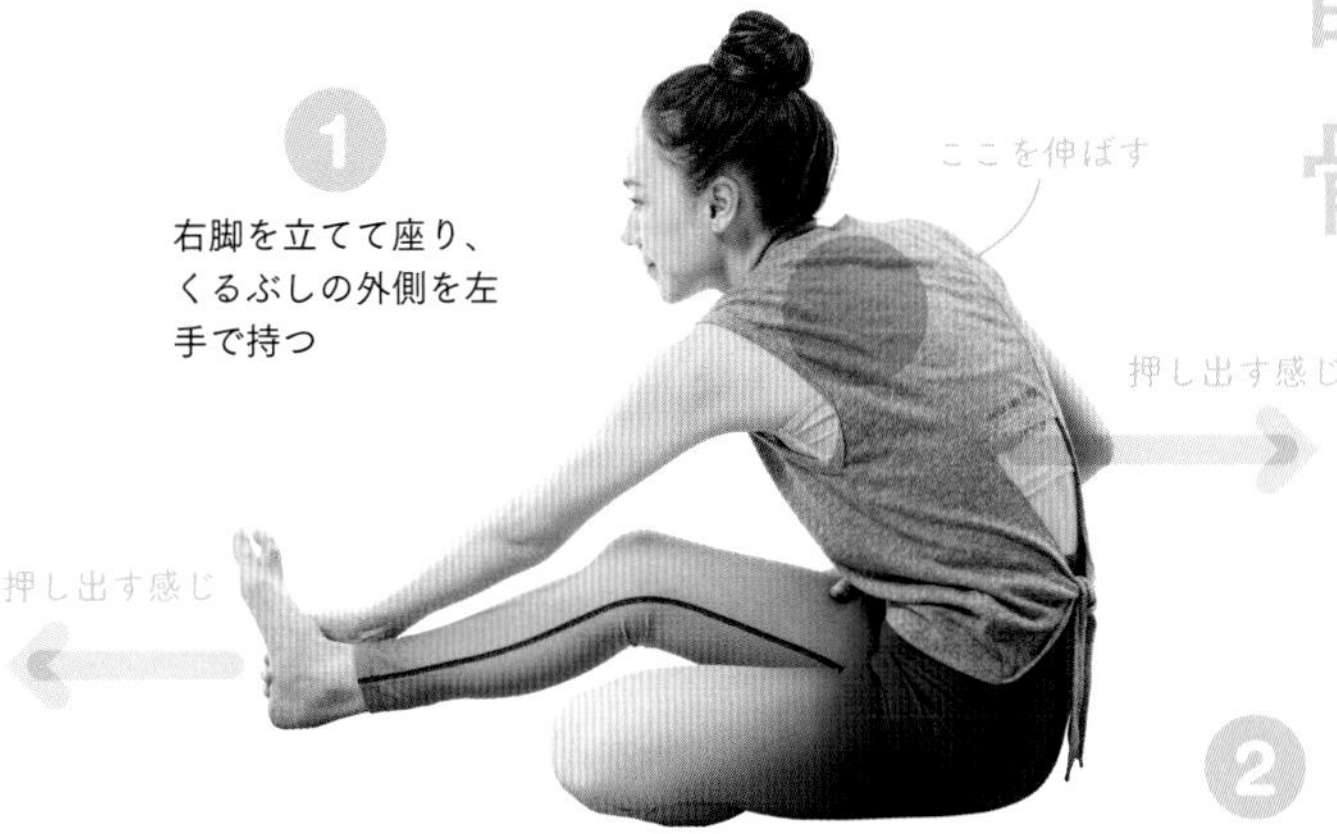
ここを伸ばす
押し出す感じ
押し出す感じ

2

腰を丸めるようにして後ろへ引く。右足は押し出すようにして、余裕があればやや遠くへ置く

3

30秒キープ。反対側も同様に

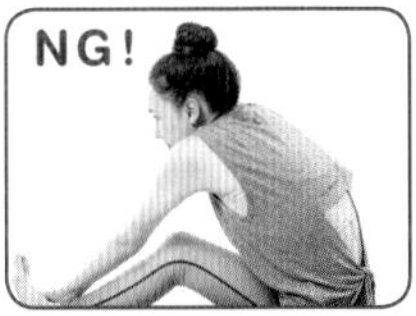
NG!

肩が上がらないように

どんな効果？

肩こりや猫背の解消ほか代謝アップにもつながる

肩まわりがほぐされるので、肩こりが軽減。また猫背の改善にもつながります。肩甲骨まわりの血流がアップすると代謝が一気に上がるので、やせやすいカラダづくりにも。

ここは注意！

上半身を横にブレさせず背中を十分に伸ばす

立てたひざのほうへ上半身が倒れると、肩甲骨まわりの筋肉が十分に伸びません。左右はまっすぐ保つよう意識を。足を前に押し出すようにすると、背中まわりがさらに伸びます。

胸まわりのストレッチ

おすすめシーン

朝　日中　夜

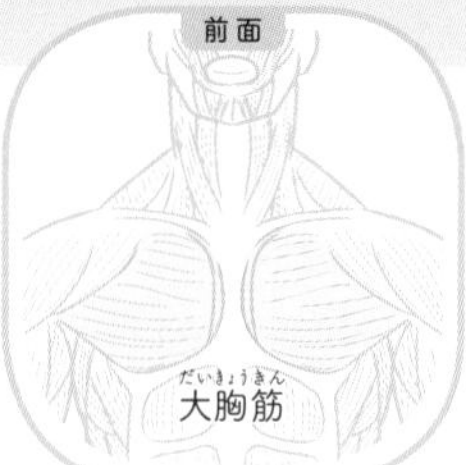

ここを伸ばす！

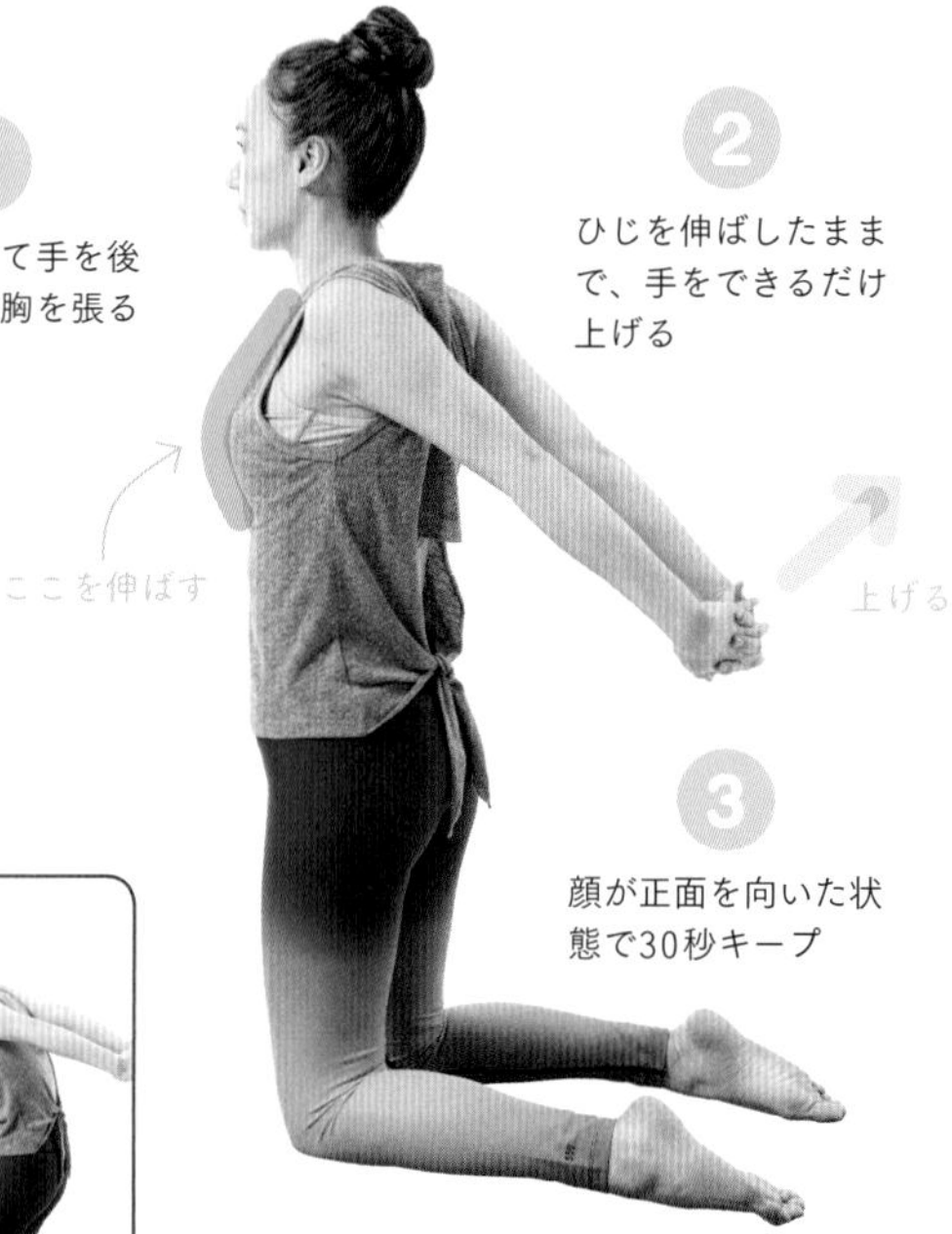

1 ひざ立ちして手を後ろで組み、胸を張る

2 ひじを伸ばしたままで、手をできるだけ上げる

3 顔が正面を向いた状態で30秒キープ

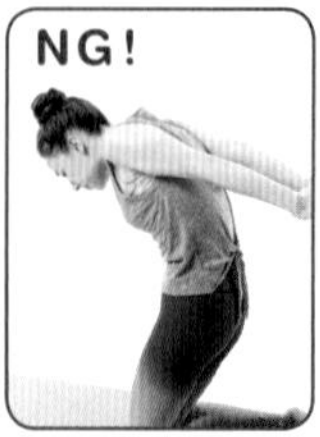

背中を丸めないように

どんな効果？

浅かった呼吸が深くなって血流が改善し、疲れにくく

胸や肩甲骨まわりの筋肉がかたいと、呼吸が浅くなり、疲れやすい、太りやすいなど、全身に影響が。胸まわりのストレッチで、呼吸に大切な筋肉をほぐしましょう。

ここは注意！

顔を正面に向けてしっかり胸を張る

背中を丸めると、胸の筋肉が伸びにくくなります。首すじをスッと伸ばすように正面を向き、さらに肩はすくめないよう、耳から肩を遠ざける意識を持ちましょう。

脇の下から胸・背中のストレッチ

ここを伸ばす！

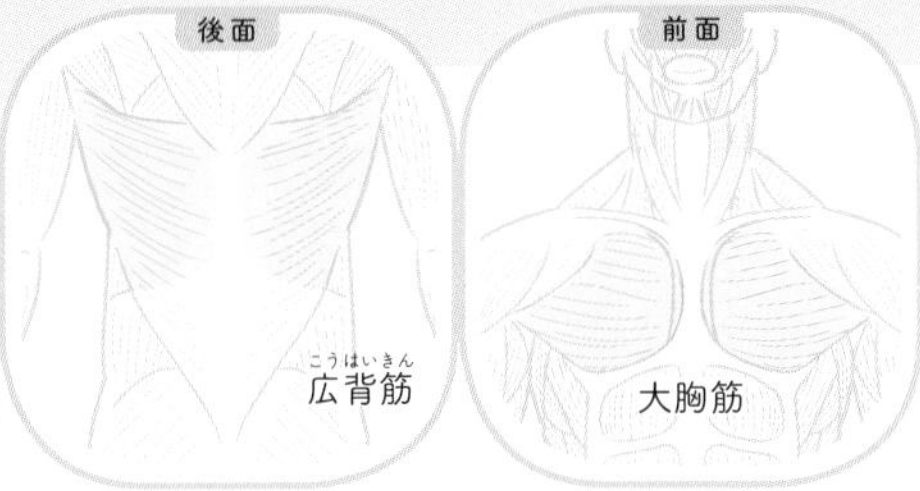

1

ひざ立ちして腰幅に開き、腕を伸ばした状態で椅子の背もたれをつかむ

2

両腕の間に頭を入れ、背すじを伸ばしてお尻を突き出す

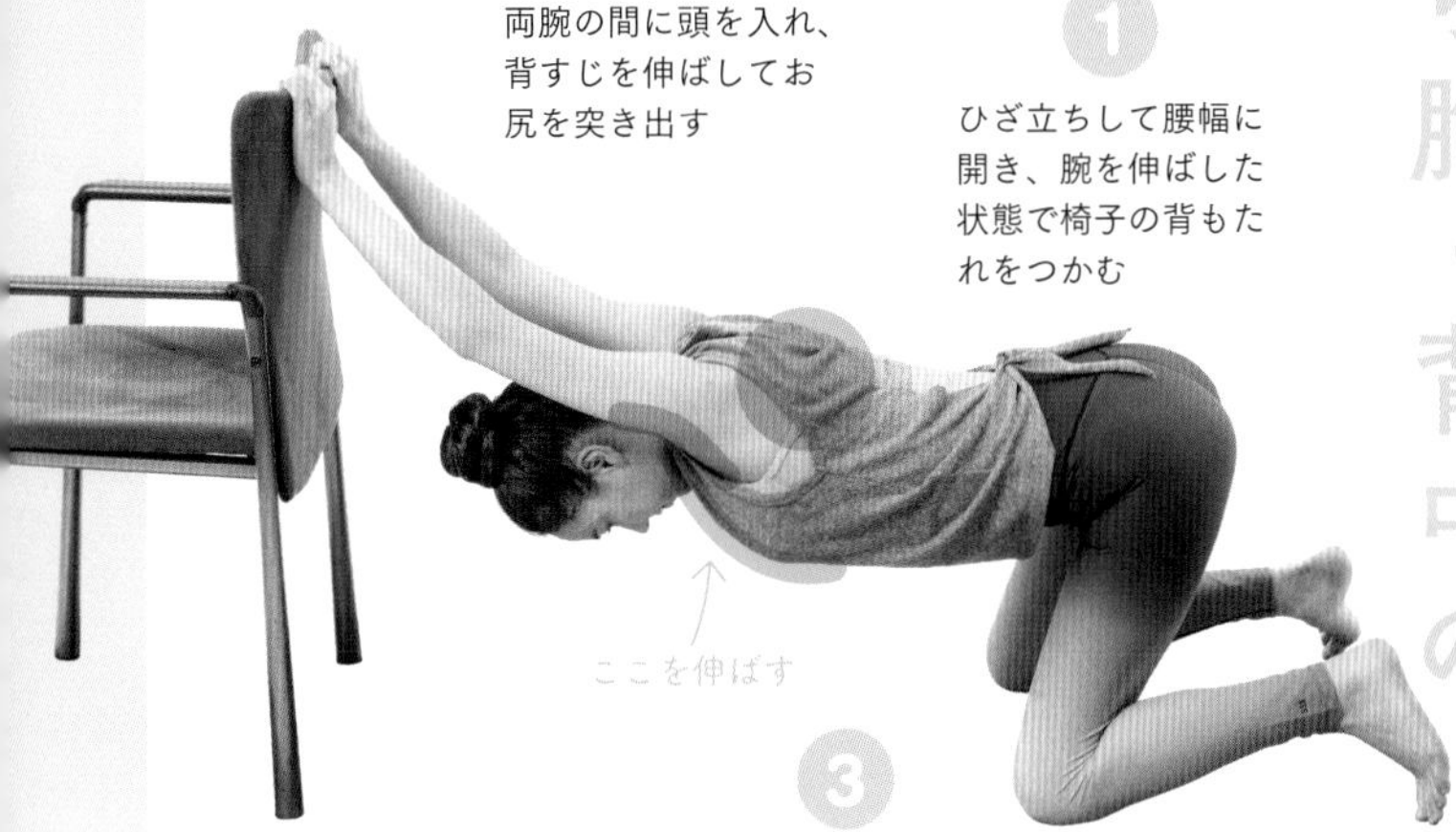

3

30秒キープ

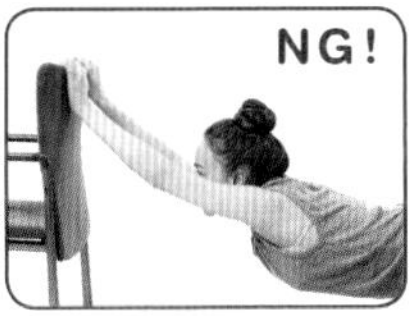

頭の位置が腕より高くならないように

おすすめシーン

朝　日中　夜

どんな効果？

リンパの流れがよくなり肩こりなどを解消

脇の下のリンパ節が刺激され、腕や肩、首まわりがすっきりして疲れが解消します。胸と背中の筋肉をほぐす動きも兼ねているので、肩こりなども改善できます。

ここは注意！

ひじが曲がってしまうとストレッチの効果が半減

腕をしっかり伸ばして、脇の下が引き伸ばされる感覚を意識しましょう。このときひじが曲がっていると、効果が半減するので要注意です。また、ゆっくりと深い呼吸を心がけて。

PART 2

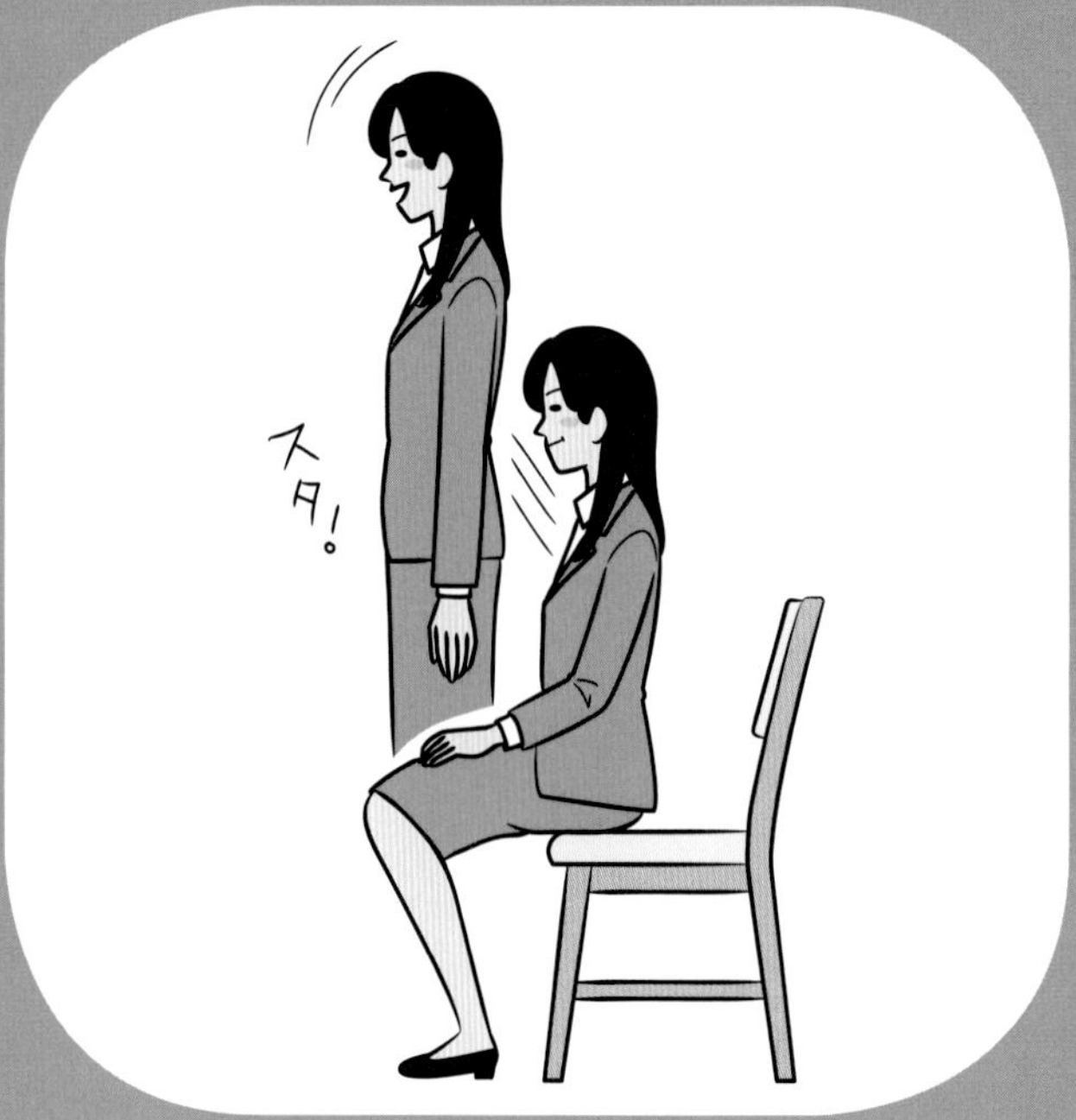

カラダが疲れない
合理的動作

デスクワークで肩がこった、荷物の持ち上げで腰を傷めた、といった経験のある人は多いはず。原因は、カラダにとって非合理的な体勢になっていたからかもしれません。ここでは、よくあるシーンごとに、筋肉や骨がどんな状態になっているのかを解説します。これを意識して、カラダが疲れない動作や姿勢を身につけましょう。

疲れない合理的動作のすすめ

デスクワークで、
パソコンや椅子の
高さが自分に
合っていない…。
座り方

通勤電車に
揺られ続けていると、
ついお腹が
前に出てしまう…。
立ち方

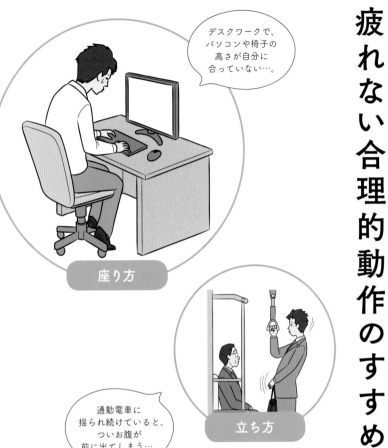

疲れないカラダの使い方＝合理的動作でラクに活動量を上げる

カラダを正しく使える人は、特別なトレーニングをせずとも姿勢を維持する筋肉を保つことができ、高い柔軟性も備えています。そのため動作が効率的で、最も小さな力で最大限の成果を発揮できます。これが、合理的動作。カラダが疲れにくいので、サッと機敏に動けて、一日を活動的に過ごせます。また、動作に必要な筋肉がさらに鍛えられるうえ、スリムな体型を保つことも可能です。

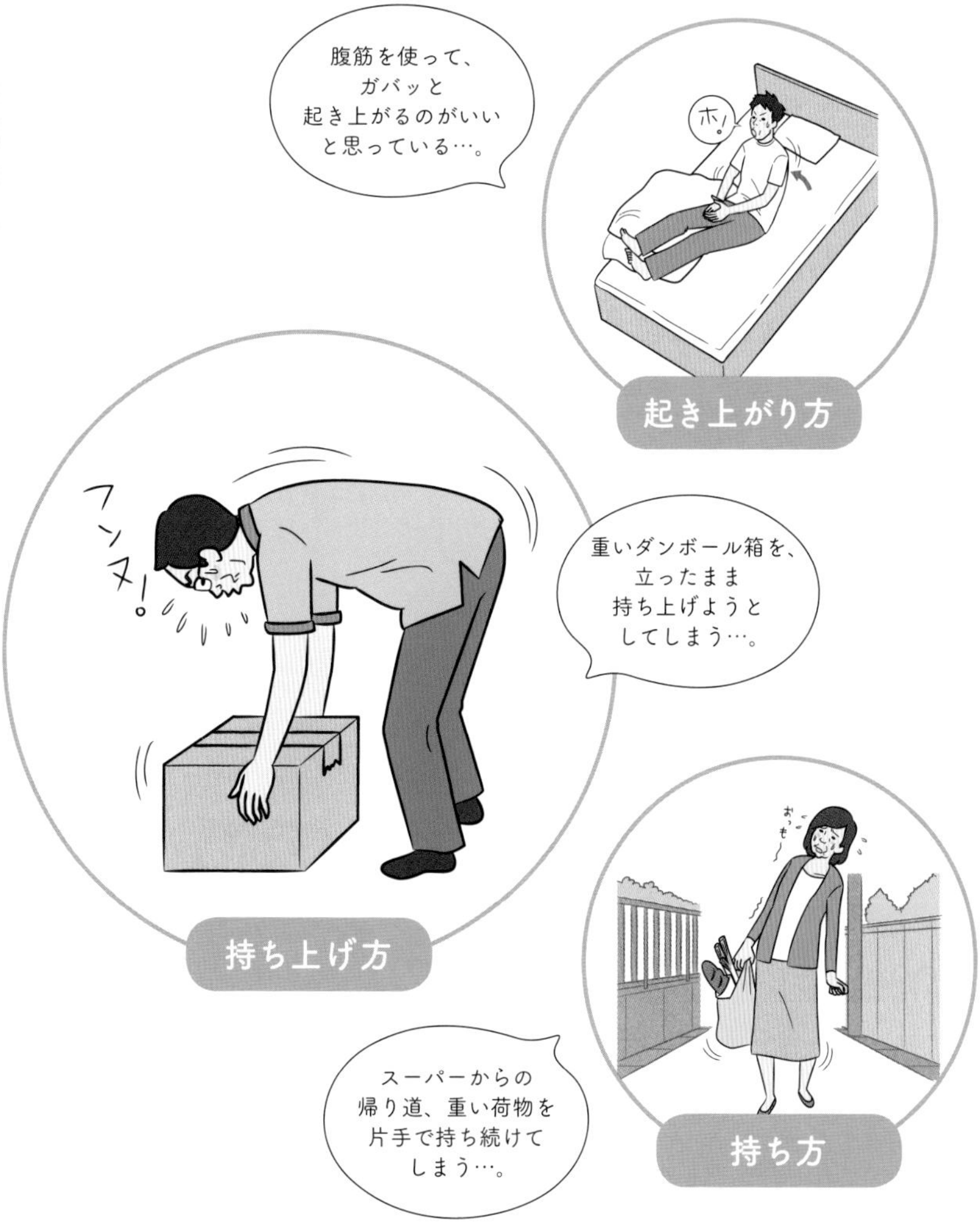
腹筋を使って、
ガバッと
起き上がるのがいい
と思っている…。
ホ!
起き上がり方
フンヌ!
重いダンボール箱を、
立ったまま
持ち上げようと
してしまう…。
持ち上げ方
おっも〜
スーパーからの
帰り道、重い荷物を
片手で持ち続けて
しまう…。
持ち方

ケガをしやすい人は カラダの使い方を 見直し、合理的動作を

筋肉も関節もしなやかなときは、多少無理な動き方をしても、なんとかなります。しかし、衰えたカラダで同じように動き続けていると、ある日突然、ぎっくり腰やねんざを起こしたり、腰痛など慢性的な不調を招いたりします。その原因は、間違ったカラダの使い方。年齢のせいではなく、そもそもカラダに無理な動きを強いているのです。今すぐに、姿勢と動作を見直しましょう。

Q 電車内で座る…どっちが疲れない？①

A

背もたれに寄りかかって座る

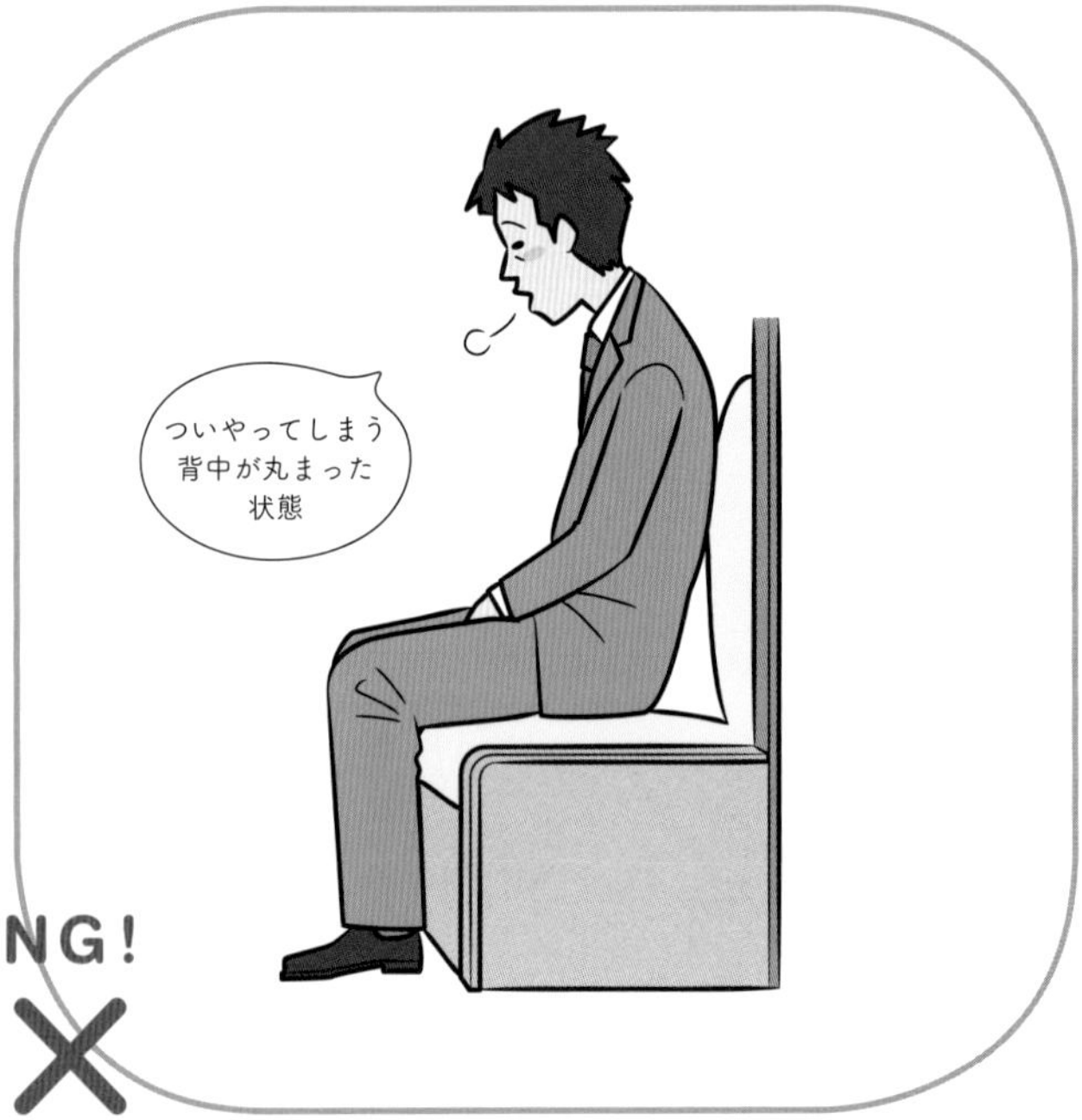

骨盤が寝た状態が続くと
ぽっこりお腹や頭痛に

電車で座れたからといって、だらんと背もたれに寄りかかるのはやめましょう。背中の一部を背もたれに預けて猫背の姿勢になると、疲れが取れるどころか、筋肉に余計な負担をかけます。骨盤が寝た状態になり、腰から肩甲骨、肩までが丸まってしまうこの座り方では、姿勢を保つ体幹の筋肉が弱くなり、お腹がぽっこり出やすくなるほか、首の痛みや頭痛を引き起こすことにもなります。

B

背もたれは使わずに座る

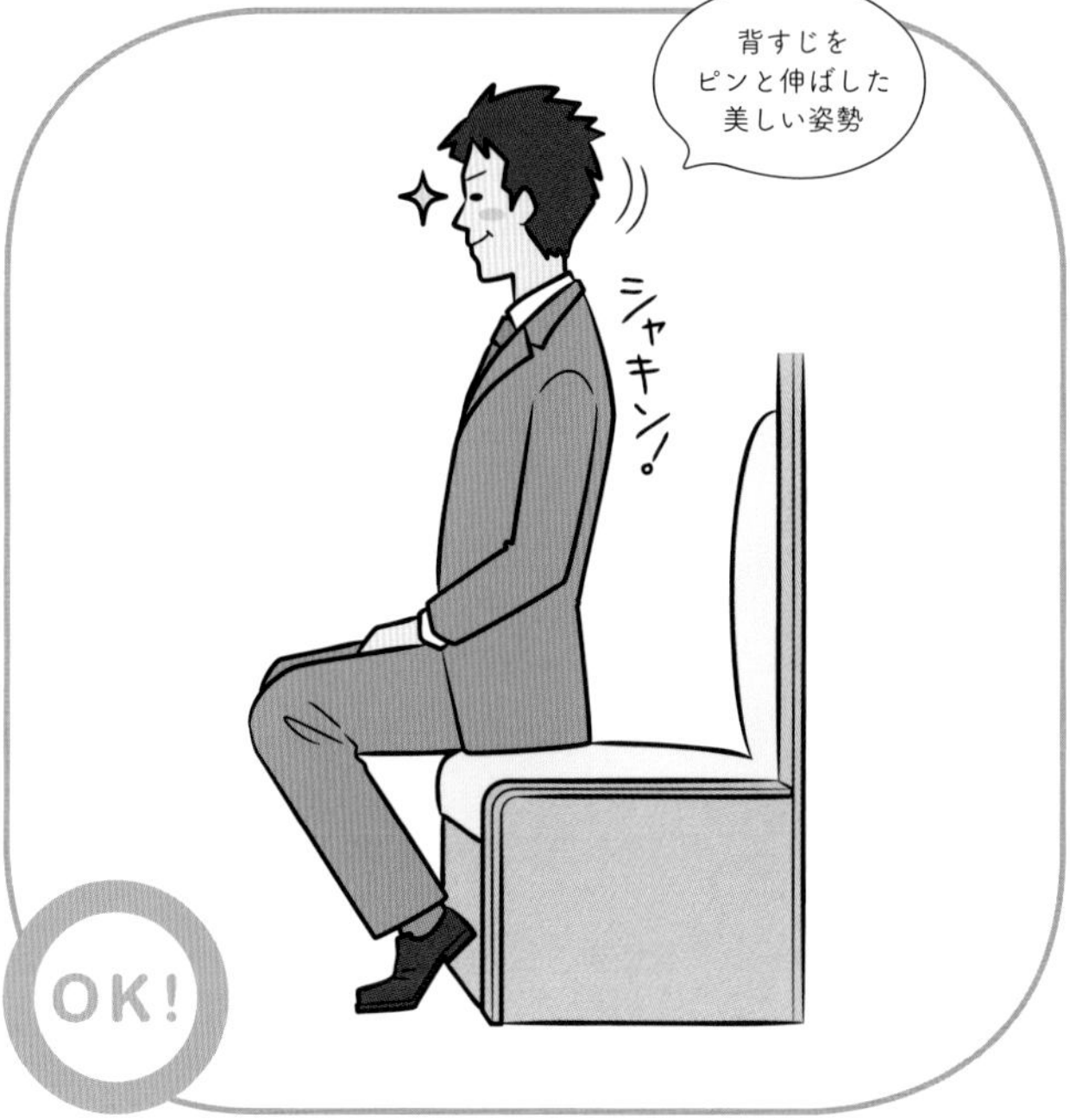
背すじを
ピンと伸ばした
美しい姿勢
シャキン!
OK!

骨盤が立った状態をキープすることが大切

電車内で座るのであれば、背中を背もたれから離すことをおすすめします。しっかり骨盤を立てることを意識しながら、腰を下ろすのです。肩を下げ、頭部が骨盤の真上にのるように心がけましょう。視線はまっすぐ前へ。そうすることによって、背すじがまっすぐ伸びた美しい姿勢になります。その際、猫背を誘発しないためには、スマホの操作はできるだけ避けたほうがいいでしょう。

Q 電車内で座る…どっちが疲れない？②

A

脚を組んでひじかけに寄りかかって座る

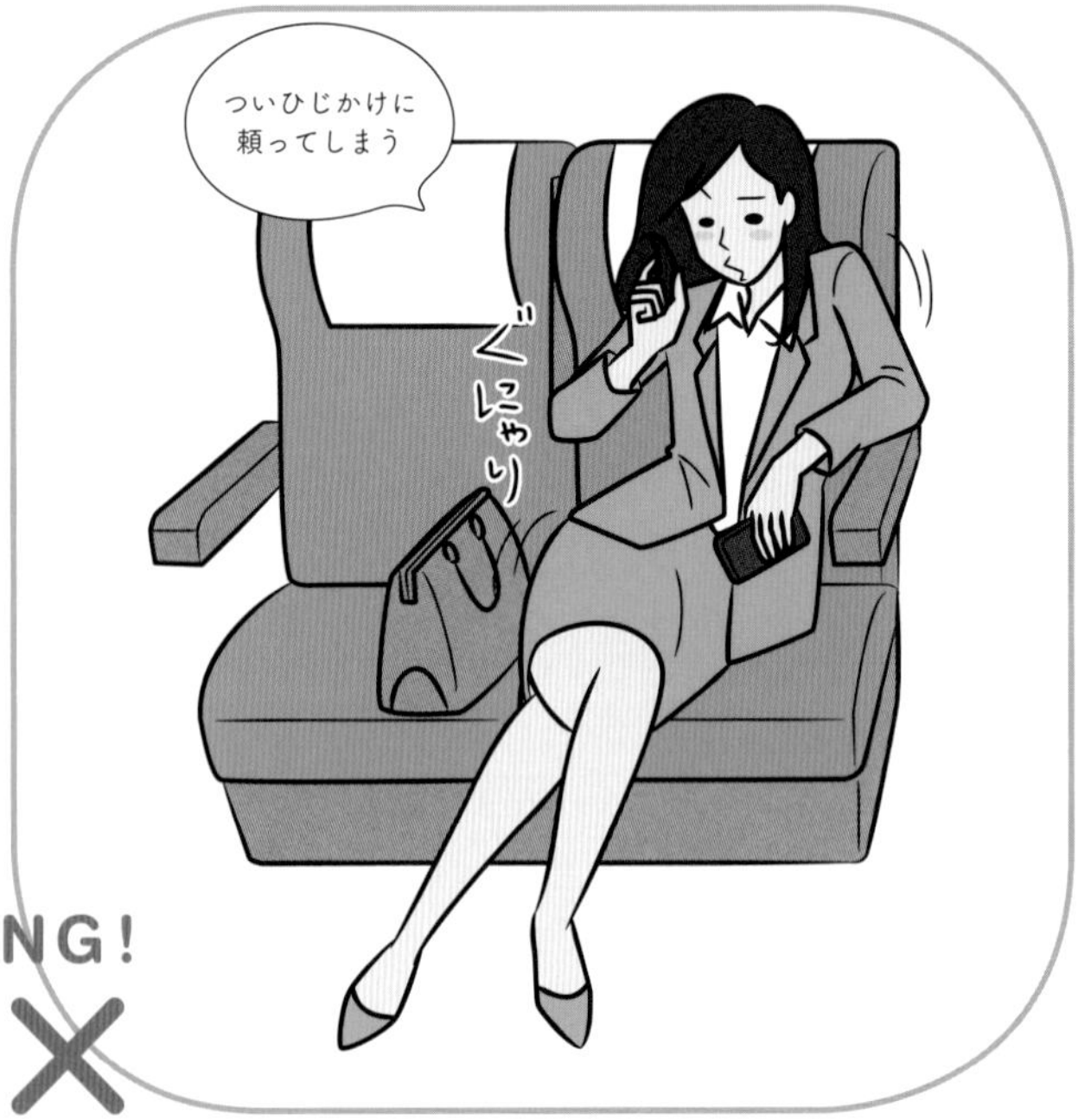
ついひじかけに頼ってしまう
ぐにゃり

NG!

×

カラダへの加重が偏りさまざまな悪影響が

新幹線にあるような座席で脚を組む場合、ひじかけにもたれかかってしまう人も多いでしょう。体重をひじかけに預けられるからラクだと思いがちですが、反対に疲れやすいカラダをつくってしまいます。ねじれた姿勢が続くと、使われる筋肉が左右でアンバランスになり、引きつった状態に。これが蓄積すると、筋肉のこり、スタイルの悪化、内臓機能の低下などにもつながってしまいます。

B

脚を組むならまっすぐ座る

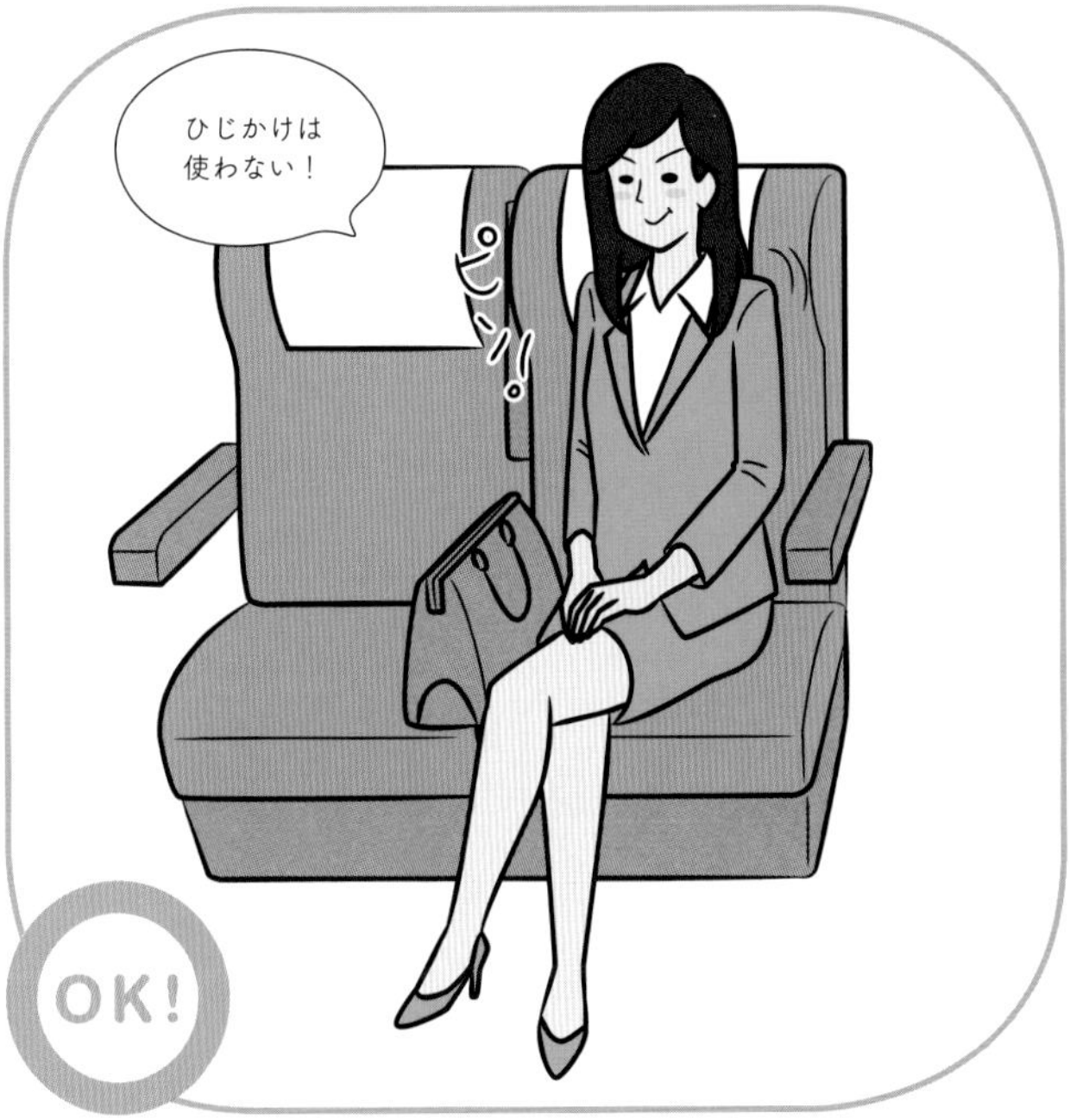
ひじかけは
使わない！
ピーン!
OK!

脚を組むのであれば
骨盤の状態を意識して

下にした脚のもも裏が座面にぴったりついて骨盤が立ち、背すじがスッと伸びた状態になるなら、脚を組んでも０Ｋ。背もたれやひじかけには寄りかからず、お腹の内側の筋肉を伸ばすようにしながらまっすぐな姿勢を保ちましょう。ただし脚を組むと、クセでどちらか一方の脚ばかり上にしがちです。左右がアンバランスになりやすく、姿勢がねじれていくので、ときどき組みかえましょう。

電車での疲れる座り方

✕ NG!

背もたれに寄りかかり 背中を丸める

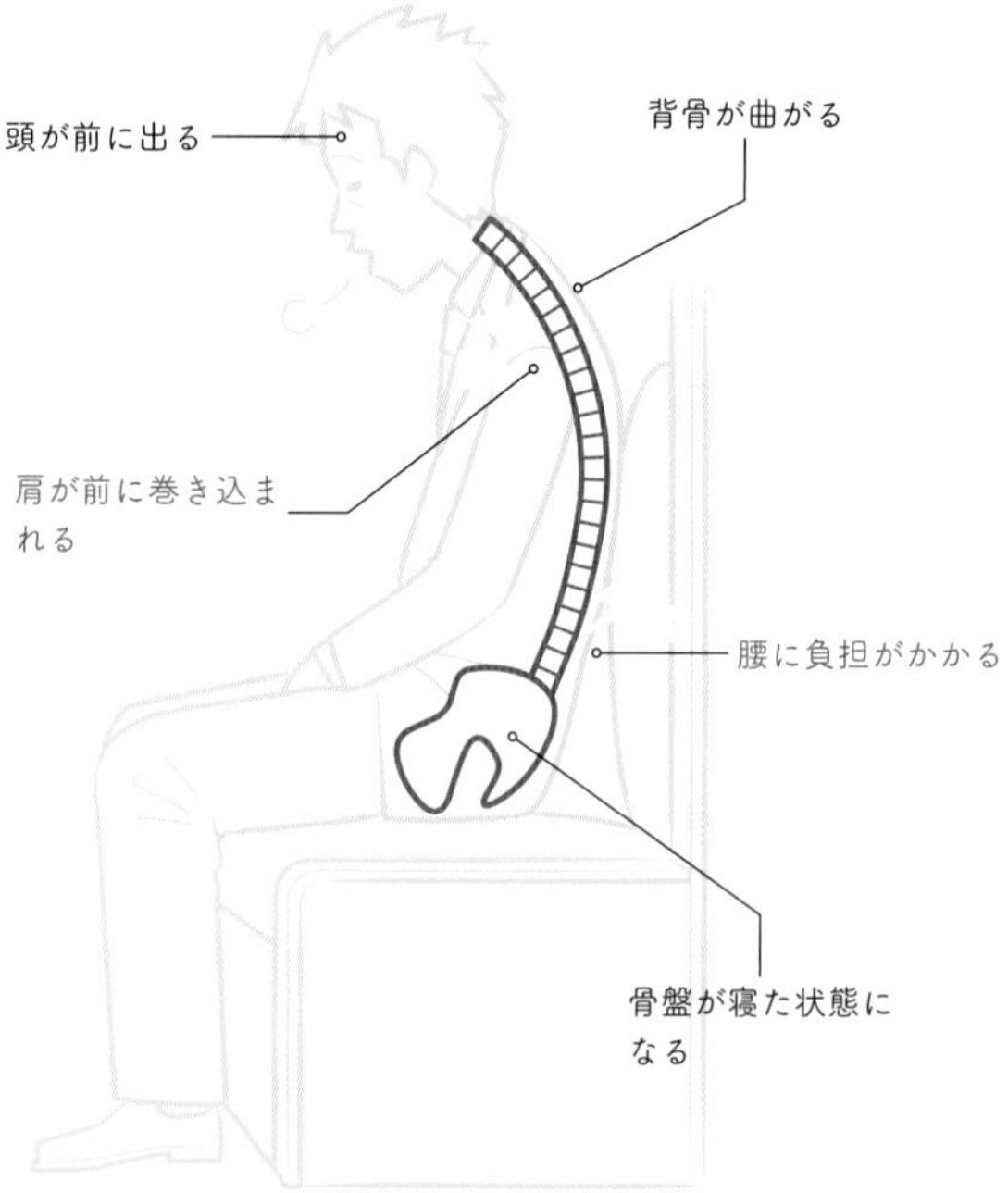
頭が前に出る
背骨が曲がる
肩が前に巻き込まれる
腰に負担がかかる
骨盤が寝た状態になる

ここが疲れる!

腰の脊柱起立筋の負担になり 肩関節をケガしてしまう可能性もある

骨盤を立てる意識をしないと、このような座り方になりがち。背中を丸めると、背骨が湾曲して腰の脊柱起立筋に負担がかかります。猫背は、肩が前に出る巻き肩を誘発し、肩関節のケガにつながるおそれも。ラクなようでいて、実は疲れが蓄積していってしまうのです。

✕NG!

脚を組んでひじかけに寄りかかる

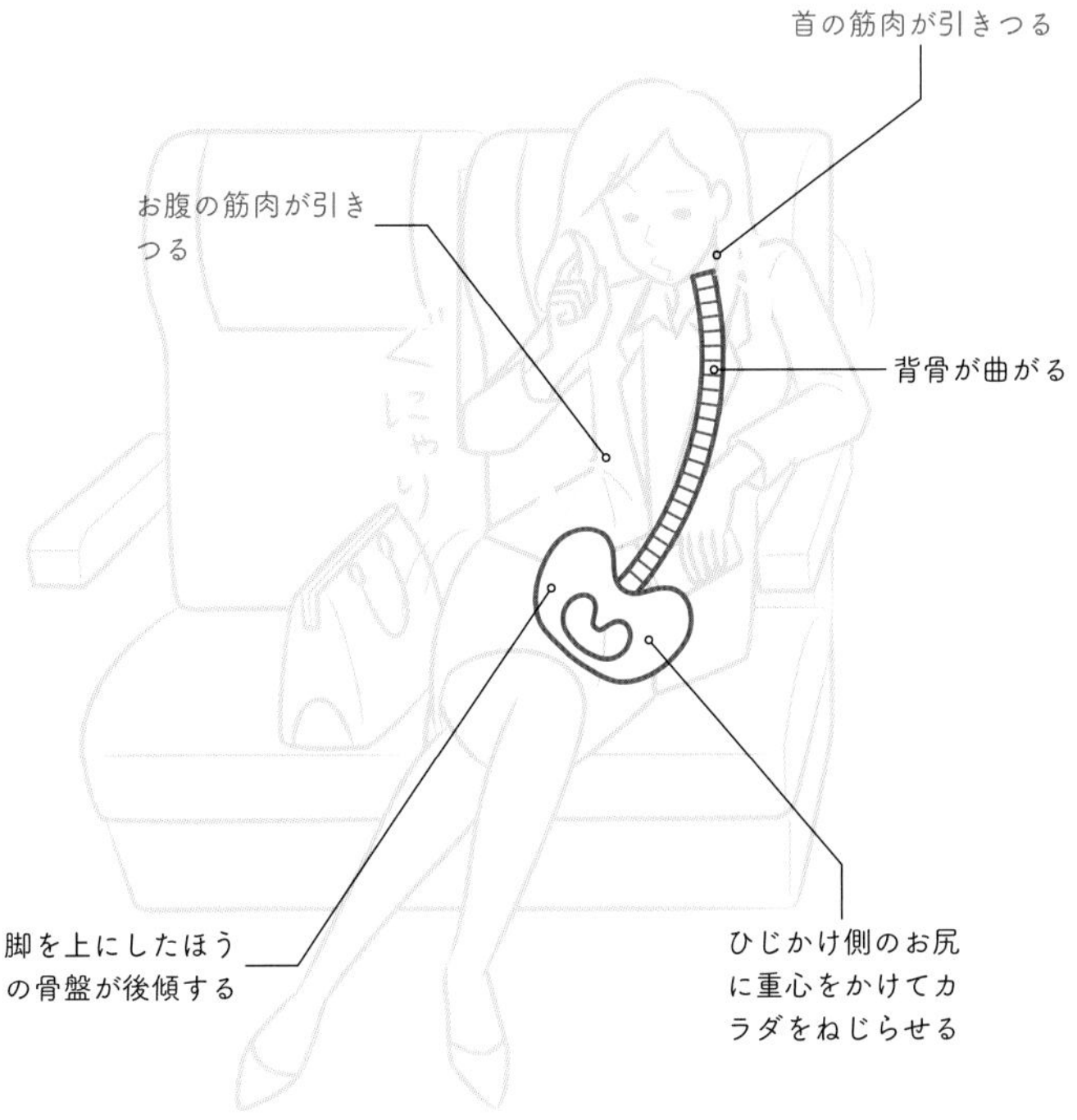
首の筋肉が引きつる
お腹の筋肉が引きつる
ぐにゃり
背骨が曲がる
脚を上にしたほうの骨盤が後傾する
ひじかけ側のお尻に重心をかけてカラダをねじらせる

ここが疲れる！

骨盤のゆがみ、筋肉のアンバランスな引きつりによって姿勢のねじれが悪化

この座り方をしたくなる人は、左右どちらかに重心が偏っているはず。続けていると骨盤がゆがみ、脚を上にしたほうの腹斜筋や胸鎖乳突筋などさまざまな場所が引きつって、こりが発生したり、姿勢のねじれがひどくなったりします。

電車での疲れない座り方

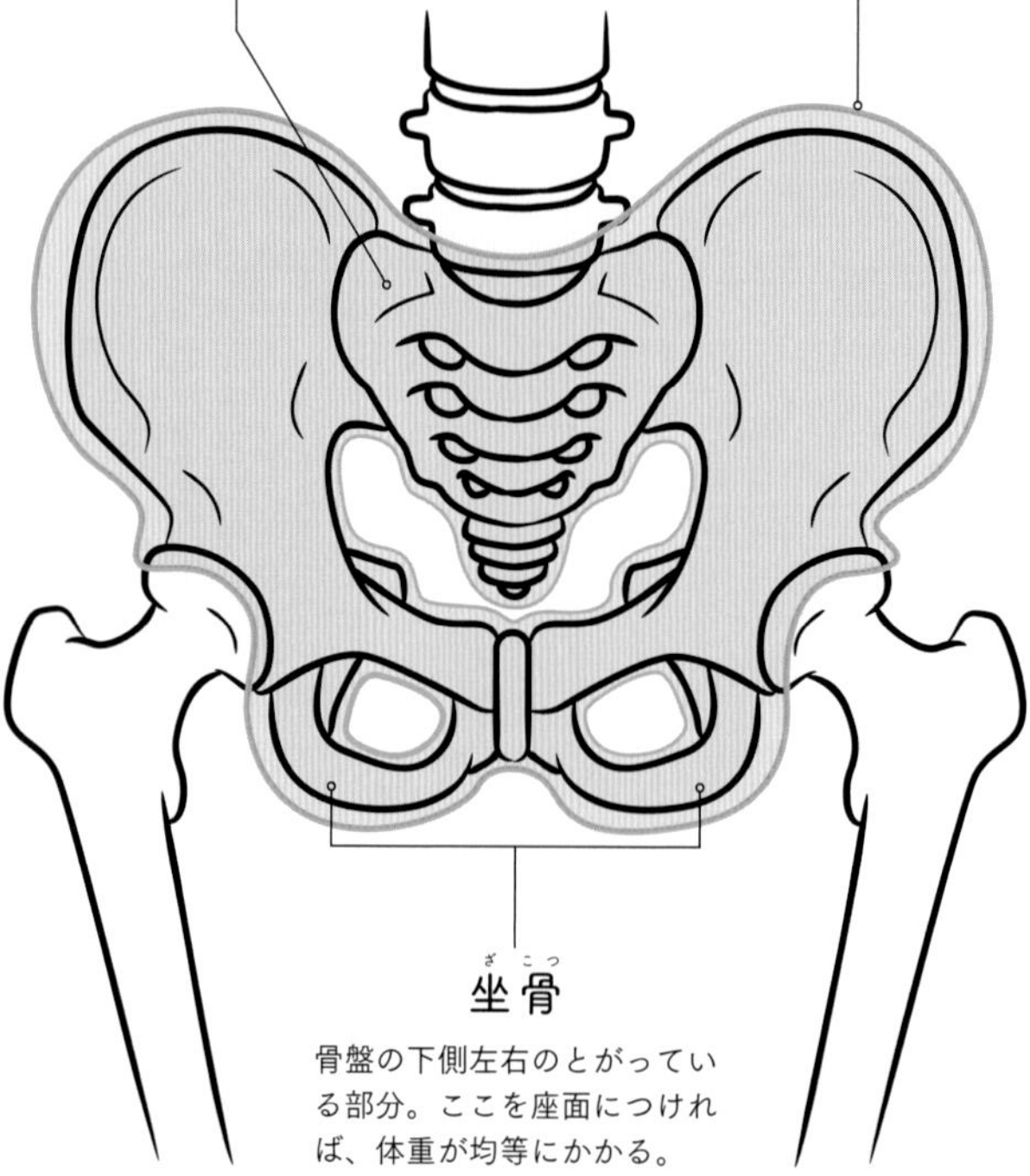
骨盤
複数の骨で構成。骨盤が立っていて、左右均等に体重がのった状態にするのが◎。
仙骨
骨盤の後ろ側の壁部分。仙骨が座面に対して垂直になっていれば、骨盤が立っている。
坐《ざ》骨《こつ》
骨盤の下側左右のとがっている部分。ここを座面につければ、体重が均等にかかる。

座るときに大きく関わるのは骨盤

座面に対して仙骨が垂直、つまり骨盤が立っていて前後左右どこにも傾いていないことが、座るときの姿勢では大切です。わかりやすい目安は、坐骨を座面につけてカラダの荷重を均等にすること。これで正しい姿勢になっているはずです。坐骨に体重がのるように意識すると背すじが伸び、頭の重さが正しく背骨にかかることから、肩や首、背中への負担も軽くすることができます。

○ OK!

背もたれは使わずに背すじを伸ばす

疲れない座り方

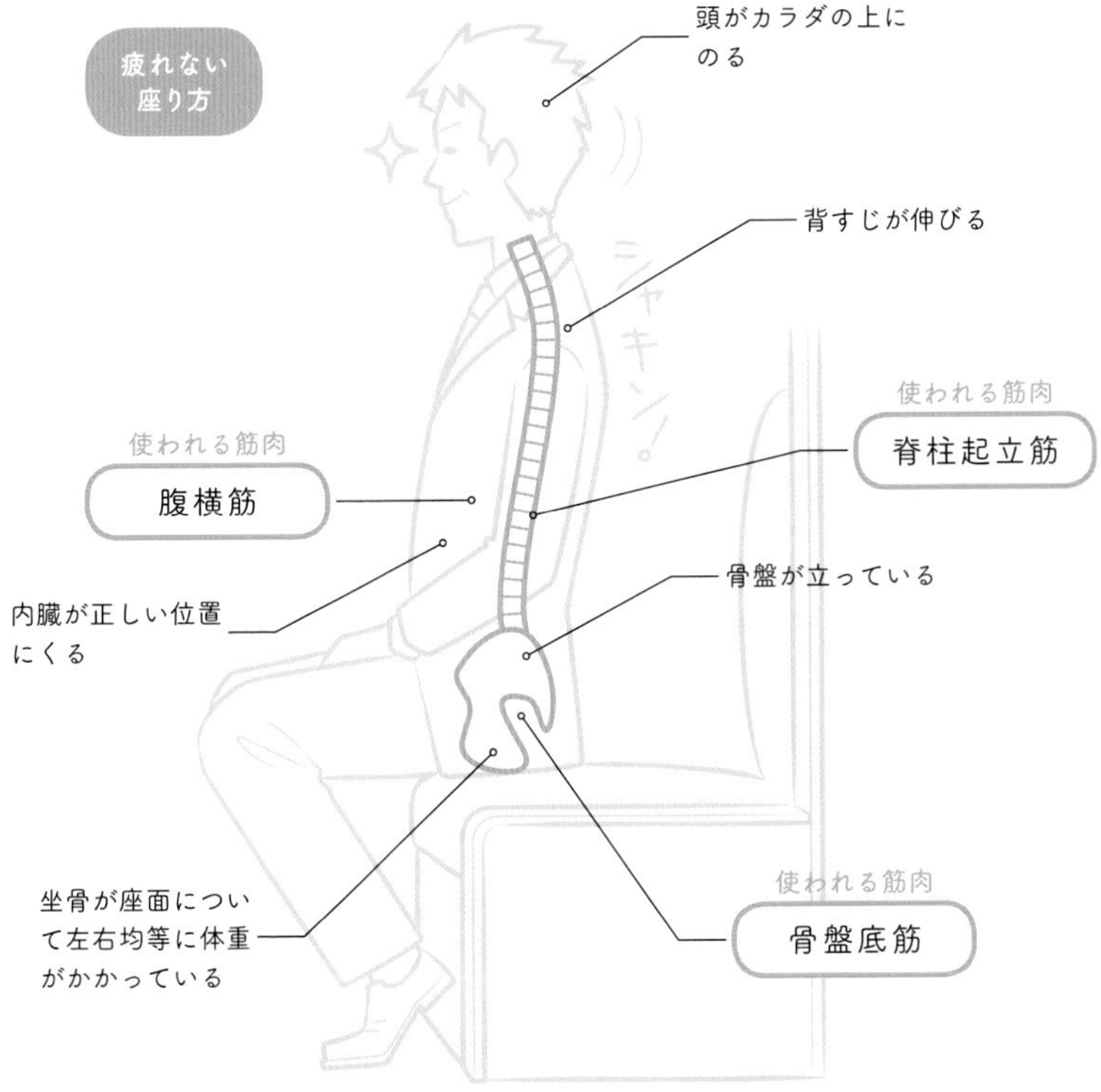
頭がカラダの上にのる
背すじが伸びる
シャキン!
使われる筋肉
脊柱起立筋
使われる筋肉
腹横筋
内臓が正しい位置にくる
骨盤が立っている
坐骨が座面について左右均等に体重がかかっている
使われる筋肉
骨盤底筋

MEMO

脚を組むときの注意点

脚は組まないのが一番。もし組むなら、下になる脚のもも裏を座面にぴったりつけ、上記同様に背すじを伸ばし、適宜左右を組みかえましょう。

POINT

骨盤をまっすぐ立たせる

左右の坐骨に均等に体重をかけ、骨盤を立たせて。背すじを伸ばし、その上に頭がのるように。背中の脊柱起立筋、お腹の腹横筋、骨盤の底の骨盤底筋が適切に使われ、姿勢が保たれます。

Q 電車内で立つ…どっちが疲れない？①

A

お腹を前に出して立つ

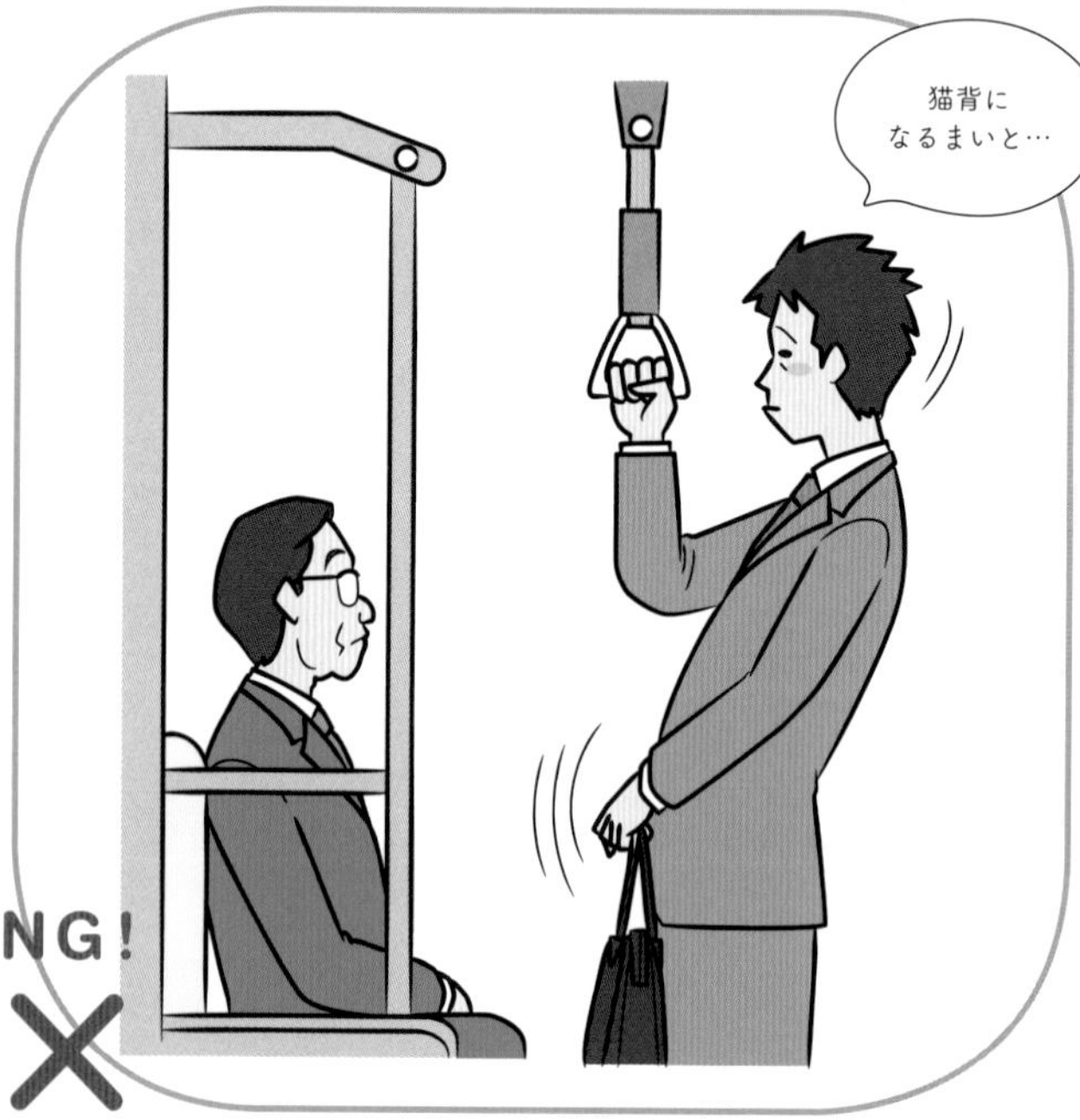

**腰、ふくらはぎ、首など
あちこちの筋肉が緊張**

例えば猫背を避けようと、胸を張り、お腹が前に突き出た姿勢はよくありません。骨盤が前に出るので腰が反り、腰の筋肉が緊張します。また、つま先に体重がかかることでふくらはぎの筋肉も緊張するため、背伸びをしているような状態になって疲れることに。さらに、頭が前に出て、首の筋肉も緊張させてしまいます。お腹の筋肉を上下に引き伸ばし、骨盤を少し後ろへ引くように意識しましょう。

B

左右の中心に重心を置いて立つ

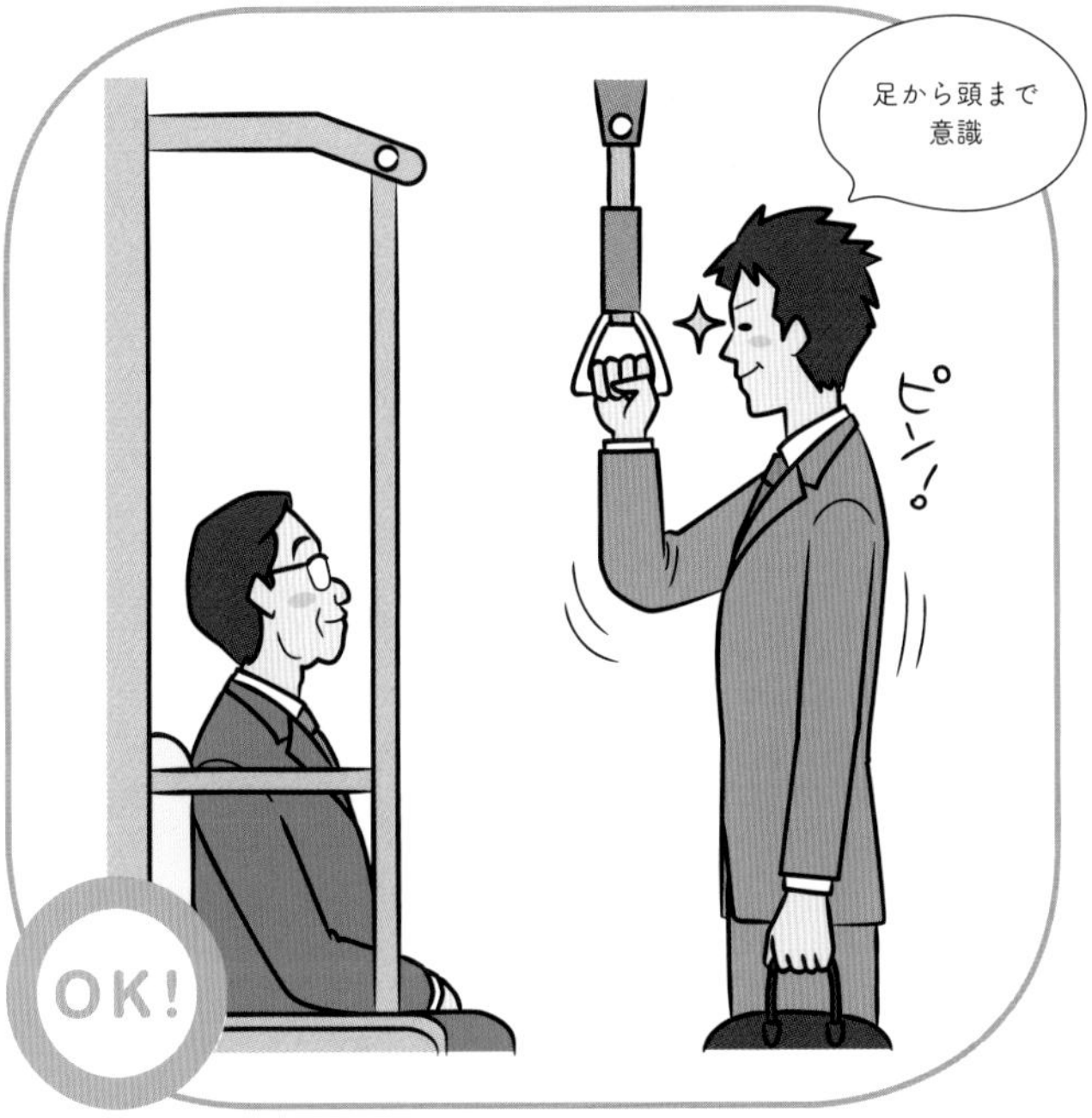

筋肉が余計に緊張することのないベストな姿勢

重心がカラダのちょうど中心にある状態で立つのが、最も負担の少ない姿勢です。そうすれば、筋肉の余計な緊張を招くこともありません。体重をのせる位置の目安は、ひも靴を履いたときに結び目がくるあたり。足を肩幅程度に軽く開いて、左右均等に加重するのがポイントです。その上に、骨盤、頭部を順番に積み重ねていく感じで、左右の中心に1本のまっすぐな棒が通るのをイメージして。

Q 電車内で立つ…どっちが疲れない？②

A

お尻を突き出して立つ

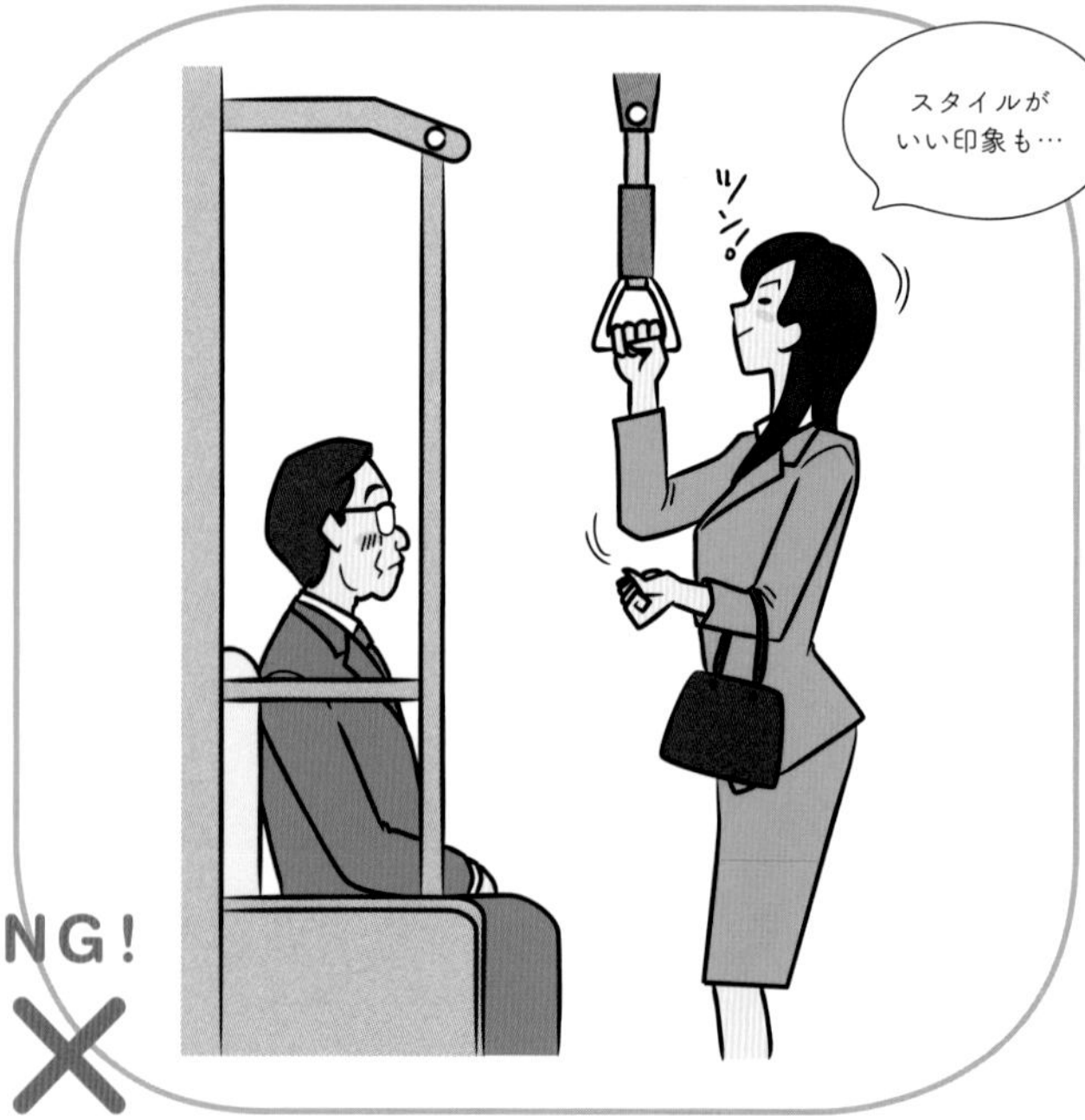
スタイルが
いい印象も…
NG!
✕

グラビアアイドルのような立ち方は疲れる

姿勢をよくしようと意識しすぎるのも、カラダに無理な負担をかけてしまうことになります。胸を張ってお尻を突き出した、いわゆる反り腰の姿勢もそのひとつ。横から見たときに、背骨のS字カーブがきつくなっている状態です。グラビアアイドルのようで、一見スタイルがよく思えるかもしれませんが、カラダには大きな負担に。腰が緊張し続けて、腰痛の原因にもなります。

B

腰を丸めて立つ

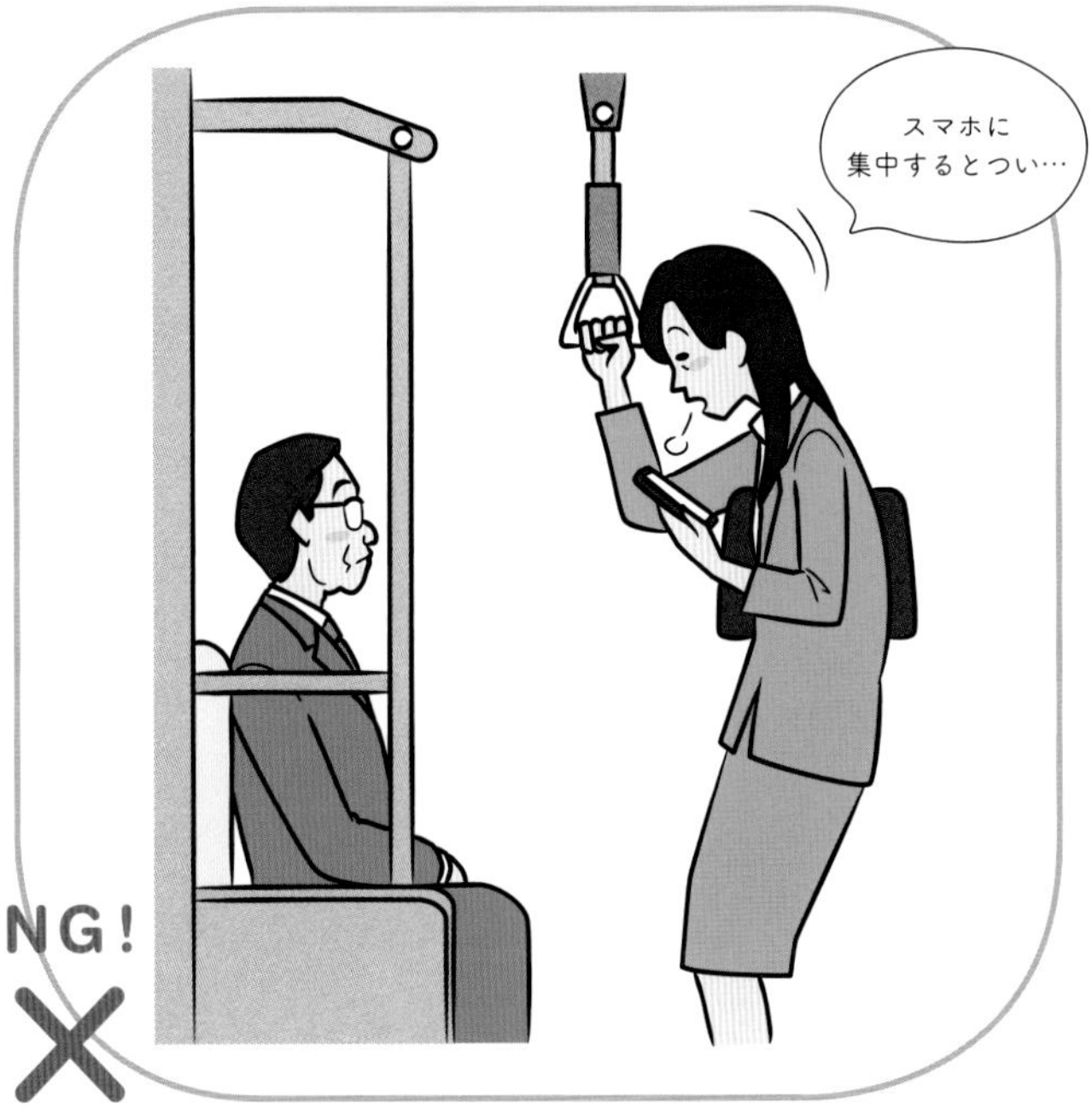
スマホに
集中するとつい…
NG!

**骨盤が後ろに傾くと
肩や胸あたりにも影響が**

腰が丸まった姿勢も要注意です。特に現代はパソコンやスマホの影響もあり、猫背や巻き肩になりがち。すると、体幹の姿勢を保つ筋肉が弱くなり、骨盤が後傾した状態がつくられやすくなります。この姿勢がクセになると、胸の筋肉がかたくなって血行が悪くなる、呼吸が浅くなる、内臓が下垂して機能が低下するなど、悪影響しかありません。一刻も早く、正しい姿勢を取り戻しましょう。

電車での疲れる立ち方&疲れない立ち方

✕NG!
お尻を突き出す

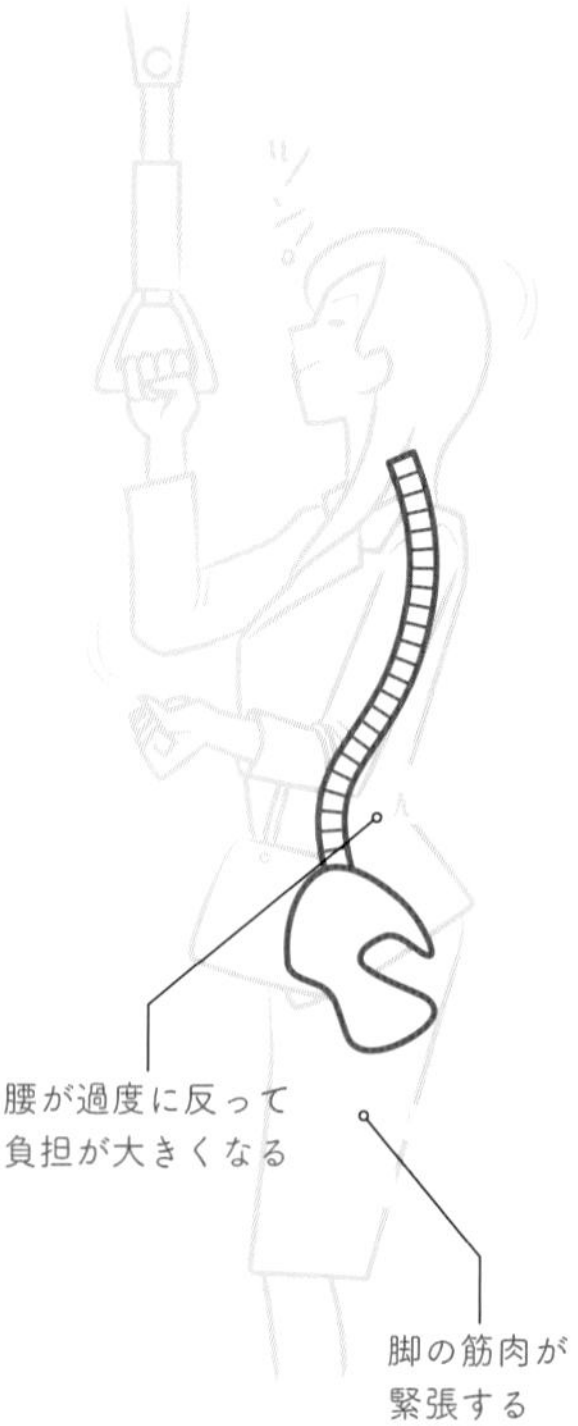
腰が過度に反って
負担が大きくなる
脚の筋肉が
緊張する

ここが疲れる！

**腰やももの筋肉を
緊張させることに**

骨盤と大腿骨を結ぶ腸腰筋が緊張します。これでは腰にかなりの負担がかかることに。また、バランスがとりづらいので、脚の大腿四頭筋なども緊張して疲れます。

✕NG!
お腹を前に出す

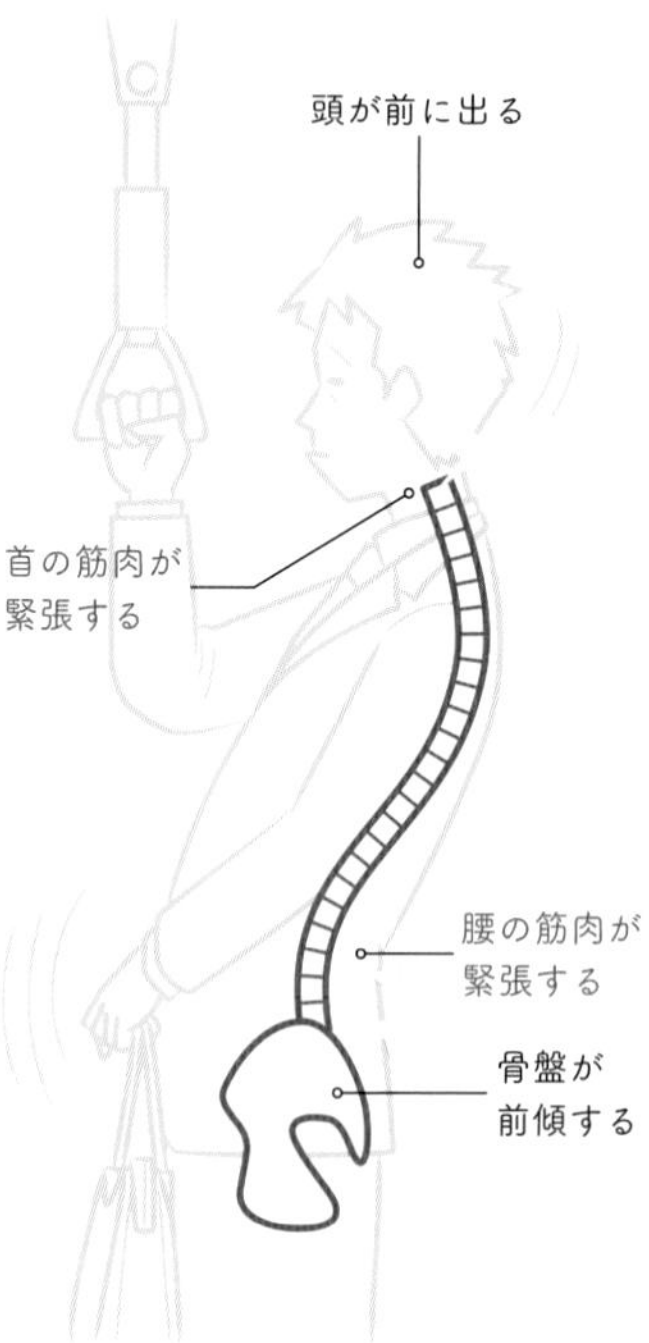
頭が前に出る
首の筋肉が
緊張する
腰の筋肉が
緊張する
骨盤が
前傾する

ここが疲れる！

**ふくらはぎや腰に
負担をかけてしまう**

つま先側に重心がかかり、特にふくらはぎの腓腹筋、腰の脊柱起立筋、首の僧帽筋上部に負担が。そのため、ふくらはぎの張りや腰痛などを引き起こします。

○ OK!
余計な力を どこにも入れない

疲れない立ち方

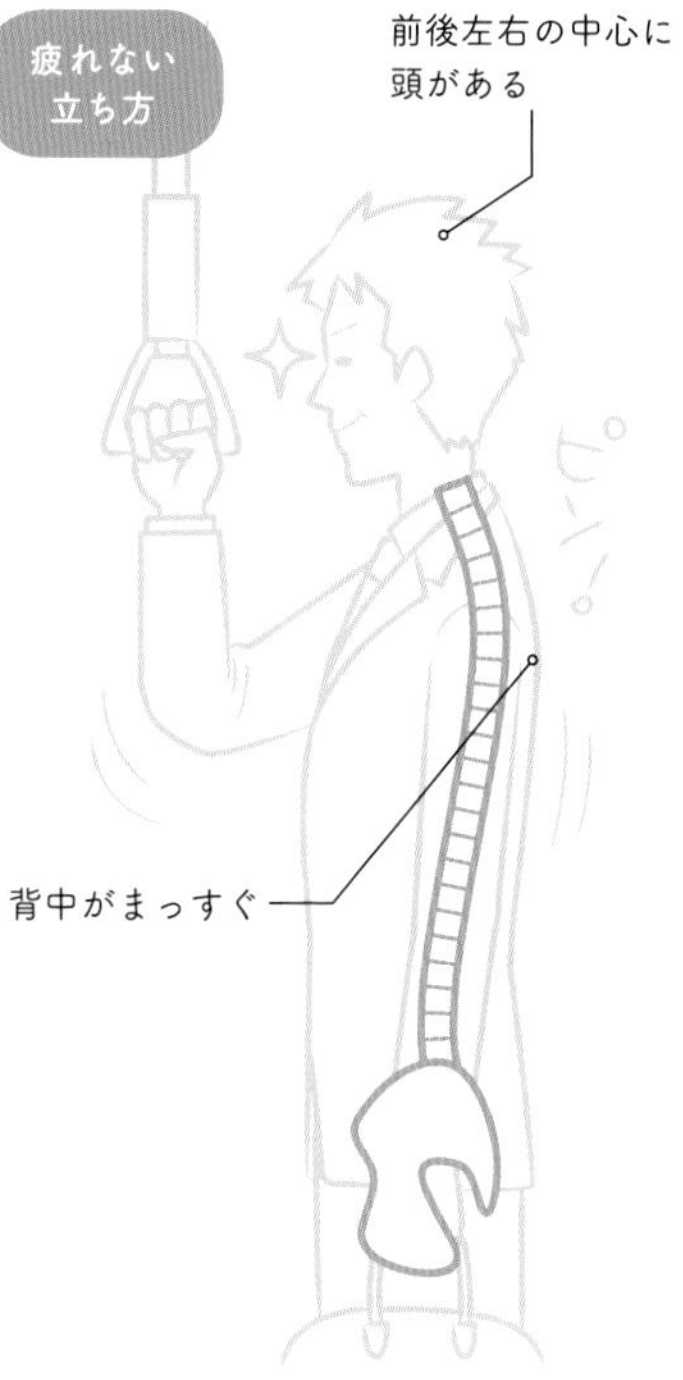
前後左右の中心に
頭がある
背中がまっすぐ

✕ NG!
腰を丸める

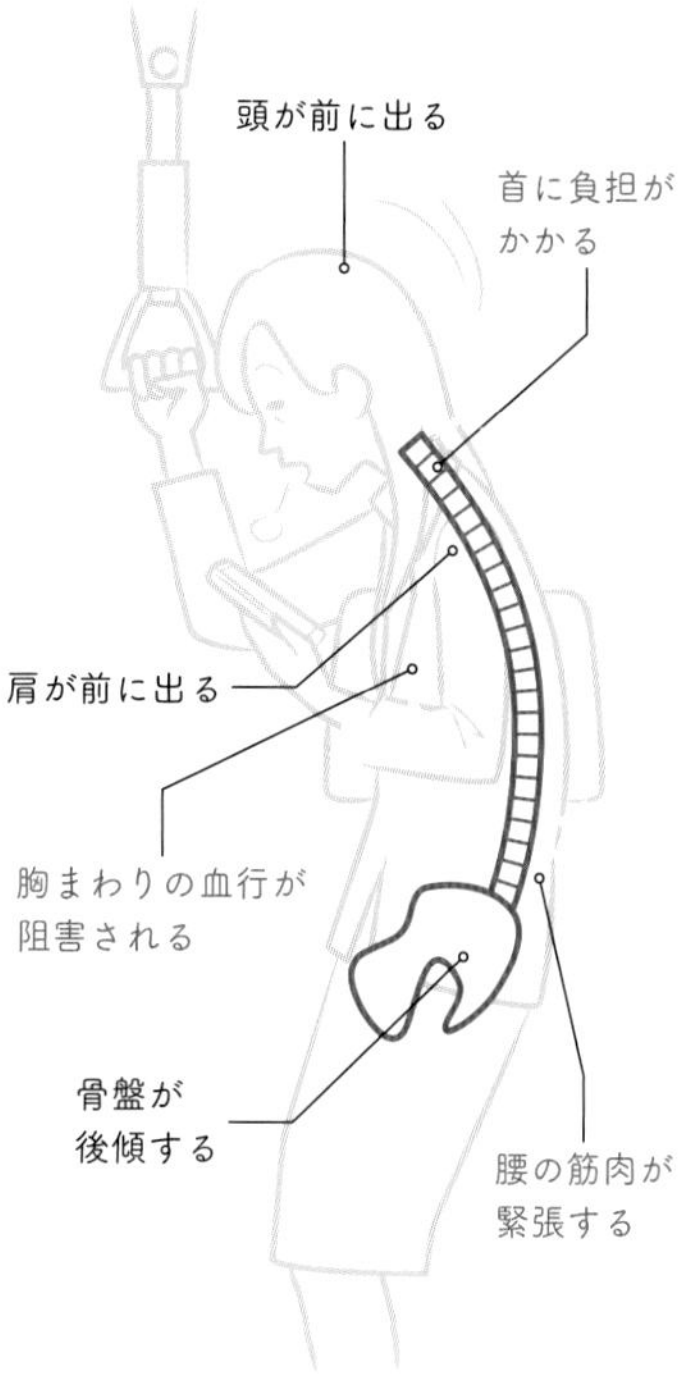
頭が前に出る
首に負担が
かかる
肩が前に出る
胸まわりの血行が
阻害される
骨盤が
後傾する
腰の筋肉が
緊張する

POINT

正面と横から見たときの姿勢を常に意識する

カラダが前後左右どこにも傾かないように、中心を意識しましょう。背すじを伸ばし、体重はくるぶしの少し前に均等にのせ、カラダのどこにも余計な力が入っていない状態にすること。

ここが疲れる！

腰、肩、首に負担大。呼吸にも影響が

腰の脊柱起立筋に体重が集中。頭と肩は前に出るため、肩の僧帽筋上部や首の胸鎖乳突筋に負担が。加えて、胸まわりの大胸筋の血行が悪くなり、呼吸が浅くなります。

Q パソコンの位置、どっちが疲れない？

A パソコンを正面に置いて作業する

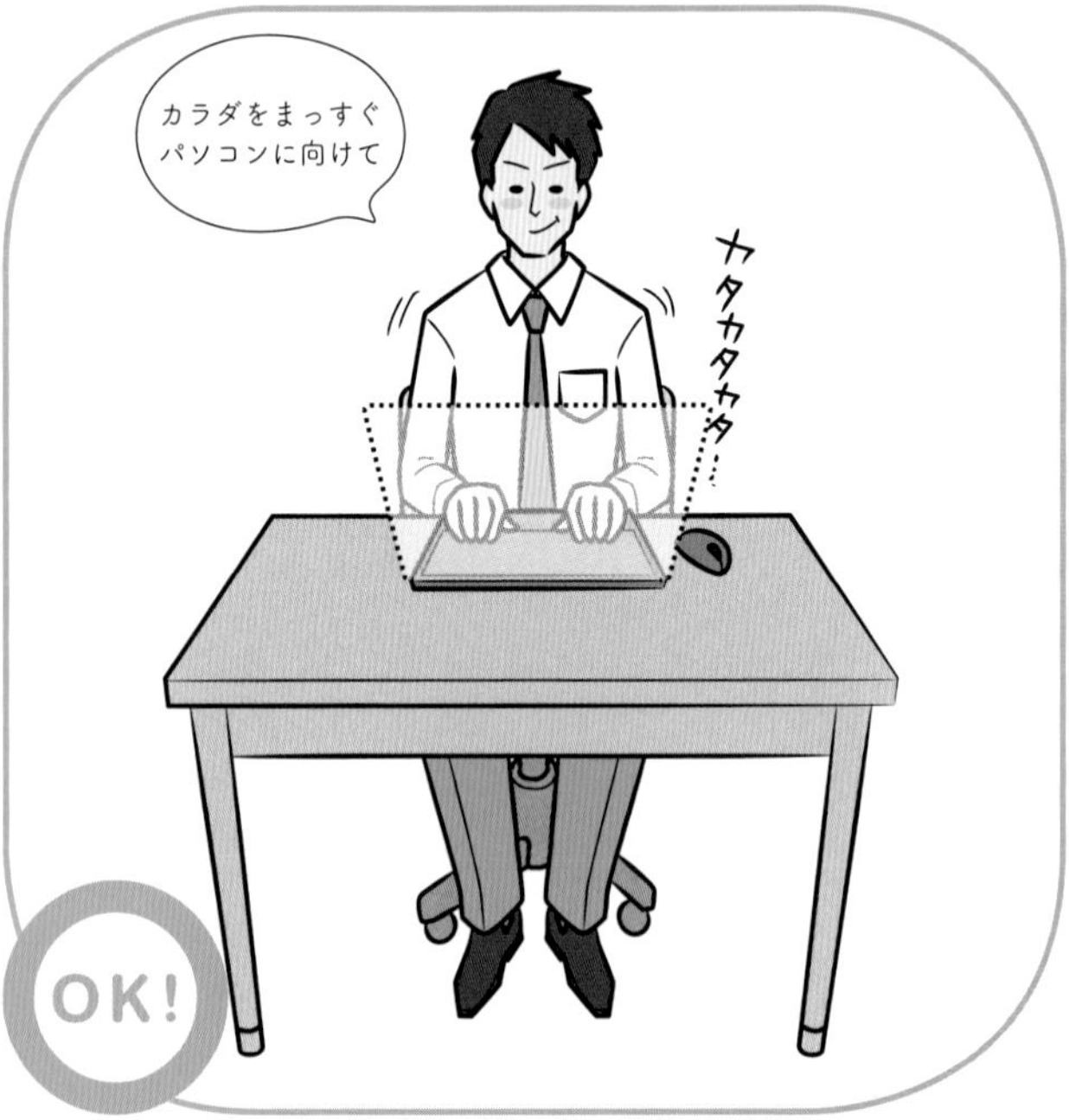
カラダをまっすぐ
パソコンに向けて
カタカタカタ…
OK!

骨盤と同じ方向を向いているのがベスト

パソコン作業をするときにカラダにとって最もラクなのは、パソコンを正面に置き、カラダ全体が骨盤と同じ方向を向いている状態。また、頭の重さがカラダの中心にかかっているニュートラルな状態にするのもポイントです。仕事上、資料を見ながらのタイピングなどが多く、パソコンがカラダの横に置いてあるなら要注意。すぐに正面へ移動させ、全身がまっすぐパソコンを向くようにしましょう。

B

パソコンを横に置いて作業する

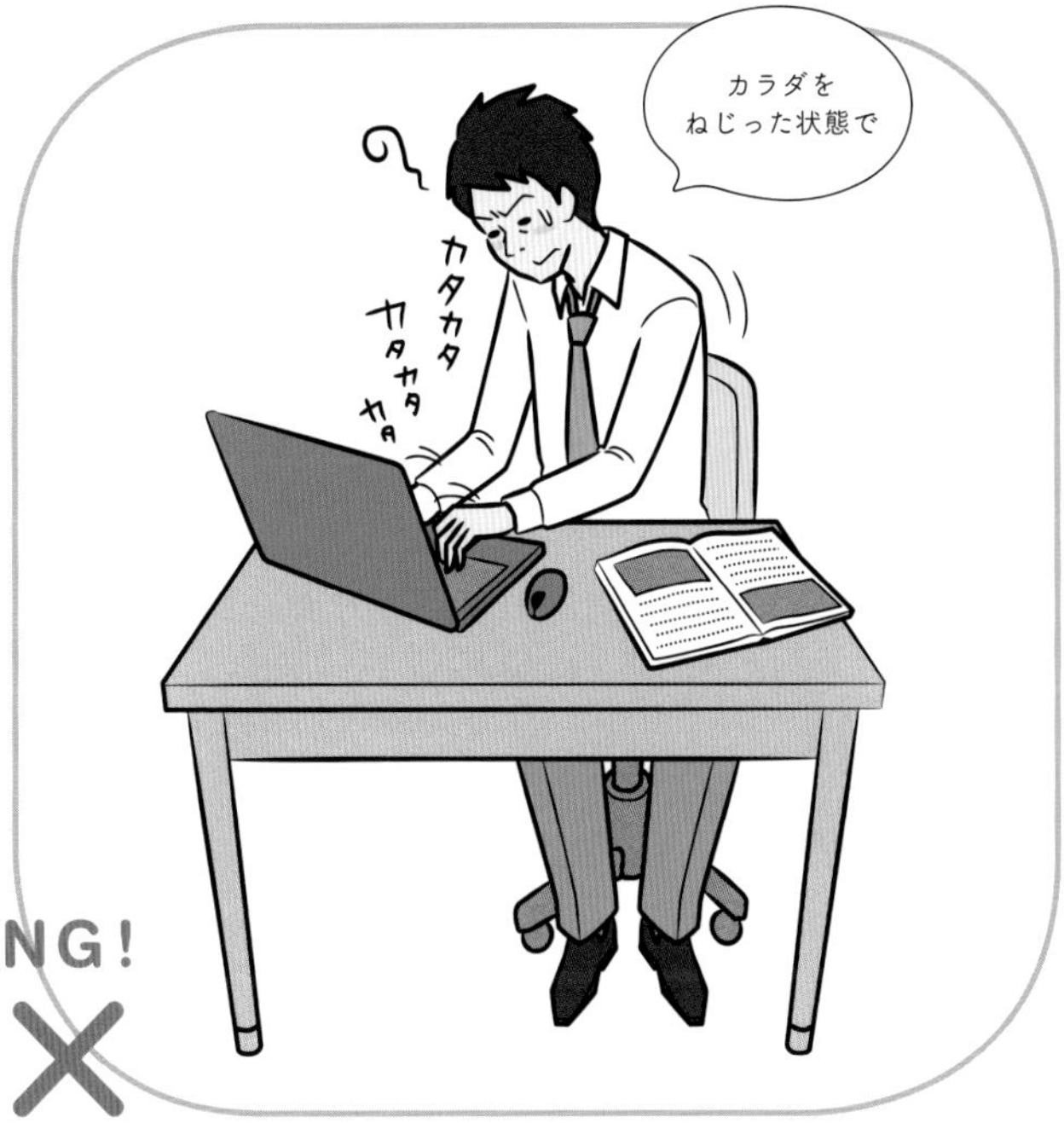
カラダを
ねじった状態で
カタカタ
カタカタ
カタ
NG!

骨盤と別の方向を向いていると姿勢が傾く

パソコンがカラダの横にあると、それに合わせて頭や上体だけ向きを変えて作業し続けることもできてしまいます。このときのカラダは、上体と骨盤が別の方向を向き、また、頭の重さを支えて重心をとるために首や背中などの筋肉が左右でアンバランスに使われている状態です。長時間続けると、首や肩、背中のこりが起こるうえ、骨盤がゆがんで姿勢が横に傾くようになってしまいます。

Q パソコンの高さ、どっちが疲れない？

A

椅子が高く、パソコンが顔より低い状態で作業する

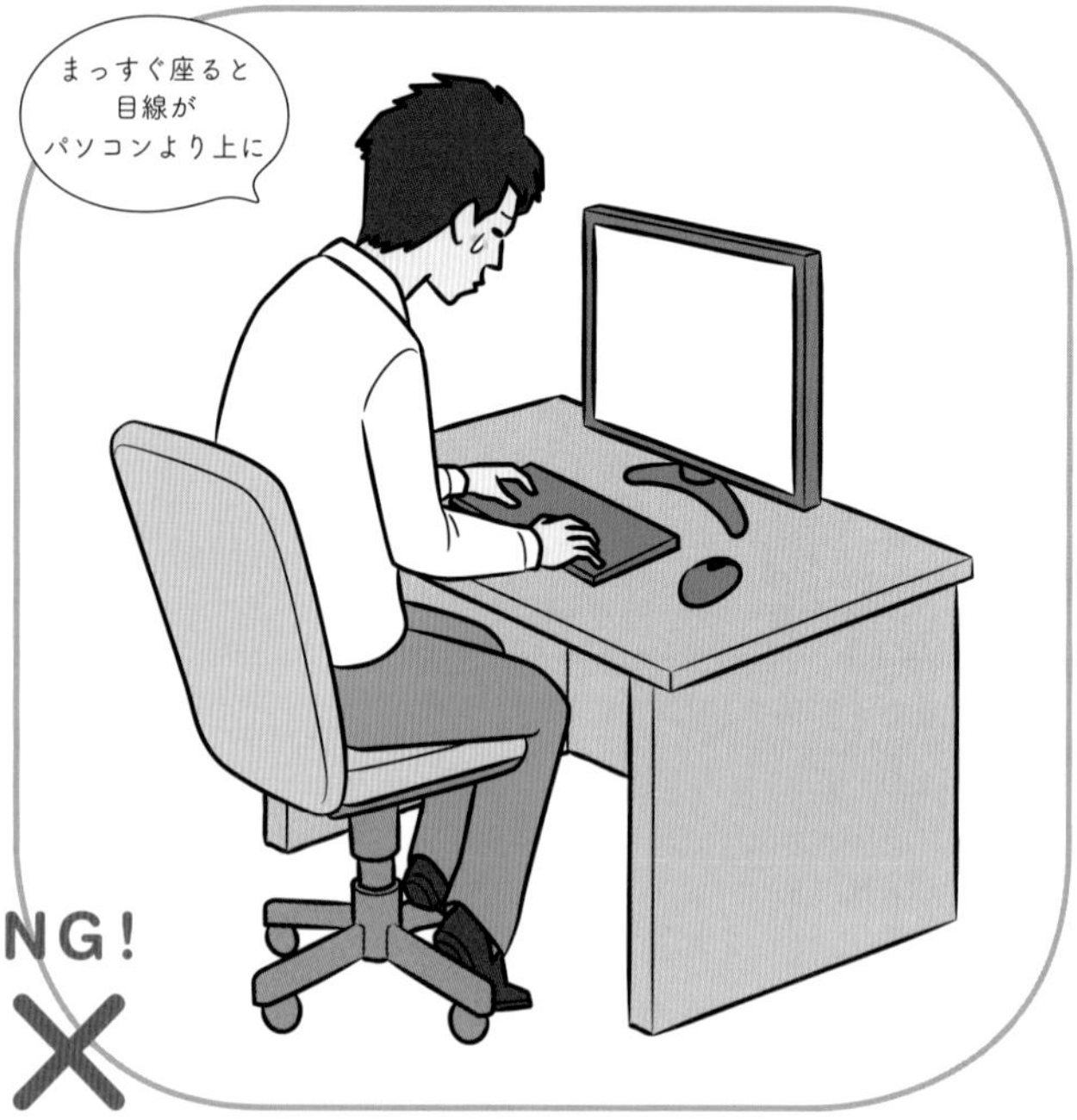
まっすぐ座ると
目線が
パソコンより上に
NG!
✕

前のめりになって
背中が丸まりがちに

椅子に座って目線がパソコンより高い位置にあると、目線を合わせようとして前かがみになりがちです。パソコン作業は、ただでさえ目のまわりの筋肉を酷使し、つられて首や肩も緊張しやすくなるもの。それに加えて姿勢が前かがみになると、頭の重さが余計に首や肩にかかり、大きな負担になります。また、椅子が高いせいで足が床から浮いて重心が不安定になることも、疲れの原因です。

B

椅子が低く、パソコンが顔と同じ高さの状態で作業する

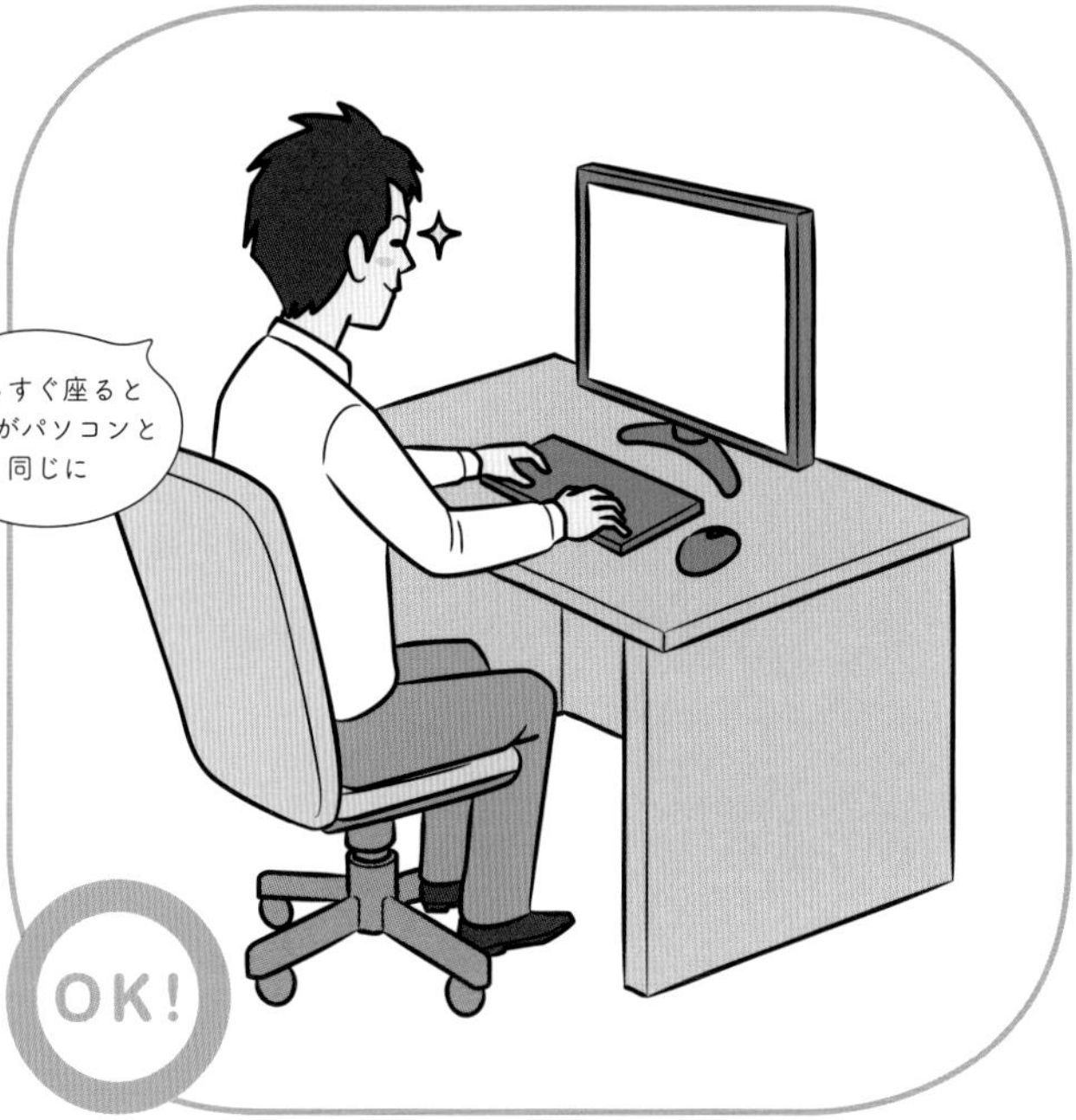
まっすぐ座ると
目線がパソコンと
同じに
OK!

背すじが伸びて姿勢がよくなる

パソコン作業をするときは、姿勢を正した状態で目線がちょうどよい位置にくるよう、椅子の高さを合わせることが大切です。背すじが伸びた状態を保ちやすいので、デスクワークの負担を最も軽くすることができます。ただし、長時間座り続けると全身の血行を悪くする原因になるので、こまめに立ち上がって歩き回る、ストレッチをするなどして、血行を促すことも心がけましょう。

パソコン作業での疲れる姿勢&疲れない姿勢

✕NG!
前のめりになる

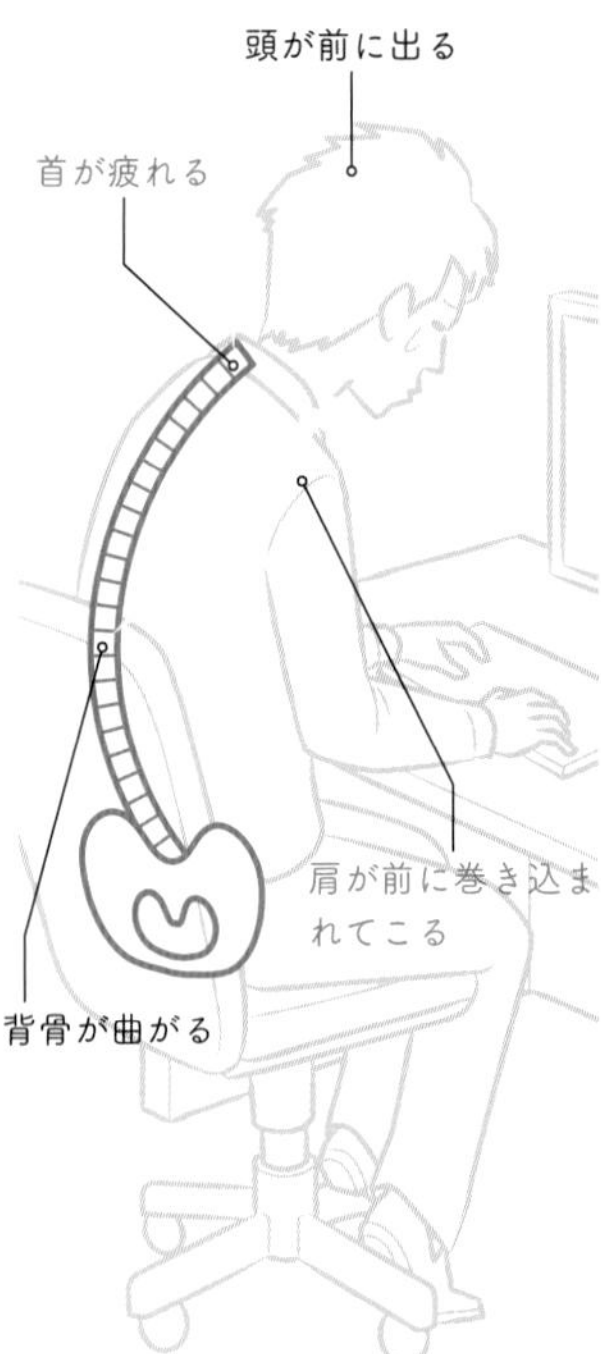
頭が前に出る
首が疲れる
肩が前に巻き込まれてこる
背骨が曲がる

✕NG!
カラダをねじる

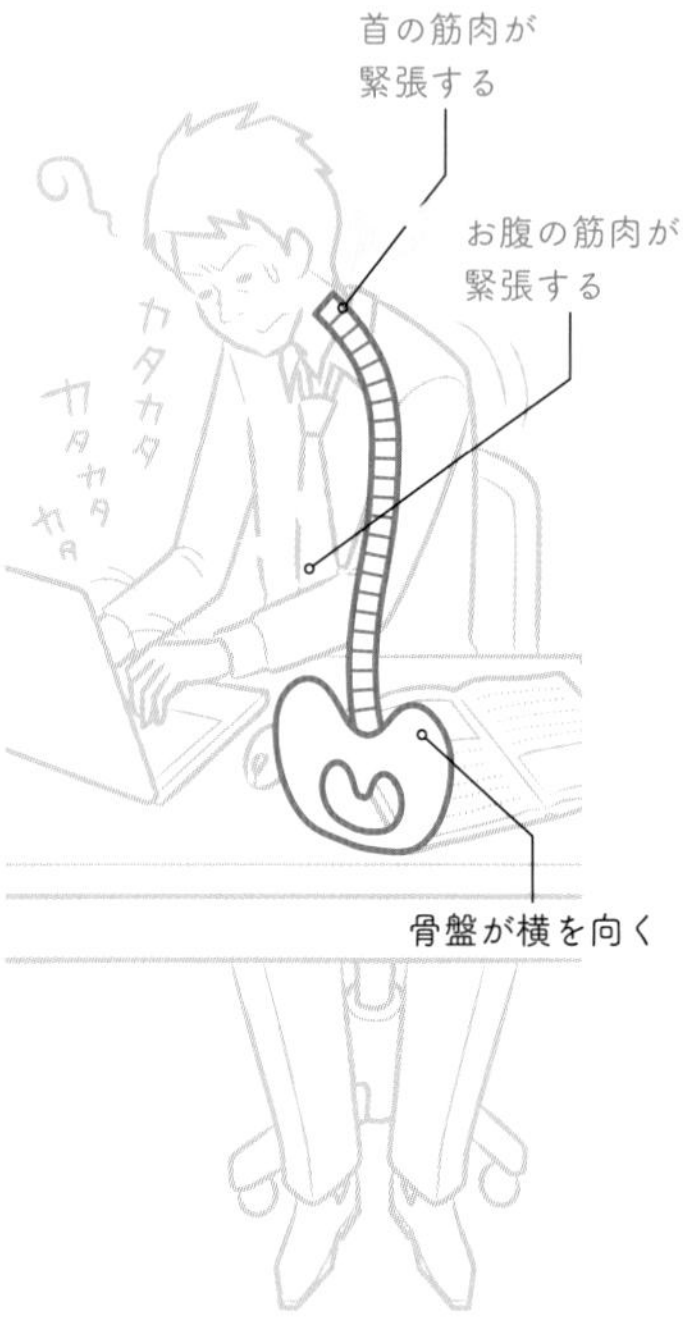
カタカタ
カタカタ
カタ
首の筋肉が緊張する
お腹の筋肉が緊張する
骨盤が横を向く

ここが疲れる!

首、肩、背中や腰が緊張して肩こりなどに

頭の重さが不自然にかかる、首の頭板状筋、肩の僧帽筋上部、背中の僧帽筋中部、腰の脊柱起立筋などが緊張。肩こりに悩まされやすく、猫背や巻き肩にもなりやすいです。

ここが疲れる!

基本の姿勢が横に傾き全身がアンバランスに

骨盤が横にゆがんだ状態でカラダに定着。そのせいで、姿勢はずっと横に傾くことに。また、首の胸鎖乳突筋やお腹の腹斜筋を無理に使った状態が続くので、こりの原因にも。

〇 OK!

カラダも目線もまっすぐ

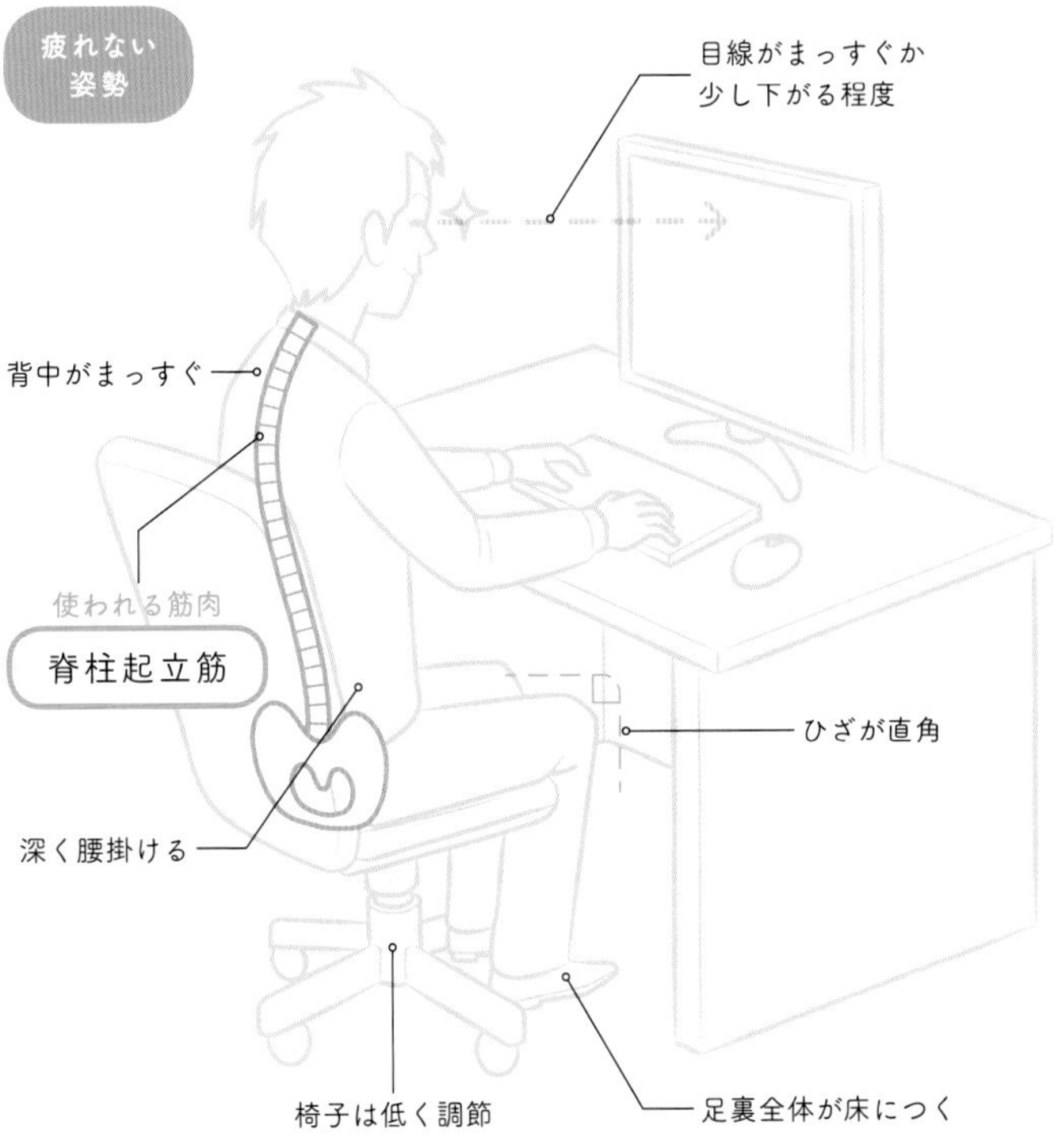
疲れない
姿勢
目線がまっすぐか
少し下がる程度
背中がまっすぐ
使われる筋肉
脊柱起立筋
ひざが直角
深く腰掛ける
椅子は低く調節
足裏全体が床につく

POINT

カラダの正面にパソコンがあるというオフィス環境に

パソコンに対して、全身が正面を向いた状態になるのが理想的です。また、目線がまっすぐになるよう、椅子の高さも調節しましょう。椅子が高すぎると、目線を合わせようとして、右ページのように前のめりになってしまいます。

Q スマホを持つ…どっちが疲れない？

A 左右どちらかの下でスマホを持つ

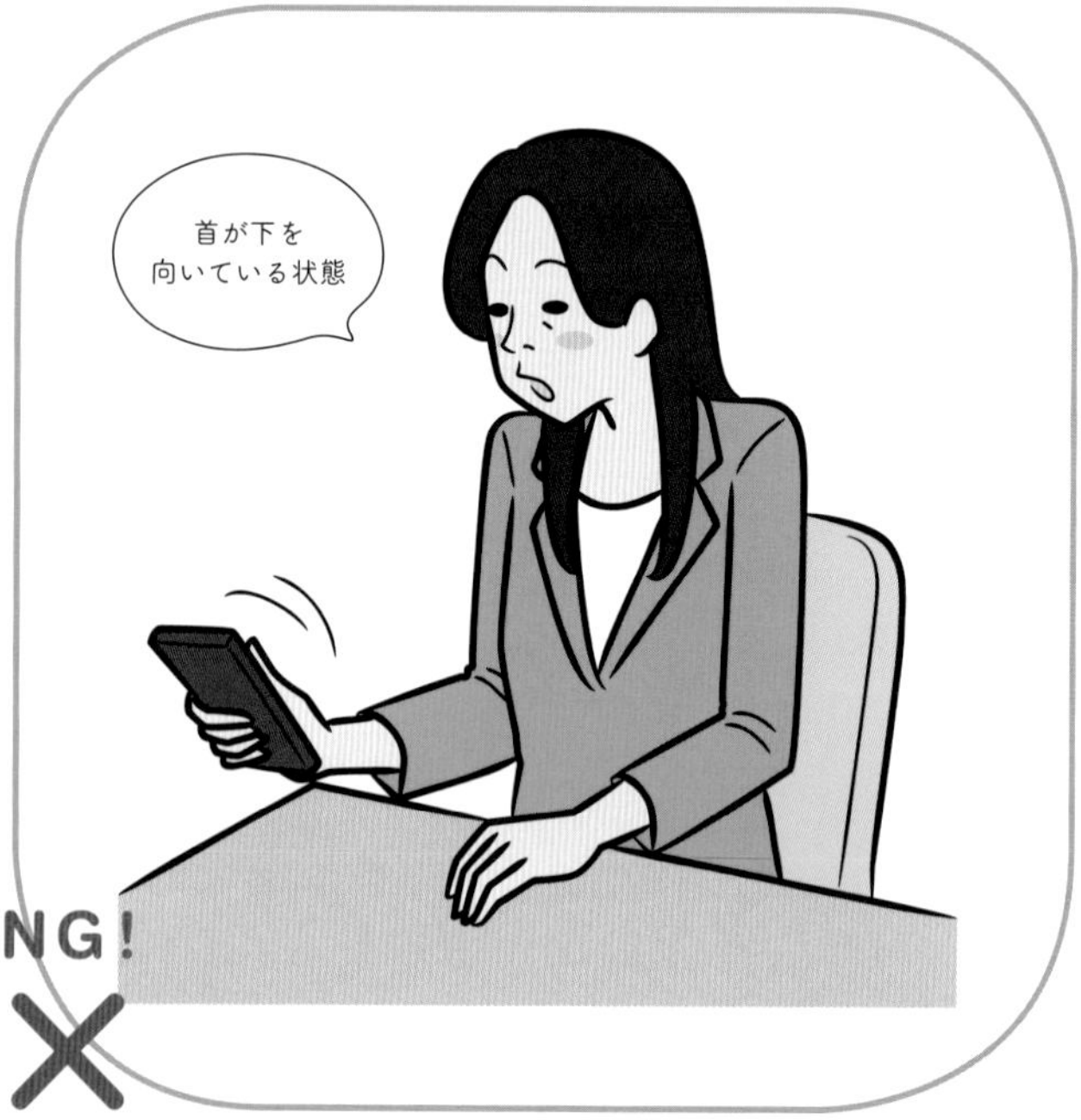

首を下に向け続けることになるので疲れが

スマホはいろいろな意味で、カラダに悪影響を及ぼす危険が大です。手で持って支えつつ親指で操作する動作を続けると、負担が蓄積した手首を傷める原因になります。加えて、常に下を向いている場合、首が前傾して疲れ、首や肩がこる、いわゆる「スマホ首」に。さらに、利き手の方向ばかり向くクセがつくと、筋肉がアンバランスに緊張し、姿勢のねじれにもつながります。

B

顔の真正面でスマホを持つ

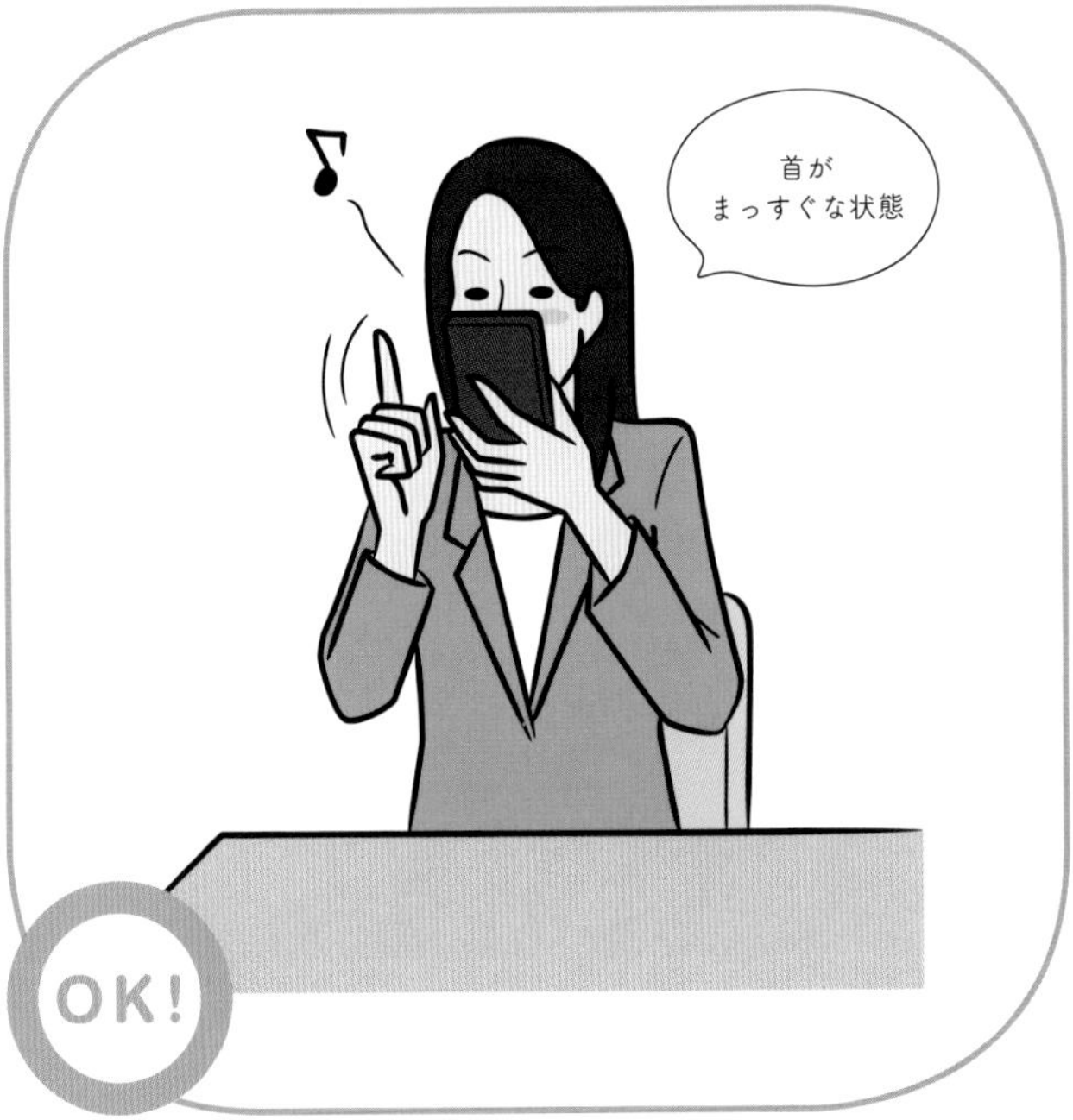

首をまっすぐに保つようにすると疲れにくい

疲れにくい姿勢は、まっすぐ正面を向き、頭の重さがカラダの中心にかかっている状態です。スマホを操作するときはどうしても下を向きがちで、頭の重さが首や肩に過剰にかかってしまいます。この負担をできるだけ減らすために、スマホは、顔を上げてその真正面で持つようにしましょう。

さらに、片方の手で持ってもう一方の手で操作するようにすると、手首の負担も軽くなります。

スマホ操作での疲れる持ち方&疲れない持ち方

×NG!
横かつ下で持ち頭を倒して見る

首の負担が大きくなる
肩の高さが左右で違う

ここが疲れる!

頭を倒した分首への負担が増す

少し横目がちでスマホを見ることになるこの体勢。視線をまっすぐ向けているとき以上に頭が倒れた状態になるため、胸鎖乳突筋など首への負担がとても大きくなります。

×NG!
横かつ下で持つ

肩の高さが左右で違う
首の筋肉が緊張する

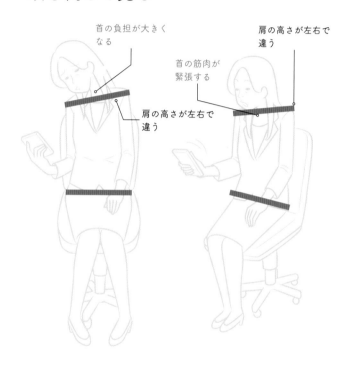

ここが疲れる!

首の筋肉を緊張させた状態が続くとゆがみが

スマホを持っていない側の首の僧帽筋上部が、頭の重みでひっぱられて緊張します。この持ち方がクセになっていると、疲れが蓄積してカラダのゆがみにつながることに。

○ OK!

目の前で持つ

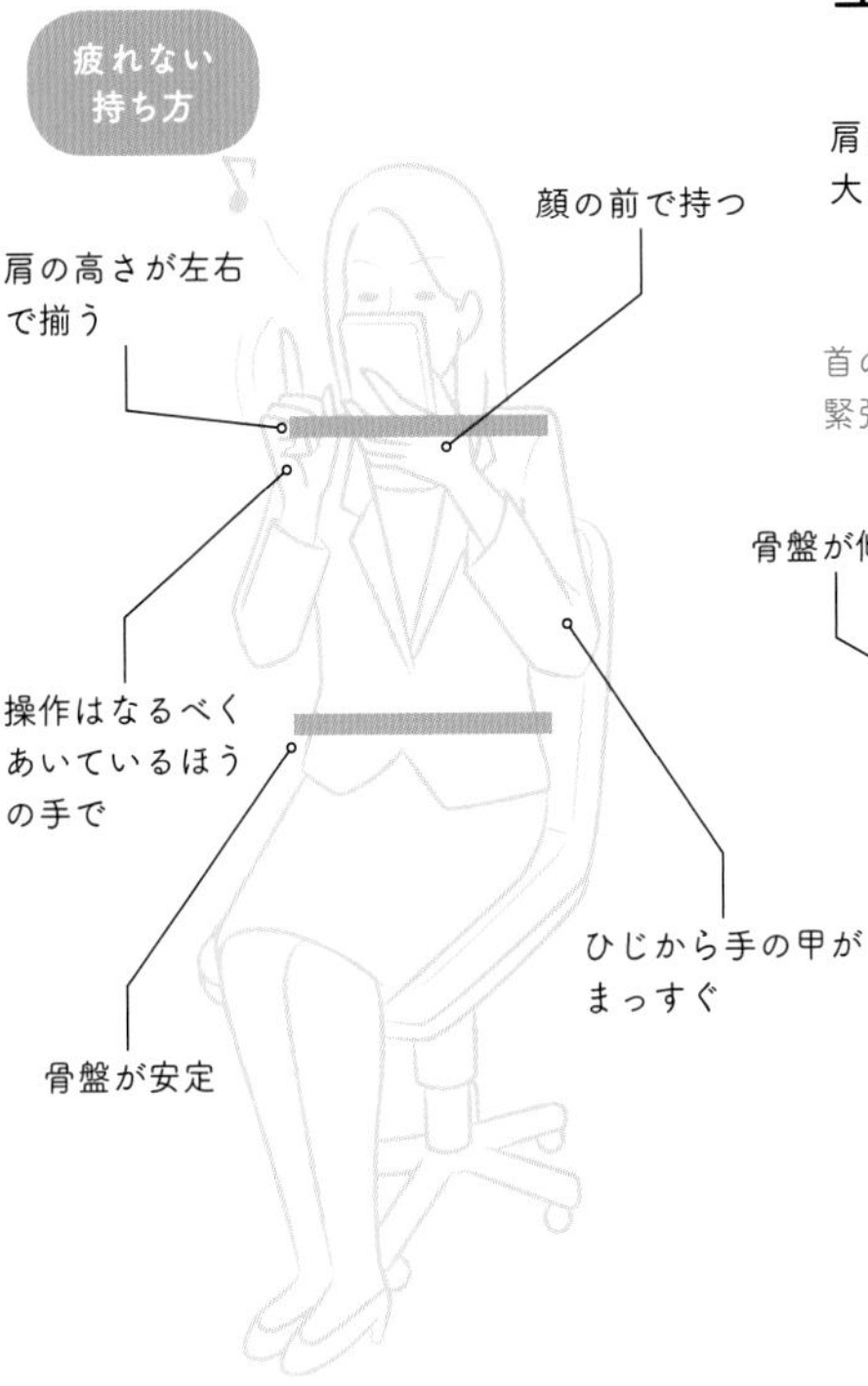
疲れない
持ち方
肩の高さが左右
で揃う
顔の前で持つ
操作はなるべく
あいているほう
の手で
ひじから手の甲が
まっすぐ
骨盤が安定

× NG!

横かつ下で持ち
上体を傾けて見る

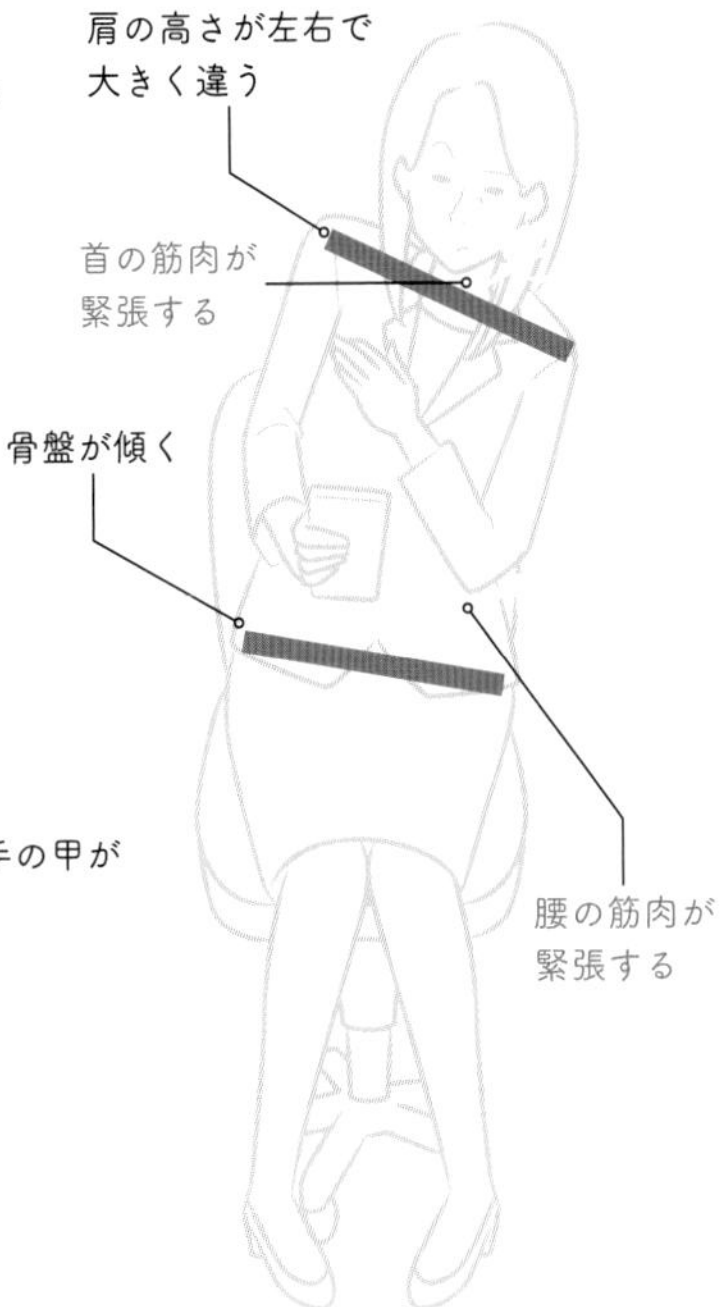
肩の高さが左右で
大きく違う
首の筋肉が
緊張する
骨盤が傾く
腰の筋肉が
緊張する

POINT

スマホは目の高さで持ち
まっすぐ見て操作する

カラダへの負担が最も軽い、背すじを伸ばして立った状態を保つことが大前提です。そして、スマホを目の前へ。目線がまっすぐになるよう片手で持ち、もう片方の手で操作するのがベストです。

ここが疲れる！

首はもちろん
腰にも負担がかがる

スマホを持ったほうの肩が上がることになり、首の僧帽筋上部などに疲れがたまります。また、丸まった腰にカラダの重みがかかることから、脊柱起立筋などへも負担が。

Q 長時間の会議、どっちが疲れない？

A 背中を丸めて2時間以上座っている

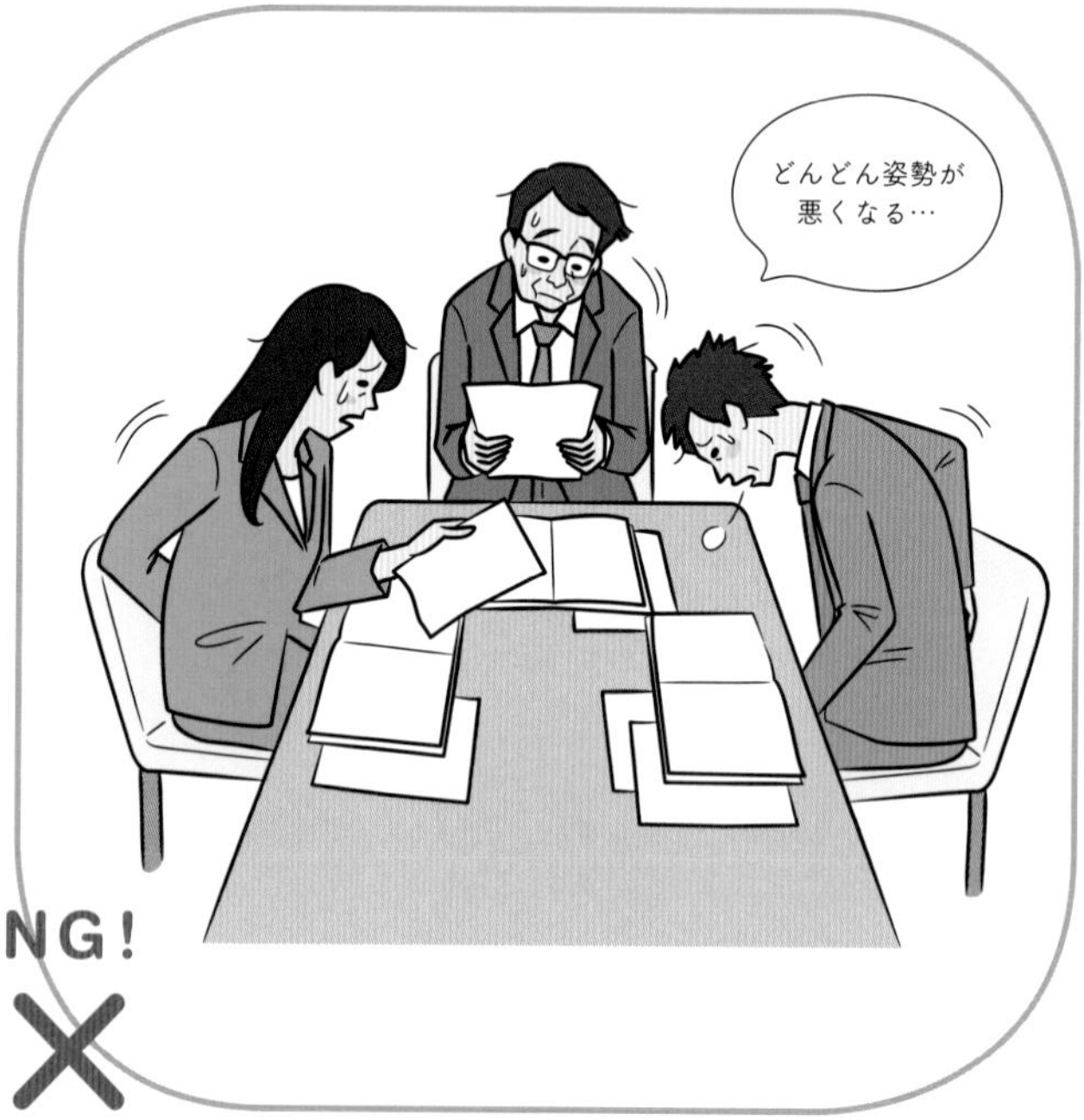
どんどん姿勢が悪くなる…
NG!

あちこちの筋肉が緊張することに

会議が長時間に及ぶと、姿勢が崩れて猫背になりがち。すると、脚がむくむほか、背中や腰、首などの筋肉が緊張したり、胸の筋肉が縮んだりして、カラダが疲れます。さらには痛みを引き起こしやすくもなります。会議中も意識して背すじを伸ばし、正しい姿勢をとるよう心がけましょう。

また、ときどき足指を曲げ伸ばししたり、首や肩を回したりするだけでも、カラダへの負担は軽くなります。

B

ときどき立ち上がって歩き回る

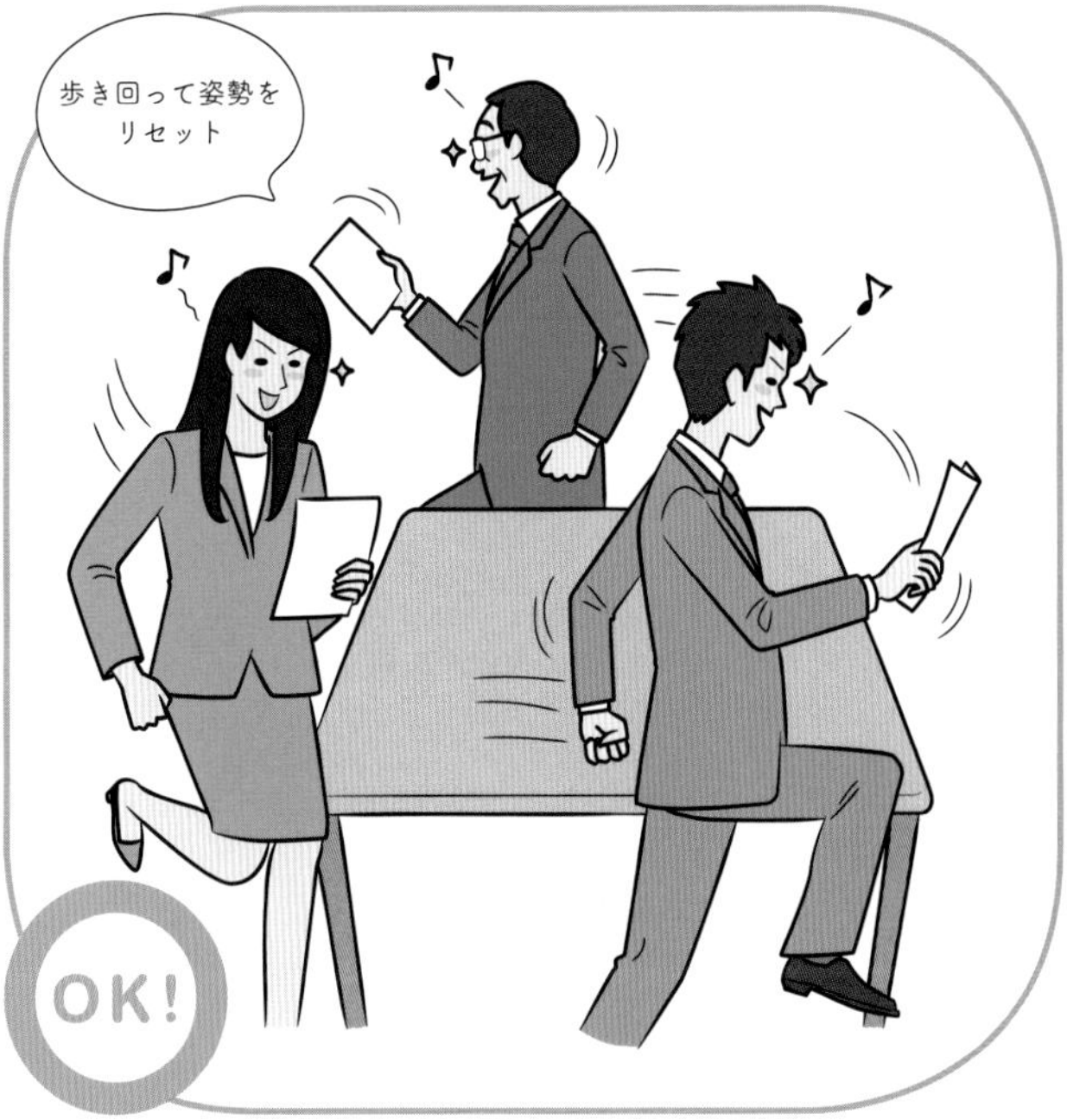
歩き回って姿勢を
リセット
OK!

1時間以上座りっぱなしというのは避けたい

長時間座っている仕事の人は、そうでない人よりも死亡率が高いというデータがあります。これは、同じ姿勢を長時間続けることによる姿勢の崩れや、血行の悪化が原因です。会議中でも、できれば1時間に1回はカラダを動かしたいものです。歩き回ったり、伸びをするなどして、血行を促すようにしましょう。全員で姿勢を正すストレッチなどができれば、それが最も望ましいです。

長時間の会議での疲れる姿勢＆疲れない方法

×NG！

2時間以上動かない

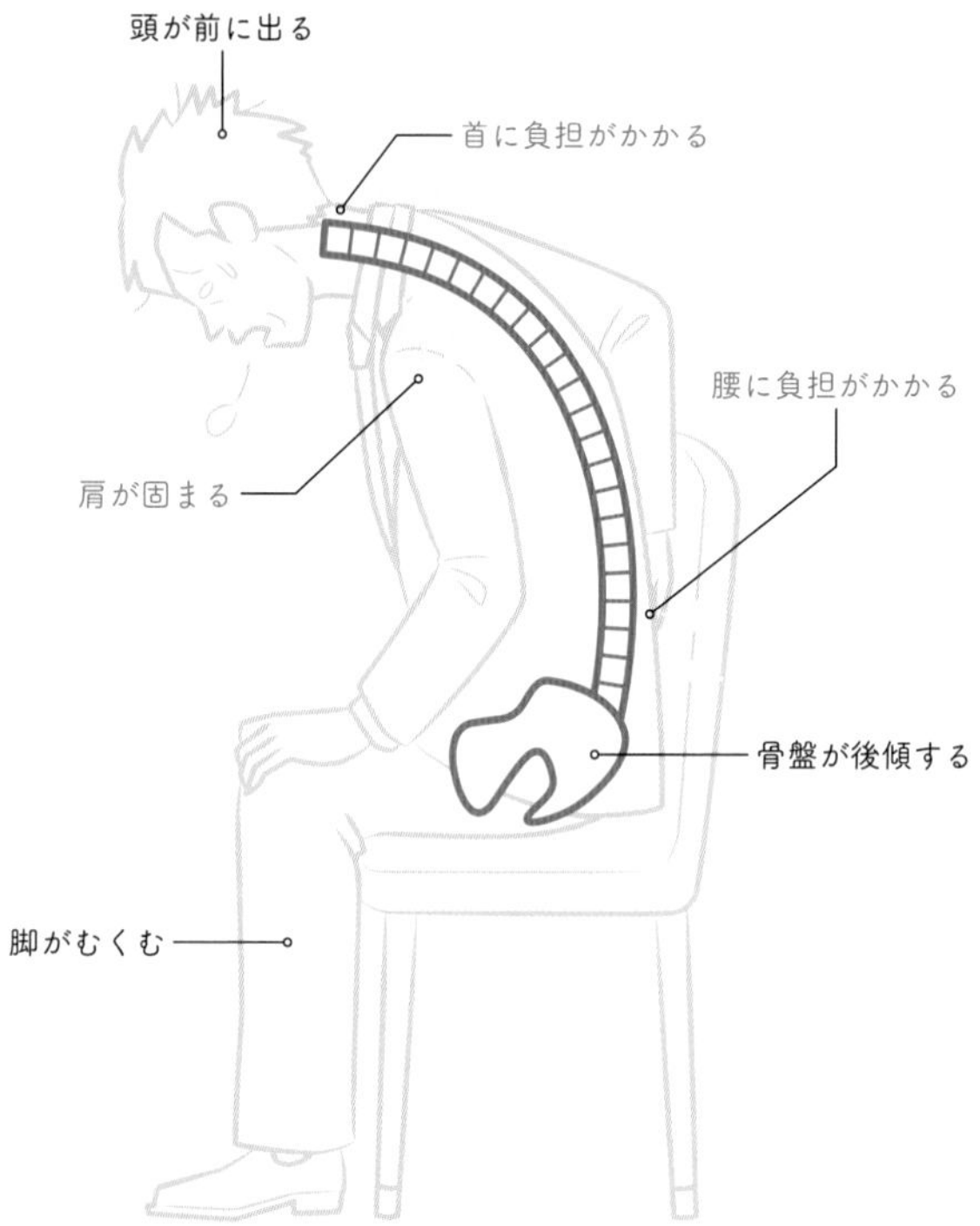
頭が前に出る
首に負担がかかる
腰に負担がかかる
肩が固まる
骨盤が後傾する
脚がむくむ

ここが疲れる！

**腰や肩がガチガチになってしまい
脚はむくみやすい状態に**

腰の脊柱起立筋にとって大きな負担となり、僧帽筋などが緊張することで肩は固まってしまいます。このほか、血液を循環させるポンプの役割をしているふくらはぎの腓腹筋などが働かなくなるため、下半身に老廃物がたまり、むくみにもつながることになります。

○ OK!

疲れない方法

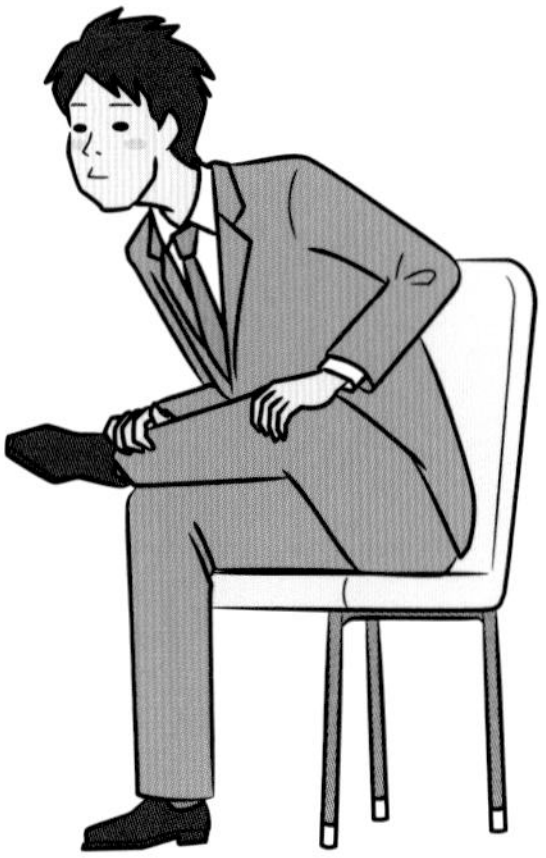

座りながらストレッチする

お尻からもも裏を伸ばしたり、肩や首を回したりと、座っていても動かせる部分のストレッチをして、筋肉の緊張をほぐしましょう。

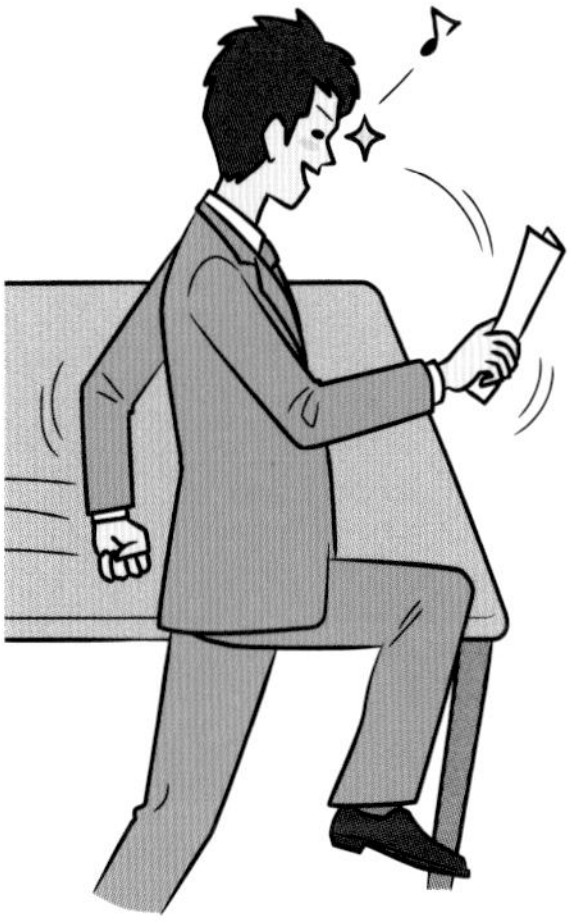

立って歩き回る

ふくらはぎの腓腹筋などが使われるため、血行がよくなります。むくみの予防にもおすすめです。

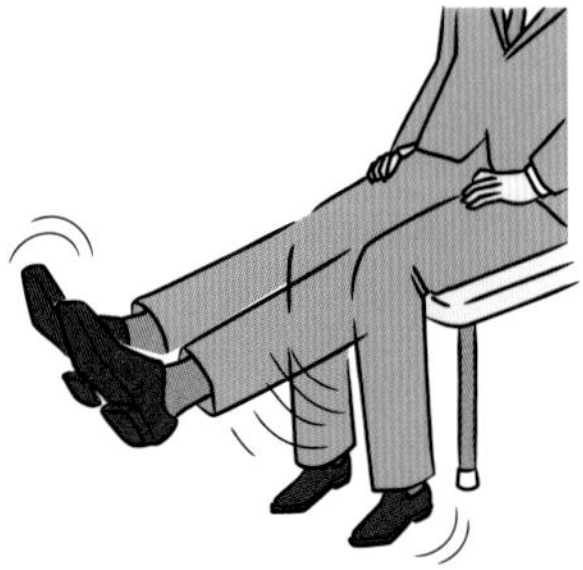

POINT

とにかく動いて血流をよくする

血行が滞ると、疲れを感じやすくなります。そうならないために、カラダを動かして血行を促しましょう。できる範囲で構いませんが、1時間に1回は立つのがベストです。

座りながら脚を動かす

ひざ下をブラブラさせるほか、足首を回す、足の指をギュッと閉じたり開いたりするなど。人目を気にせずできるので、ぜひ実践を。

Q 立ち上がる…どっちが疲れない？

A 深く座った状態からそのまま立ち上がる

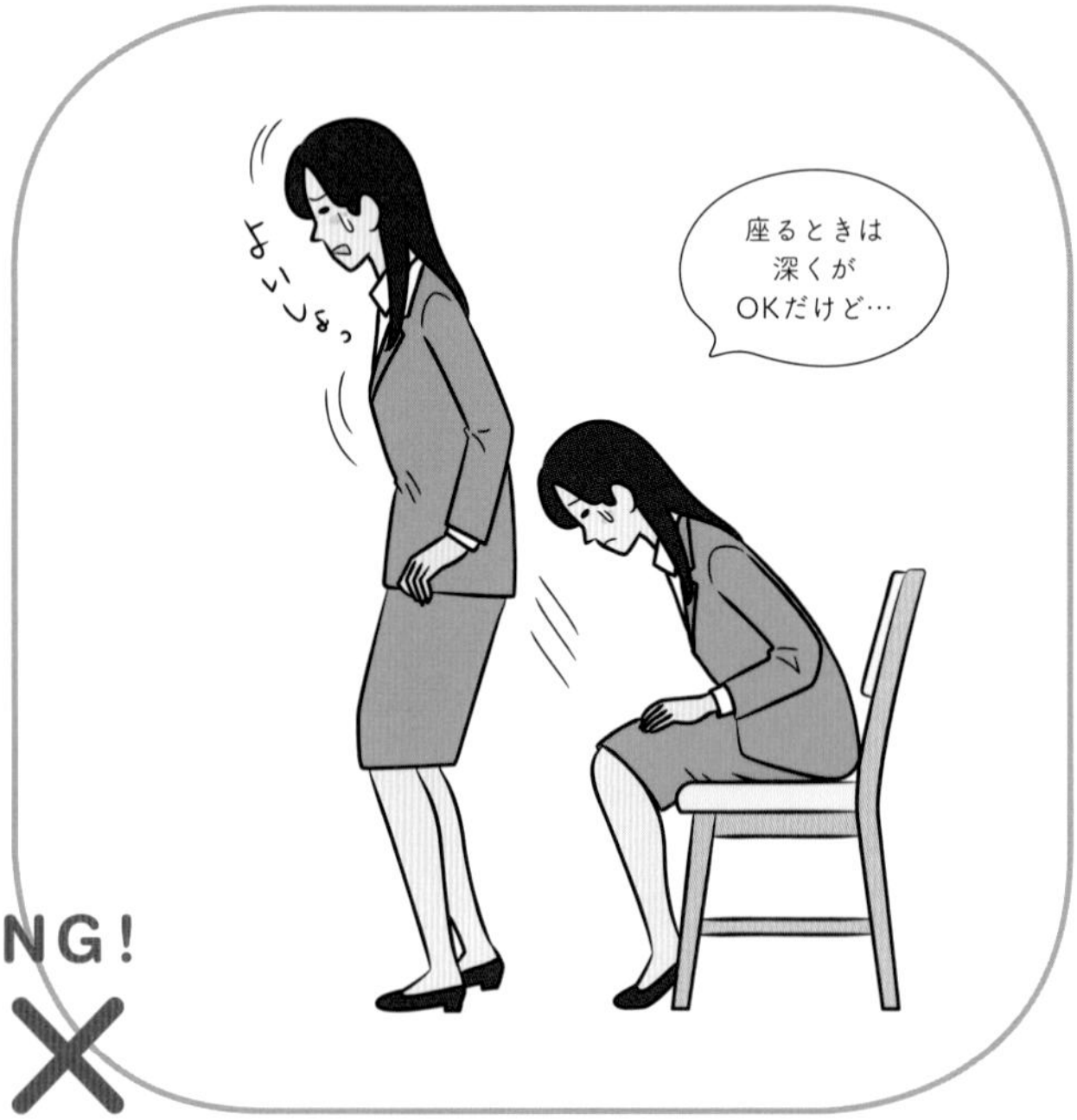
よいしょっ
座るときは深くがOKだけど…

NG!

よっこいしょ、は腰に負担がかかる

カラダを前傾させ、手を両ひざに置いて力を入れながら「よっこいしょ」と立ち上がると、カラダに余計な負担をかけます。腰の筋肉が緊張するので、疲れやすくなるほか、ぎっくり腰を誘発する危険も。椅子に深く座っているときは、まず足を両脇に引き、お尻のできるだけ真下にかかとがくるようにしながら、脚の力を使って立ち上がりましょう。手で座面を押しながら立つのもおすすめです。

B

浅く座った状態から立ち上がる

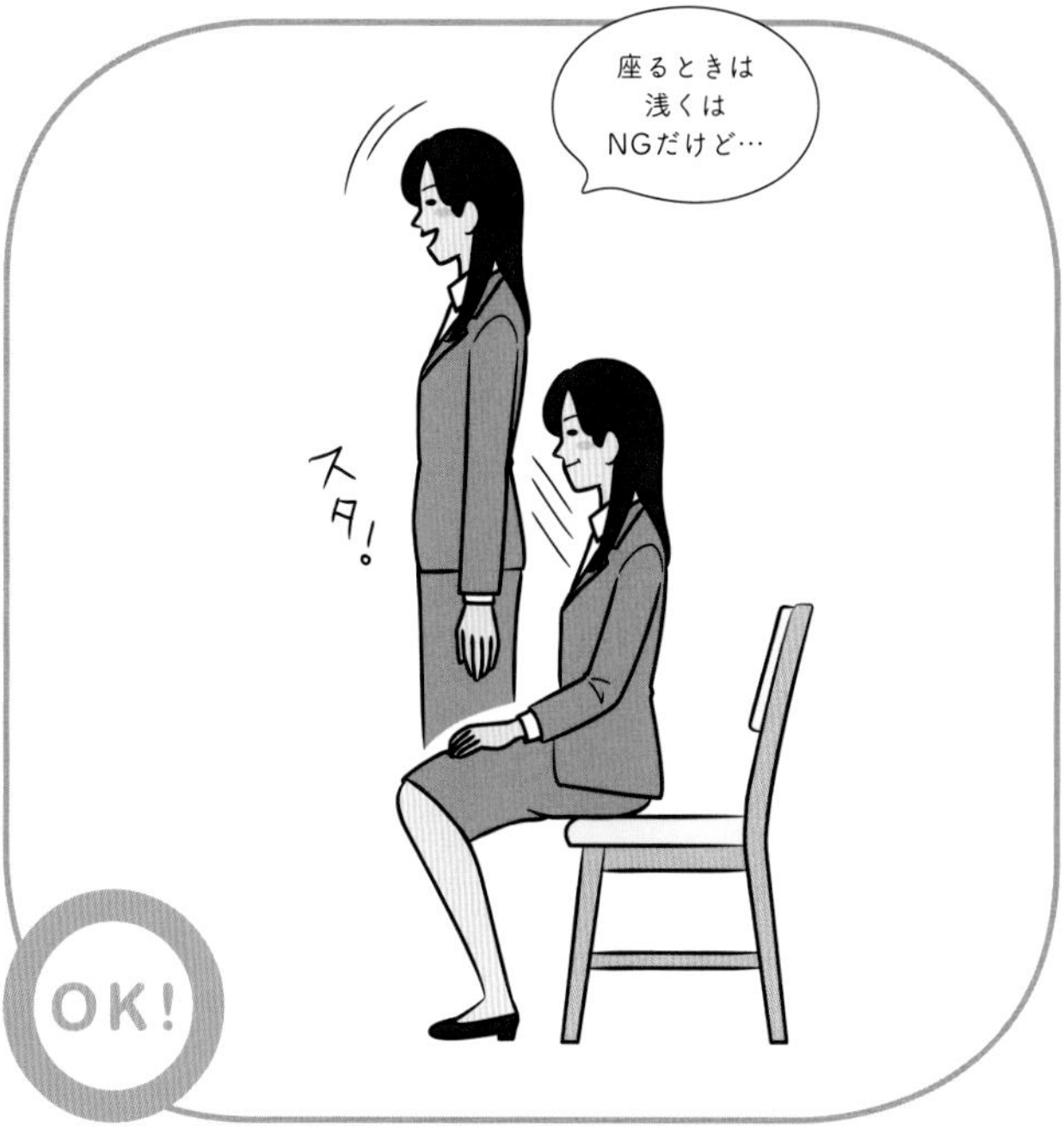
座るときは
浅くは
NGだけど…
スタ!
OK!

スッとまっすぐ立ち上がりやすい

立ち上がりやすい体勢は、椅子に浅く座っている状態です。そこから、上体をできるだけまっすぐに保ったままで立ち上がることがポイント。上体を前傾させると、頭部が重心から遠くなるため、カラダへの荷重が増してしまうのです。かかとをできるだけお尻の下近くに引き寄せて、ひざと股関節が伸びる力を利用しながら、腹筋にも力を入れて、スッと立ち上がるようにしましょう。

疲れる立ち上がり方&疲れない立ち上がり方

×NG!

深く座った状態から そのまま立ち上がる

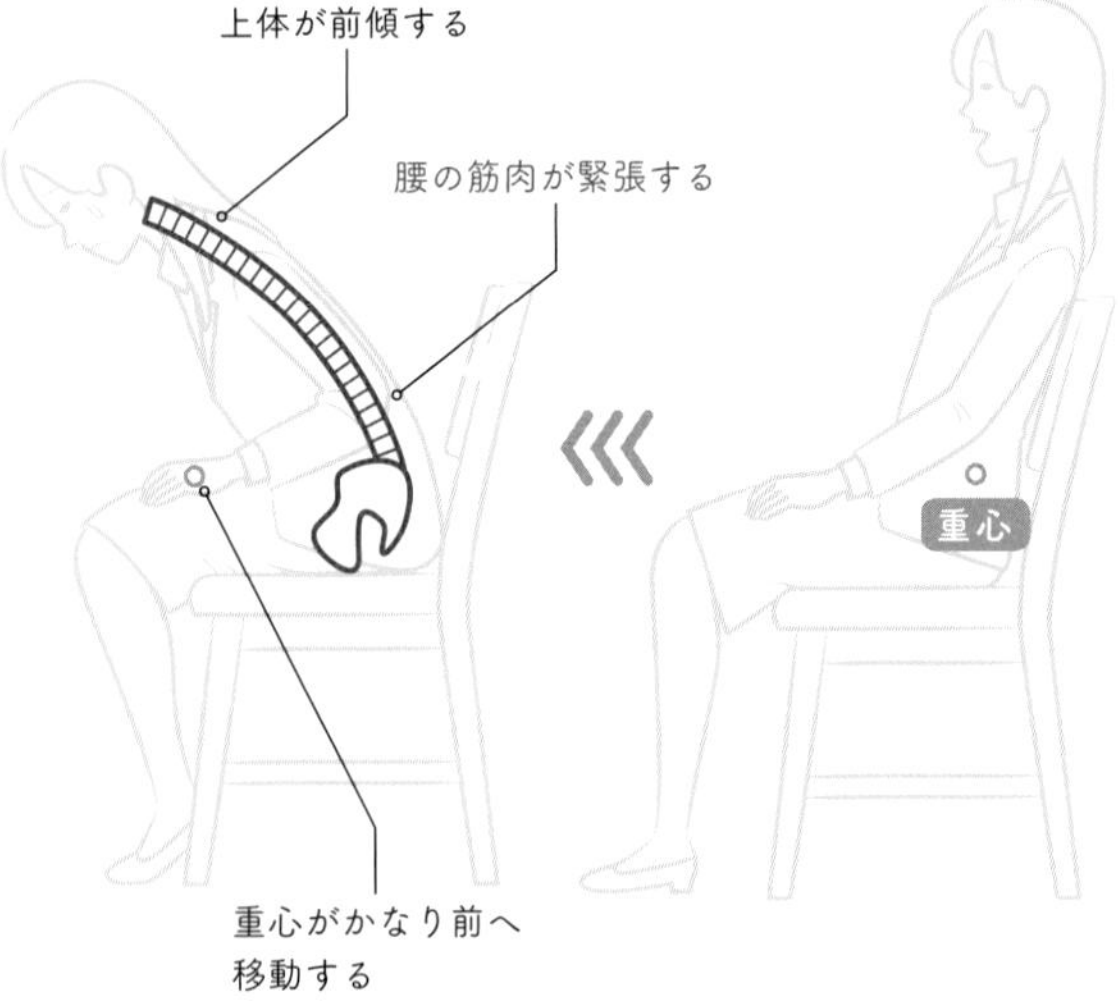
上体が前傾する
腰の筋肉が緊張する
重心
重心がかなり前へ移動する

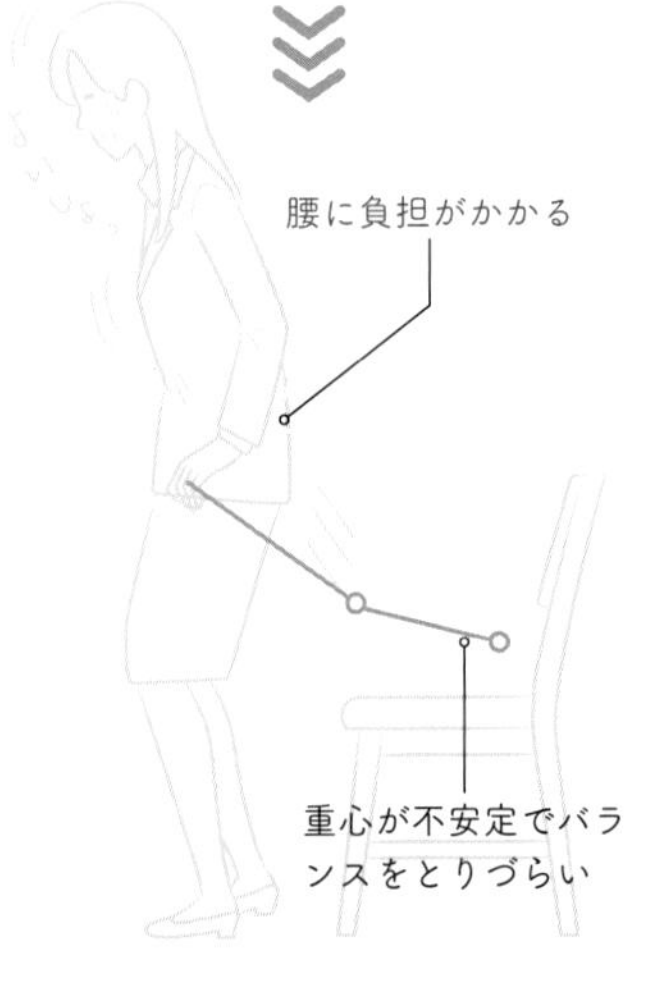
腰に負担がかかる
重心が不安定でバランスをとりづらい

ここが疲れる!

腰を傷めやすくなり ぎっくり腰も誘発

上体を前に倒しながら立ち上がることになるため、丸まった背中の脊柱起立筋に重みがかかり、腰を傷めやすくなります。ぎっくり腰のリスクも伴うことに。

○ OK!

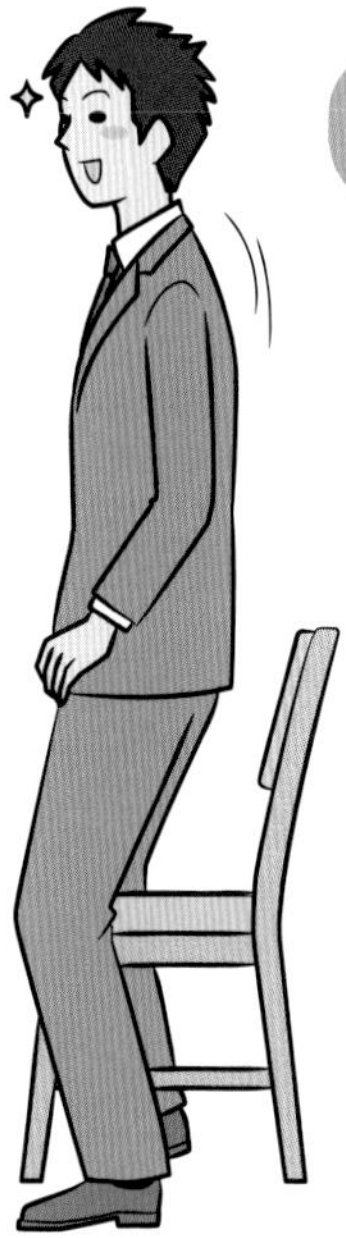

疲れない立ち上がり方

足を両脇に引いて立ち上がる

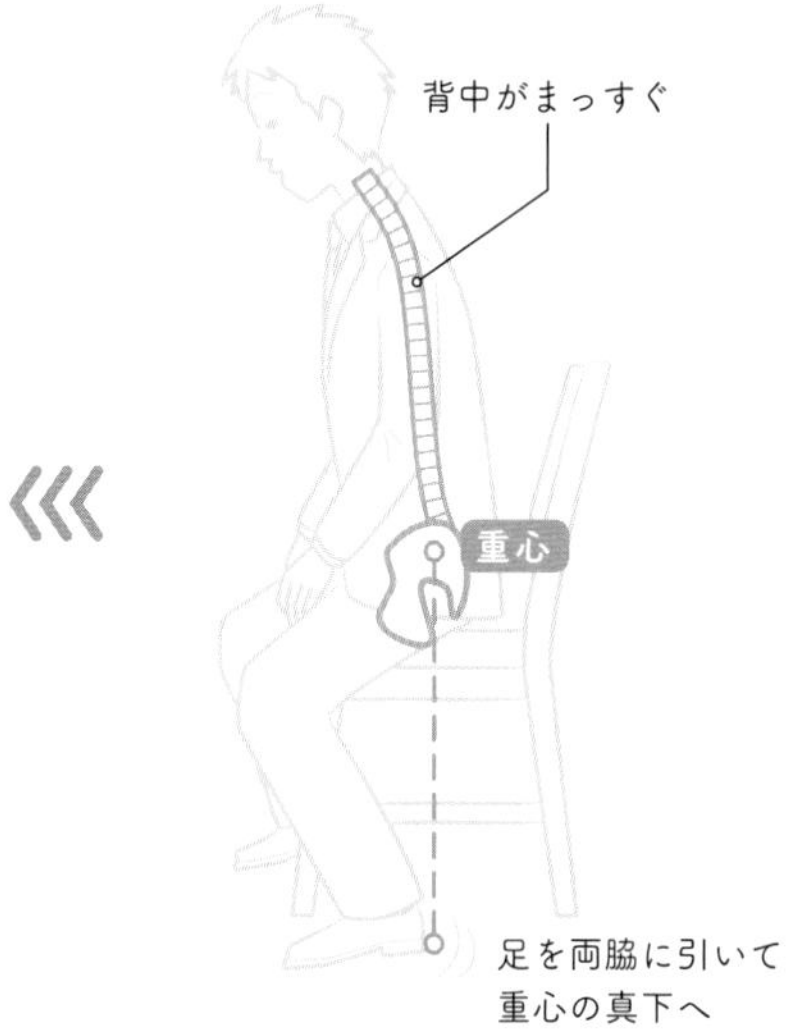
背中がまっすぐ
重心
足を両脇に引いて
重心の真下へ

疲れない立ち上がり方

浅く座った状態から立ち上がる

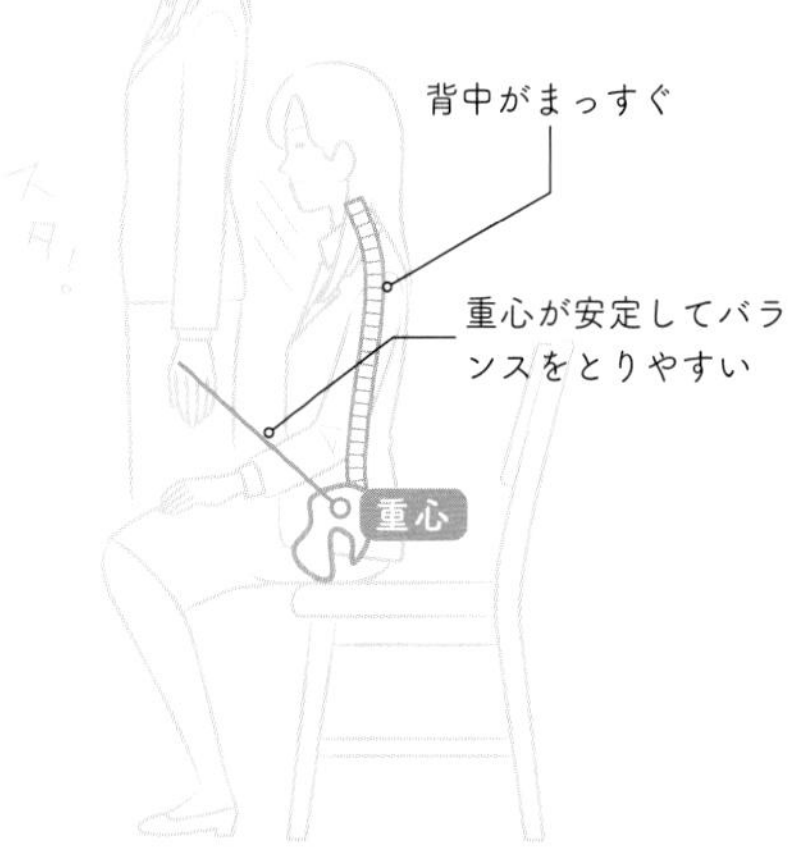
背中がまっすぐ
重心が安定してバランスをとりやすい
重心
スタ!

POINT

足と重心が近くなれば疲れない

足をお尻の下くらいまで引き寄せるか、お尻を足の上までずらすかして、なるべく重心の真下に足がくるように。まっすぐ立ち上がり、前かがみになる動作はできるだけ少なくしましょう。

COLUMN

立ち上がったときに痛みが出るのは何が原因？

何気ない日常の動作が痛みを伴うのはつらいもの。原因を知って、できるだけ回避しましょう。あわせて、痛みの対処法もチェック。

関節か筋肉に問題がある

長時間座っていたときに立ち上がって痛みを感じた場合、原因のひとつは、普段の座り方や立ち方が不自然で、関節に大きな負担をかけているせいです。もうひとつは、筋肉に血行障害が起こってかたくなっているせい。この場合、関節の近くに痛みが起こることが多いので、そのあたりの筋肉をほぐすと痛みがやわらぎます。いずれにしても、立ち上がる前に脚を動かすのがおすすめです。

長時間座りっぱなし

↓

関節、筋肉が固まる

↓

血行阻害が起こる

↓

痛みが出る！

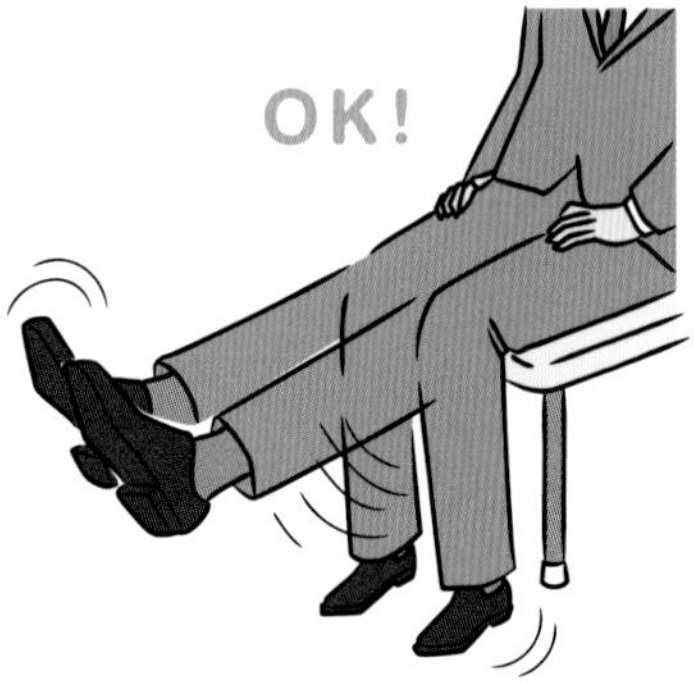

脚を動かしてから
立ち上がる

痛みが出たら、冷やす？温める？

痛みの原因や患部の状態から判断を

痛みが出てしまったら、その対処法に悩むことも多いのでは。なぜ痛くなったのかがわかれば、冷やすべきか温めるべきか判断できます。腰痛や肩こりなど、血行が悪化したことによって痛みが出た場合は、血行を促すために湿布などで温める必要が。一方、筋肉痛やねんざ、すり傷などで腫れて熱を持っている場合、細胞の損傷を抑えるために氷で冷やすのが正解です。

ケガによる痛み

冷やす！

血行を阻害する

炎症を起こしている患部は、いわば血行がよくなっている状態。冷やすと血行が阻害され、細胞の損傷がそれ以上広がるのを防ぎます。

氷や冷却スプレーを使う

ケガの患部を冷やすなら、氷を当てるのがベスト。冷却スプレーや、それと同類の冷却湿布を使ってもいいでしょう。

こりによる痛み

温める！

血行を促進する

こりは、血行の悪化によって起こるもの。そのため患部を温めることで血行を促進させれば、痛みがやわらぎます。

温感湿布や冷感湿布を使う

温感と冷感、どちらも患部を温めるため、こりなどの改善に効果的。ケガの患部に冷感湿布を貼ると、症状が悪化するので要注意です。

Q ソファに座る…どっちが疲れない？

A

背もたれに寄りかかり、だらんと座る

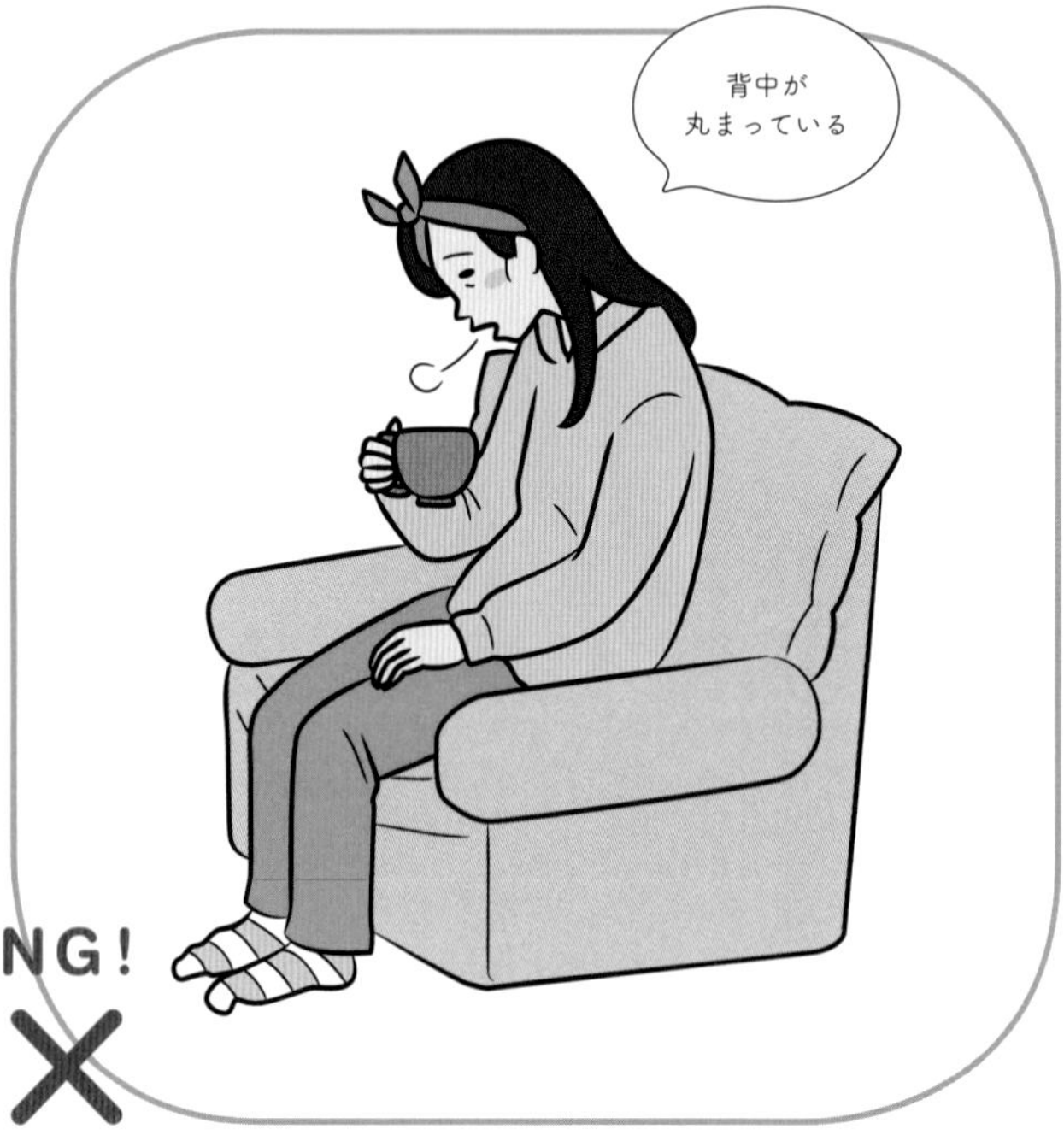
背中が
丸まっている
NG!
×

だらんと座ってしまうタイプのソファは×

全身の力を抜いてもたれかかることができるソファは、ラクだと思いがち。でも実は、カラダへの負担がとても大きい家具なのです。上半身の力を抜き腰を丸めて座っている状態では、カラダをまっすぐに保つための体幹の筋肉も使われません。その分、重い頭部の重量が直接、首、背中、腰などに集中的にかかります。これによって筋肉が緊張し、肩こりや腰痛の原因になってしまうのです。

B

クッション、ヘッドレストを活用して座る

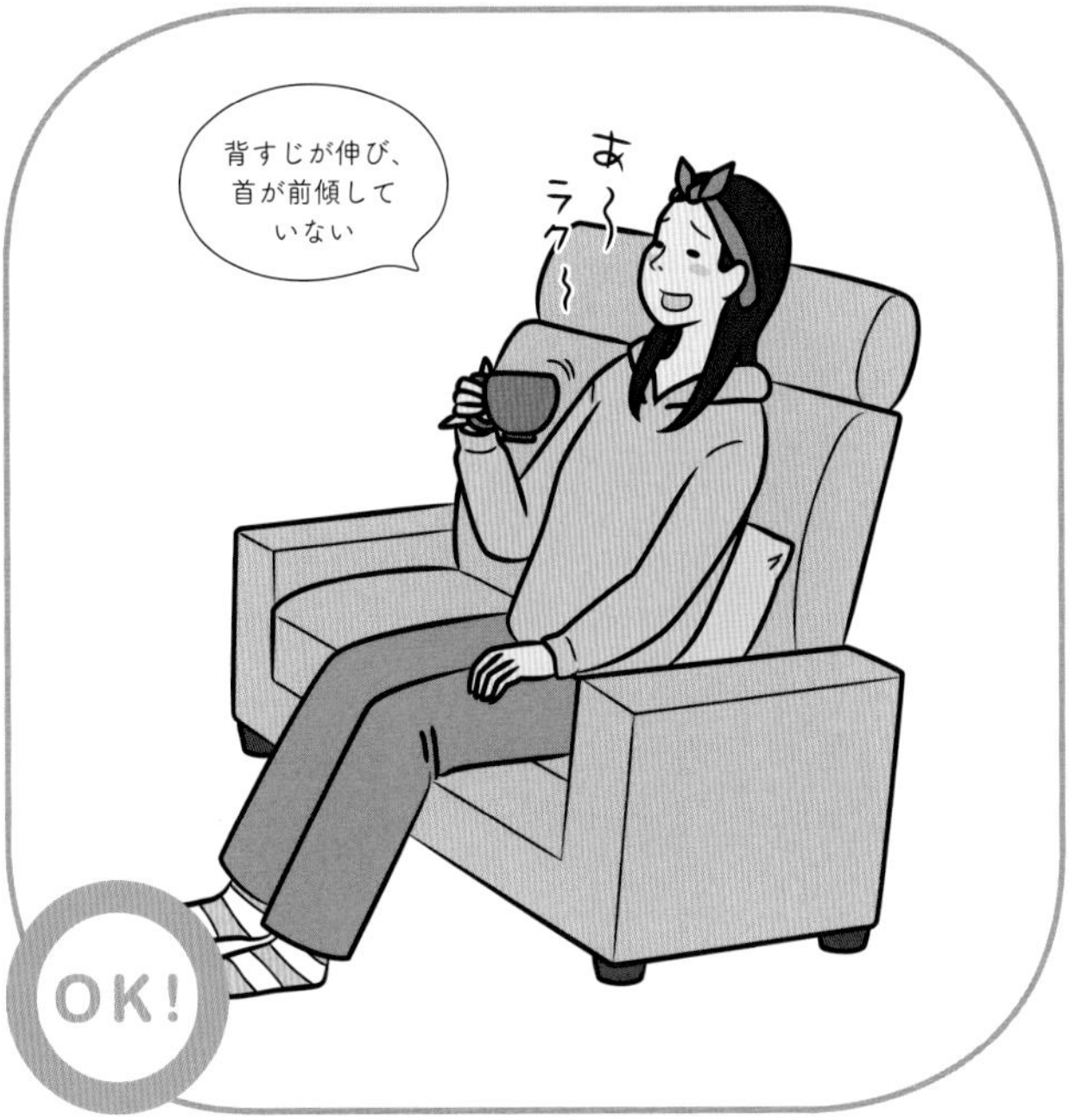
背すじが伸び、首が前傾していない
あ〜ラク〜
OK!

ソファでは腰や首を支えることが重要

ソファに座るのであればヘッドレストのあるものにして、腰と背もたれの間にクッションを挟みましょう。つまり、カラダの力を抜いた状態でも、腰から背中、首のラインをまっすぐに保つことがポイントです。これによって、頭部の重みが重心にきちんとのります。重みが分散されるので、姿勢を保つための筋肉を休めた状態でも、首、肩、背中などに無理な力がかかることを避けられます。

Q ソファに寝転ぶ…どっちが疲れない？

A ひじかけを枕にして寝転ぶ

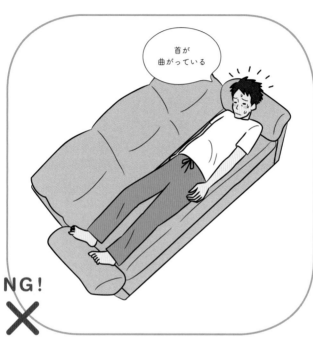

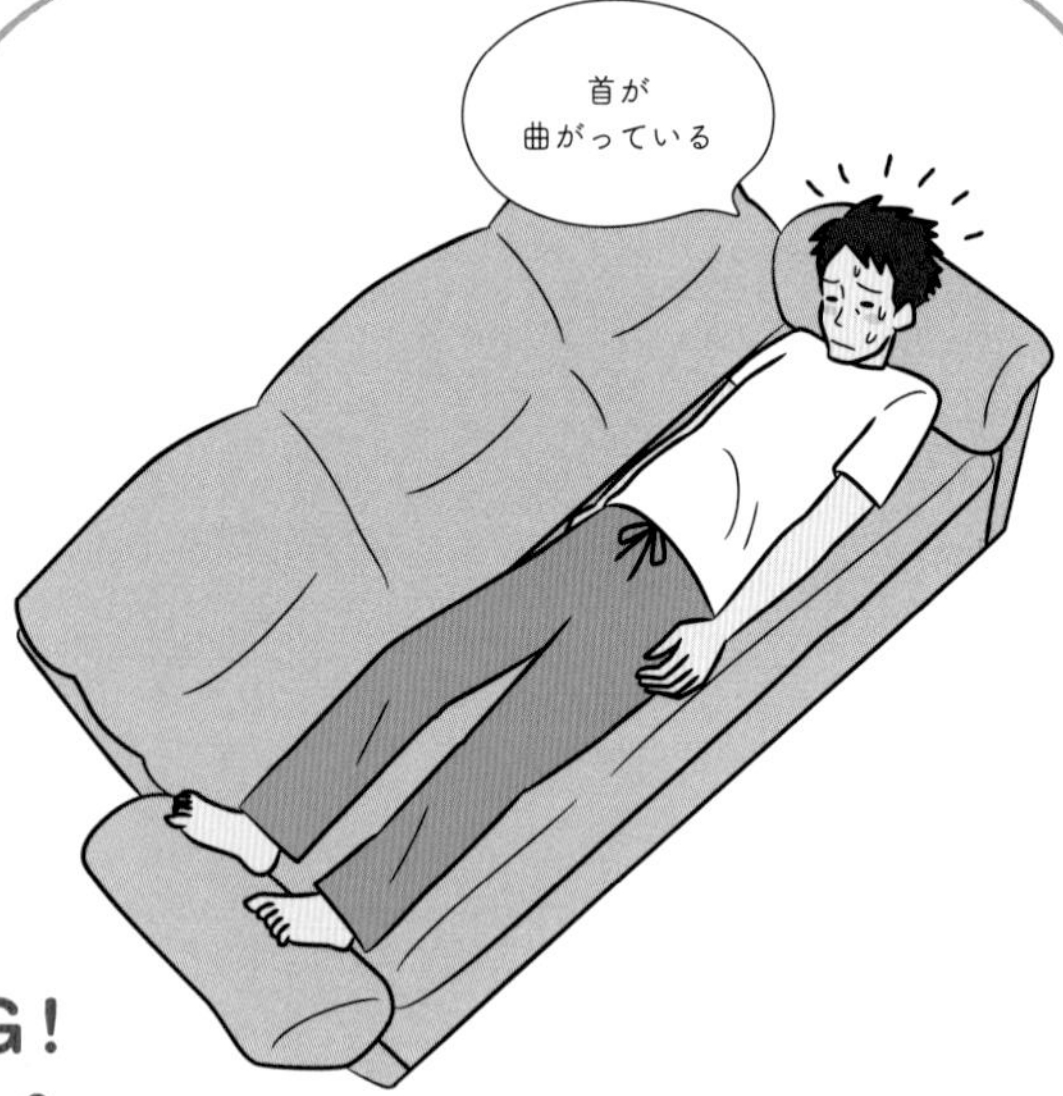

NG!
×

ひじかけが高い場合、首の筋肉が緊張して疲労

ソファに寝転ぶときはひじかけを枕がわりにしがちですが、ひじかけが高すぎる場合、首に負担がかかるので要注意です。首の曲がったところに不自然な重圧がかかり、筋肉が緊張します。そのまま寝てしまうと首を傷める危険もあるので、基本的にはおすすめできません。どうしてもひじかけに頭をのせたいなら、背中の下にクッションを入れるなど、首が曲がらない高さに調節しましょう。

B

ひじかけに足をのせて寝転ぶ

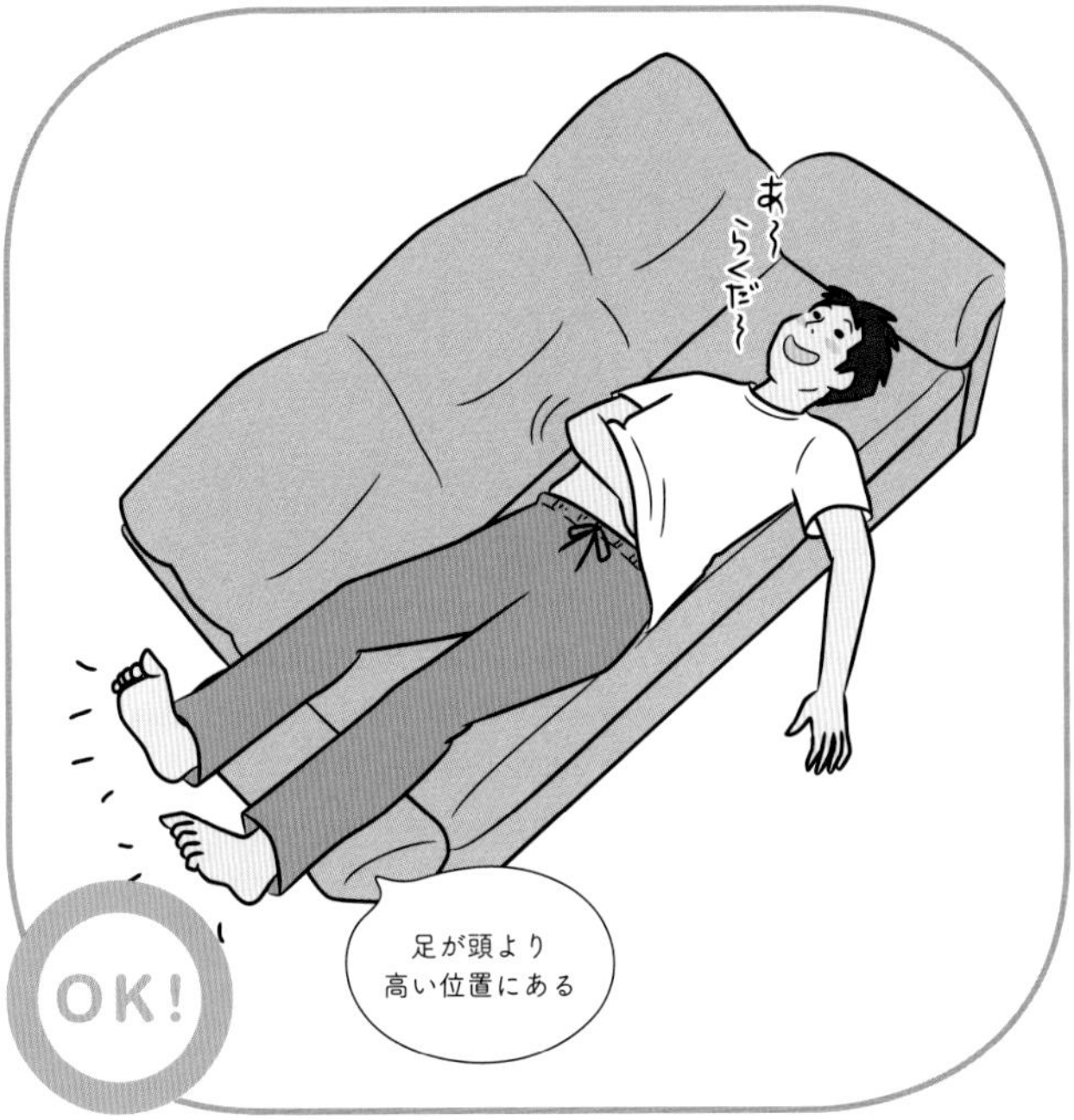
あ〜
らくだ〜
足が頭より
高い位置にある
OK!

**血流がいい状態になり
むくみ解消という利点も**

ひじかけに足をのせることで足の位置を頭より高くすると、血液を心臓のほうに戻す力が働きます。これによって血流がよくなり、カラダの末端にたまった水分が回収されるので、むくみなどの解消につながるのです。ソファに寝転ぶこと自体は、座面にかたさがあってカラダがしっかり支えられる材質であればＯＫ。ただしそのまま寝てしまうのはＮＧなので、長時間続けないようにしましょう。

ソファでの疲れる姿勢＆疲れない姿勢

✕NG! だらんともたれて座る

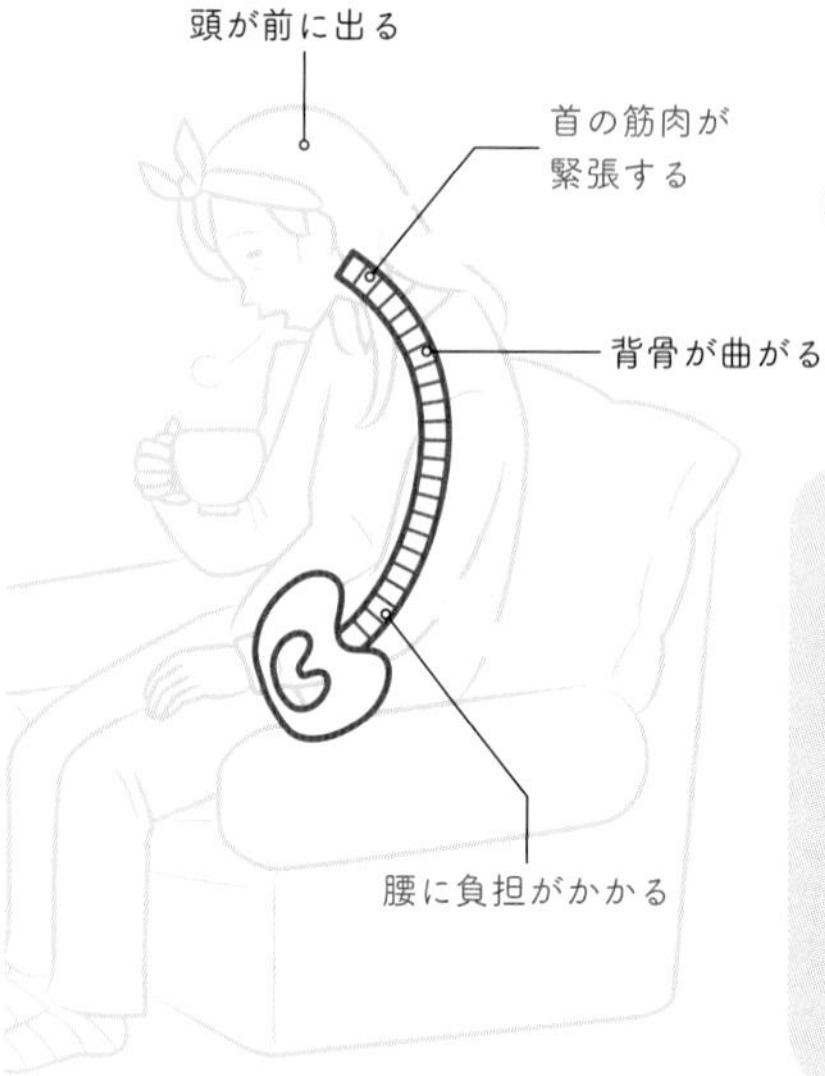
頭が前に出る
首の筋肉が緊張する
背骨が曲がる
腰に負担がかかる

ここが疲れる！

腰の骨と筋肉、首や肩などに影響

腰が丸まり腰椎に負担が。また、頭が前に出やすく、首の頭板状筋などが緊張。肩の僧帽筋上部や腰の脊柱起立筋などが痛むことにも。

✕NG! ひじかけを枕に寝転ぶ

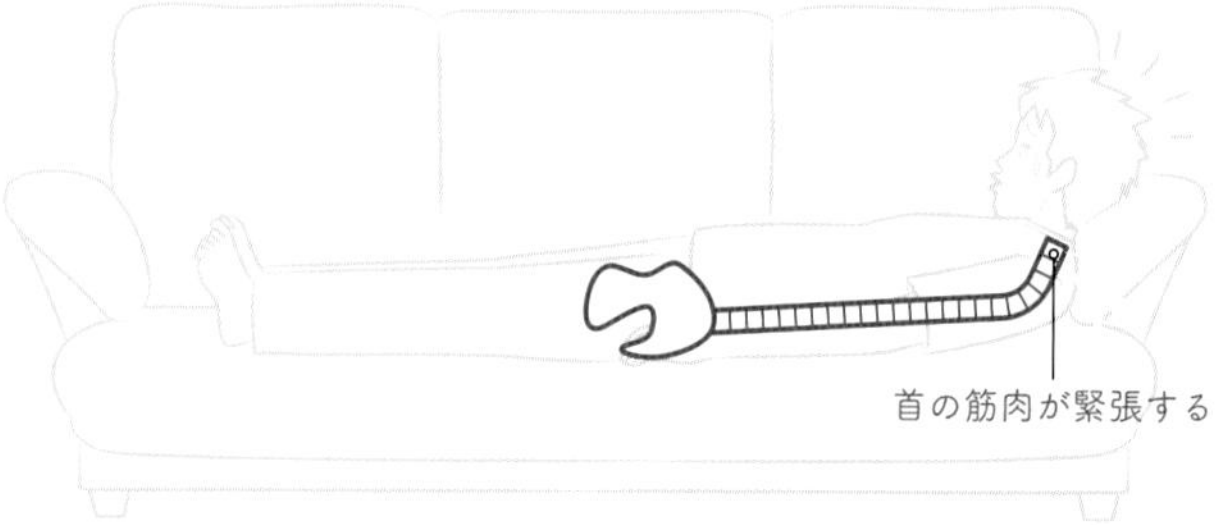
首の筋肉が緊張する

ここが疲れる！

首の筋肉だけでなく骨も傷めることに

首が不自然に曲がるため、胸鎖乳突筋などが緊張します。単に首が疲れるだけでなく、頸椎を傷めてしまうおそれもあって危険！

○ OK!

カラダをまっすぐに保つ

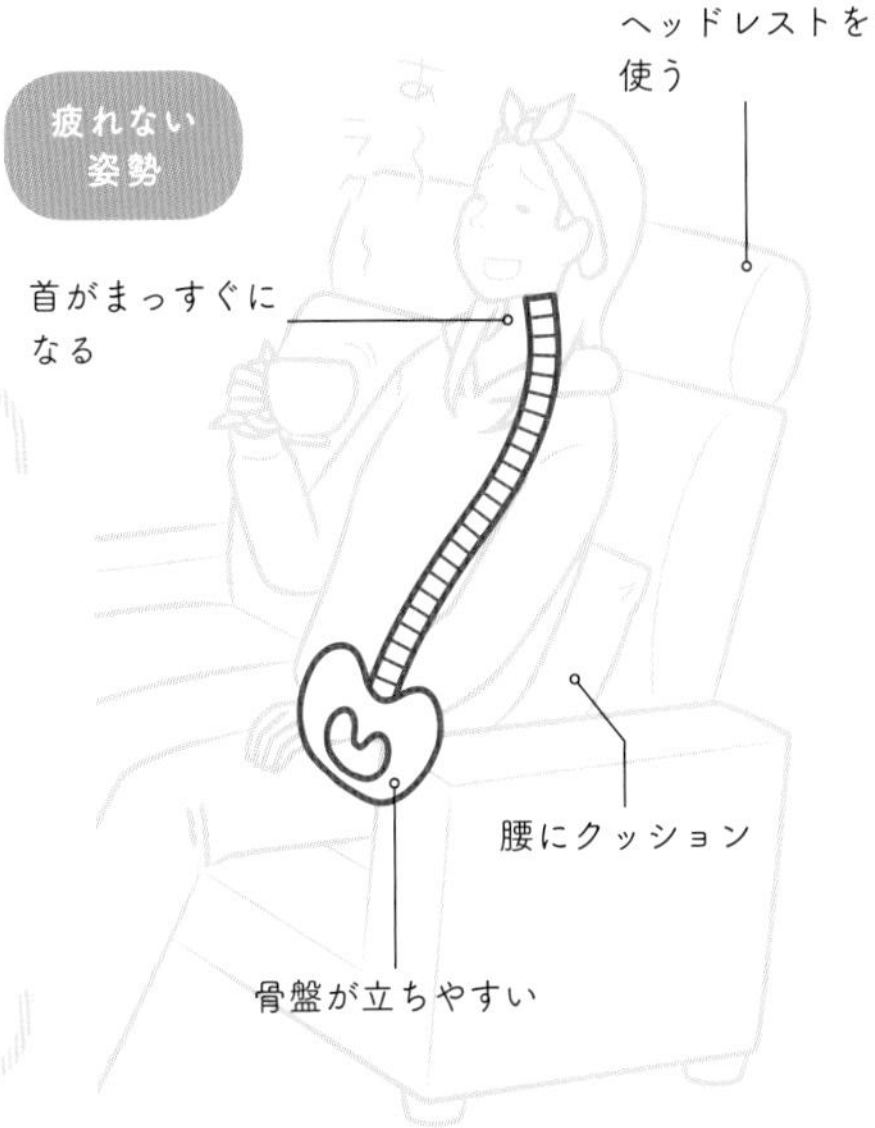
疲れない姿勢
ヘッドレストを使う
首がまっすぐになる
腰にクッション
骨盤が立ちやすい

POINT

クッションなどを使いカラダをまっすぐに

ソファはヘッドレストつきが◎。頭が前に出にくく、重心を正しく保てます。腰や背中にはクッションを当てると、背すじが伸びやすく。なるべくカラダをまっすぐ保つ工夫をしましょう。

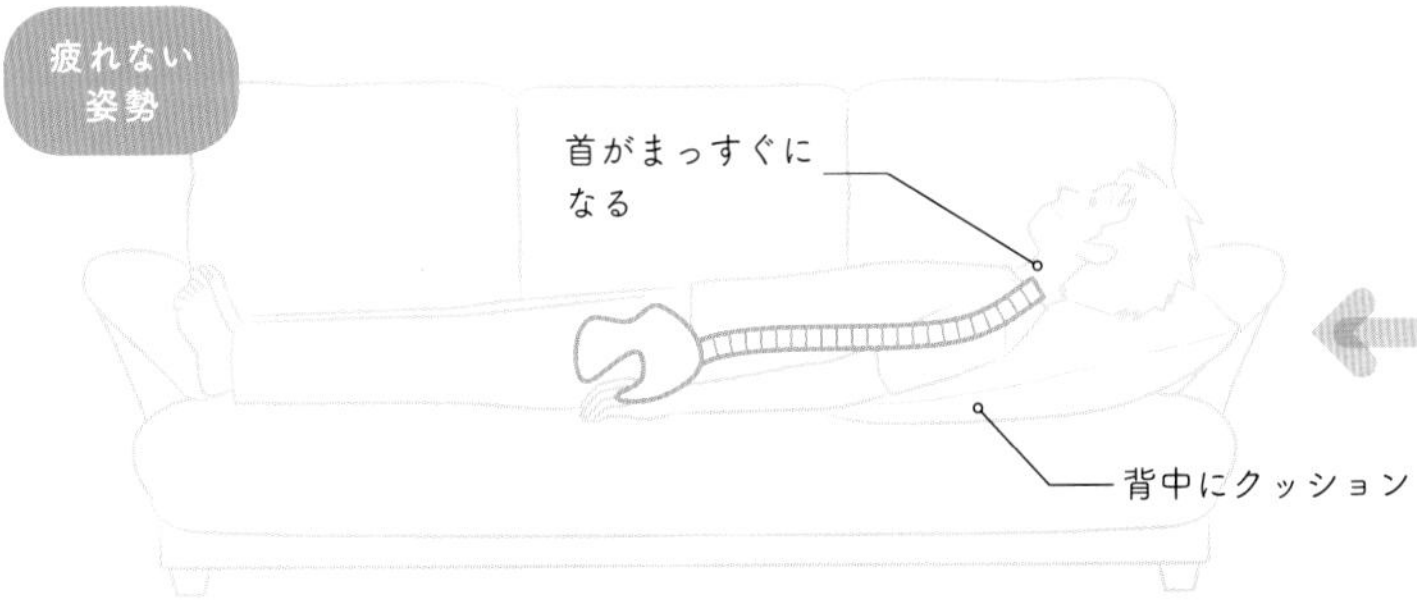
疲れない姿勢
首がまっすぐになる
背中にクッション

MEMO

ビーズクッションのこと

カラダにしっかりフィットする点はメリットですが、そのやわらかさゆえ、姿勢が悪いままでも心地よさを感じてしまいます。姿勢を矯正する目的としては、あまりおすすめできません。

Q 椅子に座る…どっちが疲れない？

A

ダイニングチェアに浅く座る

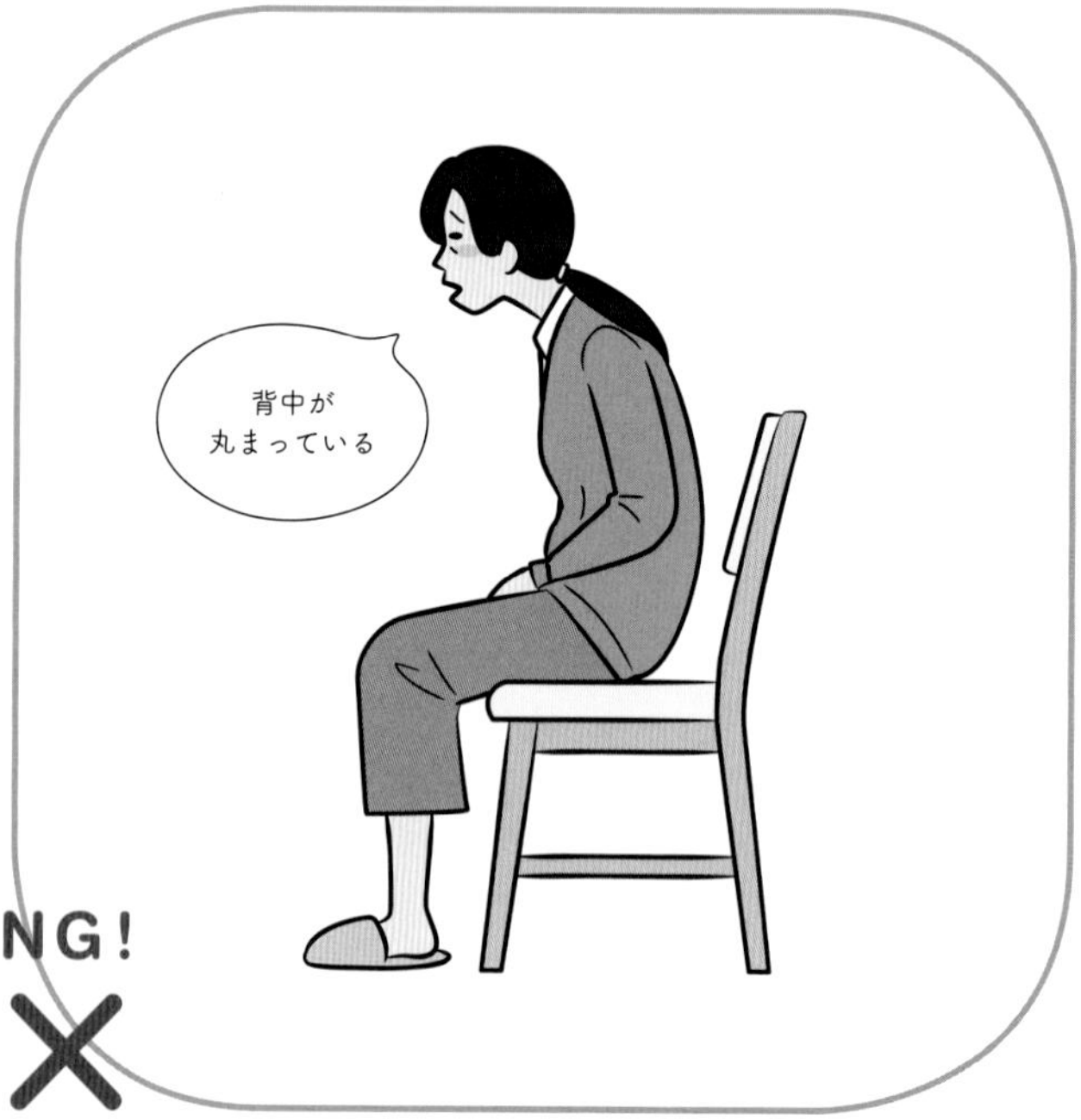
背中が
丸まっている
NG!

**慣れていない人は
背中が丸まりやすい**

骨盤を立ててまっすぐな姿勢で座れるのであれば、浅く座ること自体は悪いことではありません。ただし正しい姿勢に慣れていない場合、背もたれとの間にスペースができるので、背中を丸めて座ってしまいがちです。浅く座っているのに、背中の一部が背もたれについてしまう場合もあります。背中を丸めると首が前に出て、頭部の重みが背骨や肩、背中、腰にかかって疲れやすくなります。

B

ダイニングチェアに深く座る

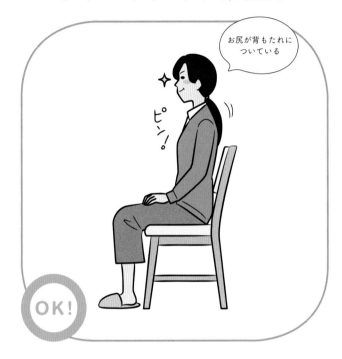

正しい姿勢をキープしやすいのでおすすめ

ダイニングチェアに座るときには、背もたれにお尻がつくように深く座りましょう。こうすることで骨盤が立ちやすくなり、背すじを伸ばすことに慣れていなくても、背もたれのおかげで背中が丸まりにくくなります。ただし、座面が高い椅子に関しては要注意。深く座ることで足が床から離れてしまう、背もたれに寄りかかってしまう、といった場合は、背中に負担をかけるのでＮＧです。

椅子での疲れる座り方&疲れない座り方

✕NG!

浅く座る

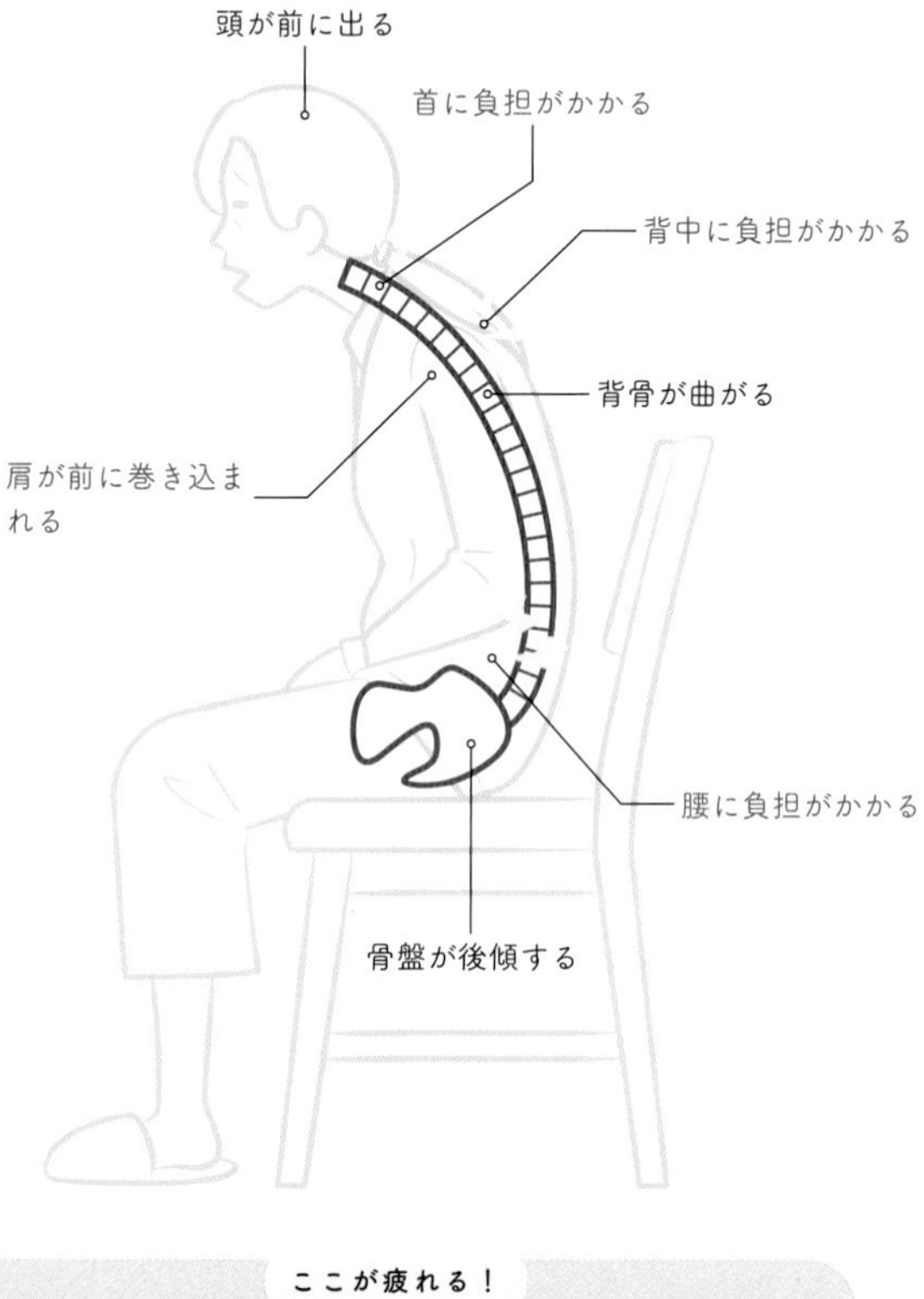
頭が前に出る
首に負担がかかる
背中に負担がかかる
背骨が曲がる
肩が前に巻き込まれる
腰に負担がかかる
骨盤が後傾する

ここが疲れる!

背中や腰、首、肩など
上半身のさまざまな筋肉に負担がかかる

つい背中を丸め、背もたれにもたれかかることになるため、腰の曲がった部分に負担がかかるほか、頭が前に出て、それを支える首や肩にも実際以上の重みが。背中の僧帽筋中部、腰の脊柱起立筋、首の頭板状筋、肩の僧帽筋上部などに負担がかかります。

○ OK!

深く座る

疲れない
座り方

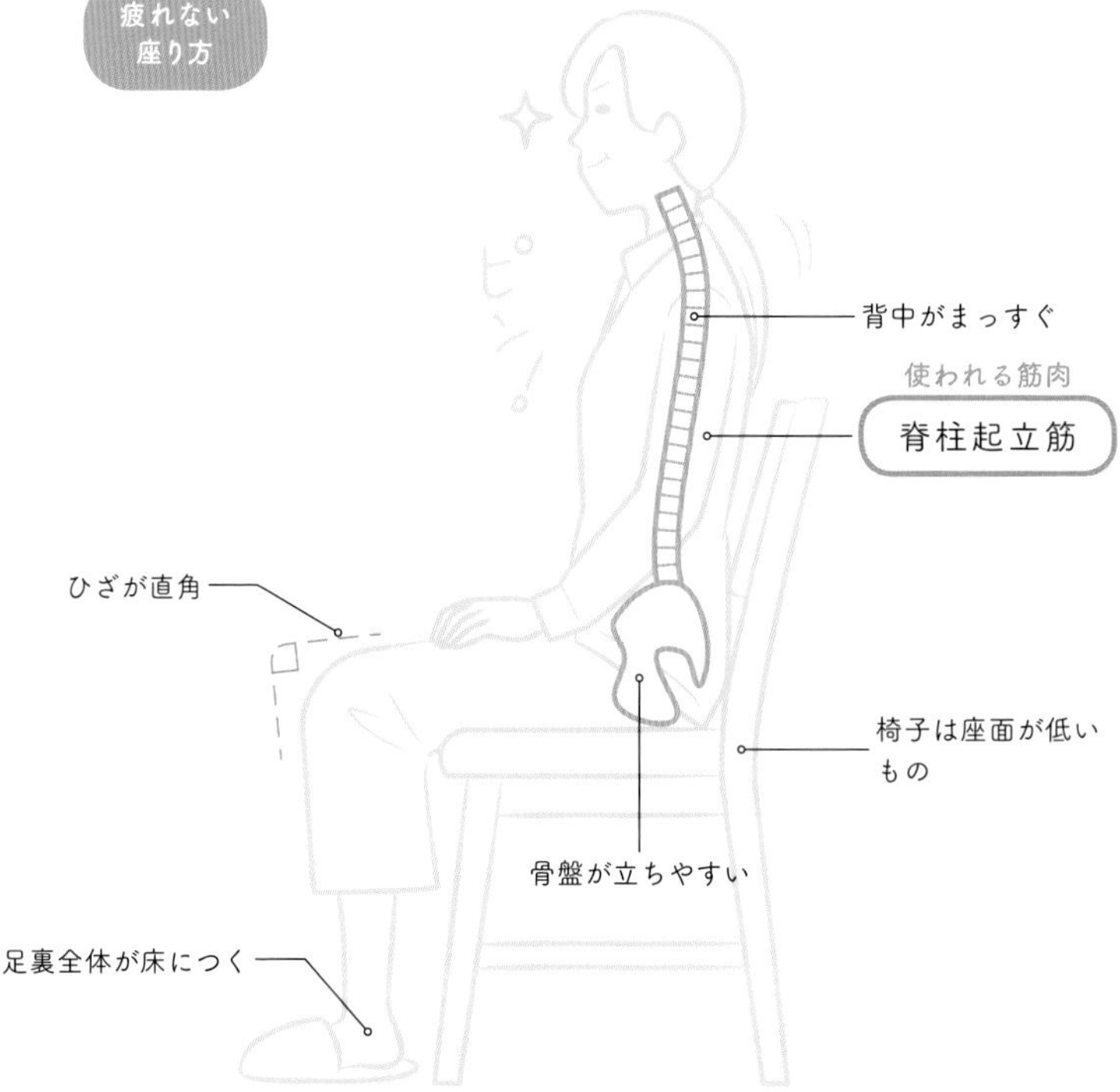
背中がまっすぐ
使われる筋肉
脊柱起立筋
ひざが直角
椅子は座面が低いもの
骨盤が立ちやすい
足裏全体が床につく

POINT

低めの椅子を使うと姿勢を保ちやすい

椅子は、深く座ったとき、足の裏が床についてひざが直角になるくらい低めがおすすめ。お尻を背もたれにぴったりつければ、骨盤が立ちやすく、背中を丸める余地がないので背すじが伸びます。また、骨盤の真上に頭がのって重みを正しく支えられ、疲れが最も軽減されます。

Q 床に座る…どっちが疲れない？①

A

あぐらをかく

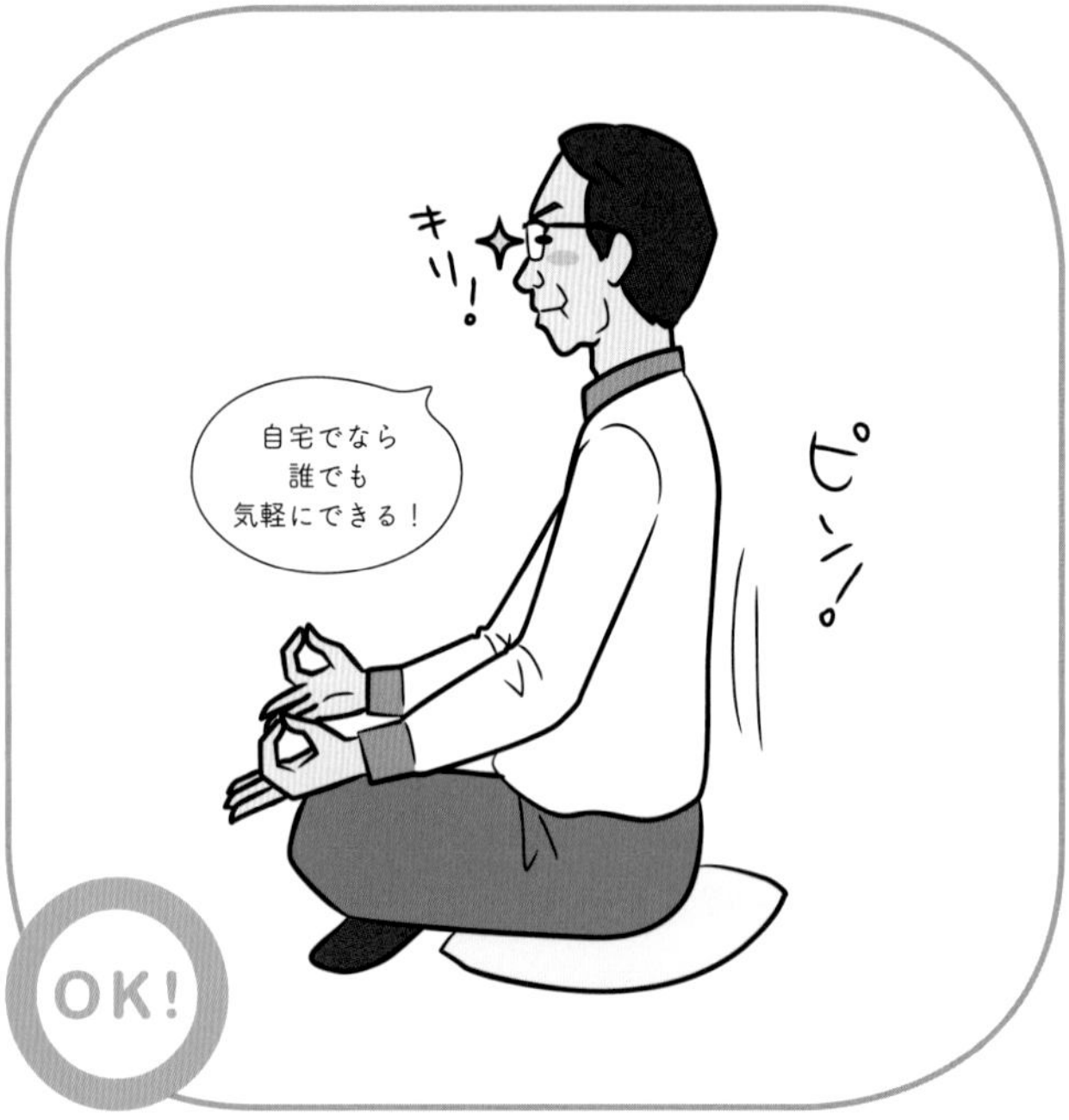
キリ！
自宅でなら誰でも気軽にできる！
ピンッ。
OK!

骨盤が立ちやすい理想的な座り方

あぐらのメリットは、骨盤が立ちやすくて背中が丸まりにくいこと。さらに、両脚が床に接する面積が広いので、余分な力が入らず疲れにくいといえることです。座る前に自分でお尻を触り、ゴリゴリとした2つの骨(坐骨)を確認しましょう。そこが床についているのを感じながら座るのが理想的です。また、クセでどちらか一方の足ばかり手前に置きがちなので、ときどき左右を入れかえましょう。

B

体育座りをする

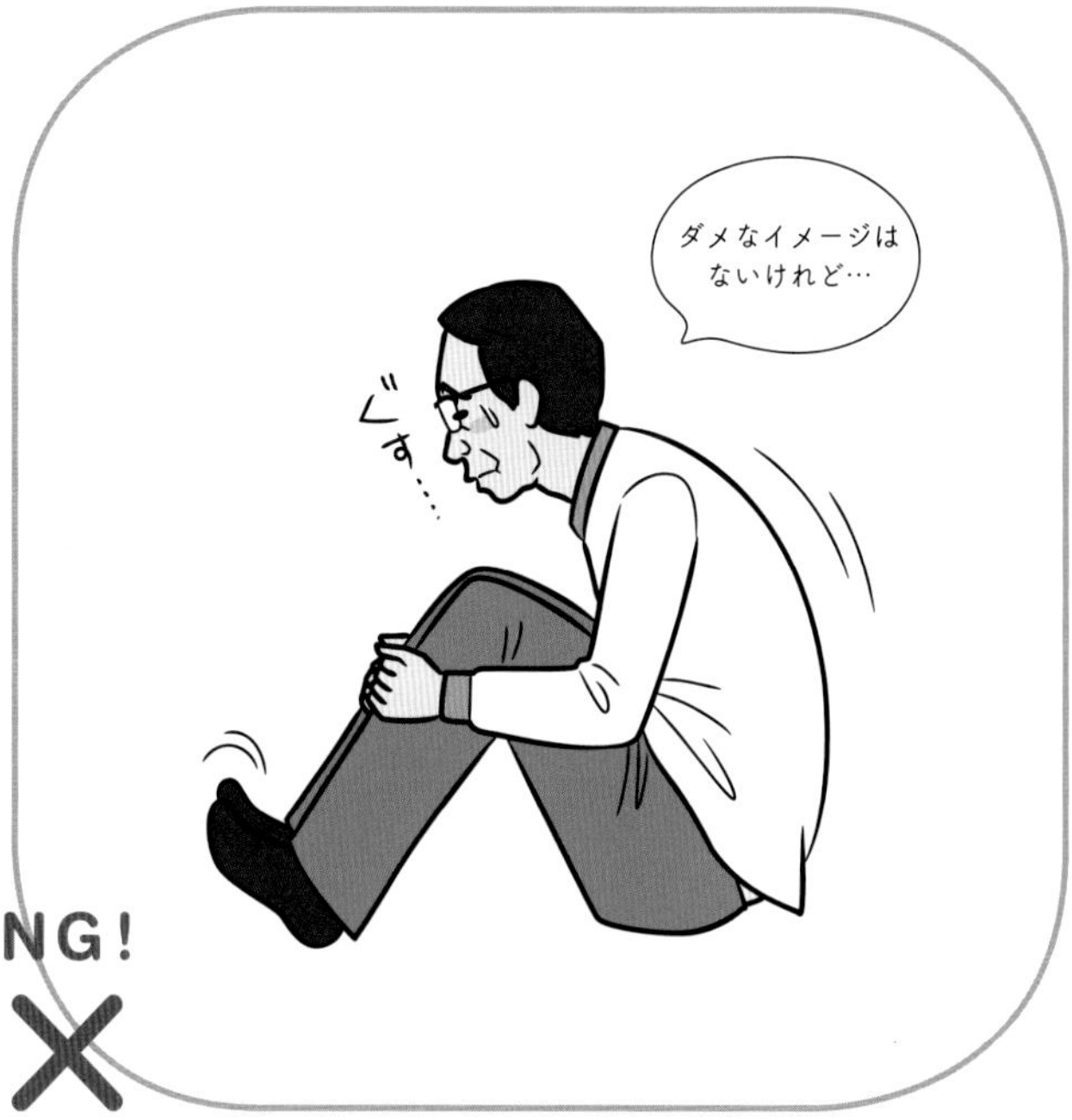
ダメなイメージは
ないけれど…
ぐす…
NG!

背中が丸まりやすい好ましくない座り方

体育座りでは骨盤を立たせることが難しいため、無意識に体育座りをしていると、背中が丸まりやすくなります。特に体幹の筋力がない人ほど、お腹とももの付け根を引きつけておく力が弱く、背中が深く丸まりがちです。その曲がった部分に頭や上半身の重みがかかることで、負担が大きくなってしまいます。腰痛の原因にもなりやすい姿勢なので、できるだけ避けましょう。

Q 床に座る…どっちが疲れない？②

A

正座をする

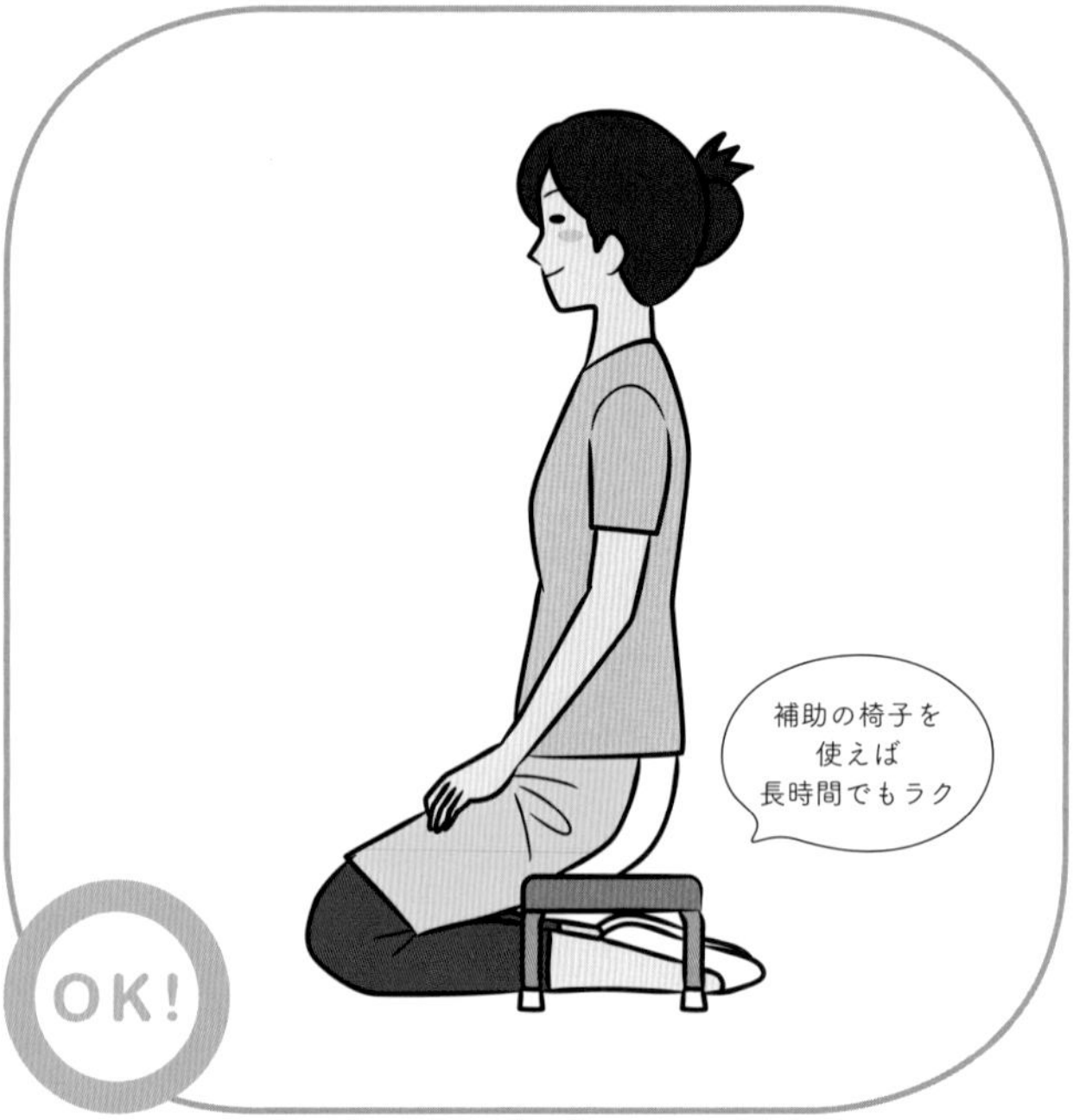
補助の椅子を
使えば
長時間でもラク
OK!

骨盤が立ちやすいおすすめの座り方

正座は骨盤が立ちやすく、左右のバランスをとりやすいため、おすすめの座り方です。ただし、血流の面からいえばデメリットもあります。正座を続けていると足がしびれますが、これは血流阻害のサイン。ふくらはぎに体重がかかることで、血管が押しつぶされるのが原因です。正座用の椅子やクッションを使うなどして、座ったときに脚にかかる体重を軽減させるとよいでしょう。

B

横座りをする

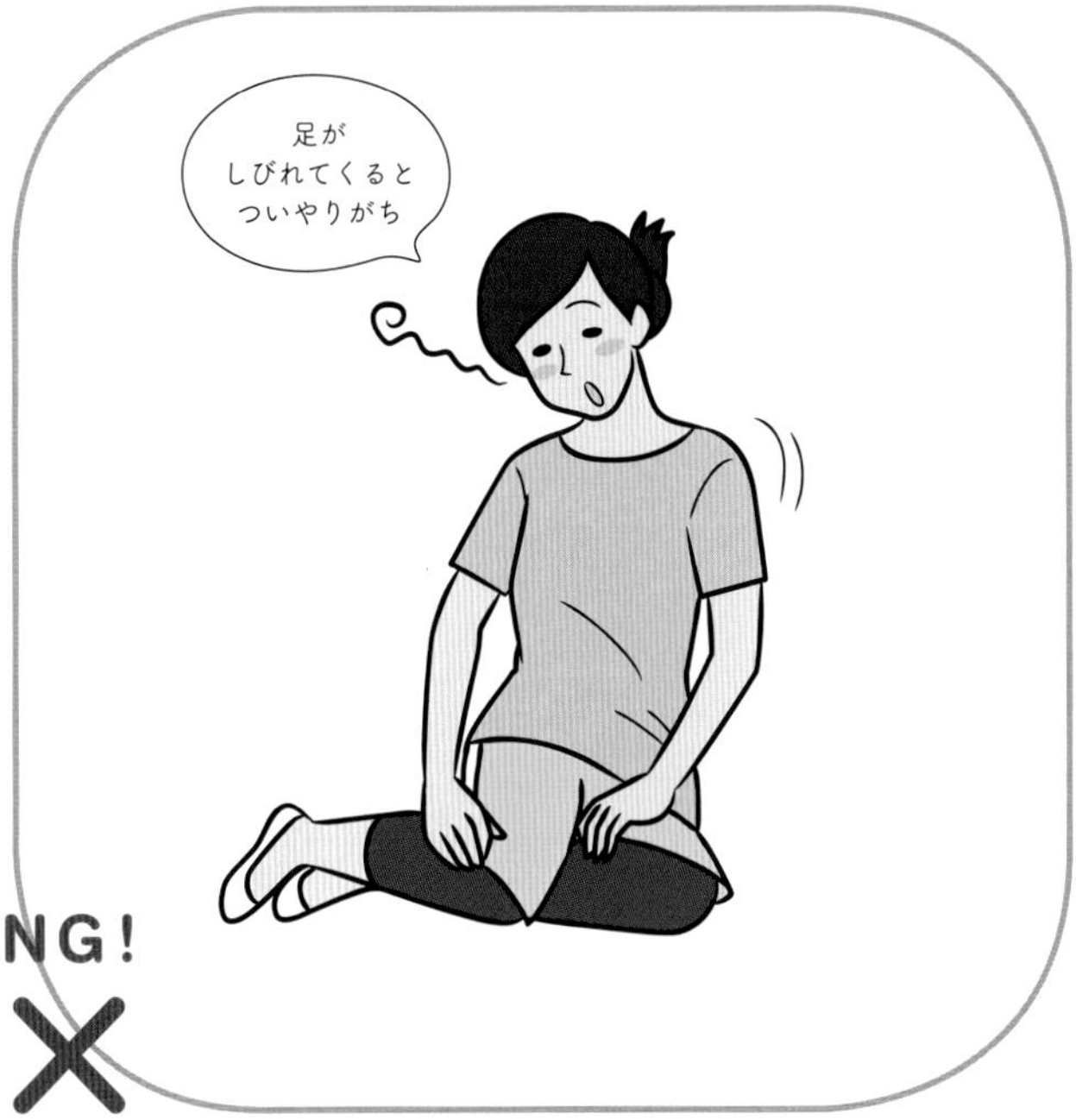
足が
しびれてくると
ついやりがち
NG!

カラダがねじれてしまう最悪な座り方

人前など、あぐらをかくことができない場合、ラクに座るとなるとどうしても横座りをしがちですが、実はこれ、カラダにとって最悪な座り方なのです。横に出したほうの脚に不自然なねじれが生じ、股関節に負担がかかってしまいます。また、重心がずれているので、腰などカラダの一部に余計な負担がかかり、疲れやすくなるうえ、左右のアンバランスを助長してしまうことにもなります。

床での疲れる座り方&疲れない座り方

×NG! 体育座り

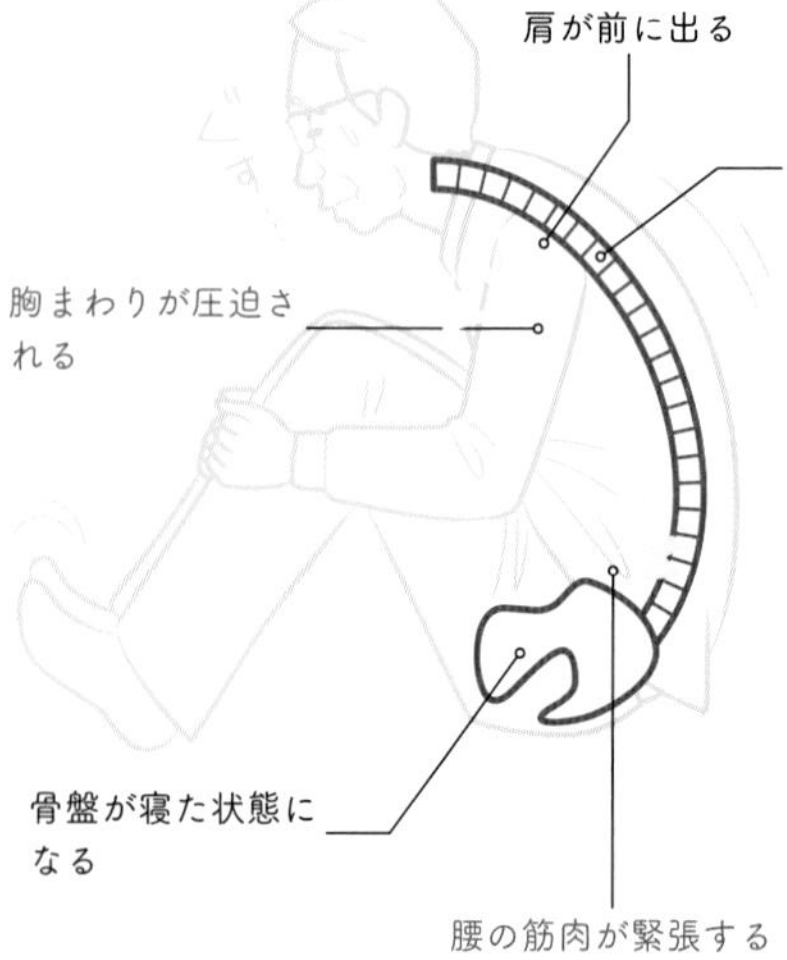
肩が前に出る
背骨が曲がる
胸まわりが圧迫される
骨盤が寝た状態になる
腰の筋肉が緊張する

ここが疲れる！

背中の負担大で呼吸にも影響

骨盤が立ちにくく、背中が丸まって脊柱起立筋などに負担がかかります。また、肩が前に出て胸が圧迫され、呼吸が浅くなる可能性も。

×NG! 横座り

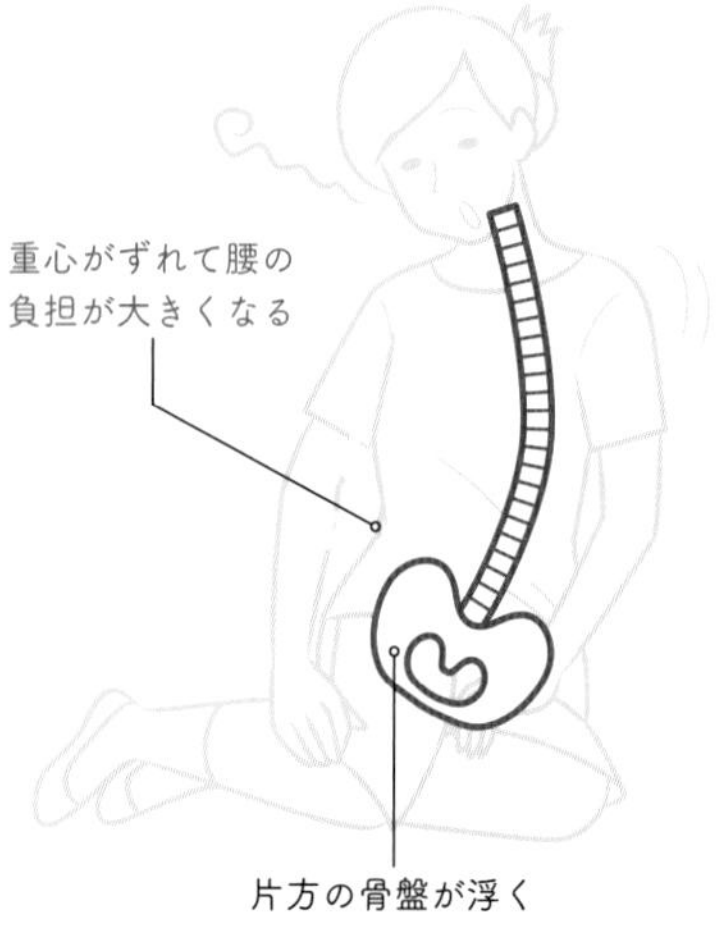
重心がずれて腰の負担が大きくなる
片方の骨盤が浮く

ここが疲れる！

骨盤がゆがむ最悪な座り方

骨盤の片方が浮いてしまい、曲げた脚に不自然に体重がかかります。骨盤がゆがんでカラダがねじれる最悪な座り方です。

疲れない座り方

OK! あぐら

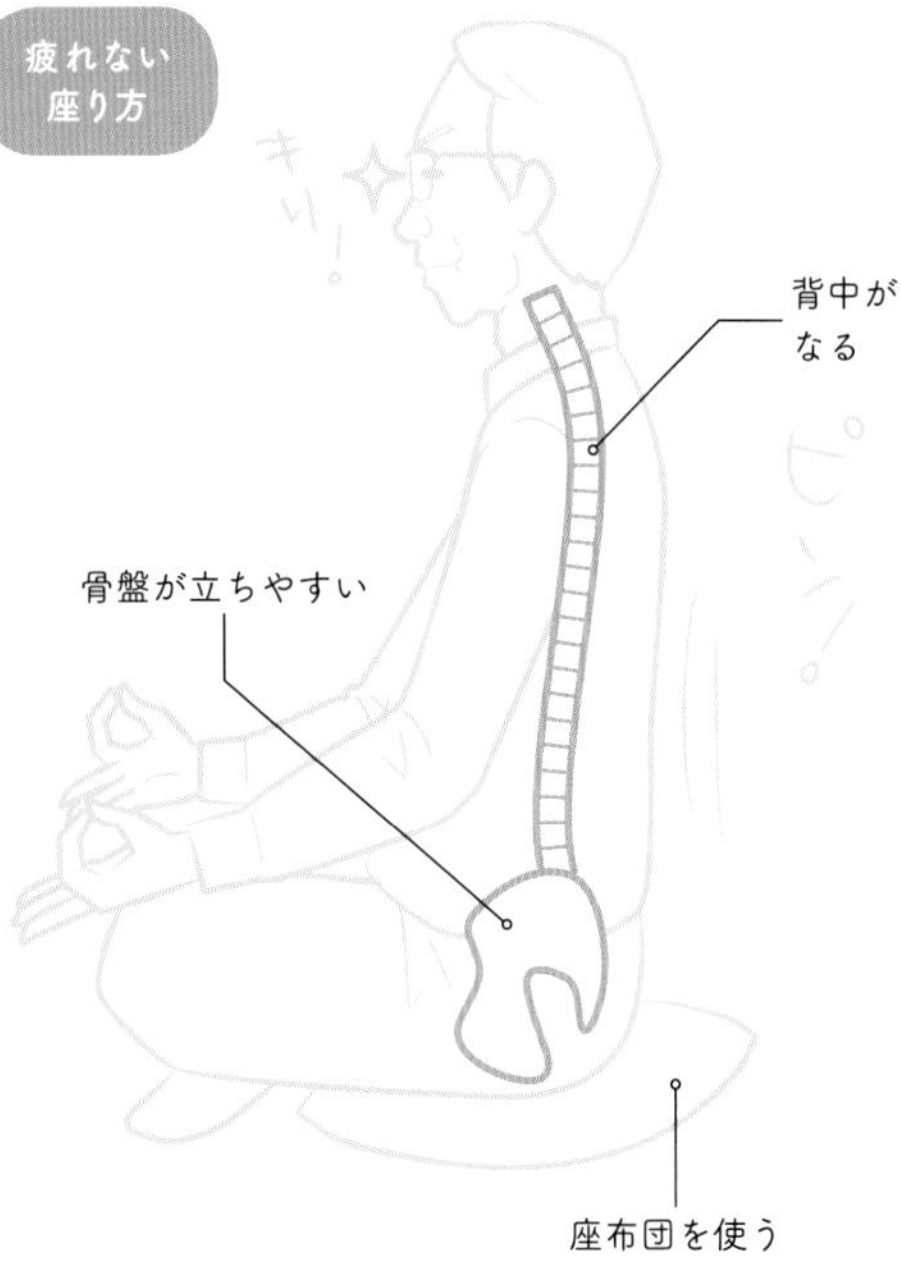
背中がまっすぐになる
骨盤が立ちやすい
座布団を使う

POINT

カラダの接地面積を大きくする

あぐらの長所は坐骨が立つこと。ただしお尻が痛くなりがちなので、座布団を使ってお尻を上げ、体重による圧力を分散させましょう。

疲れない座り方

OK! 正座

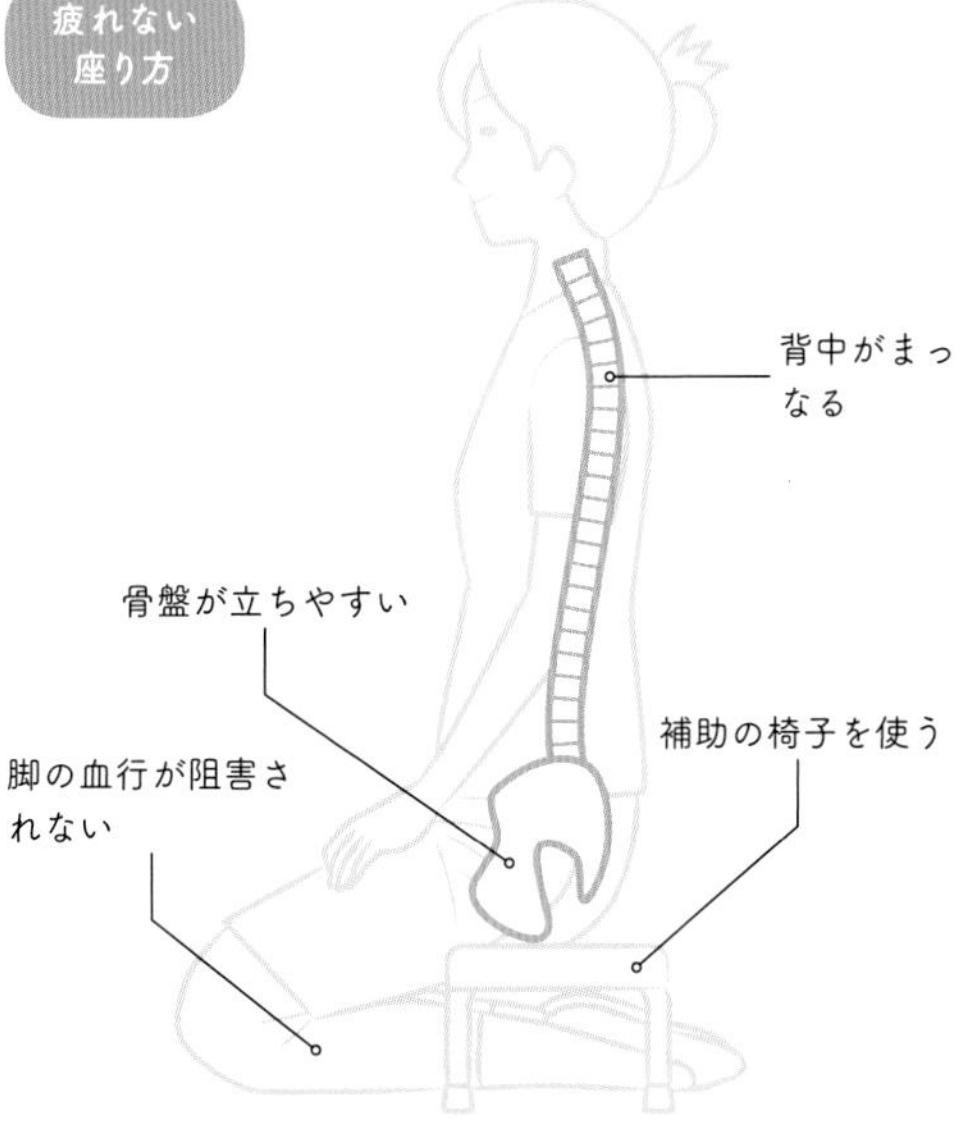
背中がまっすぐになる
骨盤が立ちやすい
補助の椅子を使う
脚の血行が阻害されない

POINT

補助の椅子を使い脚の血行を保つ

カラダがねじれず、骨盤も立ちやすい座り方。とはいえ普通に座ると脚の血行が阻害されてしまうので、補助の椅子などを使って。

Q 起き上がる…どっちが負担大？

A

腹筋の力で起き上がる

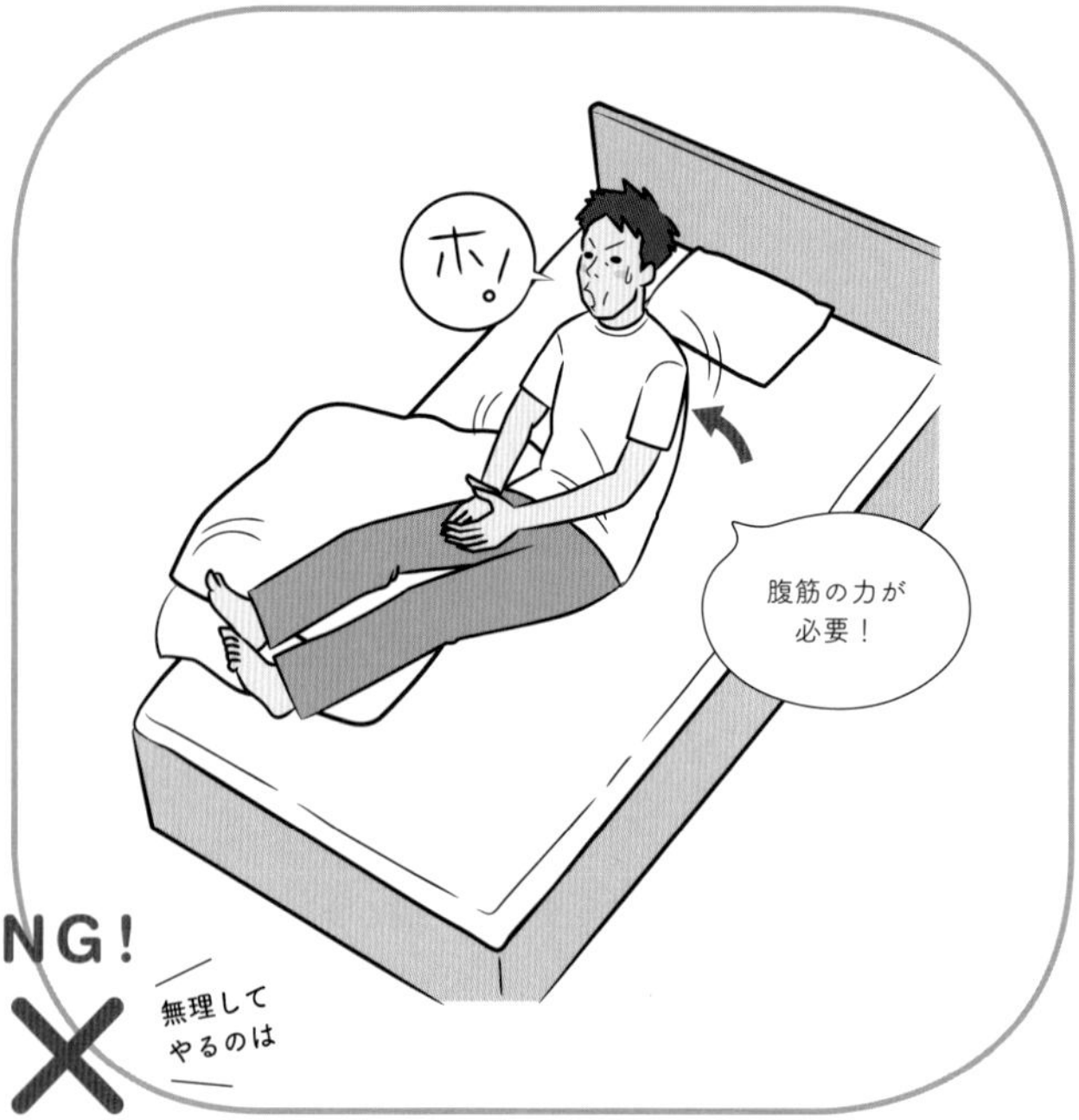
ホ！
腹筋の力が
必要！
NG！
無理して
やるのは

わざわざ腹筋を使おうとしなくても大丈夫

もともと腹筋運動がラクにできる人なら問題ありませんが、腹筋が弱い人や腹筋をうまく使えない人は、無理をして腹筋の力だけで起き上がろうとするのはやめましょう。腹筋だけでなく腰の筋肉にも負担がかかり、下手をすると傷めてしまうなど、カラダに余計なダメージを与えることになります。腹筋を鍛えたいのなら、正しい姿勢でトレーニングをするほうが効率的です。

B

寝返りを打ちながら起き上がる

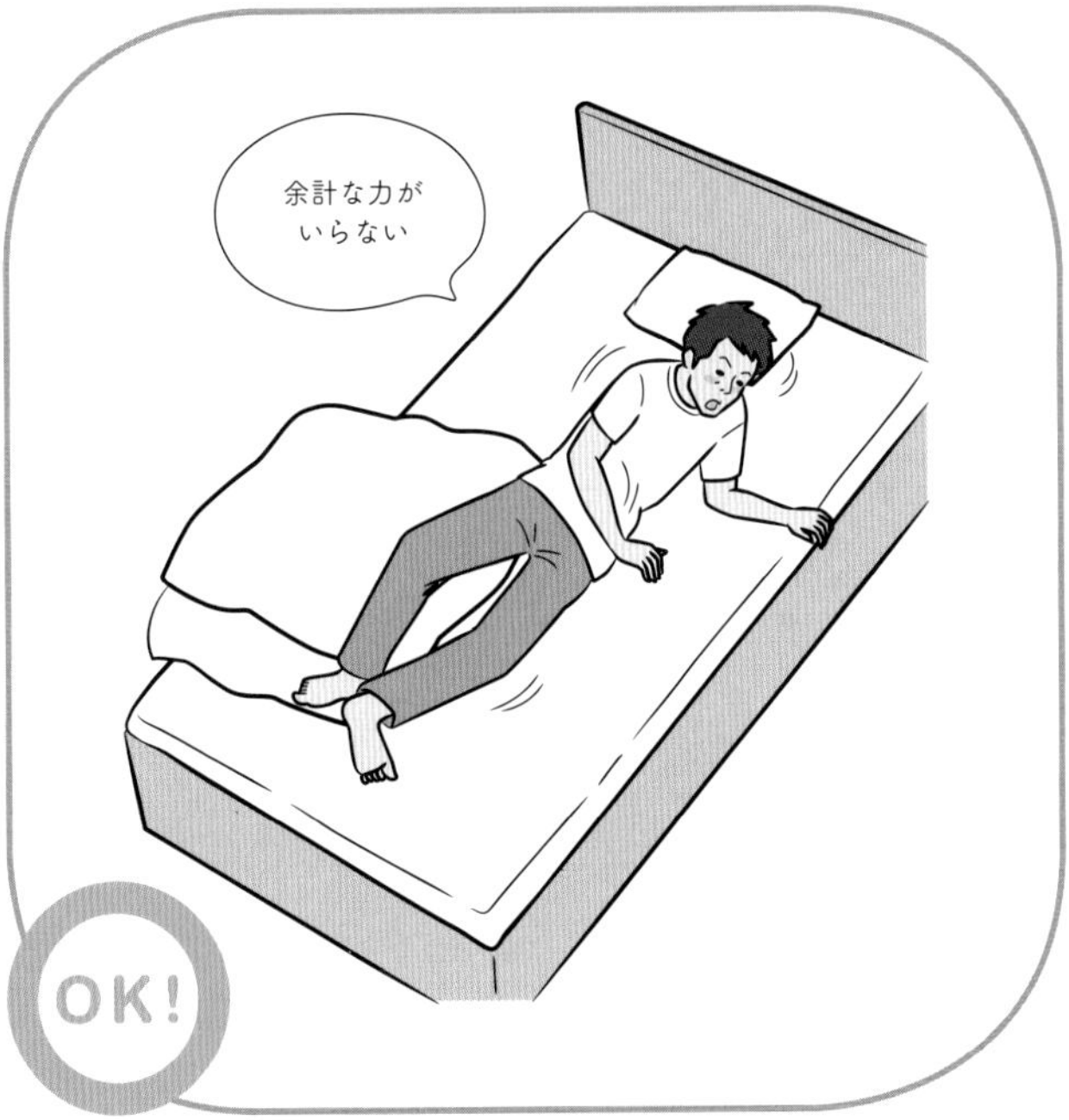
余計な力がいらない
OK!

腹筋と腰に余計な力をかけないことが大切

仰向けの状態から、ひざを立てて横向きになり、カラダを手と脚で支えて上体を起こしましょう。こうすれば、力をほとんど使わずに起き上がれます。ベッドではなく布団から出る際は、手をつき足を引いて(≫P89)。人間のカラダは、余計な力をかけ続けていると、いつか壊れてしまいます。なるべく負担を軽減するには、さまざまな関節を伸ばすときの力を使い、重みを分散させることが大切です。

負担大な起き上がり方&負担小な起き上がり方

×NG!

腹筋を使って起き上がる

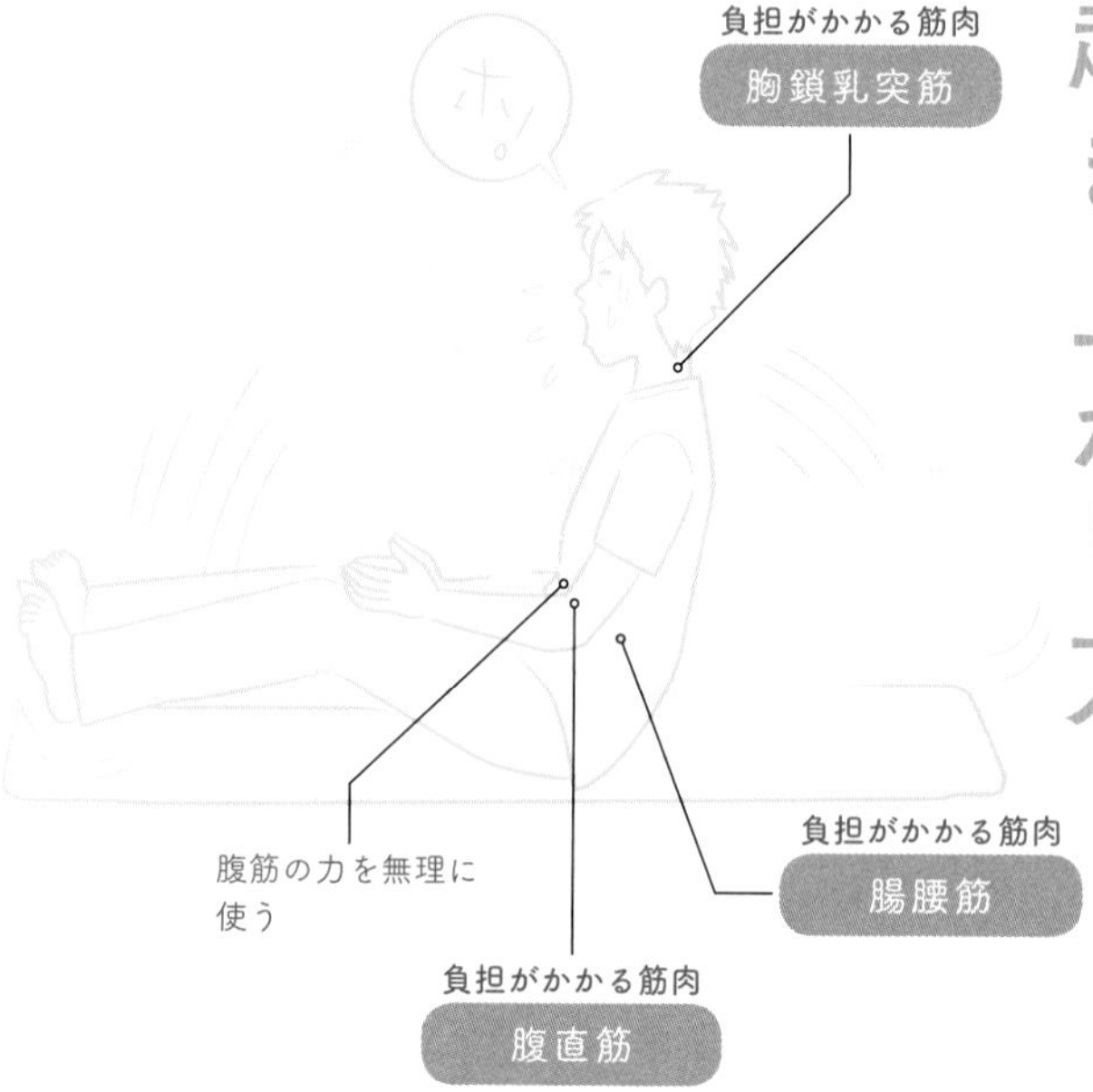
ホ!
負担がかかる筋肉
胸鎖乳突筋
腹筋の力を無理に使う
負担がかかる筋肉
腸腰筋
負担がかかる筋肉
腹直筋

ここが疲れる!

筋力の低い人やカラダがかたい人にとっては、腰への負担が大きい

仰向けの状態から起き上がると、お腹の腹直筋や腸腰筋、首の胸鎖乳突筋といった筋肉を複合的に使うことになります。柔軟性があり無理なくできる人ならともかく、できない人が寝起きに無理な力を使うと余計な負担がかかり、カラダがかたい人は腰を傷める危険も。

○ OK!

寝返りしながら起き上がる

負担小な
起き上がり方

仰向けでひざを立てる

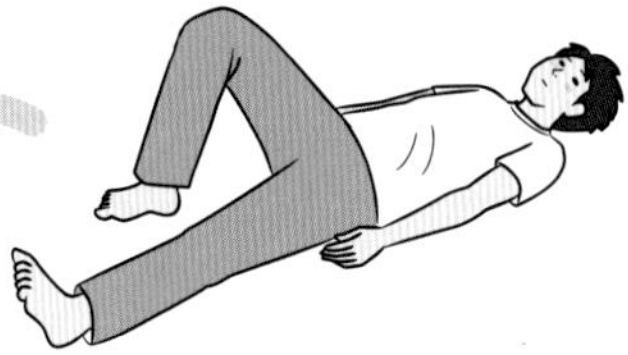

横を向く

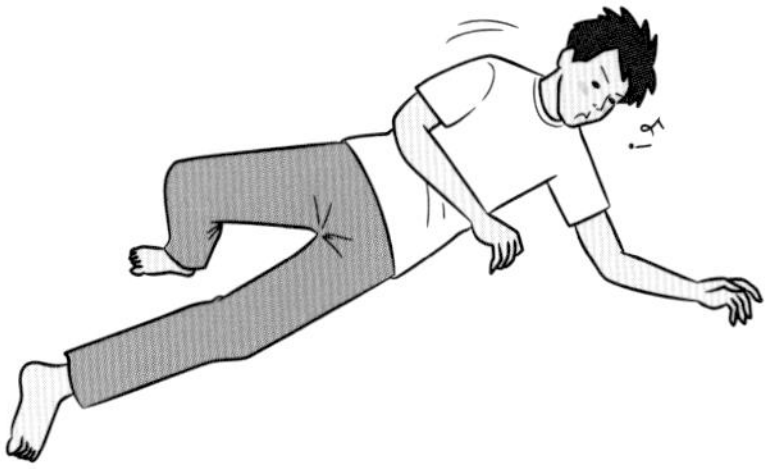

そのまま
上体を起こす

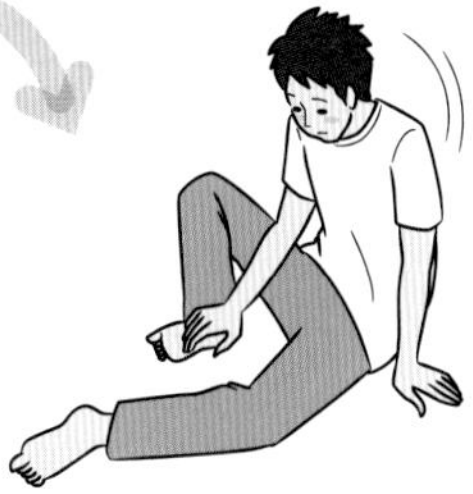

足を引く

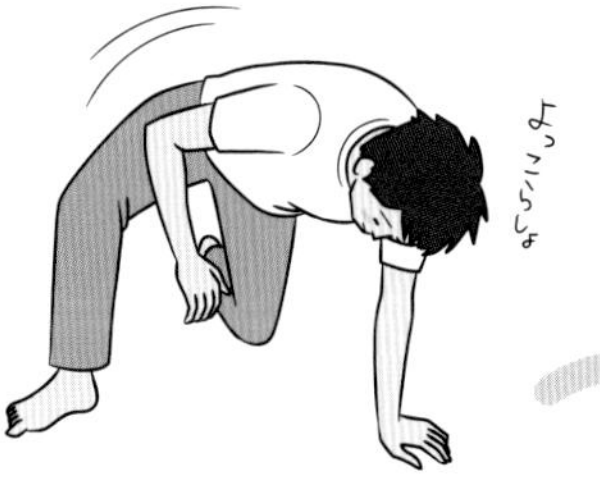
よっこらしょ

立ち上がる

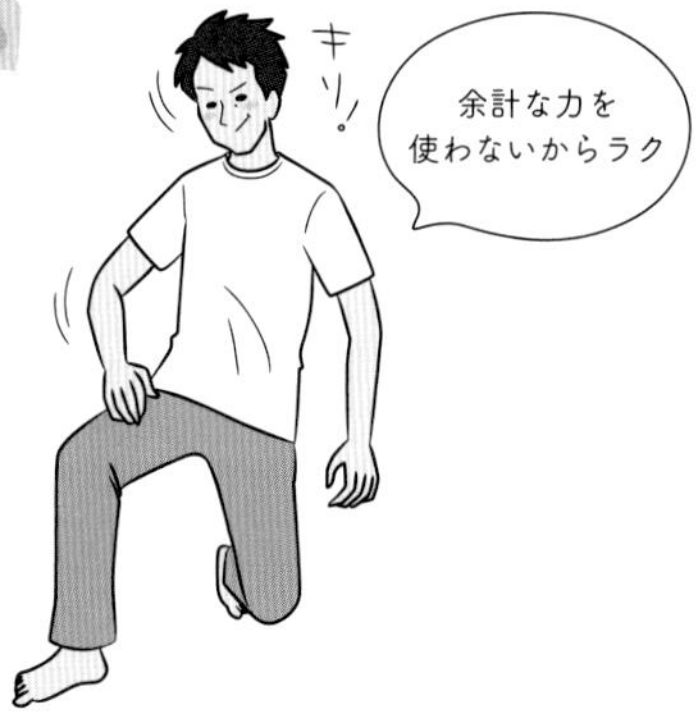
キリ!
余計な力を
使わないからラク

POINT

余計な力を使わないように

カラダの重さを分散させることができ、余計な力は不要。関節を変な方向に向けたまま体重をかけないように気をつけてゆっくり起き上がれば、どこにも負担がかかりません。

Q 荷物を持ち上げる…どっちが疲れない？

A

重い荷物に手を伸ばして持ち上げる

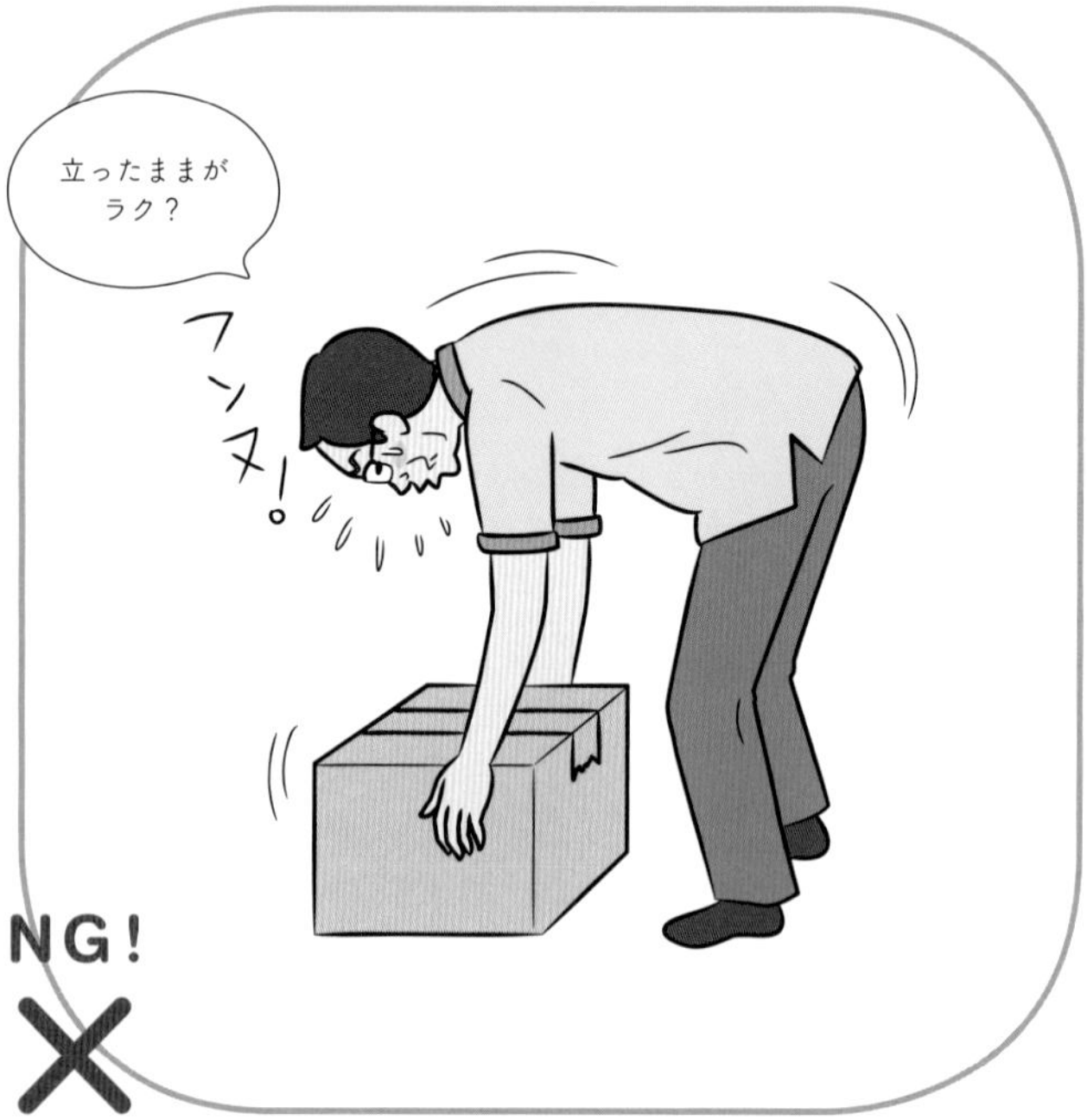
立ったままが
ラク？
フンヌ！
NG!

前傾姿勢で持ち上げると腰と背中に負担が

床にあるものを持ち上げようとするとき、立ったままで荷物に手を伸ばしがちかもしれません。前傾姿勢になるこの方法は、荷物の荷重がカラダの重心から最も遠い位置でかかります。例えば、釣りざおで重い魚を引き上げると、下手をすれば折れてしまうでしょう。これと同様に最大の重みと負担が、背中と腰に集中してしまうのです。ぎっくり腰を招く危険な方法なので、絶対にやめましょう。

B

重い荷物の近くにしゃがんで持ち上げる

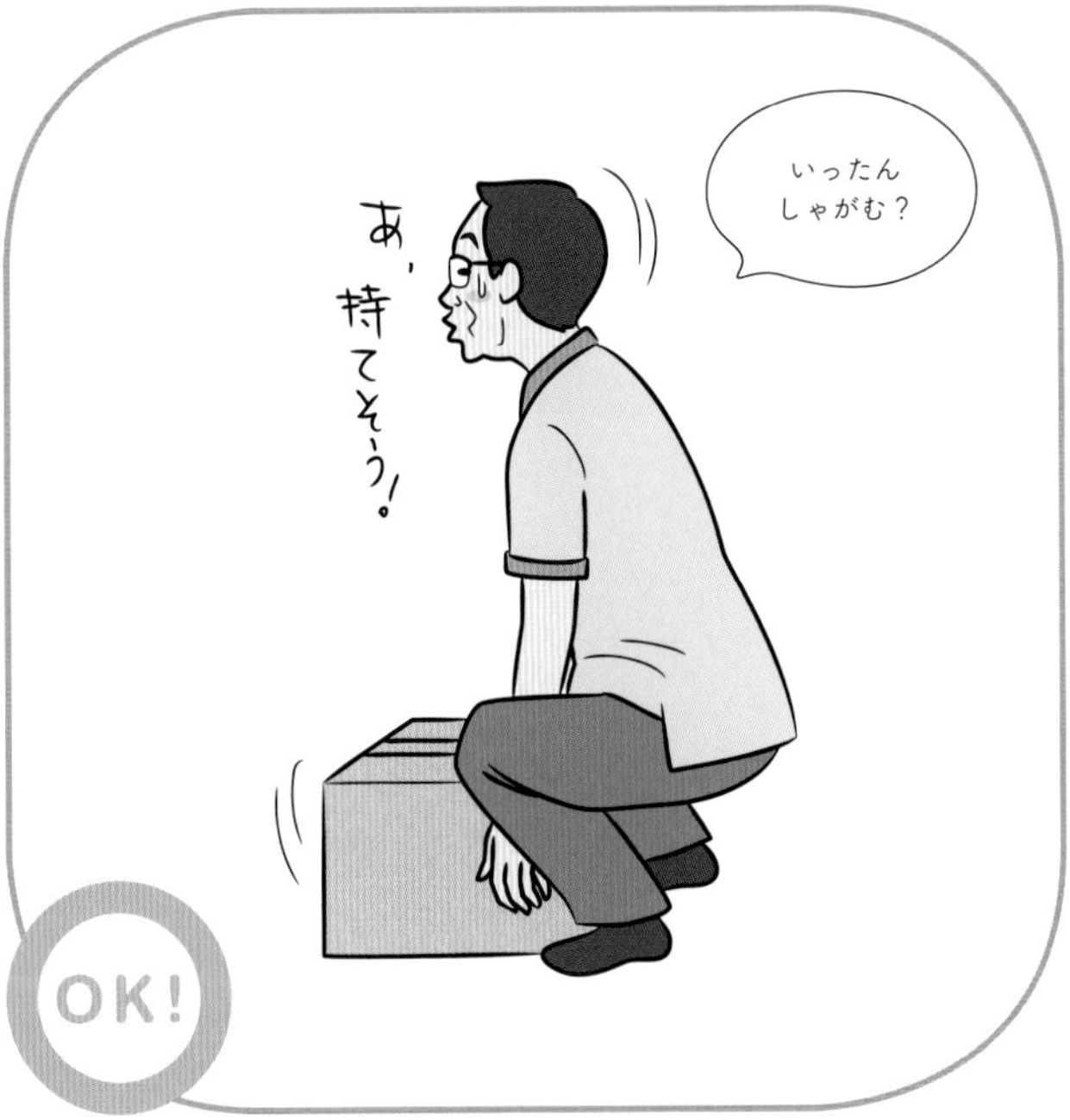

立ち上がると同時に持ち上げるとラク

カラダに負担をかけないためには、まず荷物のそばにしゃがんで、ひざの間に荷物を入れるようにしながら、自分の重心と荷物の位置を近い状態にして、しっかりと抱えます。そこからお腹に力を入れ、立ち上がる力を使って荷物を持ち上げます。この方法なら、荷重を腰や背中に集中させず、いろいろな関節に分散させるため、最も少ない負担で持ち上げることができるのです。

Q ものを取り出す…どっちが疲れない？

A 奥のものに手を伸ばしてそのまま取り出す

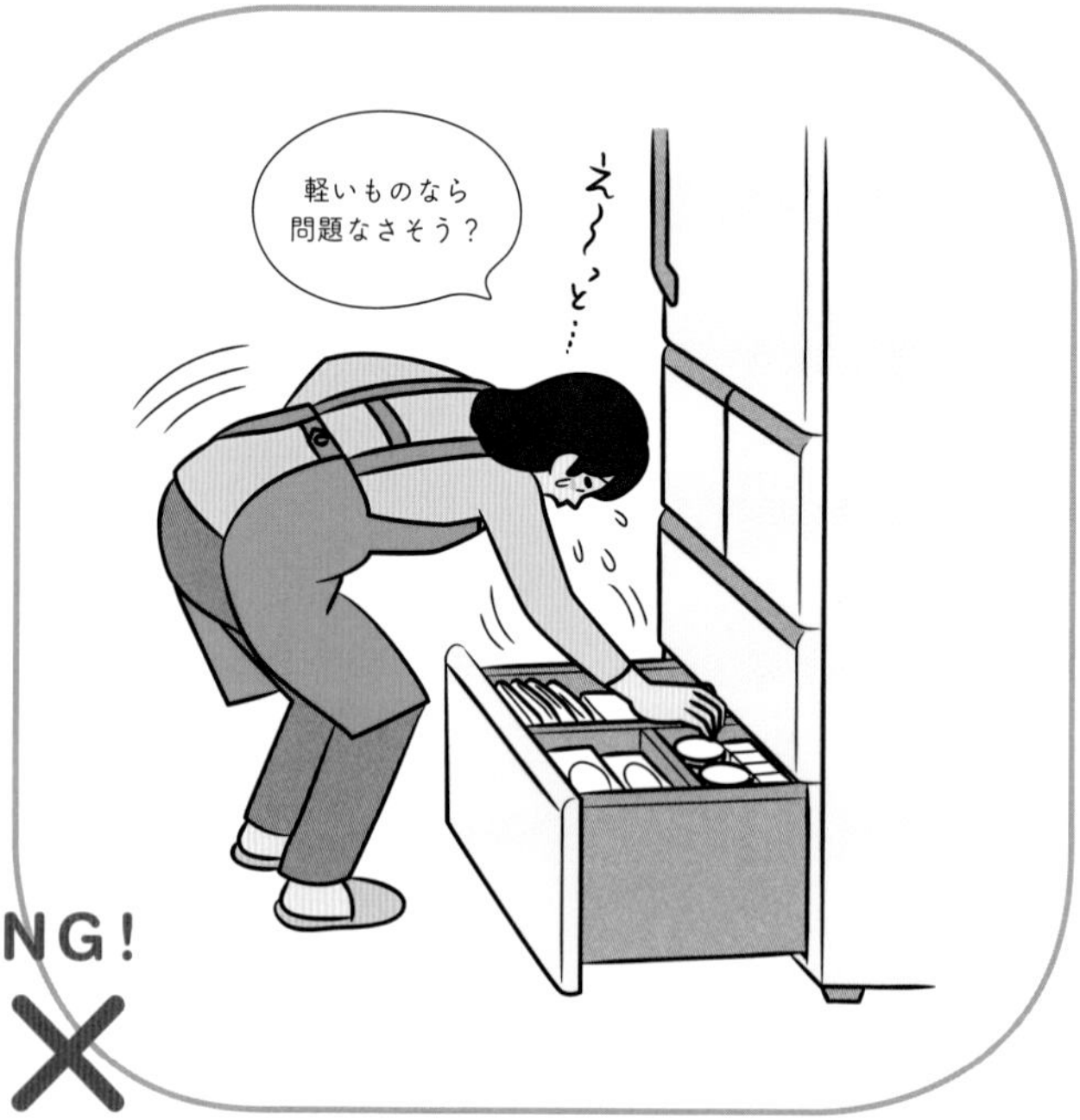
軽いものなら
問題なさそう？
え〜っと…
NG!

中途半端にかがんで手を伸ばすと腰に負担が

例えば冷蔵庫の奥にあるものを取り出すとき、かがんだ状態で手を伸ばしてそのまま取り出すと、カラダは疲れます。軽いものであればそのときには負担を感じにくいかもしれませんが、その分、無意識に行いがちで、これを何度も繰り返すうちに、腰への負担が蓄積していくのです。カラダに負担をかけないためには、かがんだ状態で何かを行うことはできるだけ減らしていきましょう。

B

片手を壁につき、奥のものを手前に引き寄せて取り出す

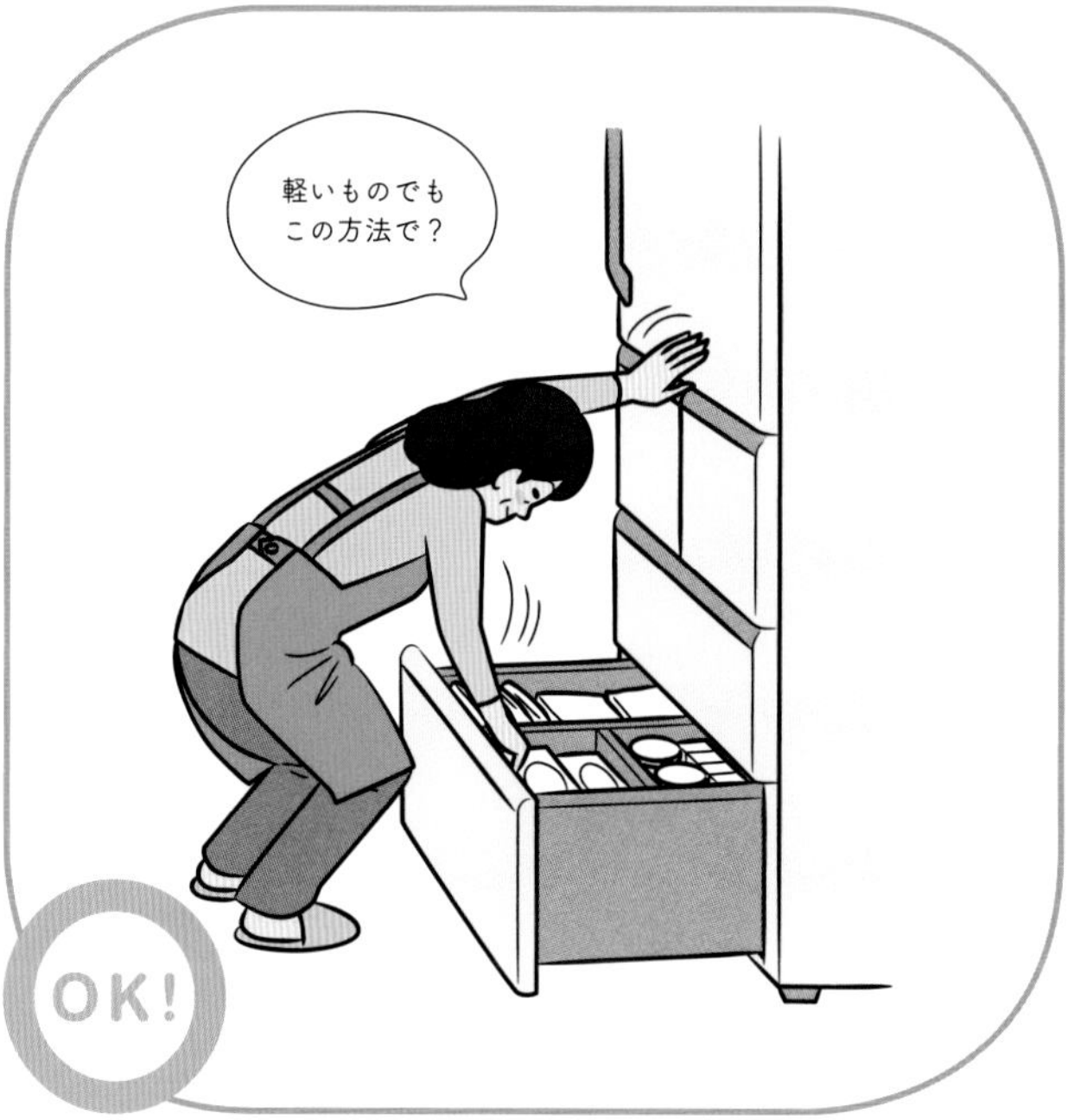

支点をつくり、ものを近づけることがポイント

奥にあるものを取り出すときは、まず近くの壁などに片手をついて、そこを支点にします。支点に力を入れながら、反対の手を奥のものに伸ばしてズルズルと手前に引き寄せ、それからつかんで取り出すようにしましょう。軽いものでも油断は禁物。カラダに疲れを蓄積させないためには、重さにかかわらず、ものをできるだけ自分に引き寄せてから持つようにすることが大切なのです。

Q 荷物を下ろす…どっちが疲れない？

A

棚の荷物に手を伸ばし 手前に引き寄せて下ろす

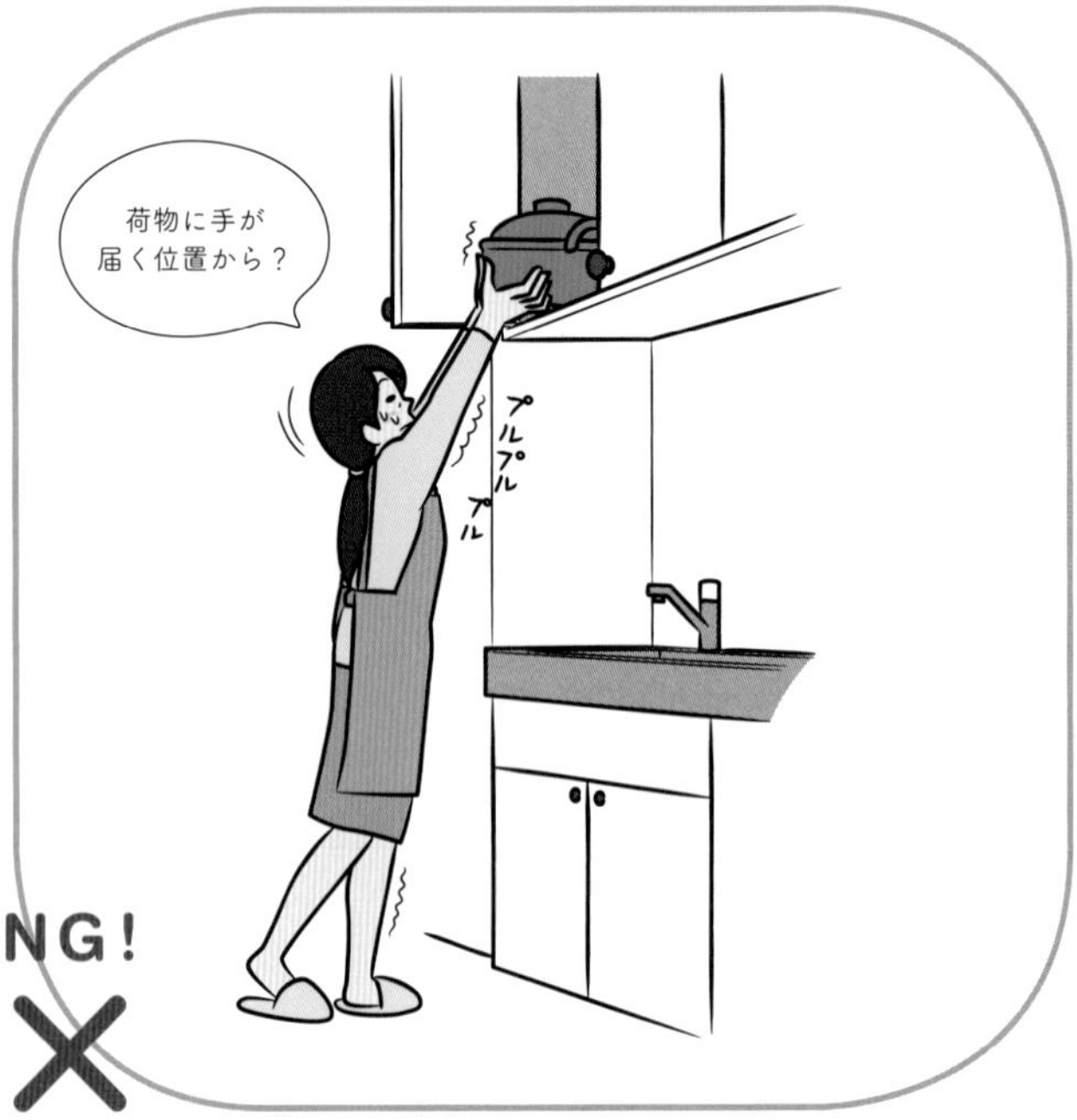
荷物に手が届く位置から？
NG!

バランスを崩して背中と腰が疲れる

高い棚にある荷物を下ろそうとするとき、無理をして遠くから手を伸ばすことがよくあります。でも、これは疲れる方法。無意識にバランスをとろうとするため、背中や腰の筋肉が緊張しやすく、疲れの原因となるのです。さらにバランスをとりきれずにものを落としたり、転んだりするなど、アクシデントの原因にもなります。日常動作も一つひとつ、指先まで意識が行き届いた状態で行いましょう。

B

棚の荷物に近づき上から下へまっすぐ下ろす

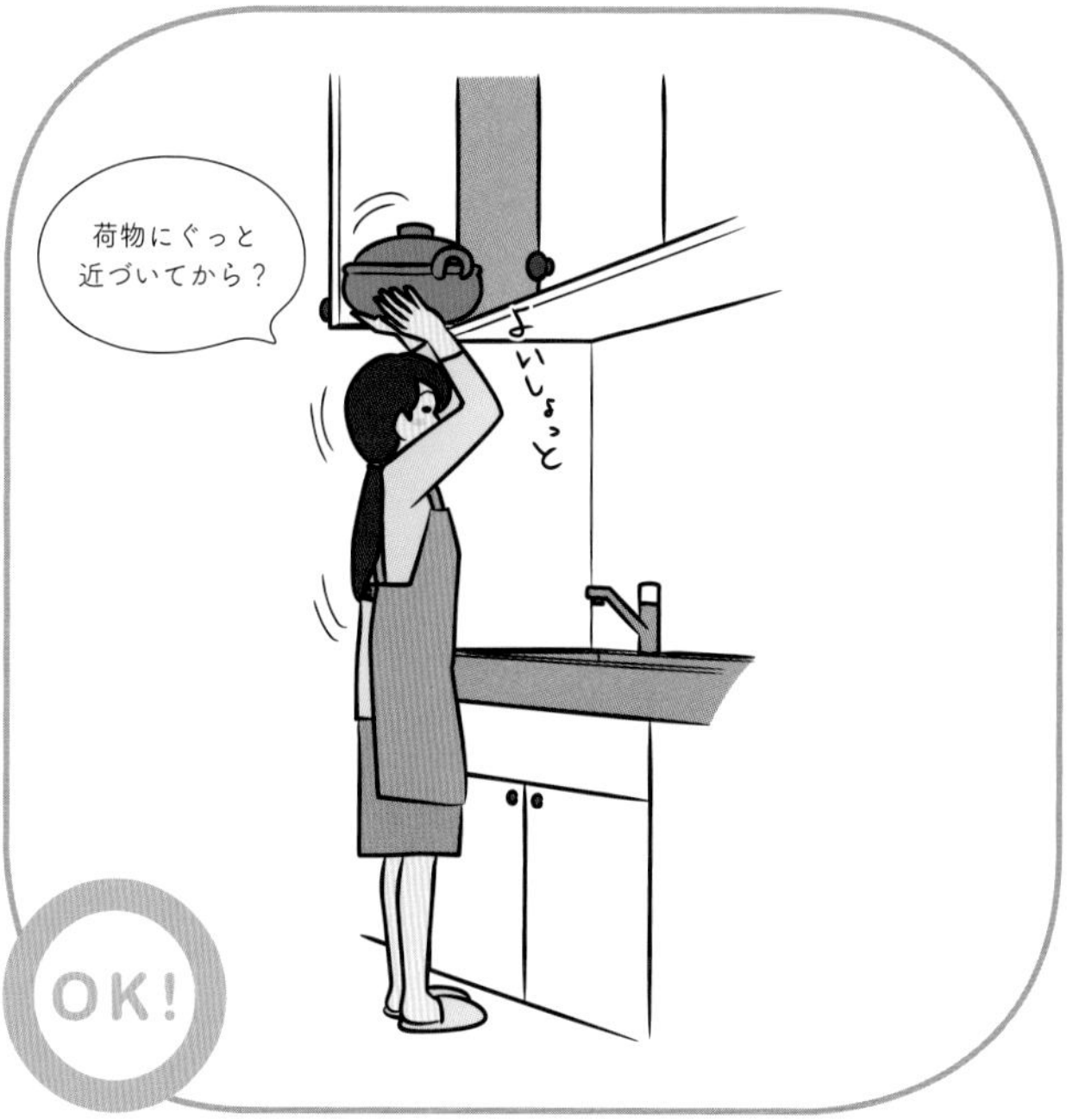
荷物にぐっと近づいてから？
よいしょっと
OK!

荷物をカラダに沿わせて下ろすと負担が軽くなる

高い棚から荷物を下ろすときは、棚の真下まで行って荷物をしっかりと持ち、ひじを曲げた状態に。そこから、荷物をカラダに沿わせるようにしながら下ろしていきましょう。どんなときでも、できるだけカラダの重心に近い位置で荷物を持つことが肝心です。荷物の重さがカラダの一部に集中することがないので、最も軽い負担で荷物を取り扱うことができるようになります。

✕NG!

手を伸ばして持ち上げる

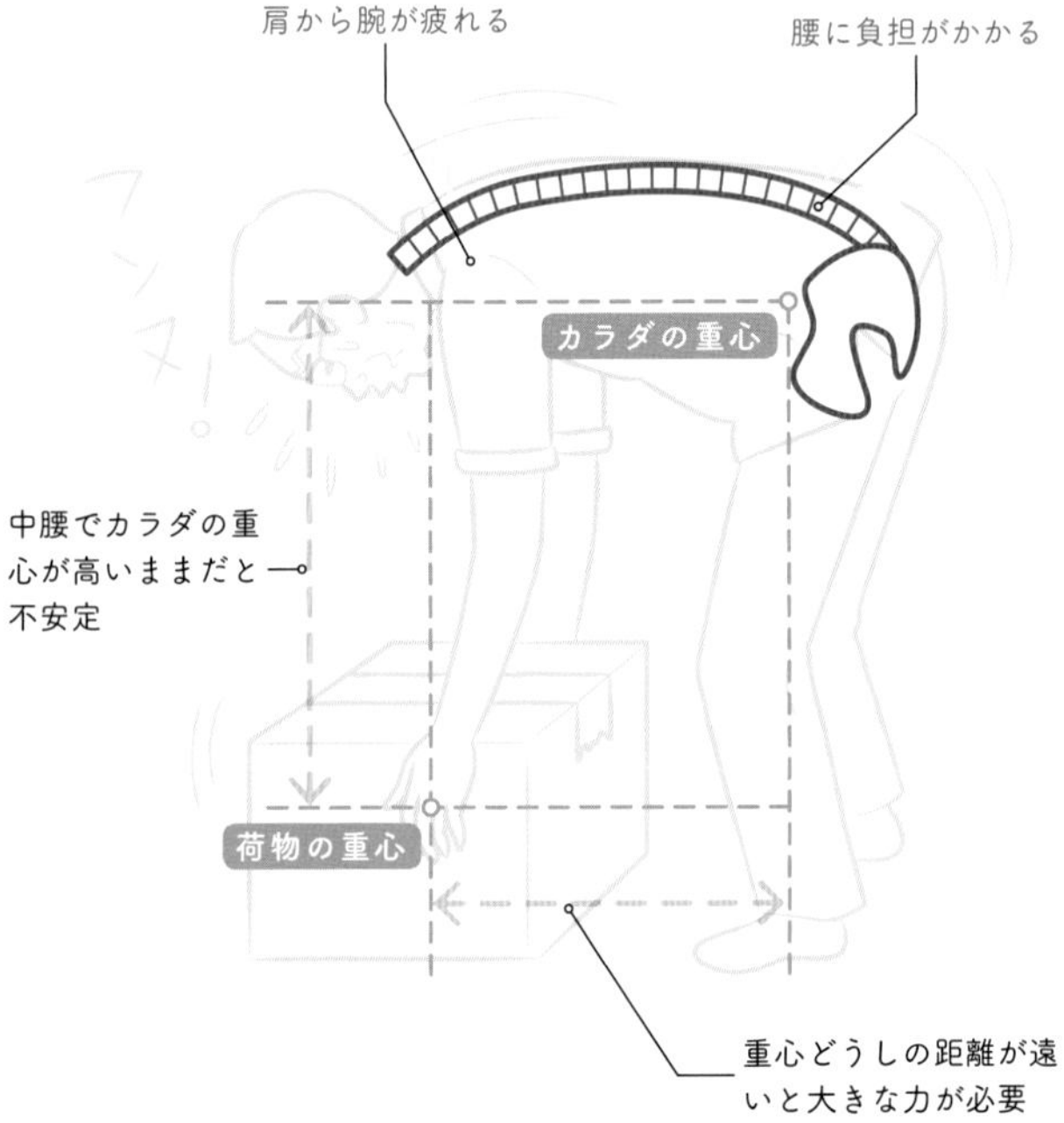
肩から腕が疲れる
腰に負担がかかる
カラダの重心
中腰でカラダの重心が高いままだと不安定
荷物の重心
重心どうしの距離が遠いと大きな力が必要

ここが疲れる！

必要以上の負担を腕、肩、背中などにかけてしまい、腰を傷めやすい

カラダの重心と、荷物の重心との距離が遠いほど、大きな力が必要。そのため、腕の上腕《じょうわん》二《に》頭筋《とうきん》、肩の三角筋《さんかくきん》、背中の脊柱起立筋などに余計な負担がかかります。手を伸ばして持ち上げようとする場合、カラダの重心が高いことから、特に腰を傷める原因になります。

○ OK!

近くにしゃがんで持ち上げる

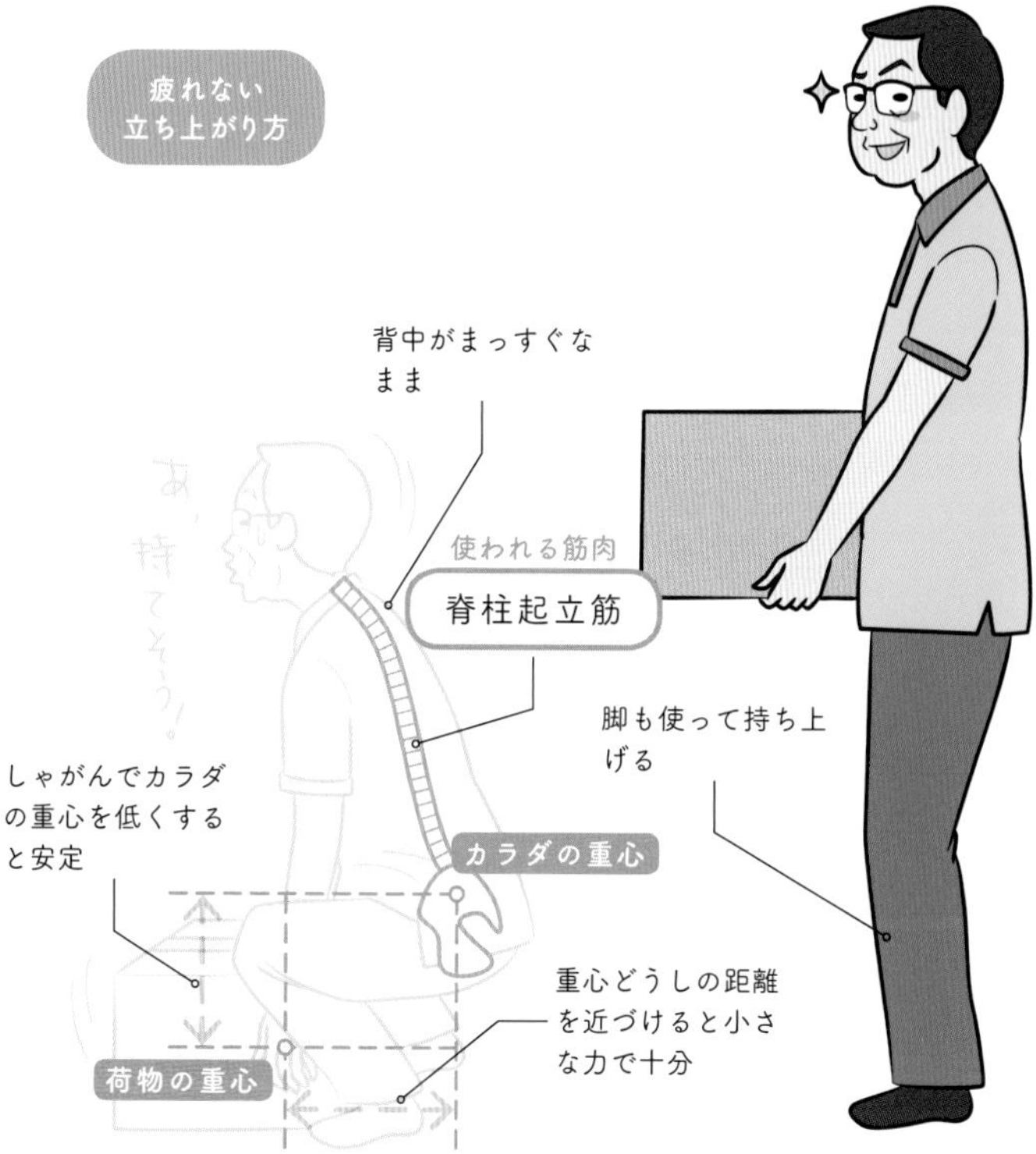
疲れない
立ち上がり方
背中がまっすぐな
まま
使われる筋肉
脊柱起立筋
あ、持てそう！
脚も使って持ち上
げる
しゃがんでカラダ
の重心を低くする
と安定
カラダの重心
荷物の重心
重心どうしの距離
を近づけると小さ
な力で十分

POINT

カラダの重心を荷物の重心に近づけ 高低差もできるだけ小さく

カラダと荷物の重心が近いほど、持ち上げるのに必要な力は小さくて済みます。また、カラダの重心は低いほどバランスが安定するので、効率よく力を使うことができます。脚の大腿四頭筋なども使って立ち上がりながら持ち上げれば、腰に負担をかけることもありません。

疲れる取り出し方&疲れない取り出し方

×NG! 手を伸ばして取り出す

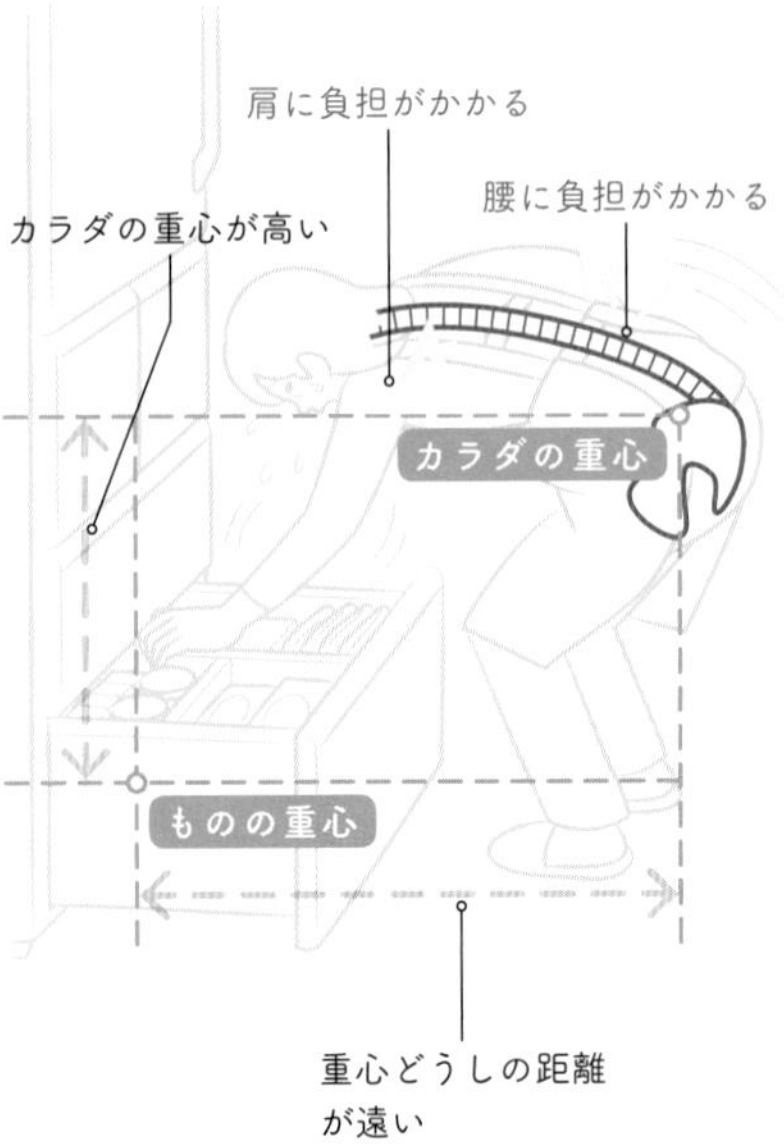
肩に負担がかかる
腰に負担がかかる
カラダの重心が高い
カラダの重心
ものの重心
重心どうしの距離が遠い

ここが疲れる！

バランスが悪く肩や腰への負担大

不自然な体勢になるのでバランスがとりにくいことから、肩の僧帽筋や腰の脊柱起立筋などに負担がかかって疲れます。

疲れない取り出し方

○OK! 片手をつき、引き寄せる

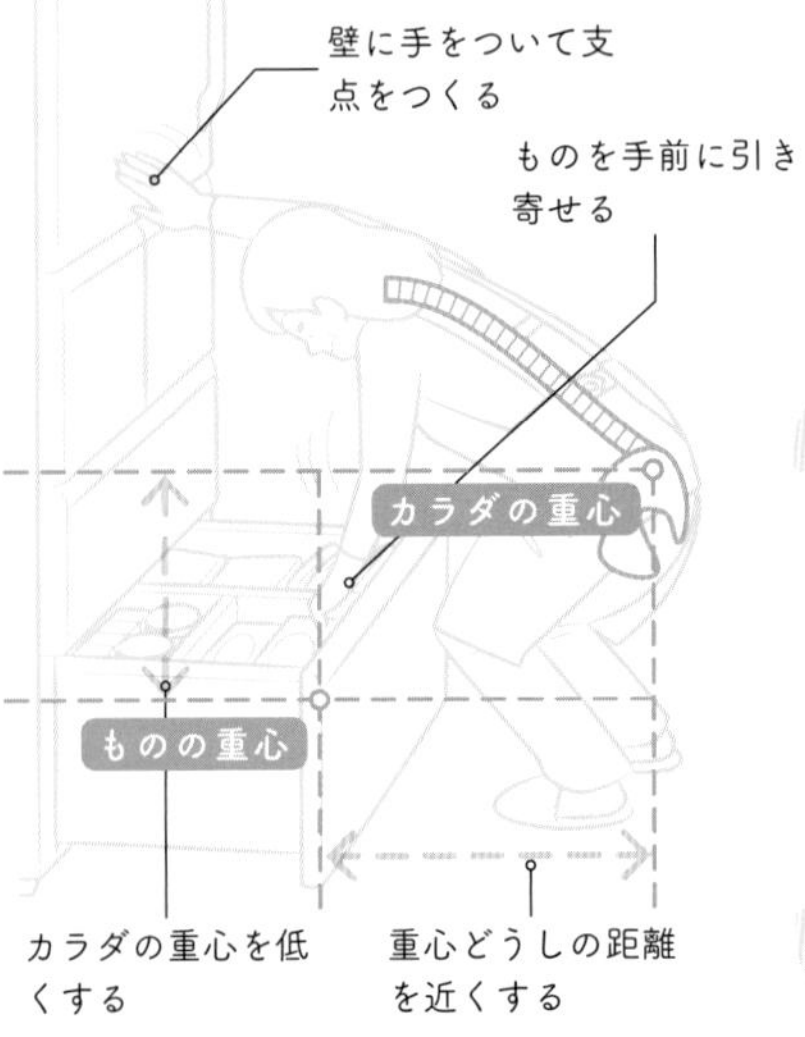
壁に手をついて支点をつくる
ものを手前に引き寄せる
カラダの重心
ものの重心
カラダの重心を低くする
重心どうしの距離を近くする

POINT

てこの原理で体勢を安定させる

片方の手を支点にし、もう片方の手でものを手前に引き寄せて取りましょう。しゃがむと重心が低くなり、安定したラクな体勢に。

疲れる下ろし方＆疲れない下ろし方

○ OK!
上から下へまっすぐ下ろす

× NG!
奥から手前に引き寄せて下ろす

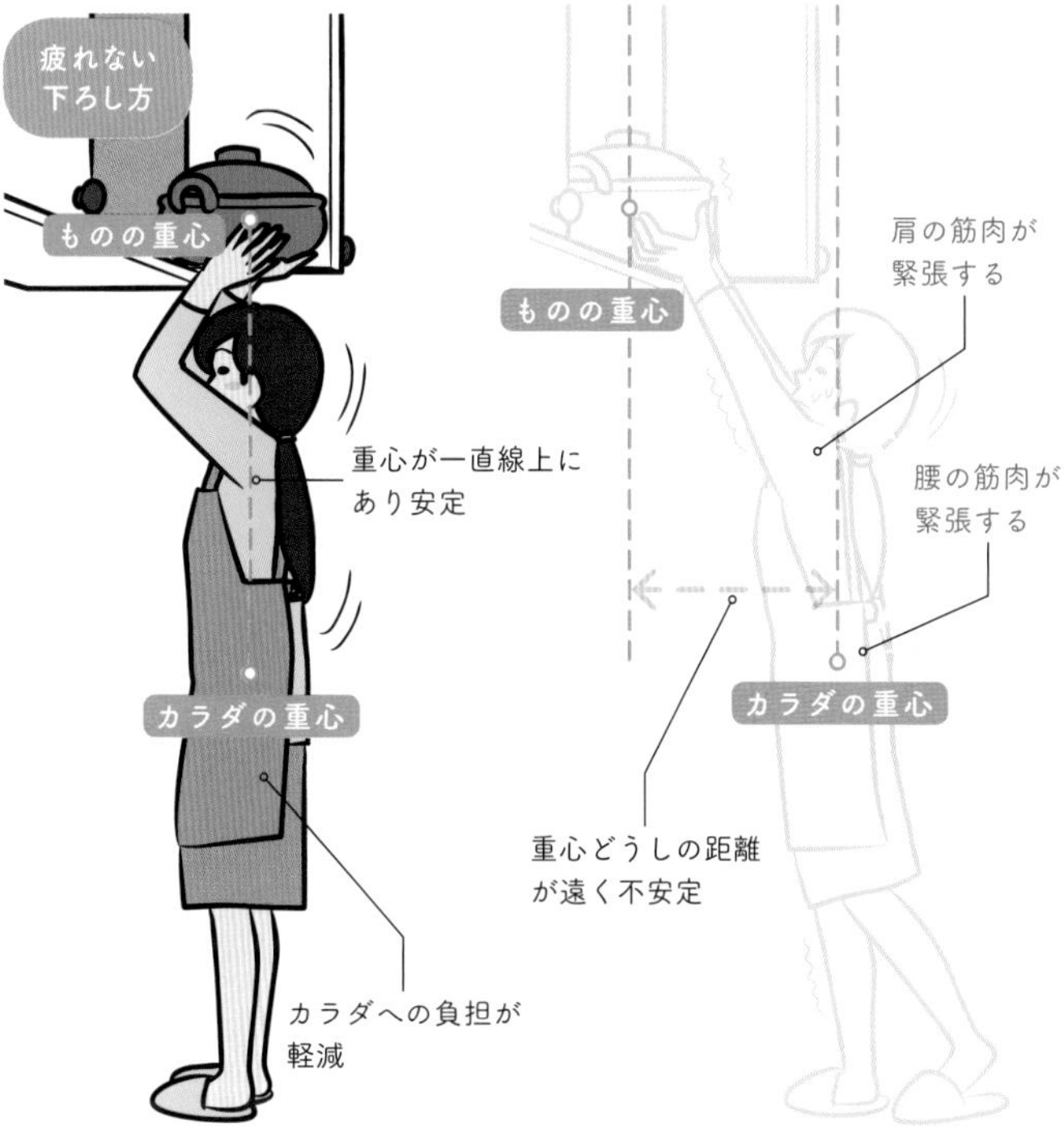
疲れない下ろし方
ものの重心
重心が一直線上にあり安定
カラダの重心
カラダへの負担が軽減
ものの重心
肩の筋肉が緊張する
腰の筋肉が緊張する
カラダの重心
重心どうしの距離が遠く不安定

POINT

重さを感じにくいというメリットも

荷物の下に立って下方向にまっすぐ下ろしていけば、体勢が安定したままなので安全です。そのうえ、荷物の重さを感じにくく、カラダへの負担がとても軽くなります。

ここが疲れる！

肩や腰を過剰に使って荷物を支えることに

体勢が不安定になるうえ、カラダと荷物の重心が遠いため、荷物を支えるのに大きな力が必要です。そのため、肩の三角筋や腰の脊柱起立筋に負担がかかります。

Q ヒールの高さ、どっちが疲れない？

A

10cmのヒール

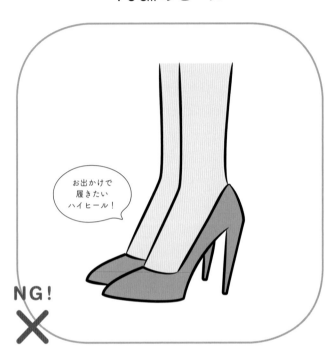

ハイヒールだと
つま先に過度な負担が

ハイヒールを履くと、カラダの前方に重心がかかりやすくなります。そのため、バランスをとろうとして前ももに体重がのり、ひざが前に出る姿勢になりがちです。歩くときは、脚の付け根から踏み出すことができず、ひざから下だけをちょこちょこ動かすことに。ふくらはぎ、前もも、腰などさまざまな筋肉に負担がかかって疲れやすくなり、スタイルも悪化するので、高すぎるヒールは避けて。

B

5cmのヒール

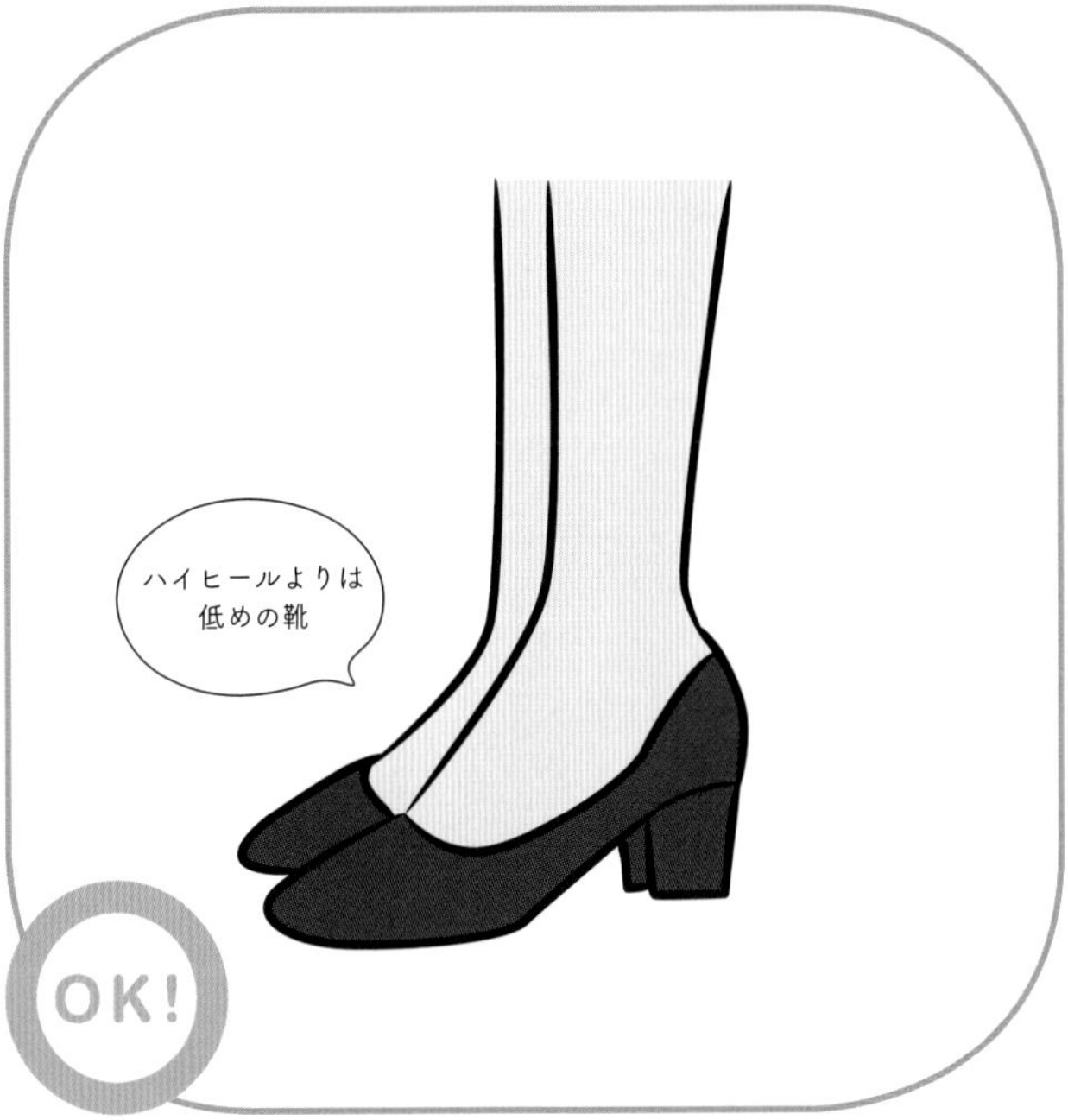
ハイヒールよりは
低めの靴
OK!

重心があまりブレることなく歩ける高さ

ヒールの高さが5cm程度であれば、比較的姿勢を崩さずに歩くことができます。その際は、かかとに重心を置くように意識することがポイント。なおかつ、かかと、小指の付け根、親指の付け根の3点で体重を支えるように立ちましょう。そうすれば、重心がブレることなく、負担をかけずに歩けます。ちなみに、高さが3cm程度のヒールによる疲労は、スニーカーと同じくらいです。

Q 靴底の減り方、どっちが疲れない？

A かかとの内側だけが減る

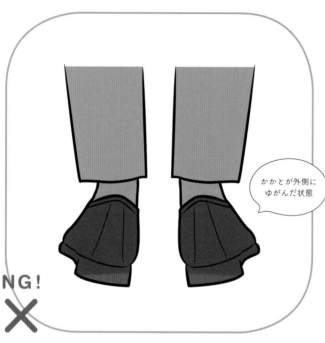

内股歩き、X脚、外反母趾の傾向が

靴底の減り方には、歩き方のクセが出ます。かかとの内側が減る場合、内股やX脚の可能性が高いほか、外反母趾の傾向も。足首やひざが不自然な方向を向いているので、ももやふくらはぎ、足の裏の筋肉に無理な力がかかり、疲れやすくなります。さらに、内股やX脚、外反母趾は。放置すると症状が進んでいきます。早いうちにストレッチをしたり、歩き方を変えたりすることが大切です。

B

かかとの外側だけが少し減る

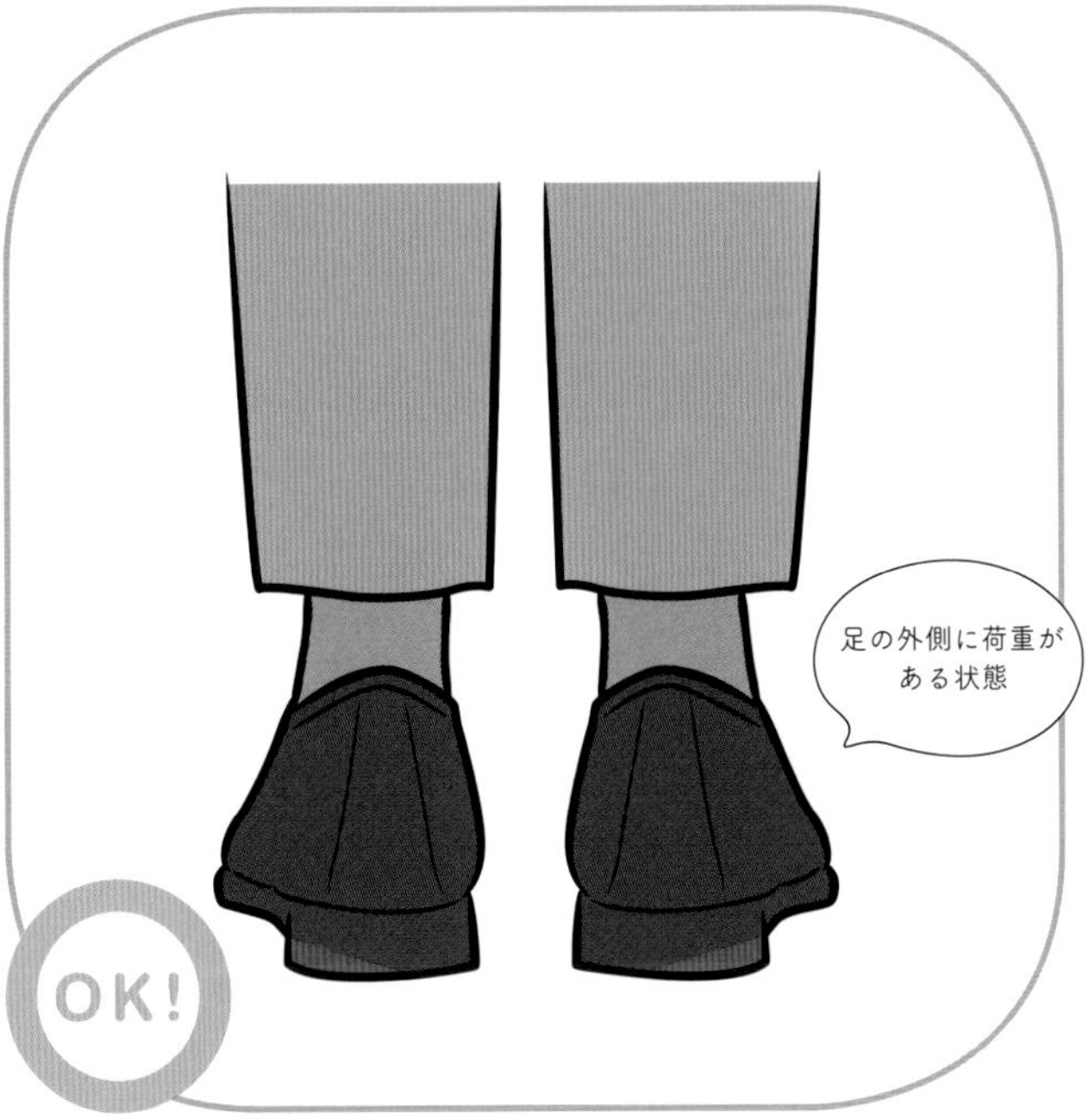

**いい姿勢で歩いていれば
かかとの外側が少し減る**

かかとの外側が少しだけ減るのが、ベストな歩き方。ただし極端に減っている場合は、足の外側を引きずって歩いているということ。かかとに重心が寄りすぎている傾向も見られます。そんな人は、胸が反りすぎて、前ももに体重がのっている可能性が大。ももの前側や外側が張り、少し歩いただけで疲れやすい脚になっています。内ももの筋肉を意識しながら歩くと、改善していきます。

ヒールが高めの靴での疲れる姿勢&疲れない姿勢

×NG!

つま先重心になる

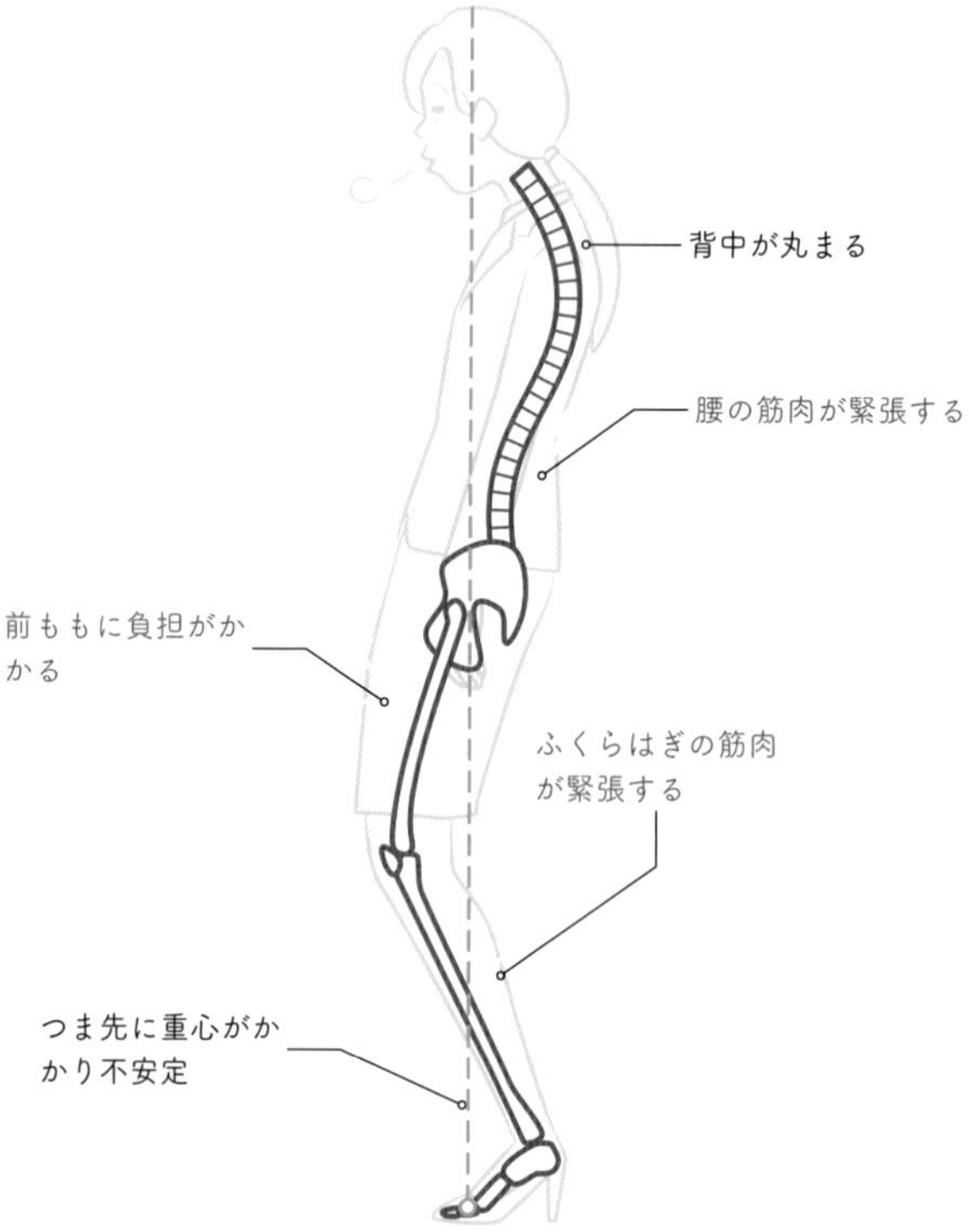
背中が丸まる
腰の筋肉が緊張する
前ももに負担がかかる
ふくらはぎの筋肉が緊張する
つま先に重心がかかり不安定

ここが疲れる!

バランスをとるために腰、不自然な歩き方で脚、それぞれに負担が

高すぎるヒールでは、つま先に重心が行きやすくなります。そのためバランスをとろうと、お腹を前に突き出して反り腰になり、腰の脊柱起立筋などが緊張。前ももに体重がのるほか、ひざ下だけで歩くことになるので、前ももの大腿四頭筋、ふくらはぎの腓腹筋なども疲れます。

○ OK!

かかと重心にする

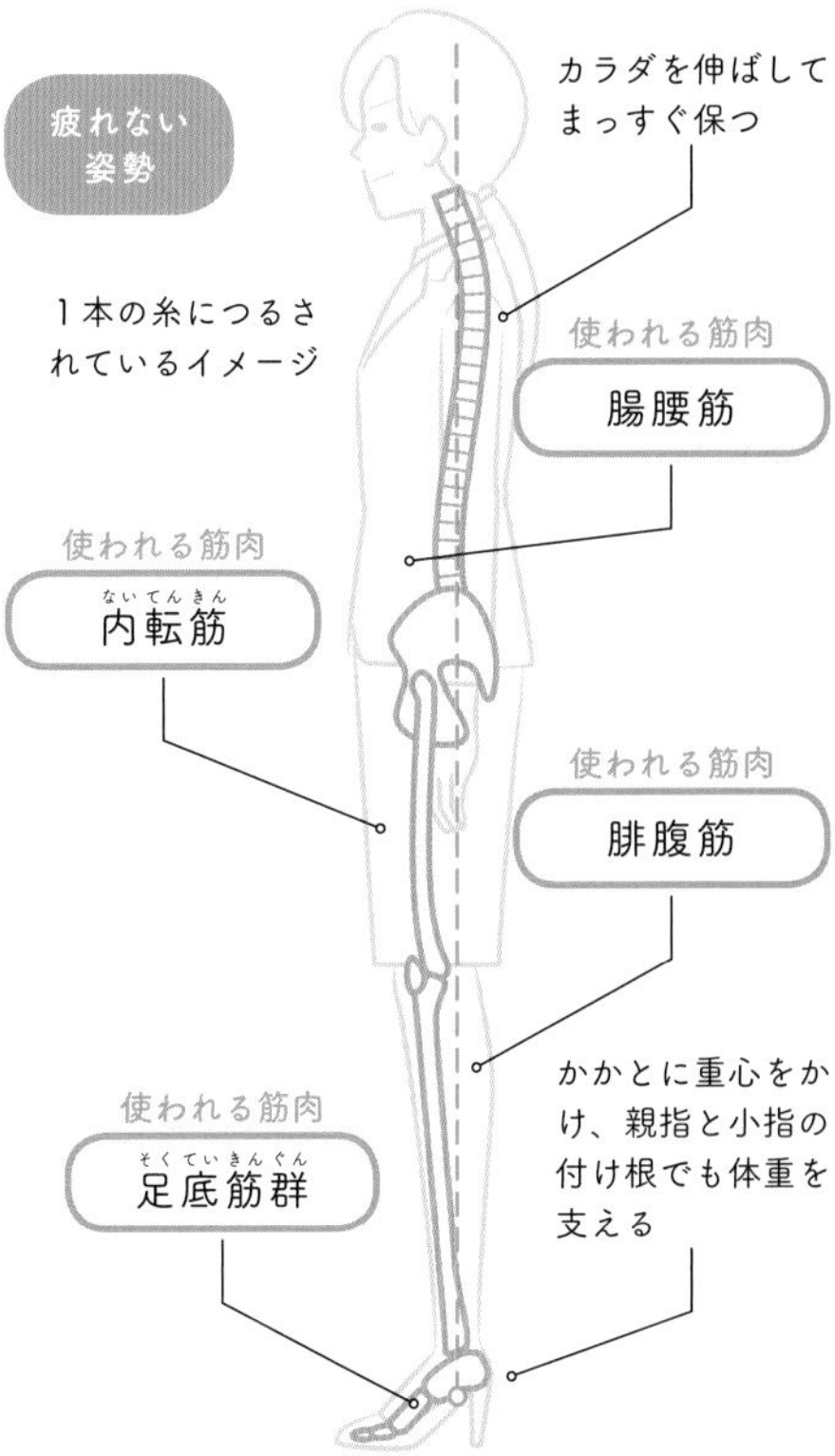
疲れない
姿勢
1本の糸につるされているイメージ
カラダを伸ばして
まっすぐ保つ
使われる筋肉
腸腰筋
使われる筋肉
内転筋《ないてんきん》
使われる筋肉
腓腹筋
使われる筋肉
足底筋群《そくていきんぐん》
かかとに重心をかけ、親指と小指の付け根でも体重を支える

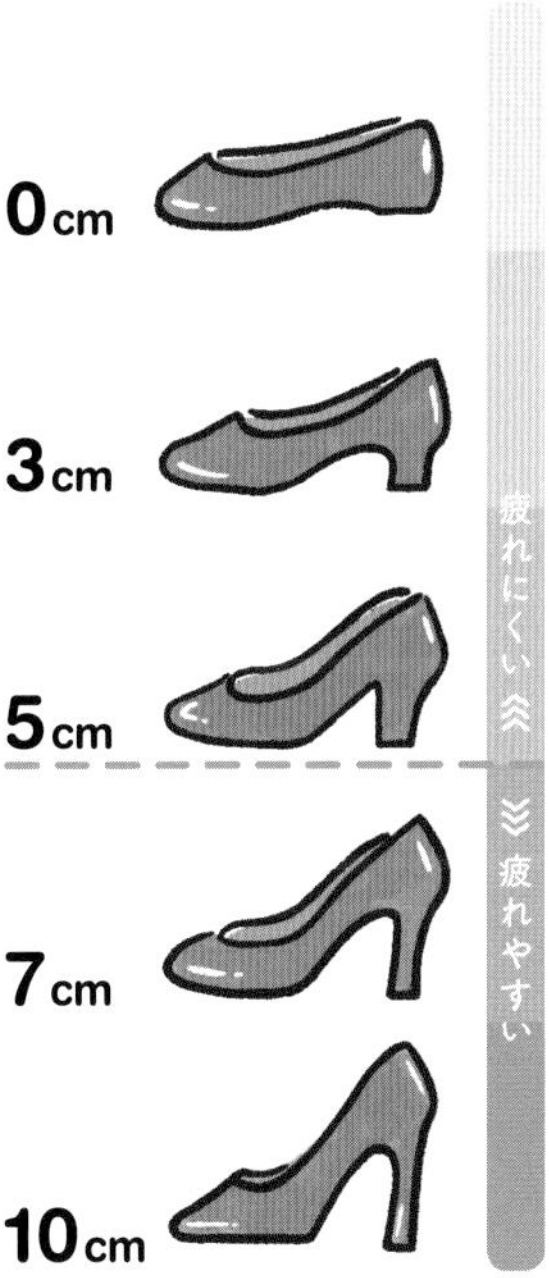
0cm
3cm
5cm
7cm
10cm
疲れにくい
疲れやすい

ヒールは5cm以下であれば、重心や姿勢はフラットシューズとほぼ変わりません。つま先のほか、ふくらはぎ、前もも、腰などの筋肉に無理をかけないため、疲れにくいのです。

POINT

かかと重心を保てるなら高めのヒールでもOK

土踏まずをアーチ状にする、足裏の足底筋群などの力が重要になります。ふくらはぎの腓腹筋や内ももの内転筋、お腹の腸腰筋が正しく働けば、ヒールが高めでも疲れずに歩けます。

COLUMN

靴底のすり減り方をチェック！

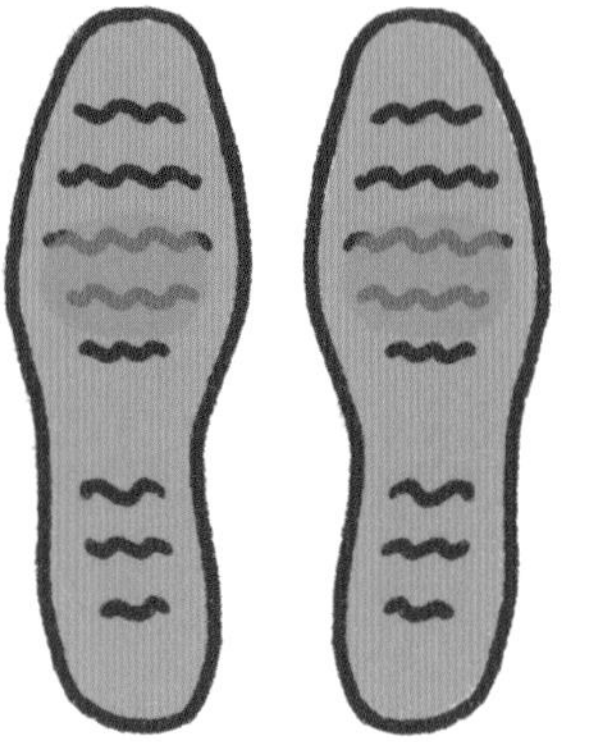

中心に穴があく

足を蹴り出すとき、股関節でねじる動きをしているのが原因。足首がかたいほか、重心が不安定でふらふらしている可能性があります。

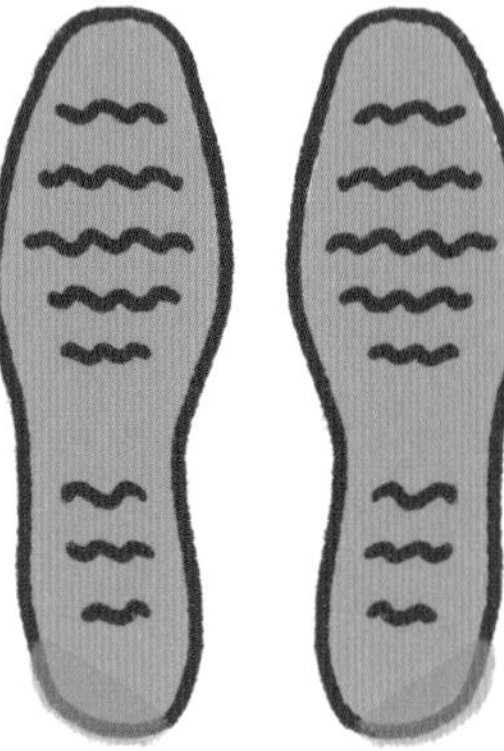

かかとの外側が少し減る

正しい歩き方ができているということ。ただし減りが激しい場合、O脚、がに股などで外側に重心がかかっていると考えられます。

姿勢が正しいかどうかは靴底の減り方でわかる

地面と接している靴底は、歩行によってすり減っていくもの。その減り方を見れば、カラダの使い方のクセや姿勢のゆがみ、不調までもがわかります。自分の靴底をチェックして、上記の正しくないパターンに当てはまったら、すぐに姿勢改善に取り組みましょう。悪い姿勢のままで生活し続けていると、筋肉のこり、ゆがみなどが助長されていき、全身の不調につながってしまいます。

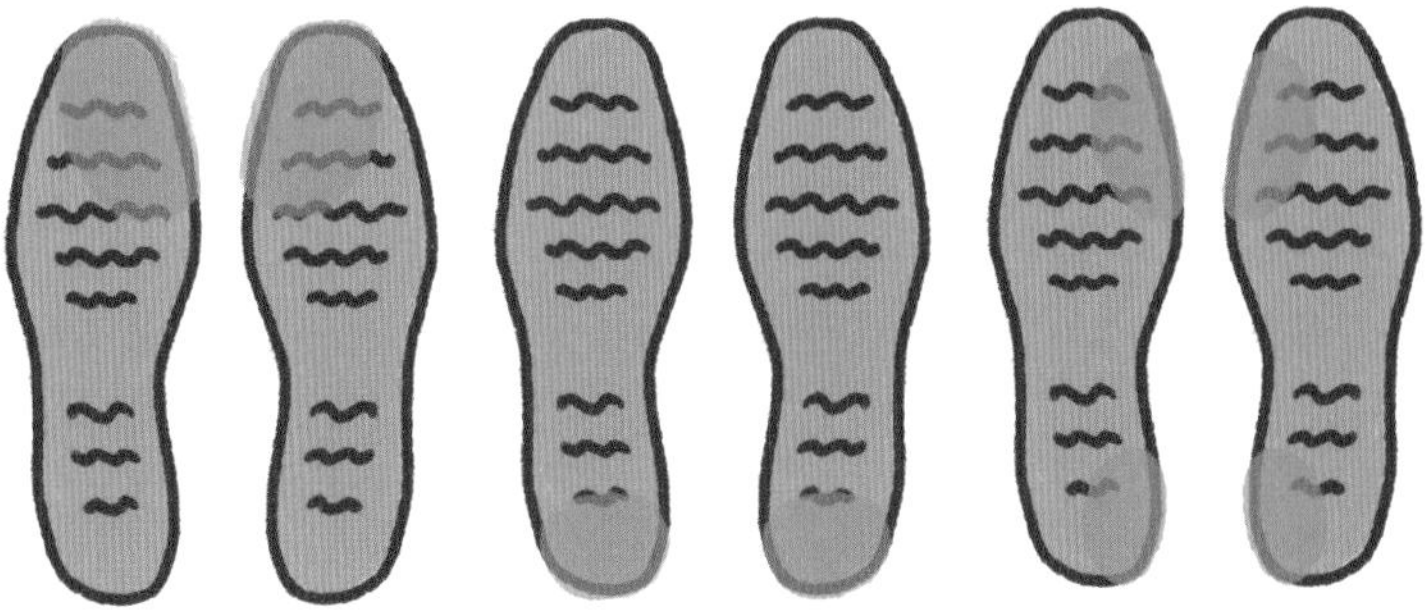

つま先だけが減る

重心がつま先寄りになっていることで、お尻や胸を突き出しているため、腰の筋肉に負担がかかっています。

かかと全体が減る

かかとに重心が寄り、猫背、巻き肩に。首、肩、背中全体が緊張しているほか、呼吸が浅くなり不調を招きやすい状態です。

内側が減る

内股で歩いているか、X脚気味の可能性が大。足裏のアーチがつぶれて、外反母趾や扁平足を招きやすくなります。

かかとの外側が少し減っているのが正常

歩行時の足の動きを追うと、かかとの外側から着地し、足裏全体をつけて外回転させるように体重を移動させながら、親指の付け根で地面を蹴り出しています。つまり最初に地面につく、かかとの外側が受ける衝撃が最も大きく、すり減りも早いというわけ。ただし、減り具合が大きい、左右非対称、また、かかとの外側以外がすり減っている場合、歩き方が悪いか姿勢がアンバランスだと考えられます。

Q 普段の歩き方、どっちが疲れない？

A

小股で歩く

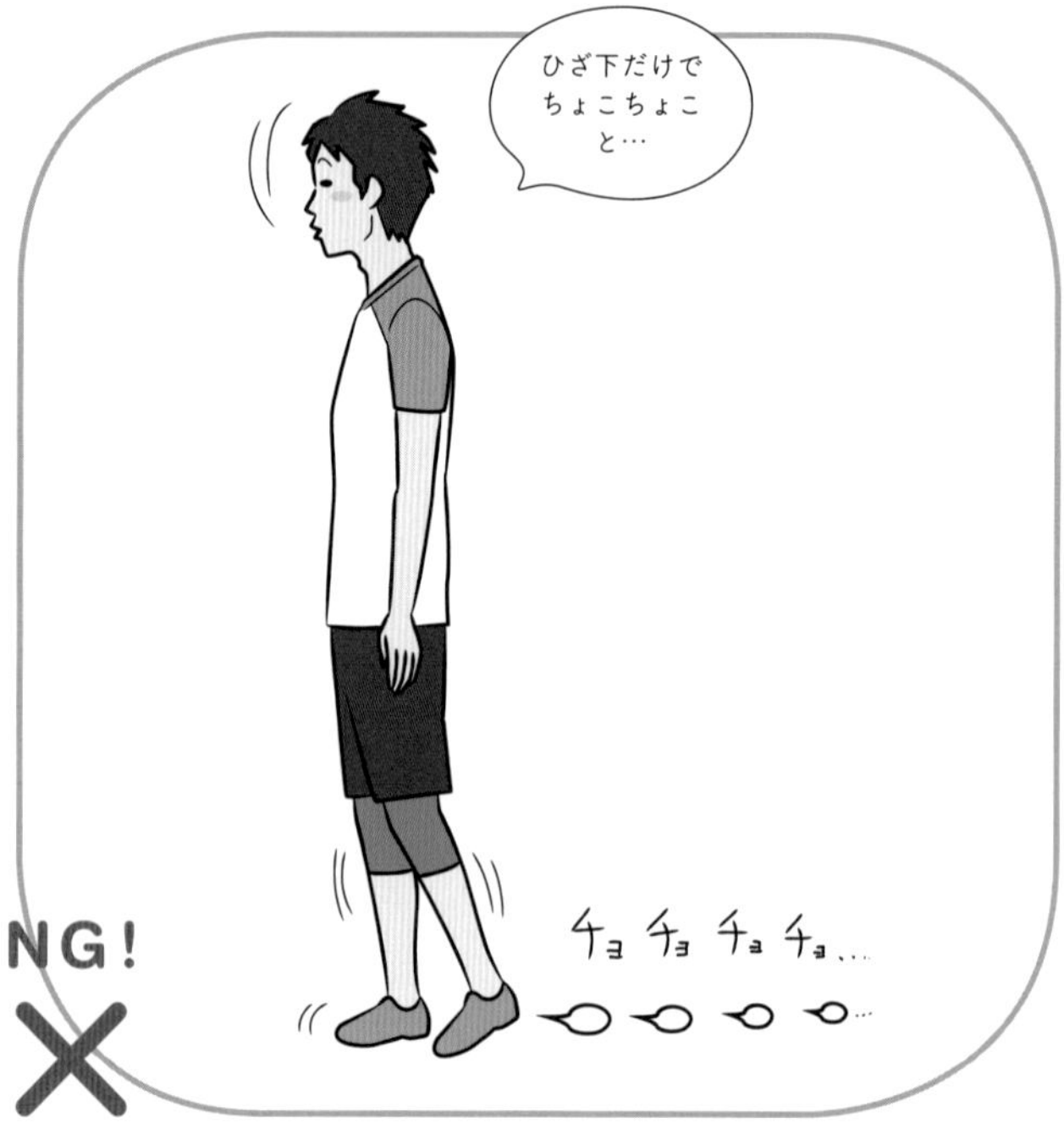
ひざ下だけでちょこちょこと…
チョチョチョチョ…
NG!

余計な力を使いがちで活動量が低い歩き方

タイトスカートやハイヒールを着用していて小股になるのは、それらによって動きが制限されるためです。一方、普段から小股でちょこちょこ歩くのがクセなら、股関節や脚の筋肉を十分に使えていない可能性が。その分、ひざの関節やふくらはぎなどに余計な負担がかかっているかもしれません。脚が疲れやすい、ももやふくらはぎの筋肉や股関節がかたいという人は、歩き方を見直しましょう。

B

大股で歩く

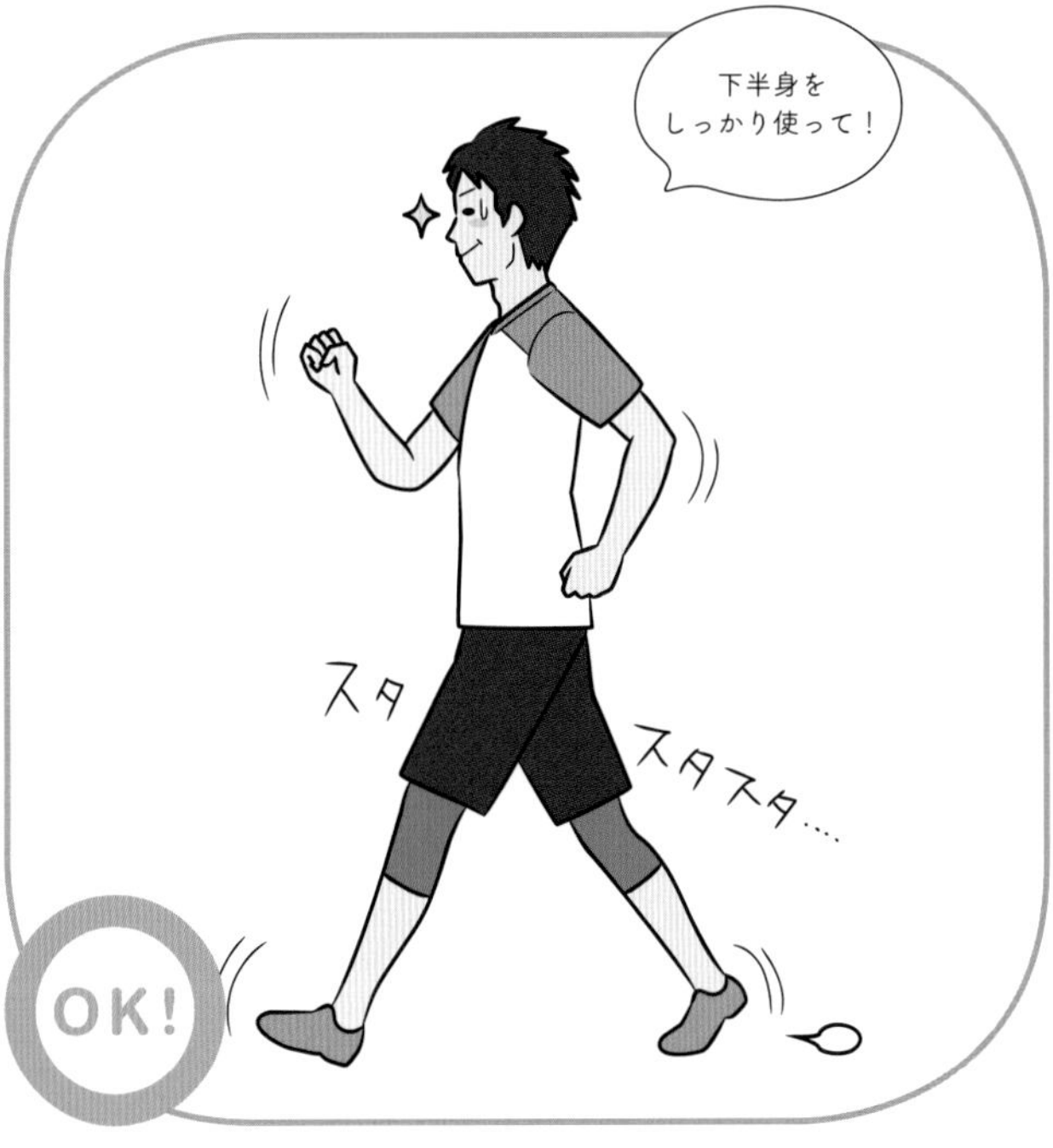

活動量をラクに上げられる歩き方

大股で歩くと、それだけ股関節が広がり、関節につながる筋肉の動きも大きくなります。また、ももやもも裏など大きな筋肉が使われるため、エネルギー代謝もアップし、脂肪がより燃焼しやすくなります。大きく前に踏み出しながら、重心を前に移動させましょう。踏み出すときはカラダが前傾しやすいので、上半身をまっすぐ保つことを意識して。腕を大きく振ると、足も踏み出しやすくなります。

✕NG!

小股で歩く

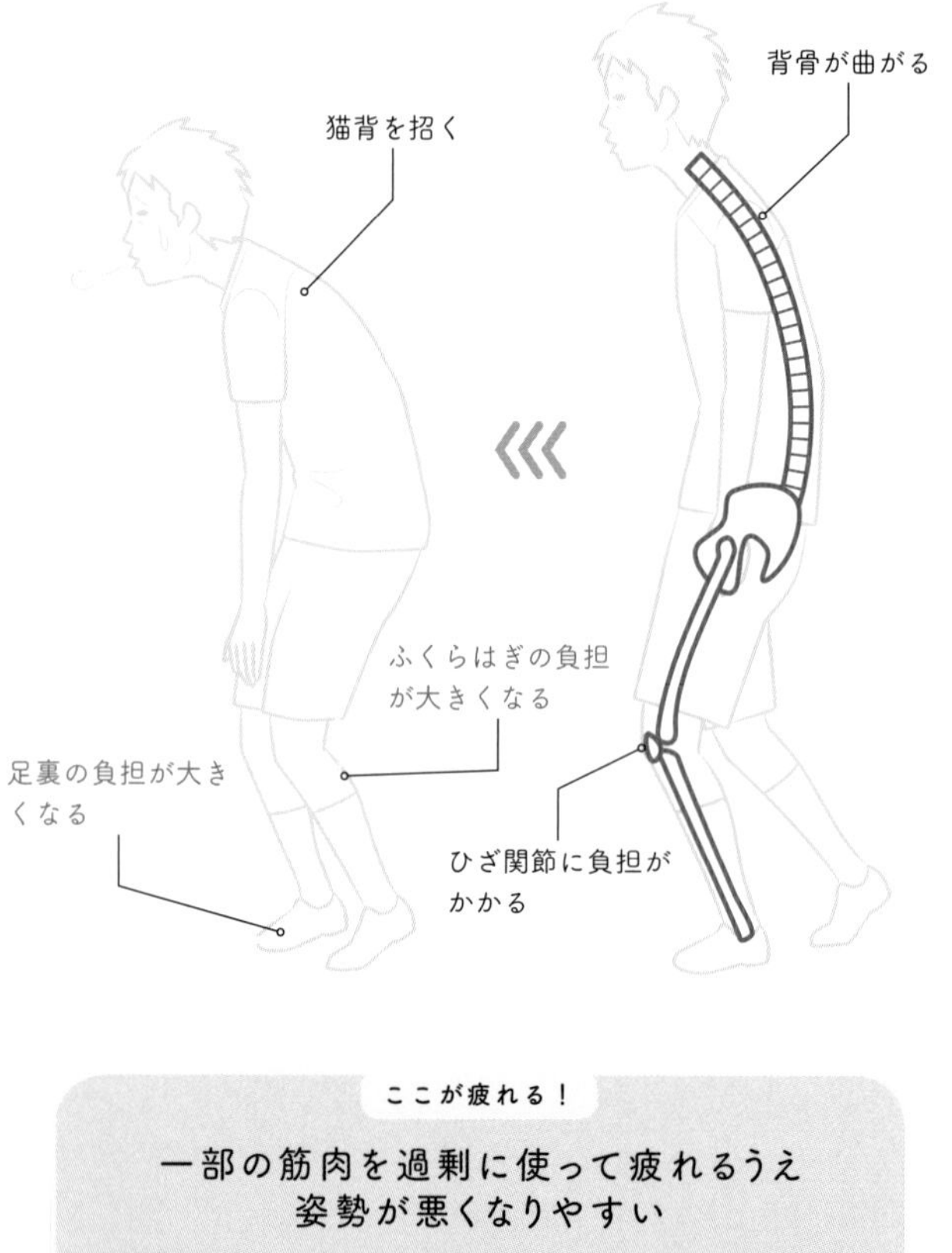
背骨が曲がる
猫背を招く
ふくらはぎの負担が大きくなる
足裏の負担が大きくなる
ひざ関節に負担がかかる

ここが疲れる!

一部の筋肉を過剰に使って疲れるうえ姿勢が悪くなりやすい

大臀筋やハムストリングスが使われず、ひざ下だけで歩くことに。そのため、同じ距離でも大股で歩くのと比べて歩数が多くなり、ふくらはぎの腓腹筋や足裏の足底筋の疲労が強くなります。また、前傾姿勢になりがちで、猫背を招きやすいのもデメリットです。

○ OK!

大股で歩く

疲れない歩き方

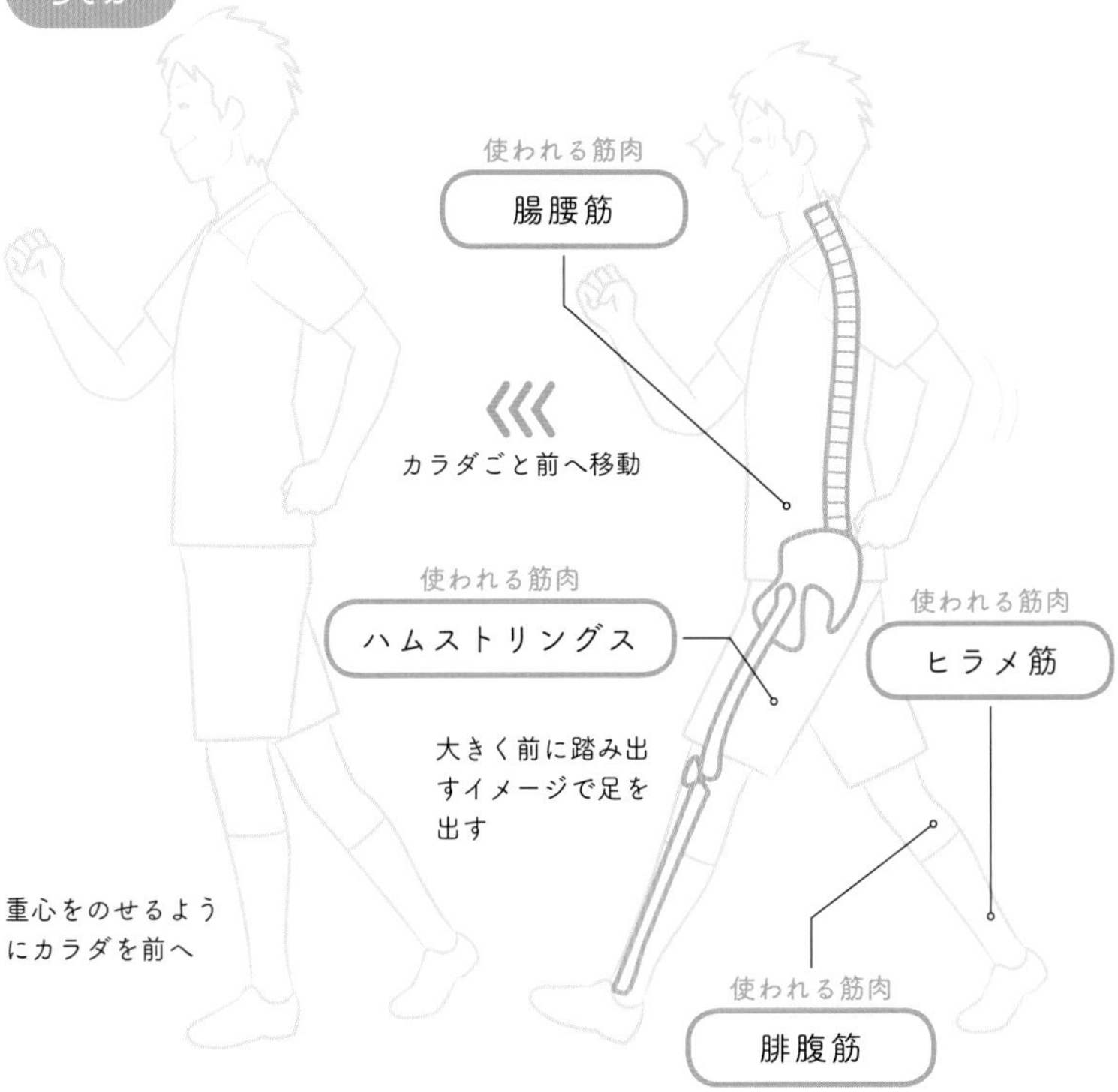
使われる筋肉
腸腰筋
カラダごと前へ移動
使われる筋肉
ハムストリングス
使われる筋肉
ヒラメ筋
大きく前に踏み出すイメージで足を出す
重心をのせるようにカラダを前へ
使われる筋肉
腓腹筋

POINT

下半身のさまざまな筋肉を使い 効率よく歩けて、全身の血行促進も

股関節につながる腰の腸腰筋やもものハムストリングスといった大きな筋肉、また、ふくらはぎの腓腹筋、足首のヒラメ筋など、下半身全体の筋肉を使うため、最小限の労力で歩行のためのエネルギーを生み出せます。加えて、全身の血流がよくなるというメリットもあります。

Q 買い物袋を持つ…どっちが疲れない？

A

重い買い物袋を片方の手で持ち続ける

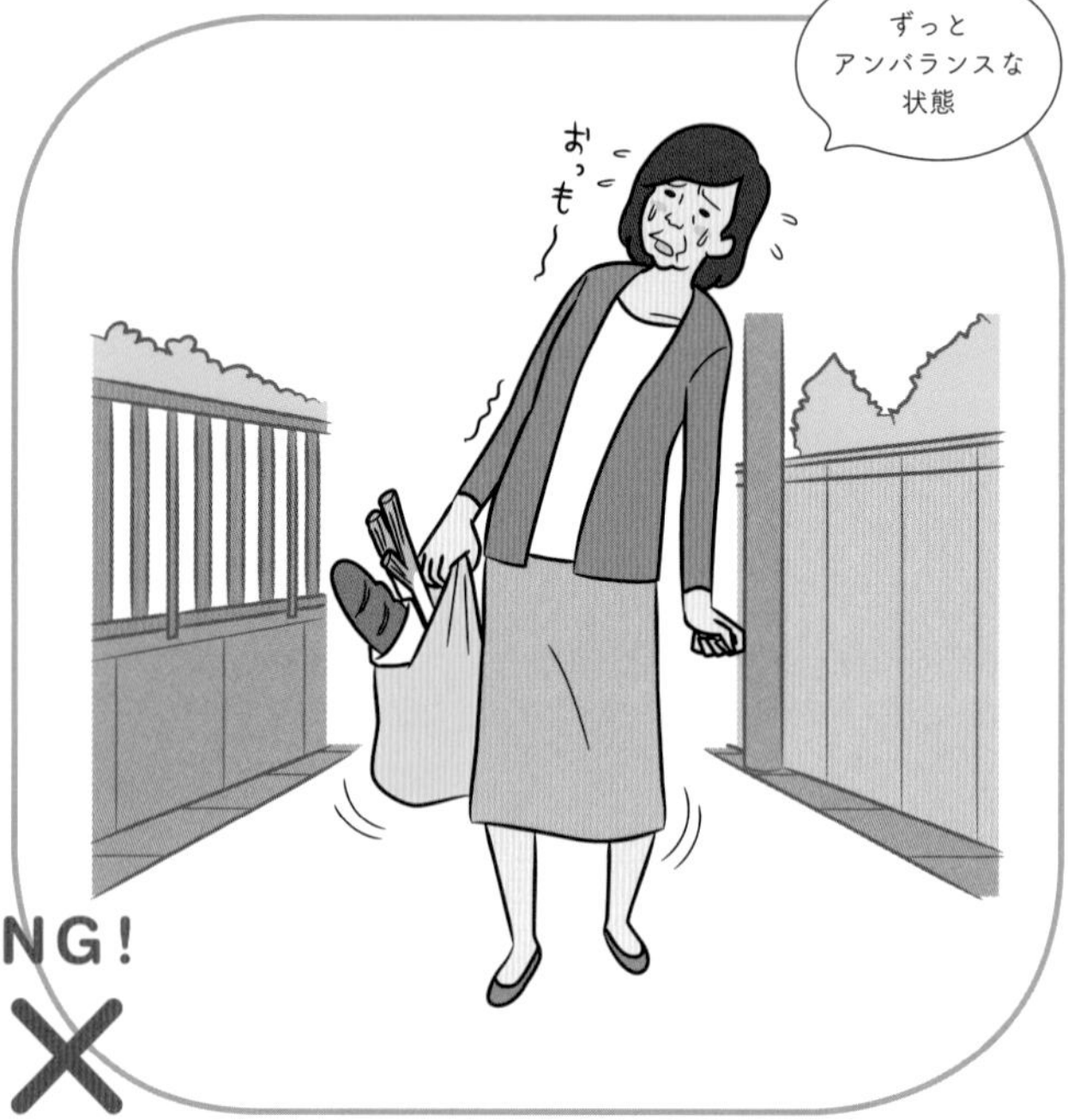

NG!
×

カラダが傾いた状態を覚えてしまうので避けて

片手に重い買い物袋を持つと、その反対側へカラダ全体が自然と傾きます。重さが増した分、左右のバランスをとろうとしているのです。ラクなようにも感じますが、片側の筋肉だけをアンバランスな状態で使っているので、疲れが蓄積します。継続していると、カラダが傾いた状態に慣れ、反対の手に持ちかえることにやりにくさを感じるように。最終的には、姿勢そのものがゆがんでいきます。

B

重い買い物袋を左右の手をかえながら持つ

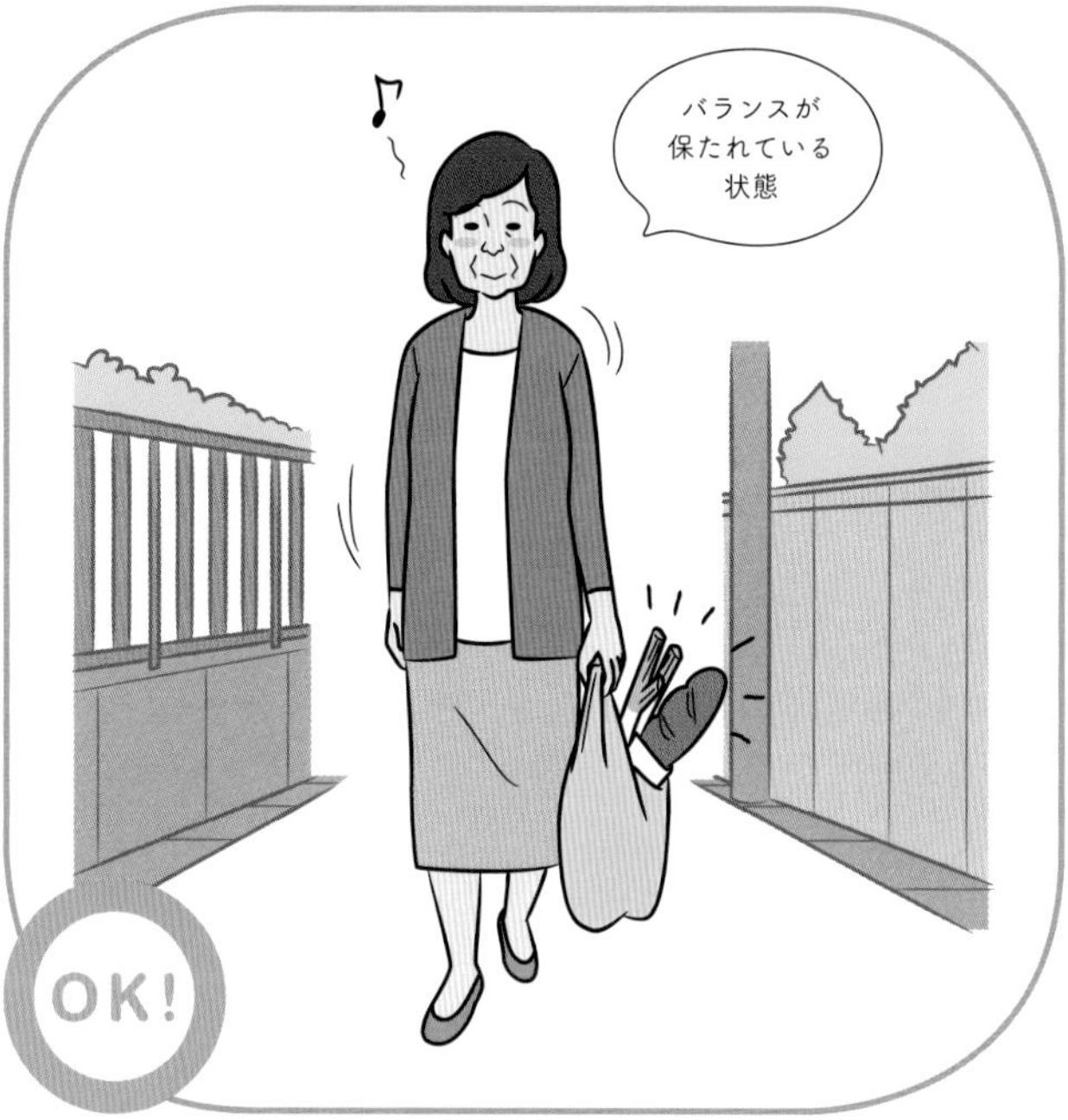

カラダの中心を正しく保つため左右均等に持つ

大切なのは、どちらの手で持つかではなく、重心を中心に保つことです。重い荷物を片手でずっと持っていると、腕や肩、脇など、そのとき使っている筋肉が疲れてきます。するとバランスをとるのが難しくなり、カラダがさらに傾きはじめます。そのタイミングを逃さず、反対側の手に持ちかえましょう。適宜そうすることで、左右を均等に使うことができ、姿勢のゆがみも防げます。

Q かばんの肩ひも、どっちが疲れない？

A かばんの肩ひもが長い

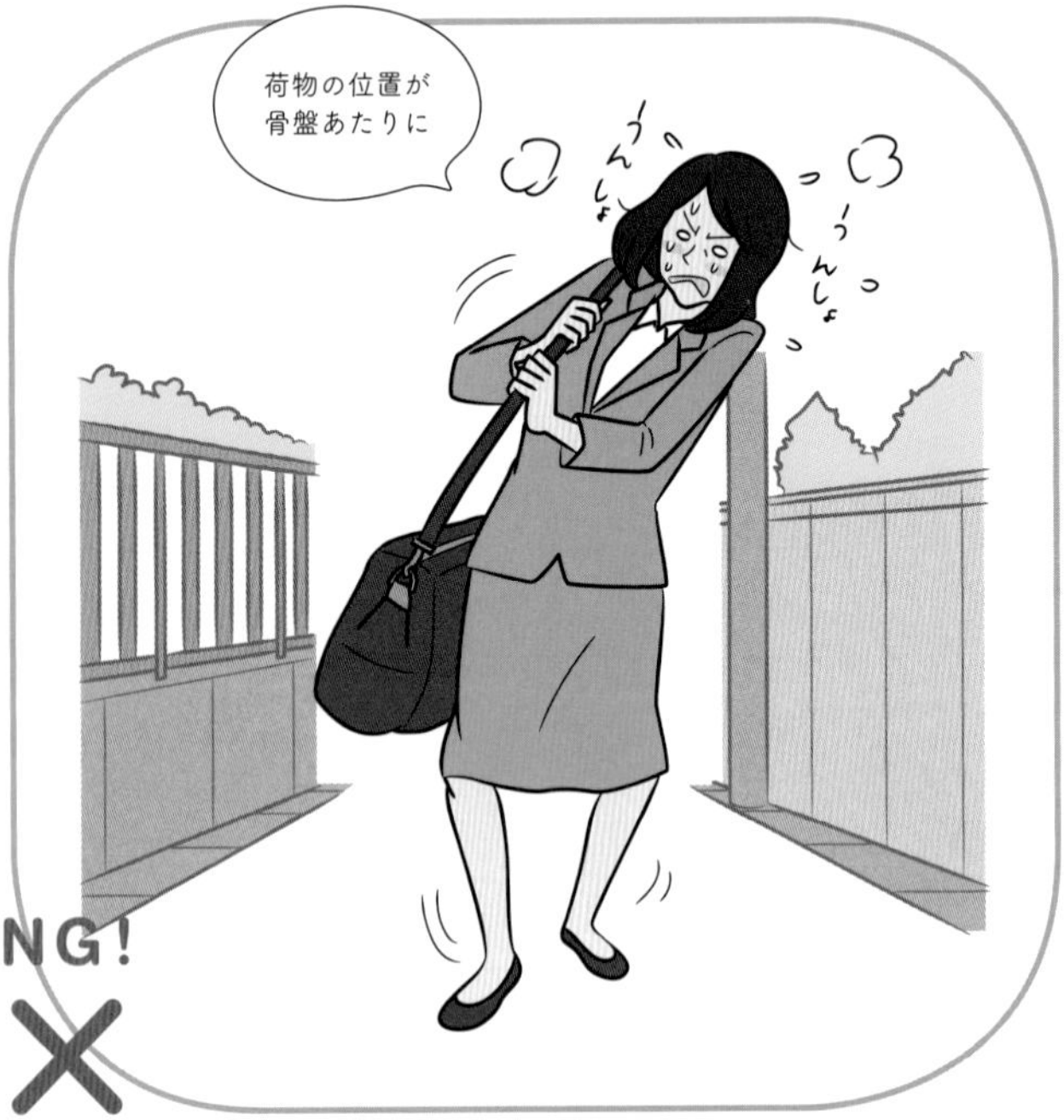
荷物の位置が
骨盤あたりに
うんしょ
うんしょ
NG!

かばんが骨盤に当たっているとカラダがゆがむ

肩ひもが長いと、荷物が骨盤に当たるため、無意識に骨盤をずらしながら歩くことに。すると、一方の腰の筋肉が縮んで、その反対側が伸びているというアンバランスが生じます。これが続けば、いつも縮めているほうの筋肉が伸びにくくなり、骨盤が傾き、姿勢がゆがみます。このクセがつくと、反対側に持ち直してもさらにゆがみを助長してしまうので、そうなる前に矯正することが大切です。

B

かばんの肩ひもが短い

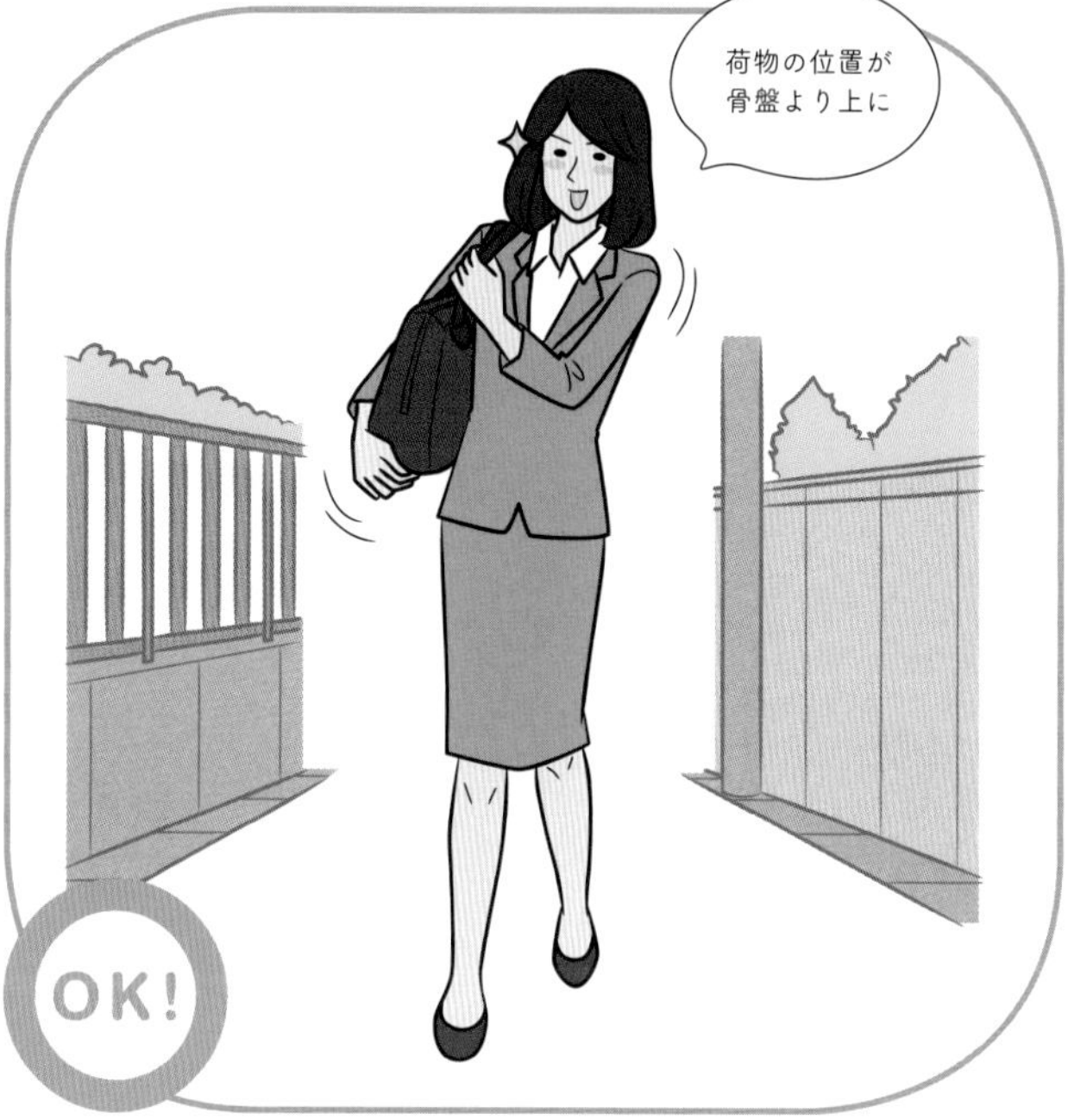

**骨盤への影響がないので
カラダがゆがむことがない**

　肩ひもは、荷物が骨盤に当たらない高さにくるように調節しましょう。その場合でも、どちらか一方の肩ばかりにかけ続けていると、荷物をかけたほうの肩が上がりやすくなるので注意。カラダが傾きを覚えてしまう前に、適宜、反対に持ちかえて左右を均等に使うように意識しましょう。肩がけ以外の持ち方をするなら、ひじの内側に持ち手をかけ、脇を締めて持つようにするのもおすすめです。

Q リュックを背負う…どっちが疲れない？

A

リュックがカラダから離れている

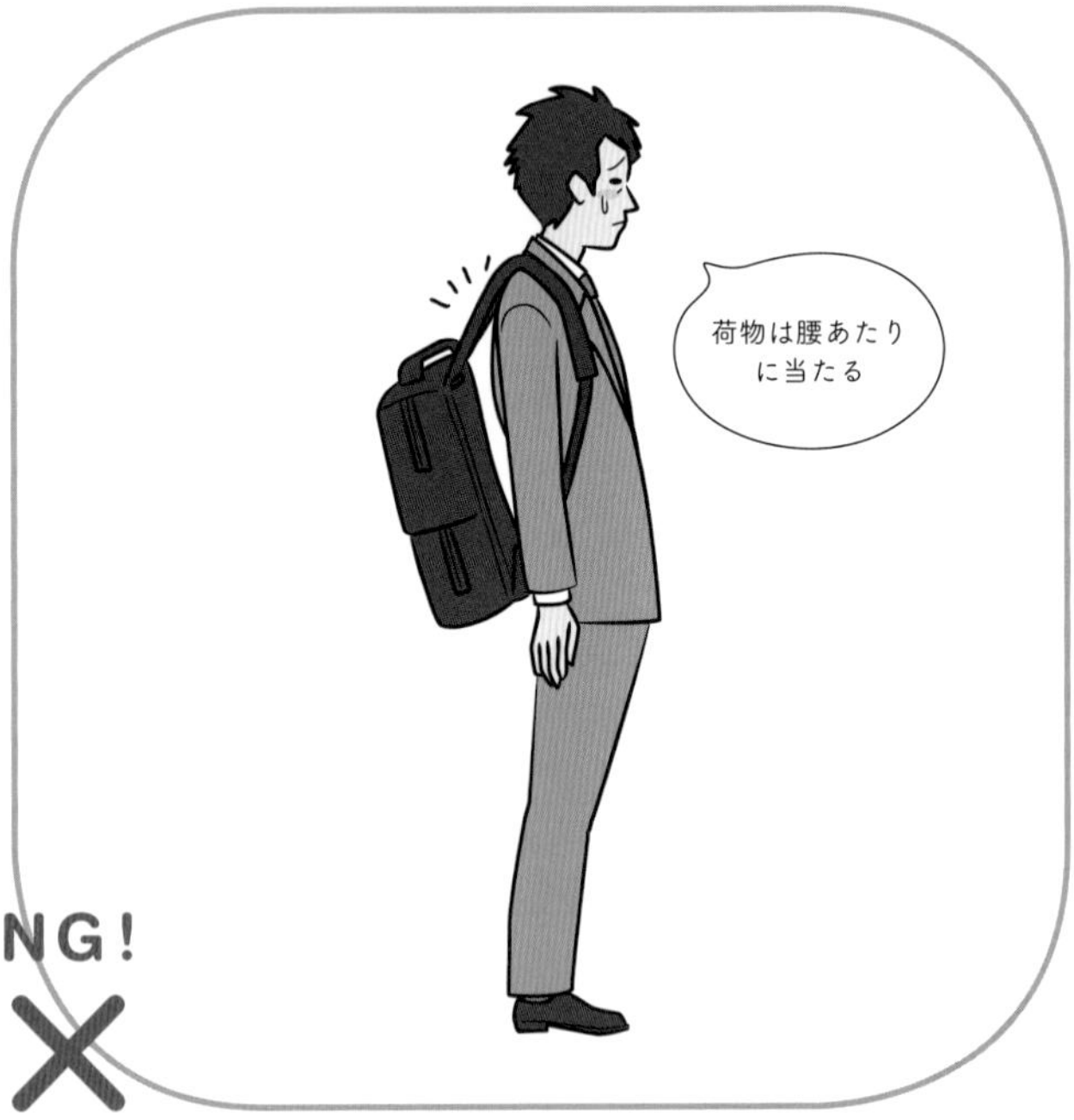
荷物は腰あたりに当たる
NG!

腰に負担がかかり
そこから肩などに影響が

肩ひもが長い状態で背負った場合に、荷物の位置が下がって腰に当たります。これでは、荷物の重量が腰にかかって負担になるうえ、頭が前に出やすくなって姿勢が崩れ、首や肩にも過剰な負担が加わって肩こりなどの原因にもなります。荷物の重みで重心がカラダの中心からずれた状態になるので、それだけ負荷が増すのです。加えて、歩くときに荷物がブラブラ揺れるのも、疲れる一因です。

B

リュックがカラダに密着している

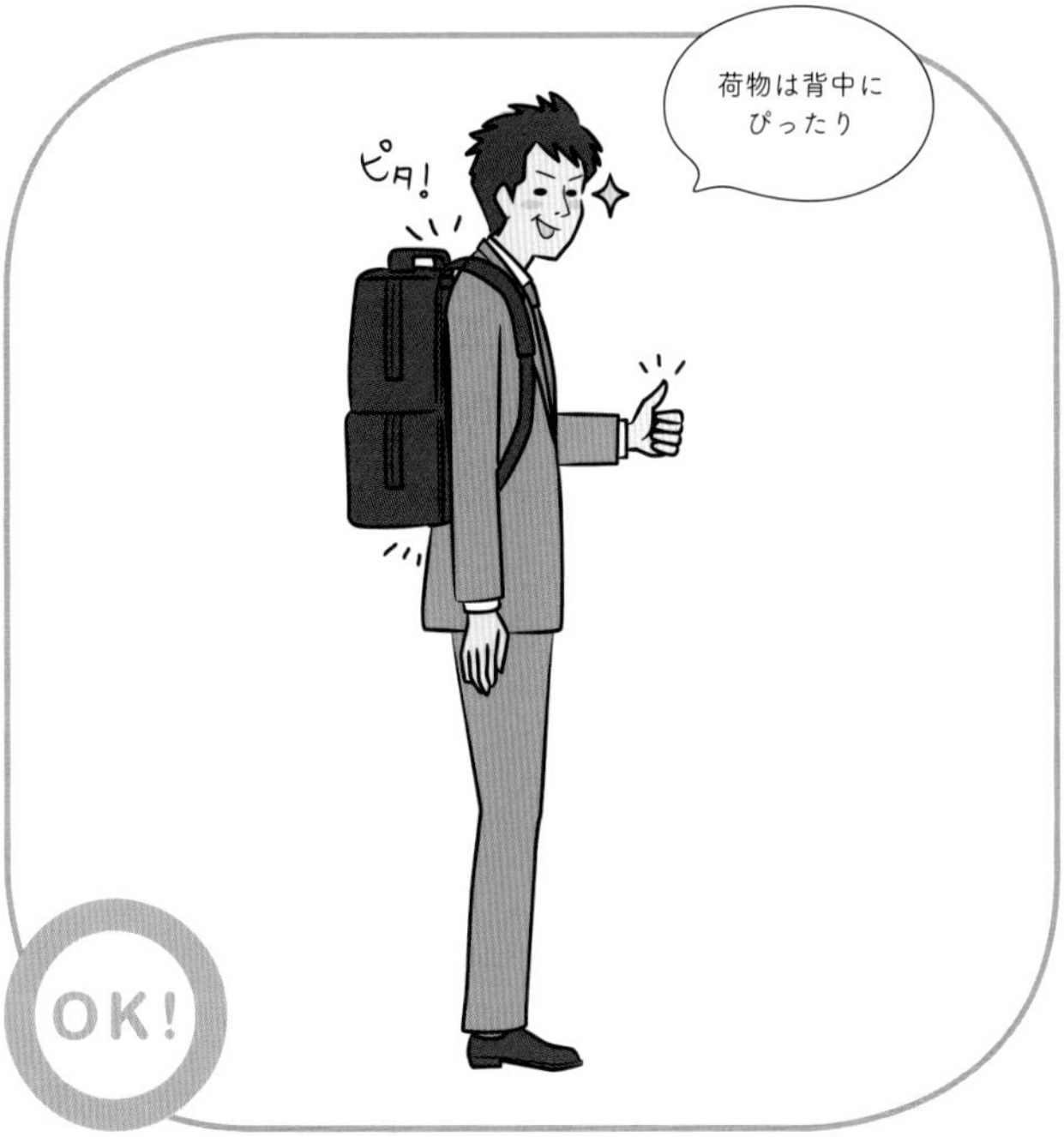
荷物は背中に
ぴったり
ピタ!
OK!

カラダに負担をかけないベストな背負い方

リュックは肩ひもを短くし、なるべくカラダにぴったりつくように背負いましょう。重心がカラダの中心に近くなり、負担が軽くなります。荷物を背負っていても背すじを伸ばして歩きやすくなり、歩行による揺れも抑えられます。たくさんの荷物を運ぶ登山用リュックは、肩ひも同士を胸の前でとめるベルトが装着されていますが、これは、荷物をよりカラダに密着させ、重さを軽減するためです。

荷物の疲れる持ち方&疲れない持ち方

○ OK! ときどき持ちかえる

× NG! 片方の手で持ち続ける

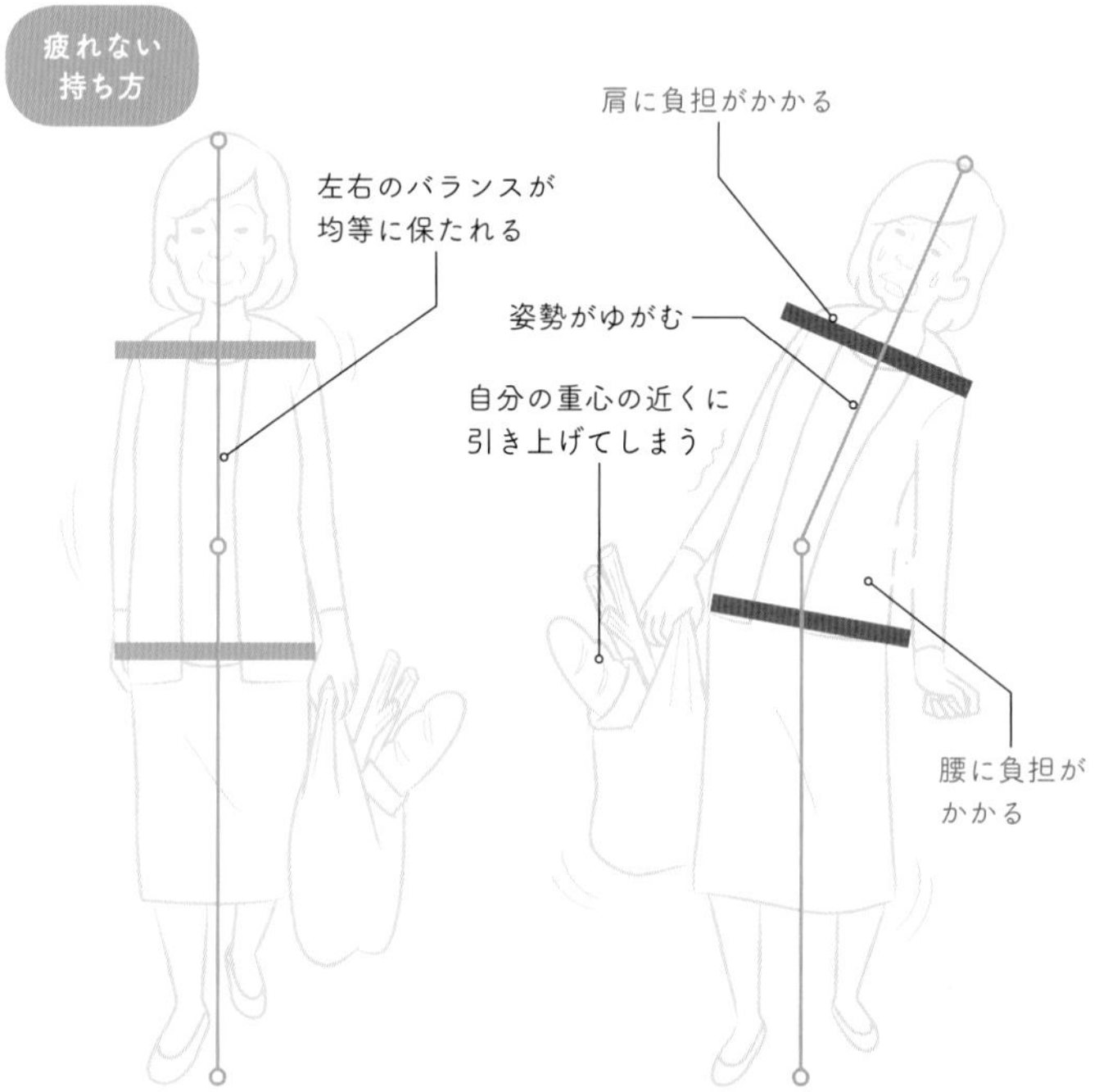
疲れない持ち方
左右のバランスが均等に保たれる
肩に負担がかかる
姿勢がゆがむ
自分の重心の近くに引き上げてしまう
腰に負担がかかる

POINT

カラダのゆがみを抑え疲れは左右に分散

肩の僧帽筋上部や、腰の腹斜筋がバランスよく使われます。背中や腰にかかる荷重も左右均等な状態に近づくため、疲れを軽減させることが可能になります。

ここが疲れる！

肩、背中や腰に負担で姿勢をゆがめてしまう

荷物を持ったほうの肩が上がるため、僧帽筋上部などが緊張するほか、曲がった背中や腰の腹斜筋に不自然な荷重がかかります。クセになると、姿勢のゆがみも招くことに。

○ OK!
肩ひもを短くして持つ

× NG!
肩ひもを長くして持つ

疲れない持ち方

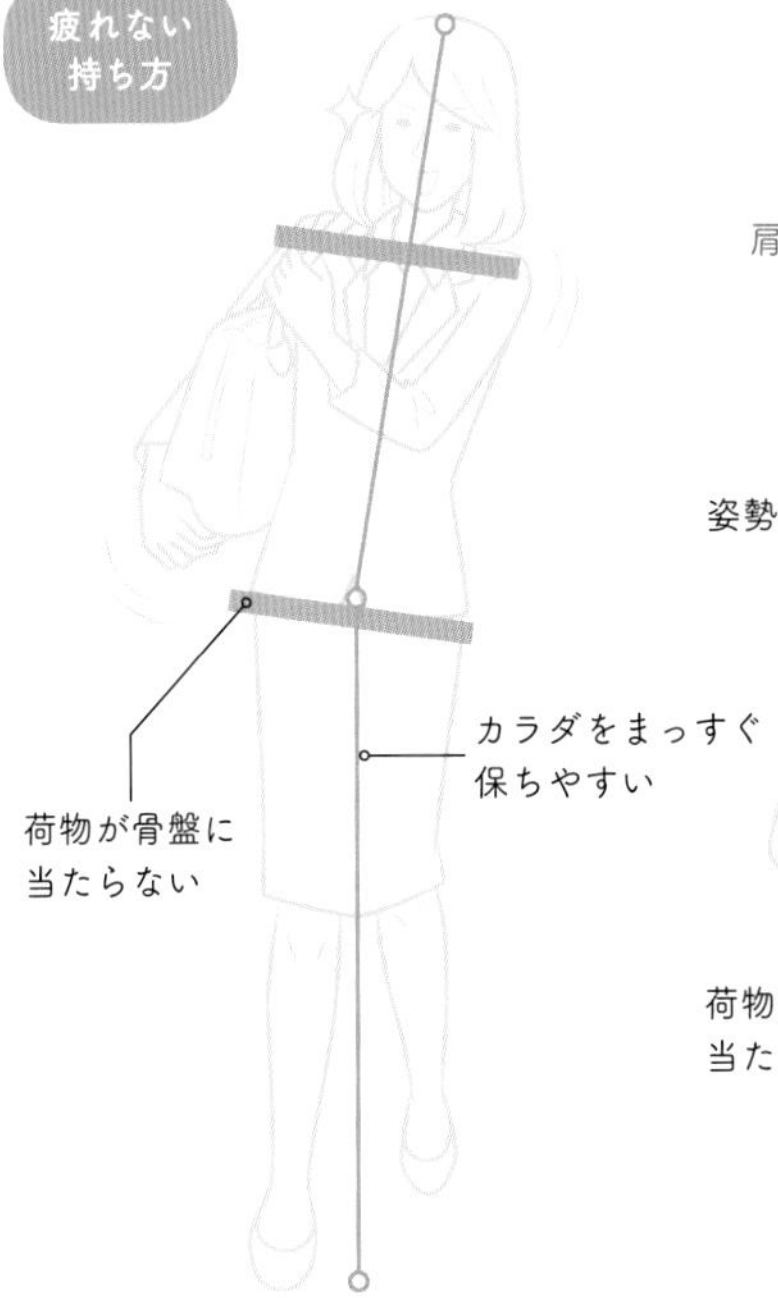
カラダをまっすぐ保ちやすい
荷物が骨盤に当たらない

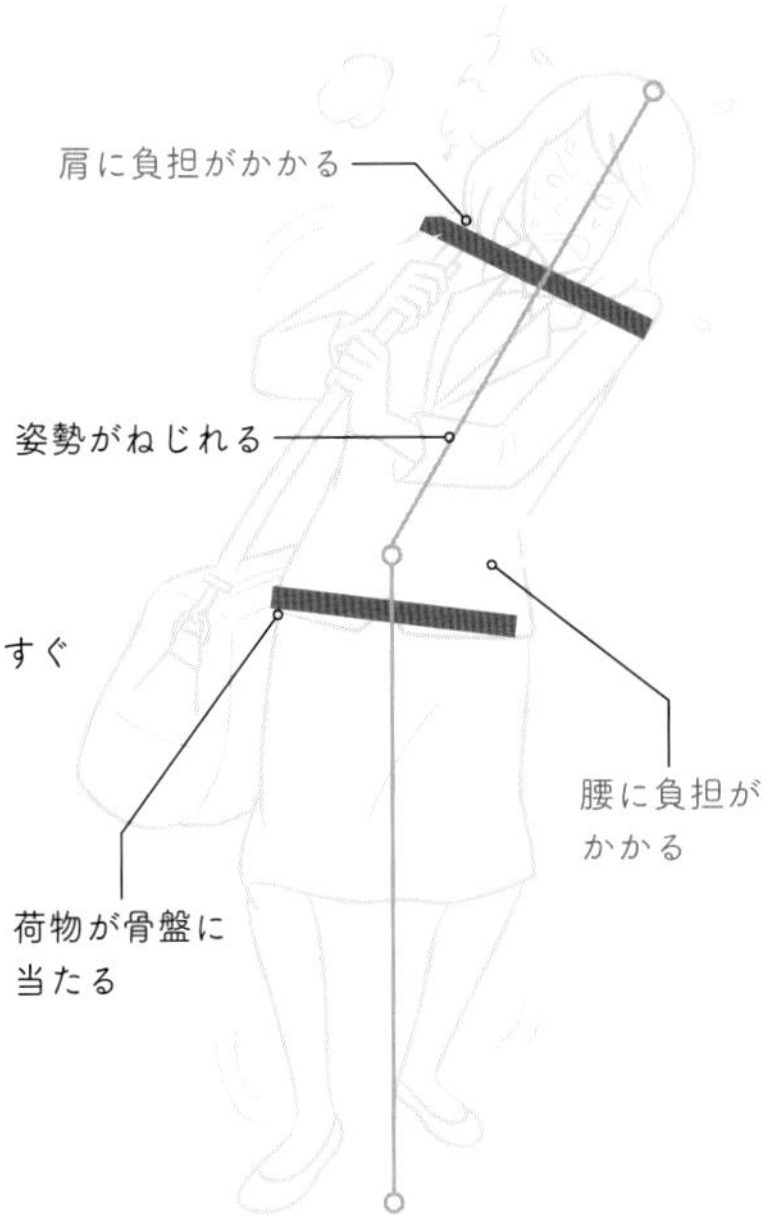
肩に負担がかかる
姿勢がねじれる
腰に負担がかかる
荷物が骨盤に当たる

POINT

骨盤から離し、カラダの重心に近づける

荷物の重心がカラダの中心に近いほど、荷重が軽減されます。また、荷物が骨盤に当たらないため、姿勢をゆがめる要素がひとつ減ります。左右を持ちかえることもポイント。

ここが疲れる！

骨盤が荷物に圧迫され姿勢がねじれることに

荷物の重心がカラダの中心から遠くなり、重みを感じやすくなります。また、荷物が骨盤を圧迫し、腰が押されて姿勢がねじれてしまうのも問題です。

○ OK!

肩ひもが短いリュックで持つ

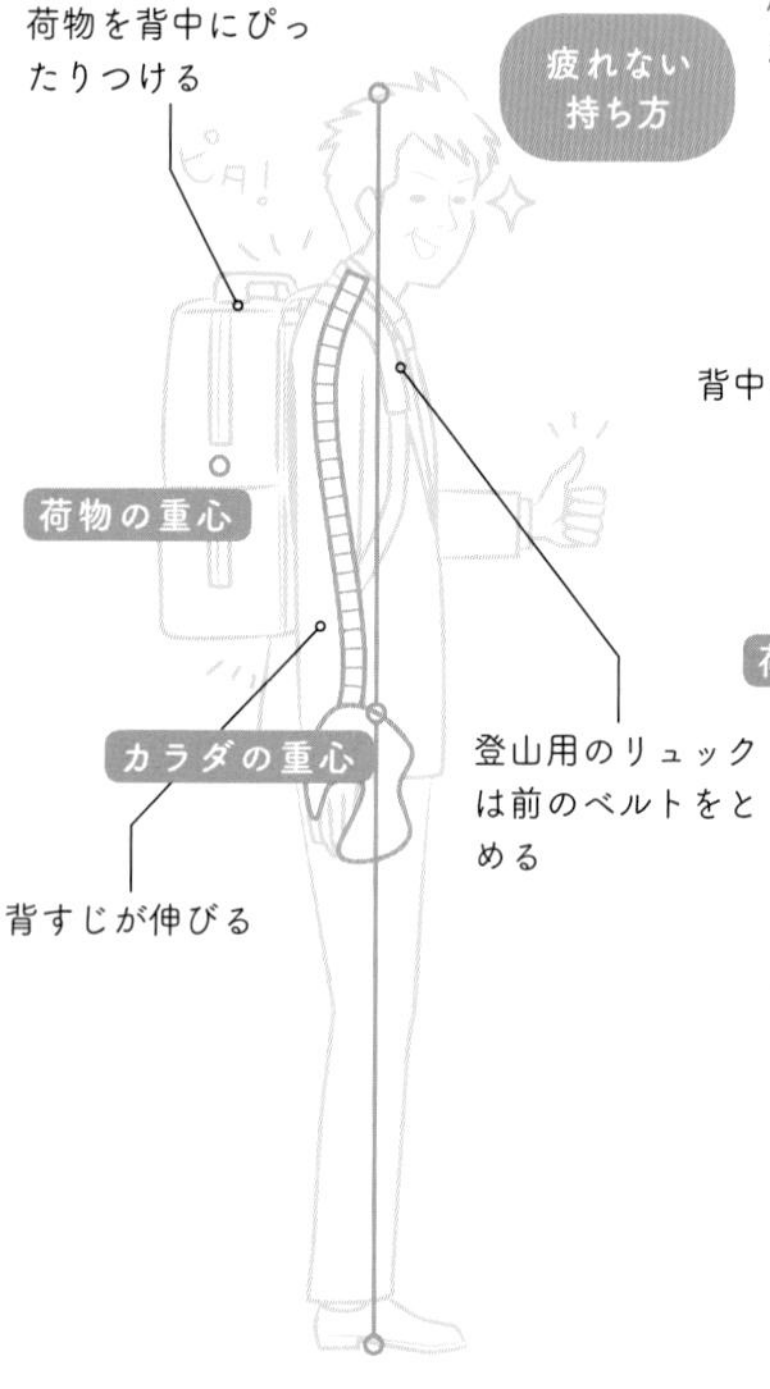

荷物を背中にぴったりつける
ピタ!
疲れない持ち方
荷物の重心
カラダの重心
背すじが伸びる
登山用のリュックは前のベルトをとめる

POINT

余計な力が不要で負担を減らせる

カラダの重心に荷物の重心を近づけることで、より小さな力で持ち上げることが可能に。あれば前のベルトをとめると、振動によって重心が移動しないのでさらにラクです。

× NG!

肩ひもが長いリュックで持つ

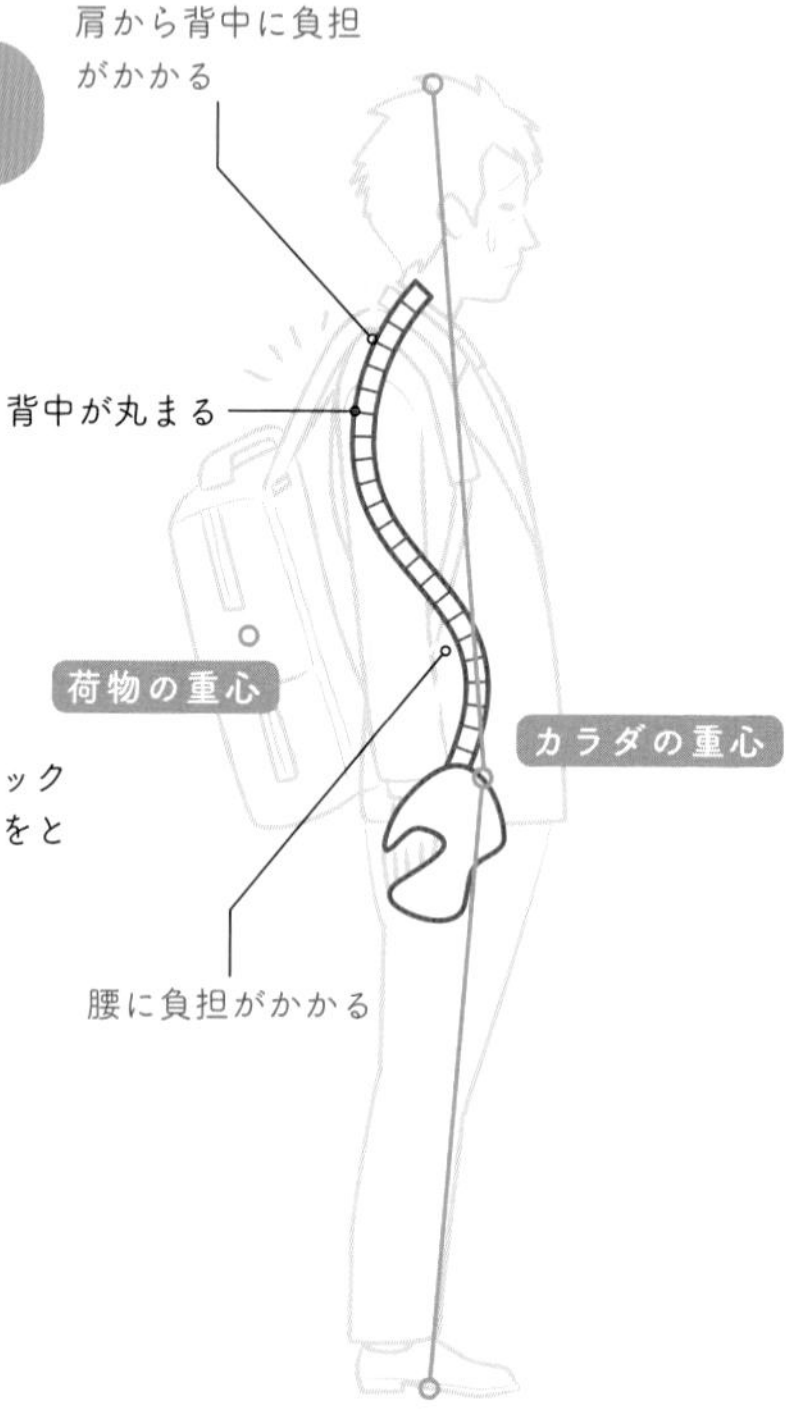

肩から背中に負担がかかる
背中が丸まる
荷物の重心
カラダの重心
腰に負担がかかる

ここが疲れる!

姿勢が悪くなるほか肩や腰にダメージが

重心がカラダから遠く、荷物をより重く感じてしまいます。前傾姿勢になるほか、肩ひもが僧帽筋上部などを圧迫する、歩く振動で腰に荷物がぶつかる、といった点も疲れの原因。

×NG! たすきがけして持つ

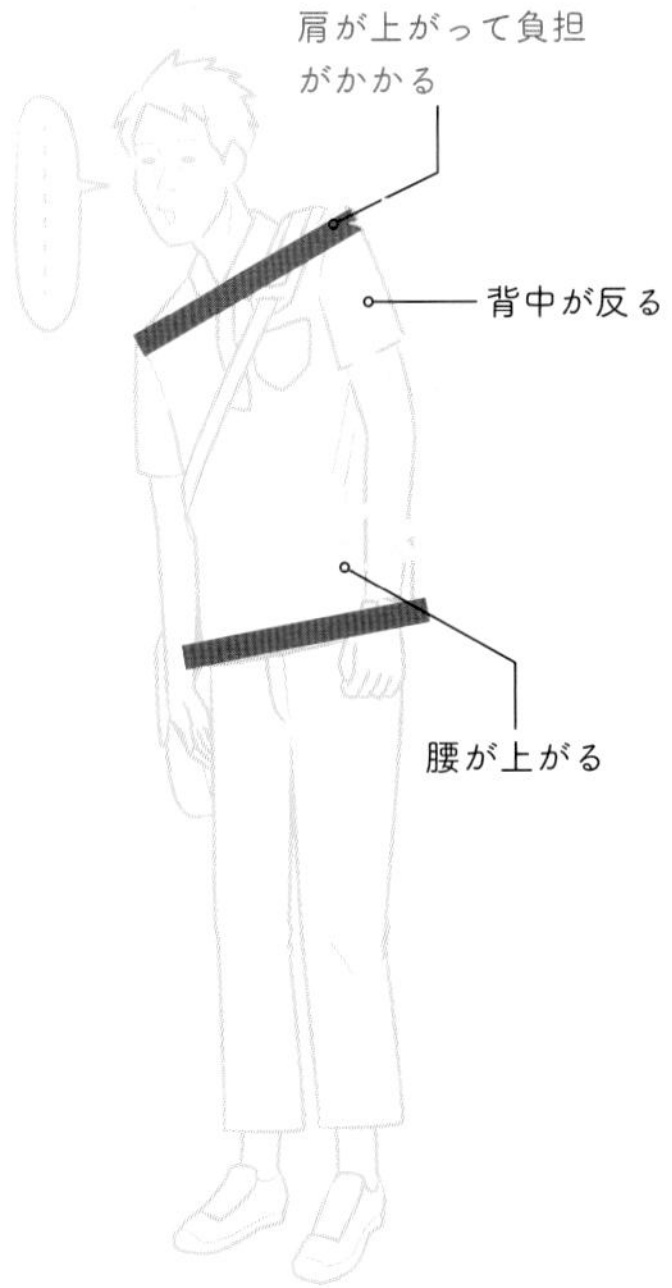
肩が上がって負担がかかる
背中が反る
腰が上がる

ここが疲れる！

カラダのゆがみや肩こりの原因に

肩がけするよりは負担が軽いものの、片側だけで持ち続けるとゆがみを招きやすくなります。肩ひもによって圧迫され、肩こりにも。

○OK! ウエストポーチで持つ

疲れない持ち方

カラダをまっすぐ保てる
荷物を腰にぴったりつける

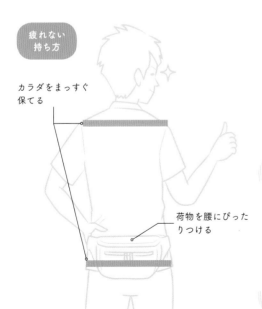

POINT

カラダに密着させるほどラクに

荷物をできるだけカラダに密着させて。ベルト部分が太めでやわらかいタイプなら、カラダへの圧迫も少なくてラクです。

Q ものを拾う…どっちが疲れない？

A 立ったまま、片足を後ろに上げて拾う

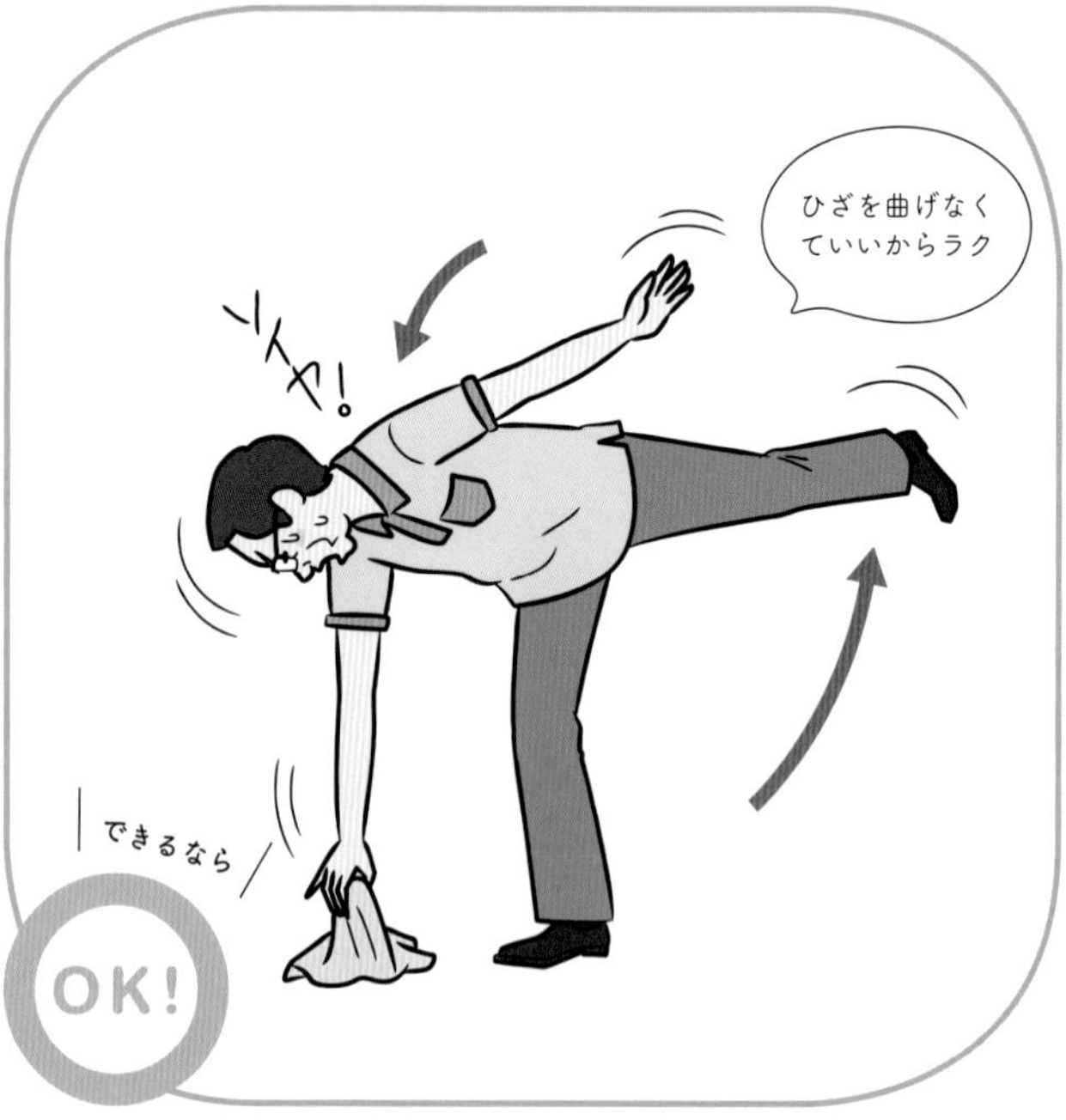
ひざを曲げなくていいからラク
ソイヤ！
できるなら
OK!

片足を上げる力やバランス感覚が必要

立ち姿勢で片足を上げてものを拾う体勢は、ゴルフでカップインしたボールを拾うゴルファーがよくしています。日常的にカラダを動かすアスリートのように、柔軟性が高くバランス感覚のいい人にとっては、ひざを曲げる必要のないこの動作が効率的でラク。ただし、重いものを持ち上げるときには向きません。また、慣れていない人は、ものが軽くてもバランスを崩して転ぶ危険があります。

郵便はがき

おそれいりますが切手をお貼り下さい

104-8011

東京都中央区築地
5-3-2

株式会社
朝日新聞出版
生活・文化編集部 行

ご住所 〒 電話 ( )		
お名前《ふりがな》		
Eメールアドレス		
ご職業	年齢 歳	性別 男・女

このたびは本書をご購読いただきありがとうございます。
今後の企画の参考にさせていただきますので、ご記入のうえ、ご返送下さい。
お送りいただいた方の中から抽選で毎月10名様に図書カードを差し上げます。
当選の発表は、発送をもってかえさせていただきます。

愛読者カード

お買い求めの本の書名

お買い求めになった動機は何ですか？（複数回答可）

1. タイトルにひかれて　2. デザインが気に入ったから
3. 内容が良さそうだから　4. 人にすすめられて
5. 新聞・雑誌の広告で（掲載紙誌名　　）
6. その他（　　）

表紙　1. 良い　2. ふつう　3. 良くない
定価　1. 安い　2. ふつう　3. 高い

最近関心を持っていること、お読みになりたい本は？

本書に対するご意見・ご感想をお聞かせください

ご感想を広告等、書籍のPRに使わせていただいてもよろしいですか？

1. 実名で可　2. 匿名で可　3. 不可

ご協力ありがとうございました。
尚、ご提供いただきました情報は、個人情報を含まない統計的な資料の作成等に使用します。その他の利用について詳しくは、当社ホームページ
https://publications.asahi.com/company/privacy/ をご覧下さい。

B

近づいて、しゃがんで拾う

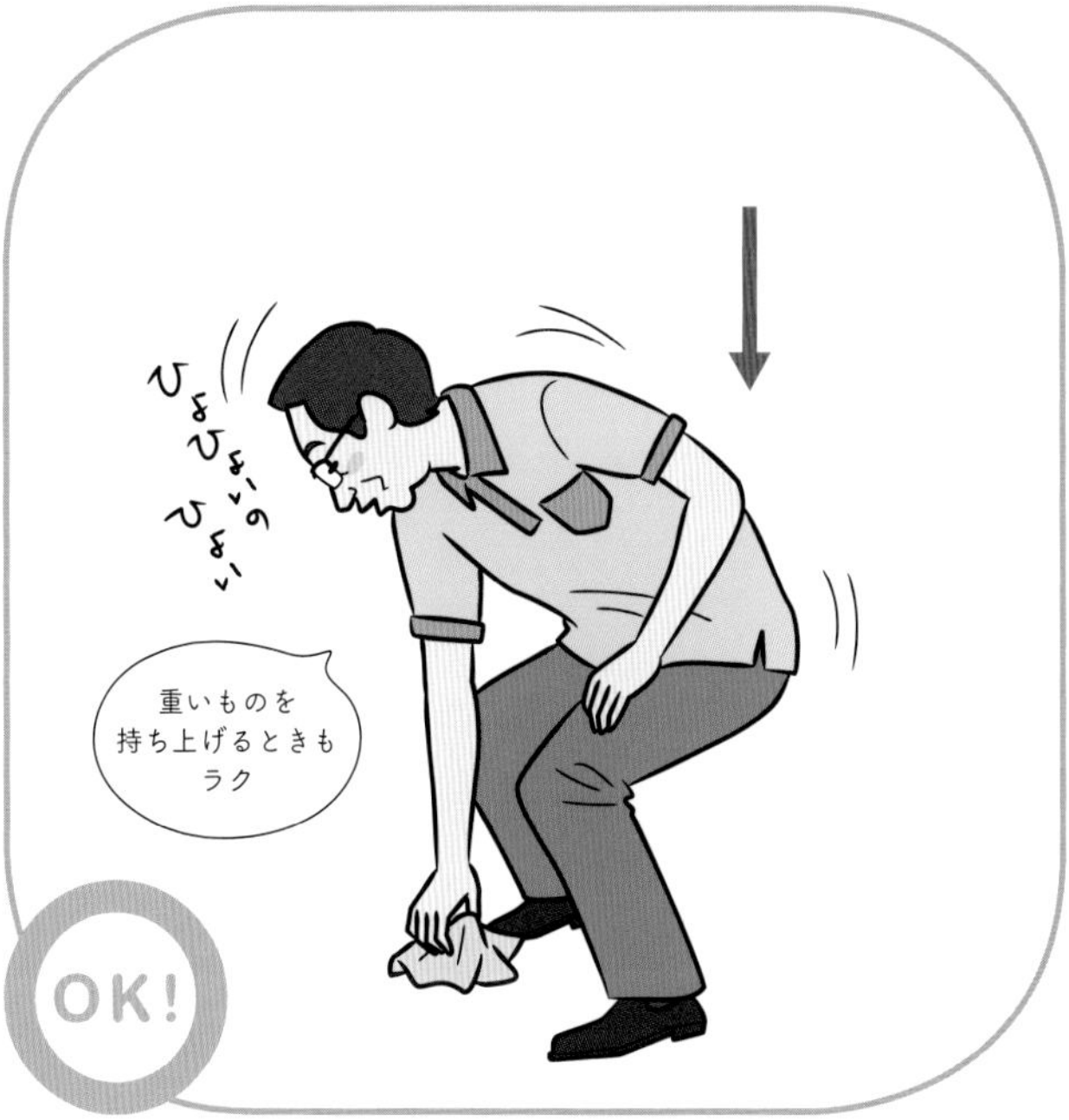
ひょひょいのひょい
重いものを持ち上げるときもラク
OK!

足を上げる力がない人もラクに拾える体勢

カラダに負担をかけないことを考えるなら、ものの近くにしゃがんで、カラダをできるだけ近づけてつかみ、立ち上がる力を使って持ち上げましょう。この方法が最も有効です。柔軟性がなく、足を上げることが苦手、うまくバランスがとれない、という人にも簡単。重いものを持ち上げるときにも向いています。ちょっとした動作でも、できるだけカラダが疲れない方法を見つけましょう。

Q 後ろのものを取る…どっちが疲れない？

A

手だけを後ろに動かして取る

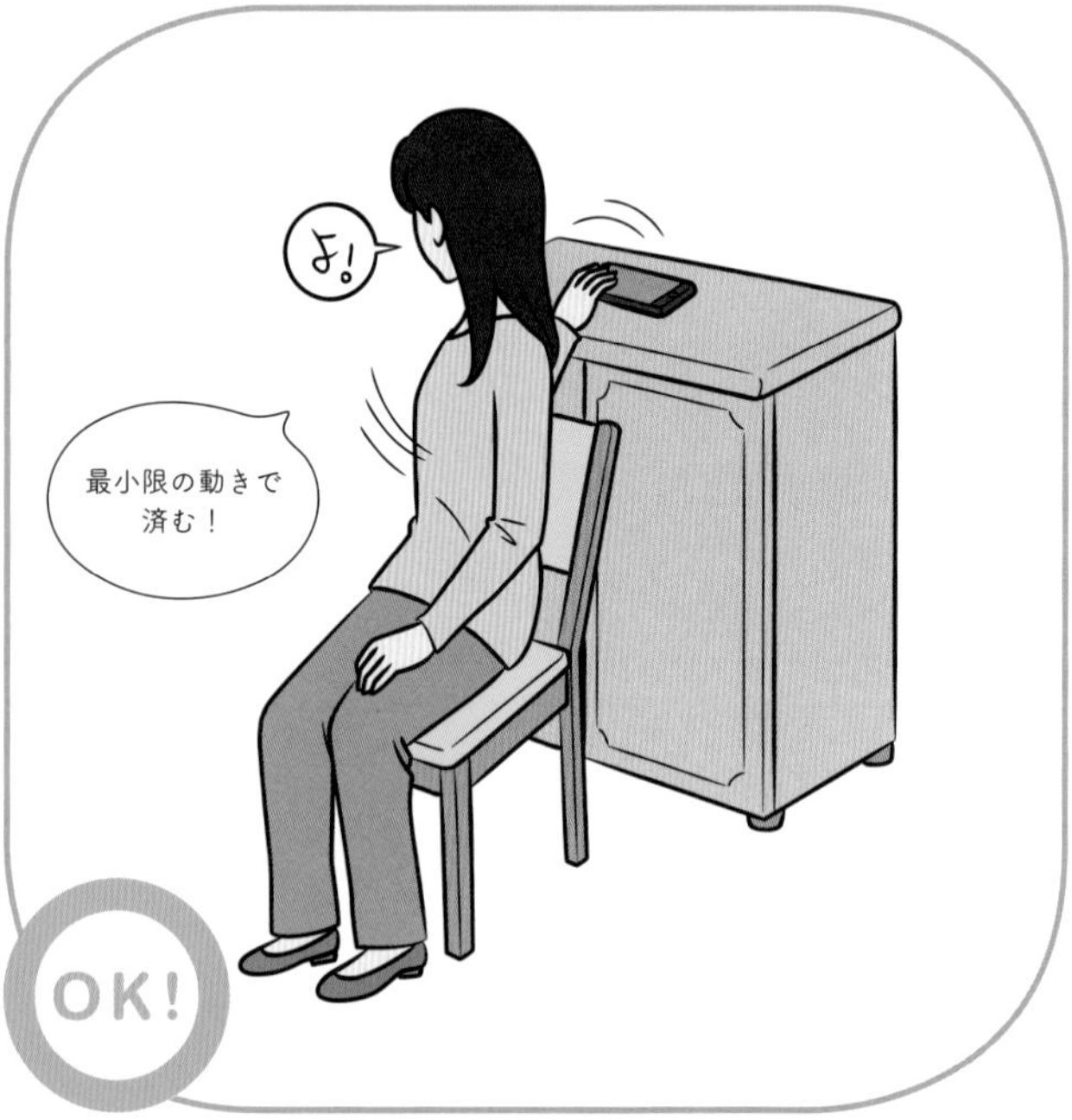
よ!
最小限の動きで済む！
OK!

柔軟性が高ければ最小限の動作で済む

後ろにあるものを取りたいときは、首を回して後ろを見ながら、片手だけを伸ばすのが合理的です。ただし、これは肩まわりが柔軟な場合のことで、肩こりなどで固まってしまうと難しいもの。肩甲骨は本来、上下させたり、前後に回転させたりと、さまざまな動き方ができる関節です。運動不足や老化で固まらないよう、日頃からこまめに動かして、柔軟性の高い状態を保ちましょう。

B

全身を使って後ろを向いて取る

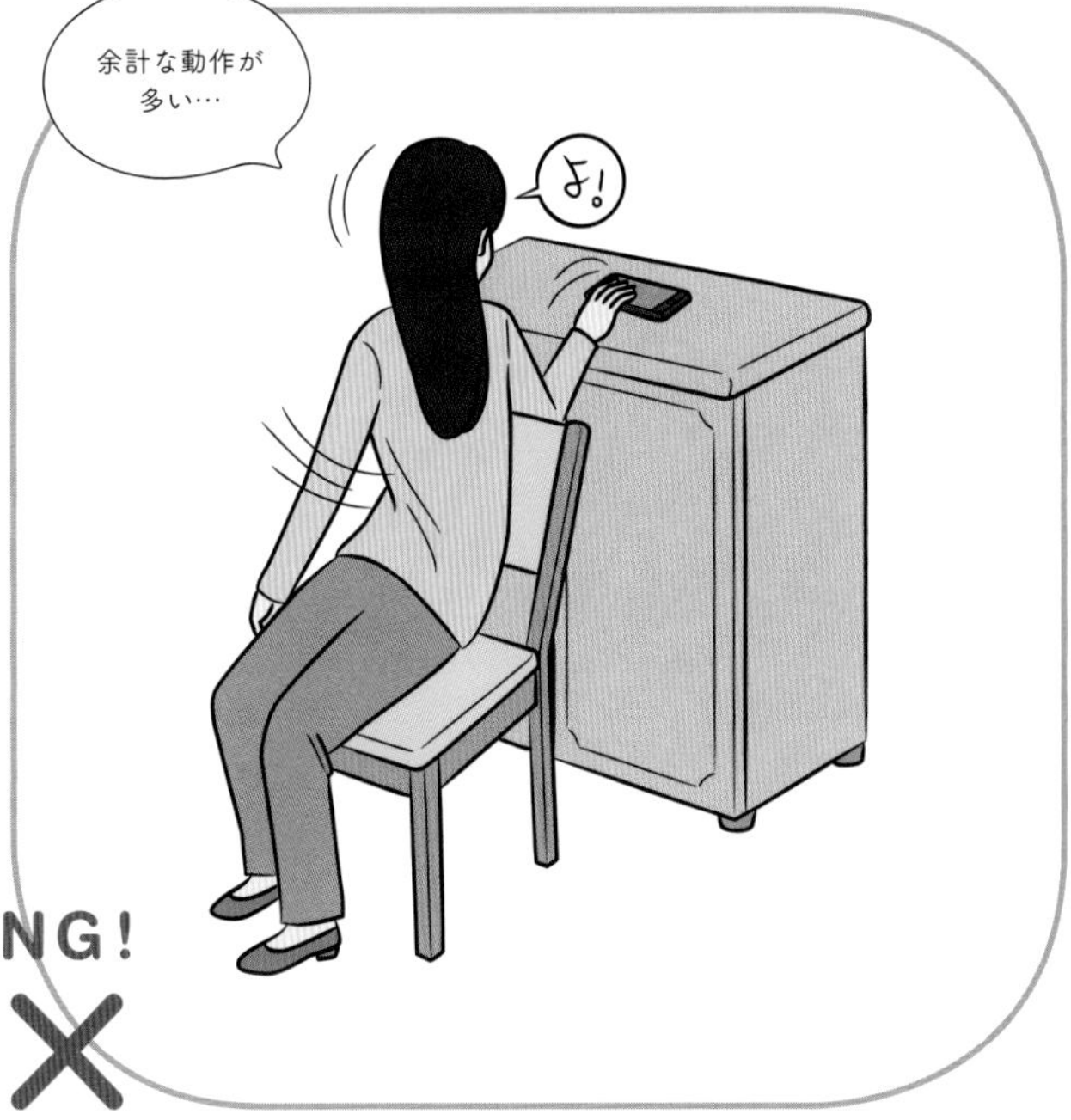
余計な動作が
多い…
よ!
NG!

柔軟性が低いと余計な動作で疲れる

わざわざカラダをぐるっとねじって、後ろにあるものを取る人もいます。これは、肩の可動域が狭い証拠。腕が十分に伸びず、上半身をねじってやっと手が届くという状態です。この場合、疲れやすいうえにバランスが崩れやすく、トラブルを招くことにもなります。気づいたときに肩を回すなどして肩甲骨まわりの柔軟性を取り戻し、手だけを後ろに動かせるようになりましょう。

ものを手に取るときの疲れる方法&疲れない方法

×NG! 中腰になって拾う

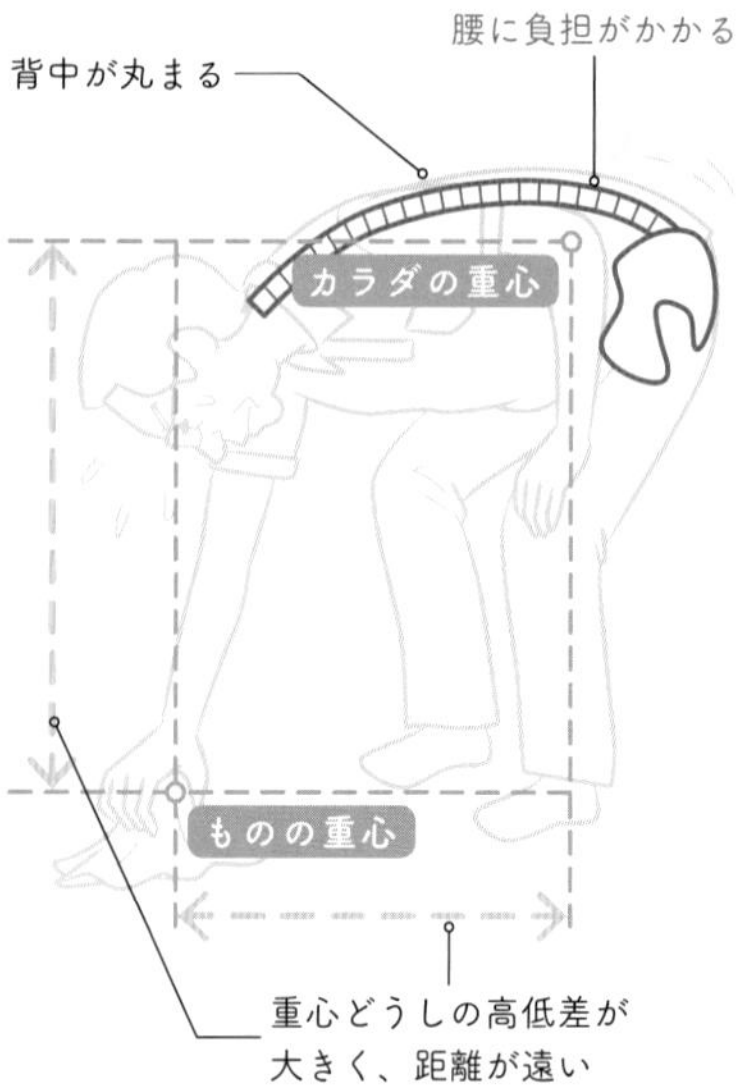
背中が丸まる
腰に負担がかかる
カラダの重心
ものの重心
重心どうしの高低差が大きく、距離が遠い

ここが疲れる!

腰に負担を集中させてしまう

ものとカラダの重心が遠く、荷重が最大に。加えて、主に腰の脊柱起立筋だけを使うため、力が分散されず、大きな負担がかかります。

×NG! 全身で振り向いて取る

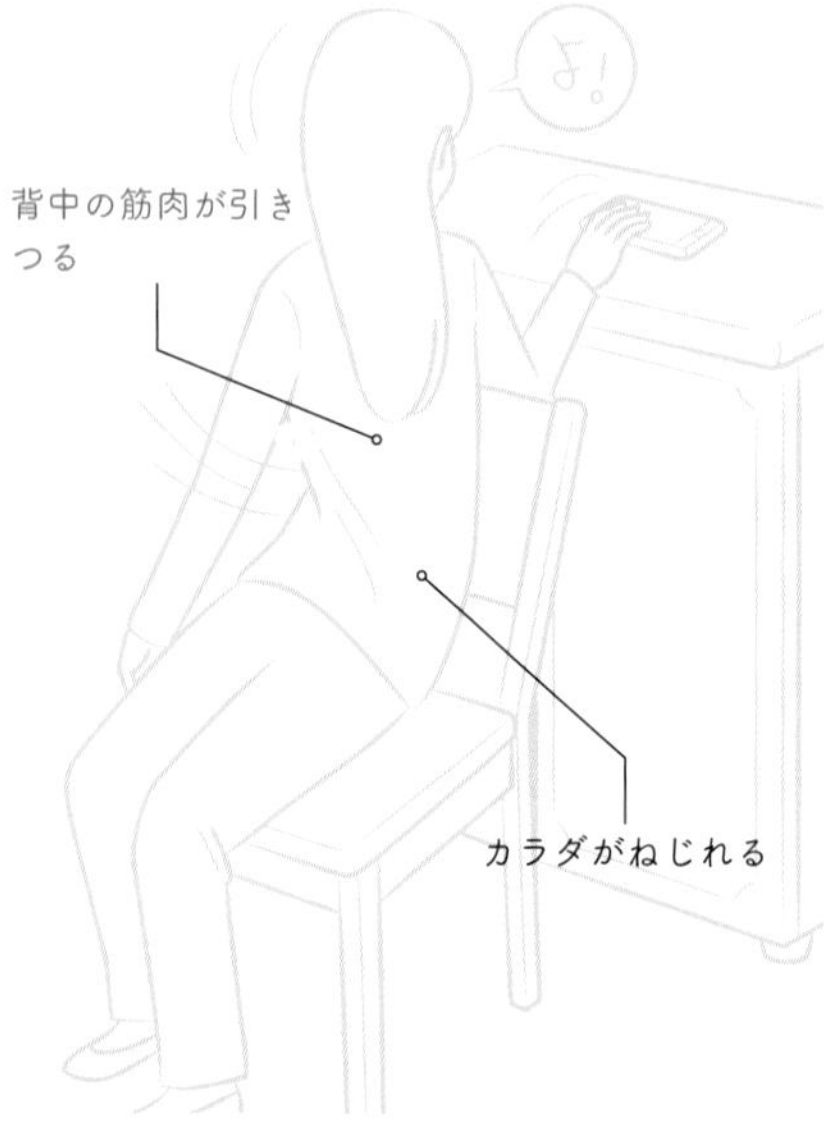
背中の筋肉が引きつる
カラダがねじれる

ここが疲れる!

より大きなエネルギーが必要

カラダがかたく、こうするしかない場合もありますが、全身を動かすには、片手だけを動かすときよりも大きな労力がかかり疲れます。

○OK! しゃがんで拾う

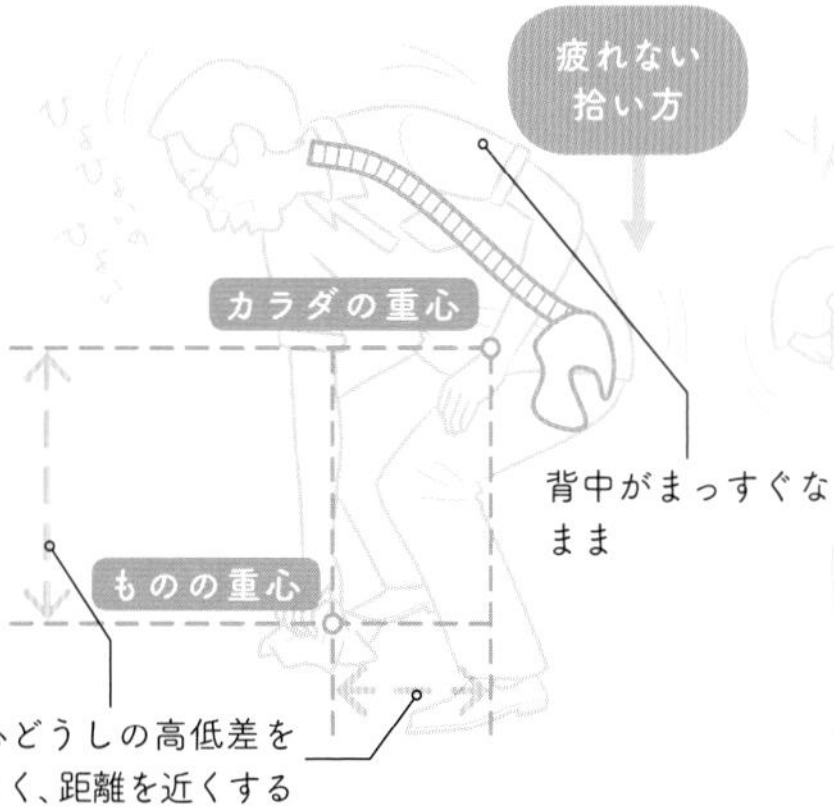
疲れない
拾い方
カラダの重心
ものの重心
背中がまっすぐな
まま
重心どうしの高低差を
小さく、距離を近くする

○OK! 片足を後ろに上げて拾う

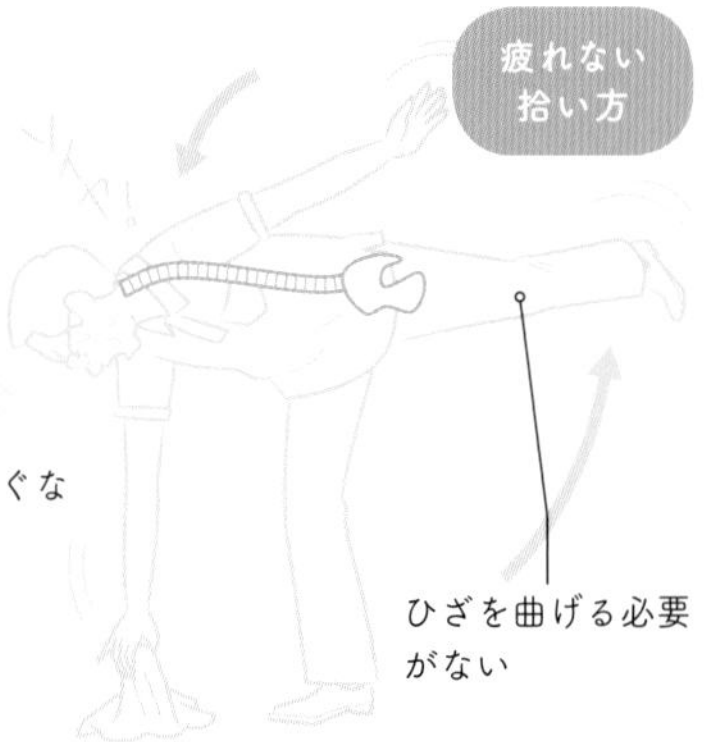
疲れない
拾い方
ひざを曲げる必要
がない

POINT

自分にとって
ラクな拾い方を

柔軟性があるなら、片足上げもラクなので◎。しゃがむ方法は、さまざまな関節を使って立ち上がりながら拾うので効率的です。

○OK! 手だけを後ろに動かして取る

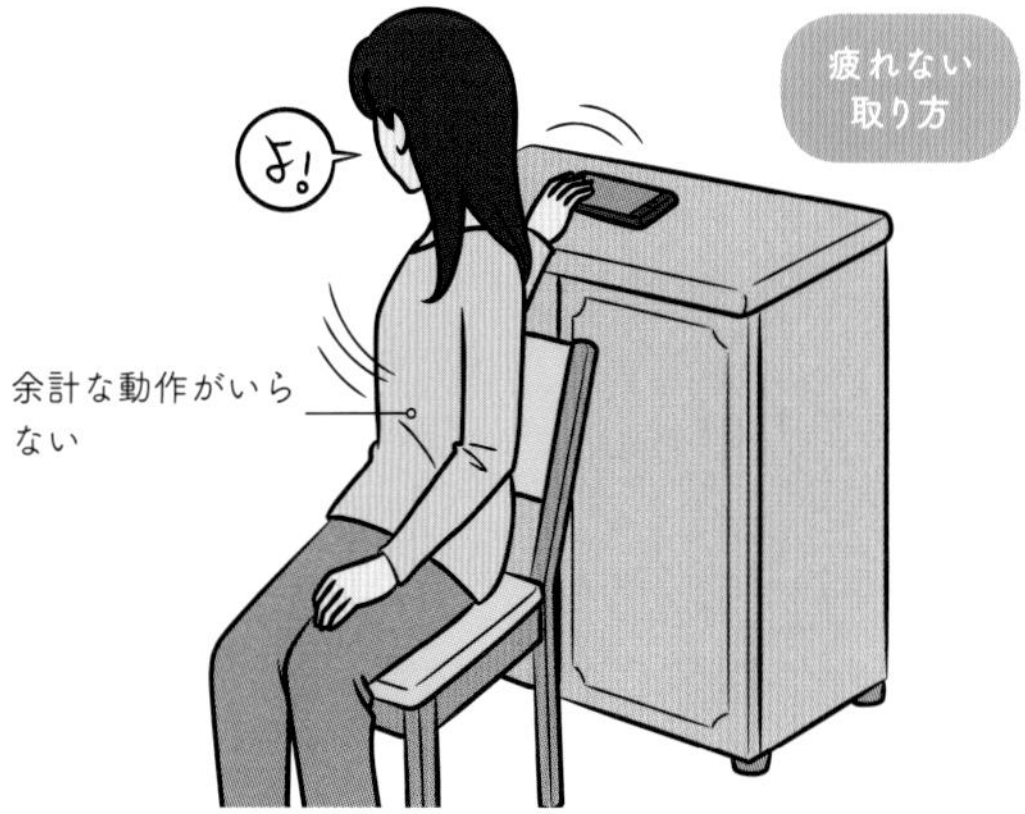
疲れない
取り方
よ!
余計な動作がいら
ない

POINT

最小限の動作で
取れる

肩甲骨まわりがやわらかく、腕の可動域が広いなら可能。最小限の動作で済むので疲れません。柔軟性は保っておきましょう。

PART 3

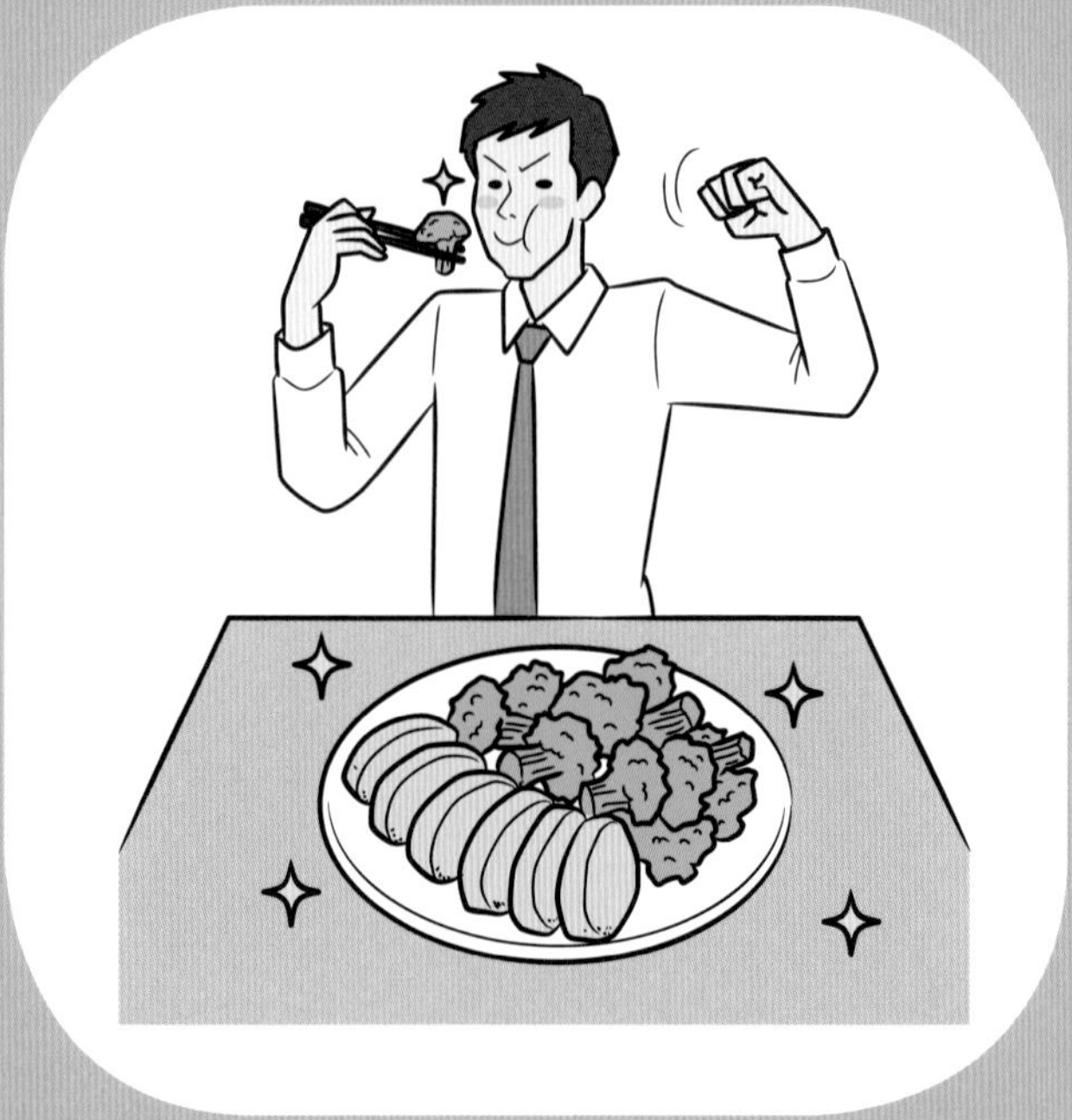

疲れないカラダをつくる

食事、睡眠、メンタル

せっかく動作に気をつけていても、そもそもカラダが疲れやすい状態になっていては、あまり意味がありません。食事、睡眠、メンタルに関して、よかれと思ってやっていた習慣が、実は逆効果になっているかも…。それぞれがカラダにもたらす影響をチェックして、疲れないための土台をしっかりつくっていきましょう。

Q 食事の頻度、どっちが健康にいい？

A

1日3食

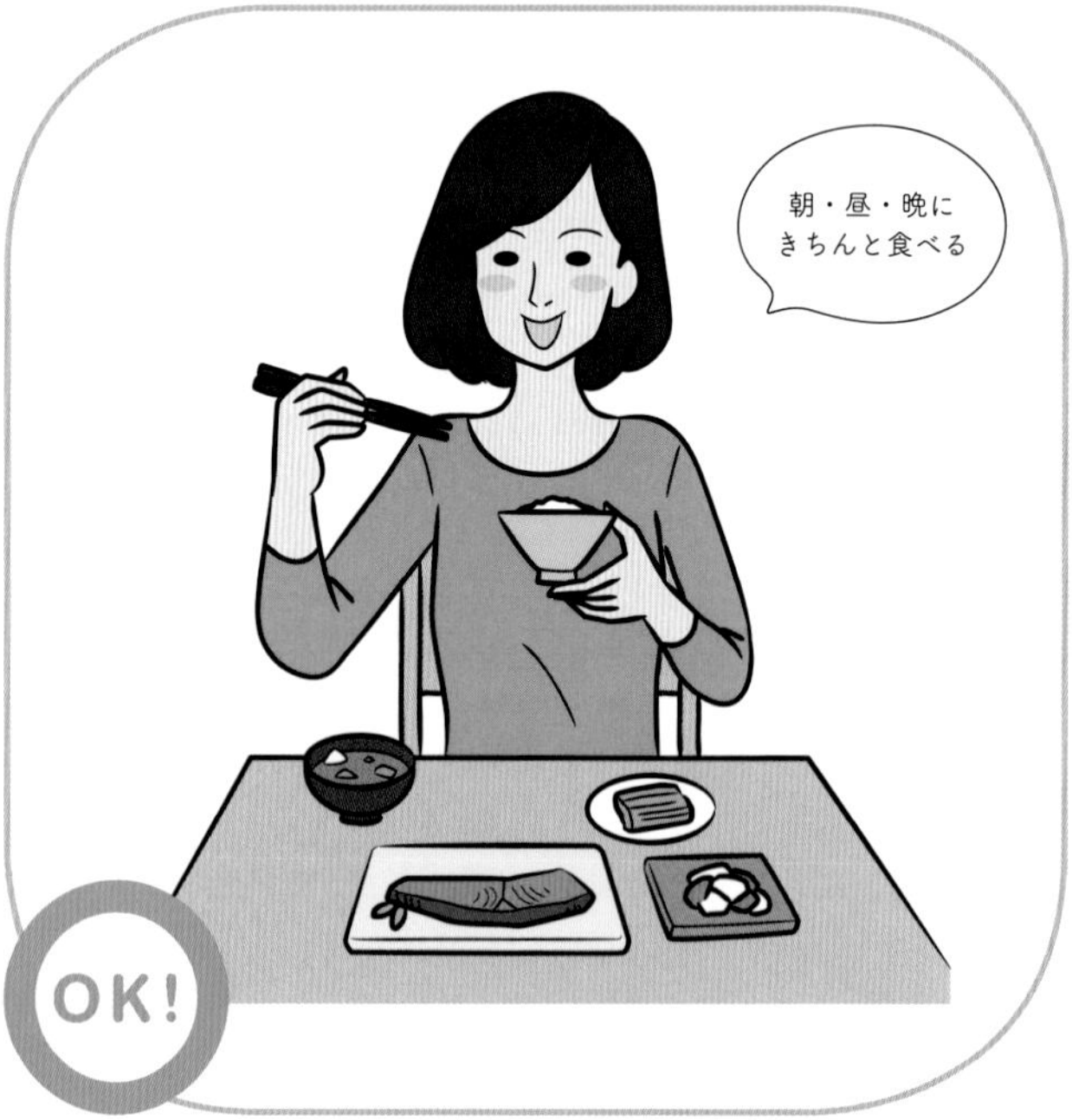
朝・昼・晩に
きちんと食べる
OK!

三度三度食べることでカラダのリズムが整う

カラダは本来、日中は起きていて夜は眠るという、一定のリズムで動いています。食事は、朝・昼・晩に無理なくとれるなら毎日同じタイミングにするのが効率的で健康的。特に朝食には、カラダを温めて内臓を動かし、活動モードに切り換える役割があります。お腹がすいているのに、食事を抜いたり食べる時間をずらしたりすると、便秘や下痢、肌荒れ、肥満などの不調を招きがちです。

B

お腹がすいたら食べる

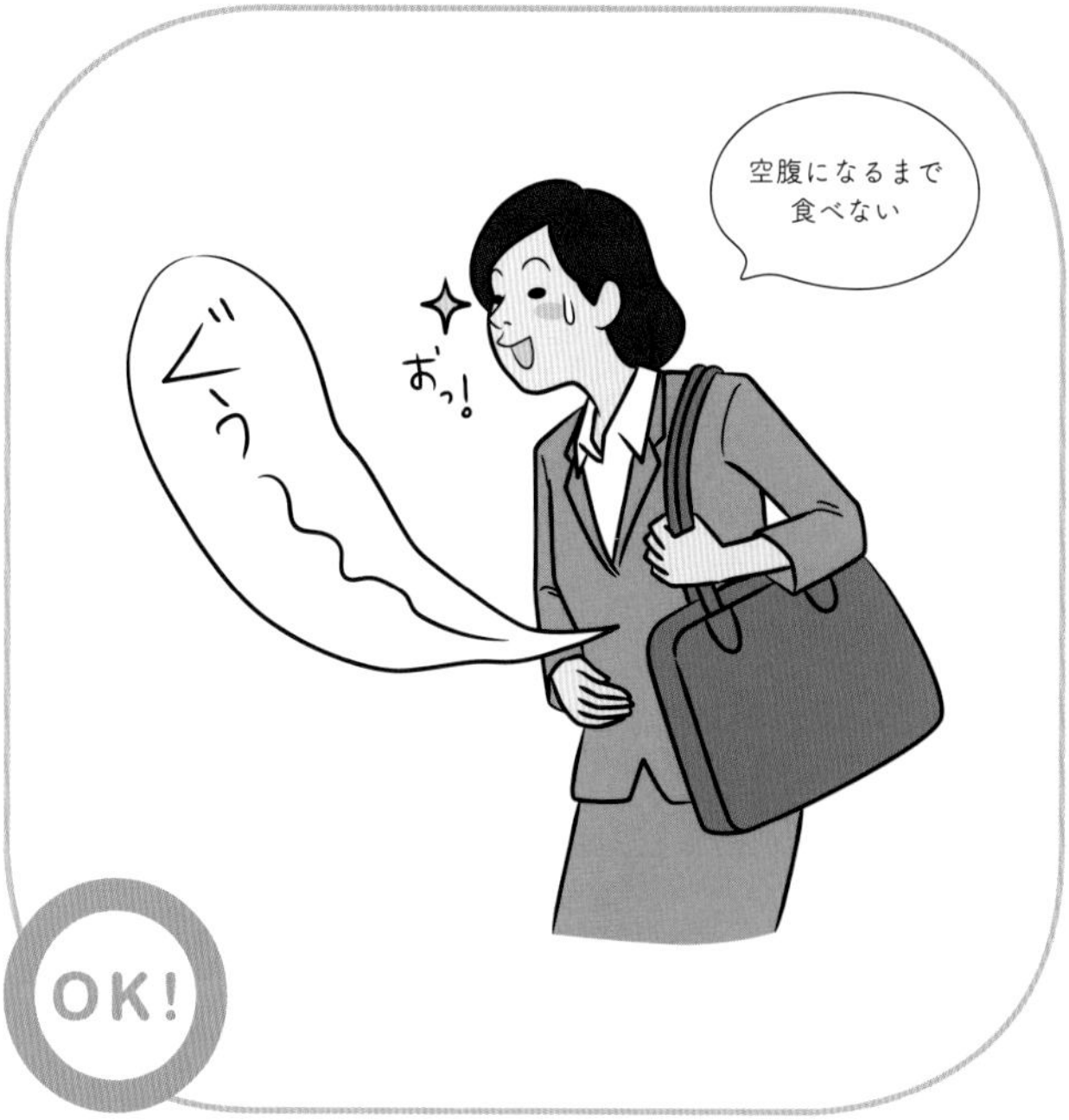
空腹になるまで
食べない
ぐう〜
おっ!
OK!

カラダのサインが出てから食べるのもOK

　食欲がないなら1日3食にこだわる必要はありません。お腹に食べ物があると、カラダはそれを分解することに忙しくなりますが、お腹に食べ物がなければ、カラダの中で掃除が始まり、それだけ有害物質などを排出しやすくなります。お腹がすいて「エネルギーがなくなった」というカラダのサインがあったタイミングで、きちんと食べればOK。逆に、ダラダラ間食するのが最もダメな食べ方です。

疲れない食事って?

極端な制限はNG! バランスのよい食事で十分なエネルギーを。

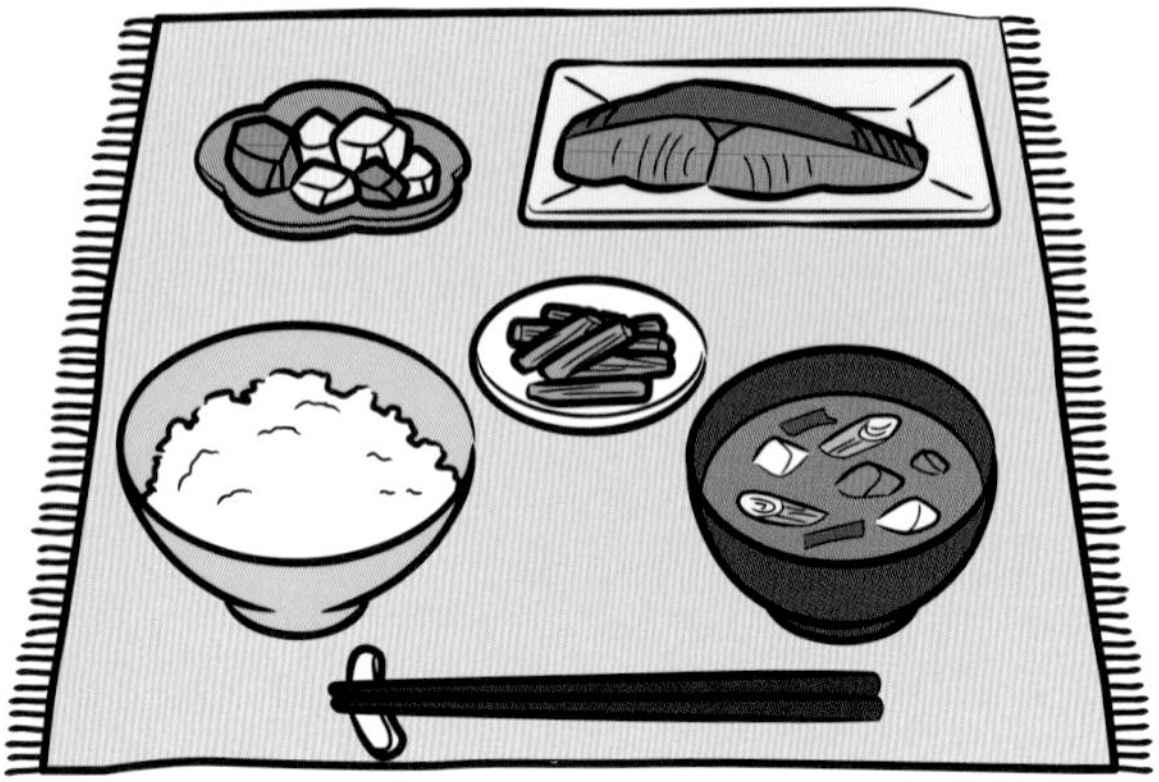

カラダに合えば、
食べるタイミングは不問。
ただし栄養には配慮して。

エネルギー不足で動けなくなるような食事制限はしないこと

食事の内容や回数を極端に制限してしまうと、筋肉が落ちる、肌が荒れる、一時的にやせてもリバウンドする、といった多くのデメリットが起こります。何より問題なのは、カラダがエネルギー不足になること。そんな状態のままNEATを上げる（≫P180）生活を送ろうとしても、疲れやすく、思うように動くことができません。まずは、バランスのよい食事をして、しっかりエネルギー補給することが必要なのです。

疲れないカラダ ＝ 動けるカラダ

OK!

バランスのよい食事

（エネルギー、ビタミン、ミネラルを意識）

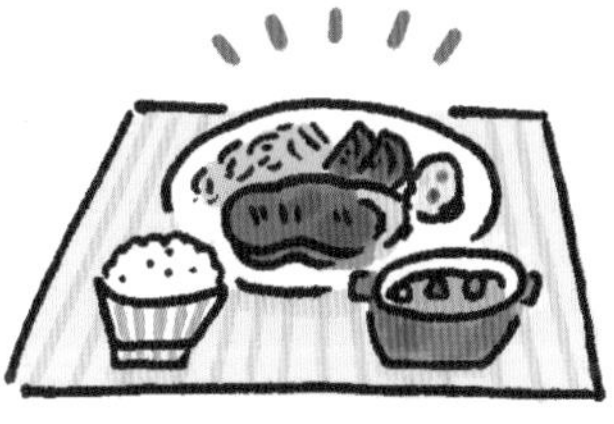

十分なエネルギーで
疲れない！

カラダにとって必要な栄養を十分に摂取すると、活動のための活力が満ちてきます。疲れにくくなるので、NEATの高い生活を送ることができます。

NG!

極端な食事制限

（糖質オフ、カロリーオフ、無理な1日1食など）

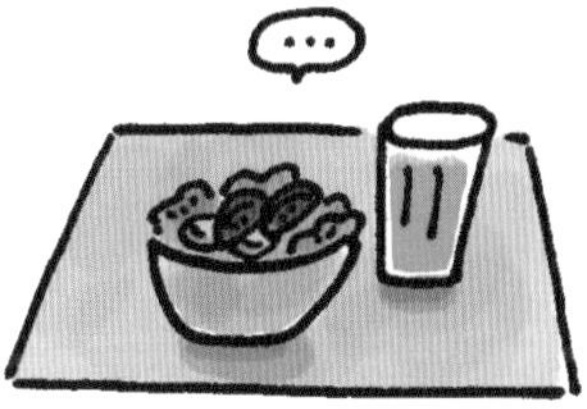

エネルギー不足で
動けない…

栄養が足りなかったりバランスが悪かったりすると、カラダは思うように動きません。内臓の機能が低下して、代謝もダウンしてしまいます。

動けるカラダをつくる栄養素

ここでは特に、エネルギーになる栄養素と、そのサポートをするビタミン、筋肉の動きに大きく関わるミネラルについて紹介します。

1 エネルギー産生栄養素

理想的な
PFCバランス

出典：日本人の食事摂取基準
（2020年版）

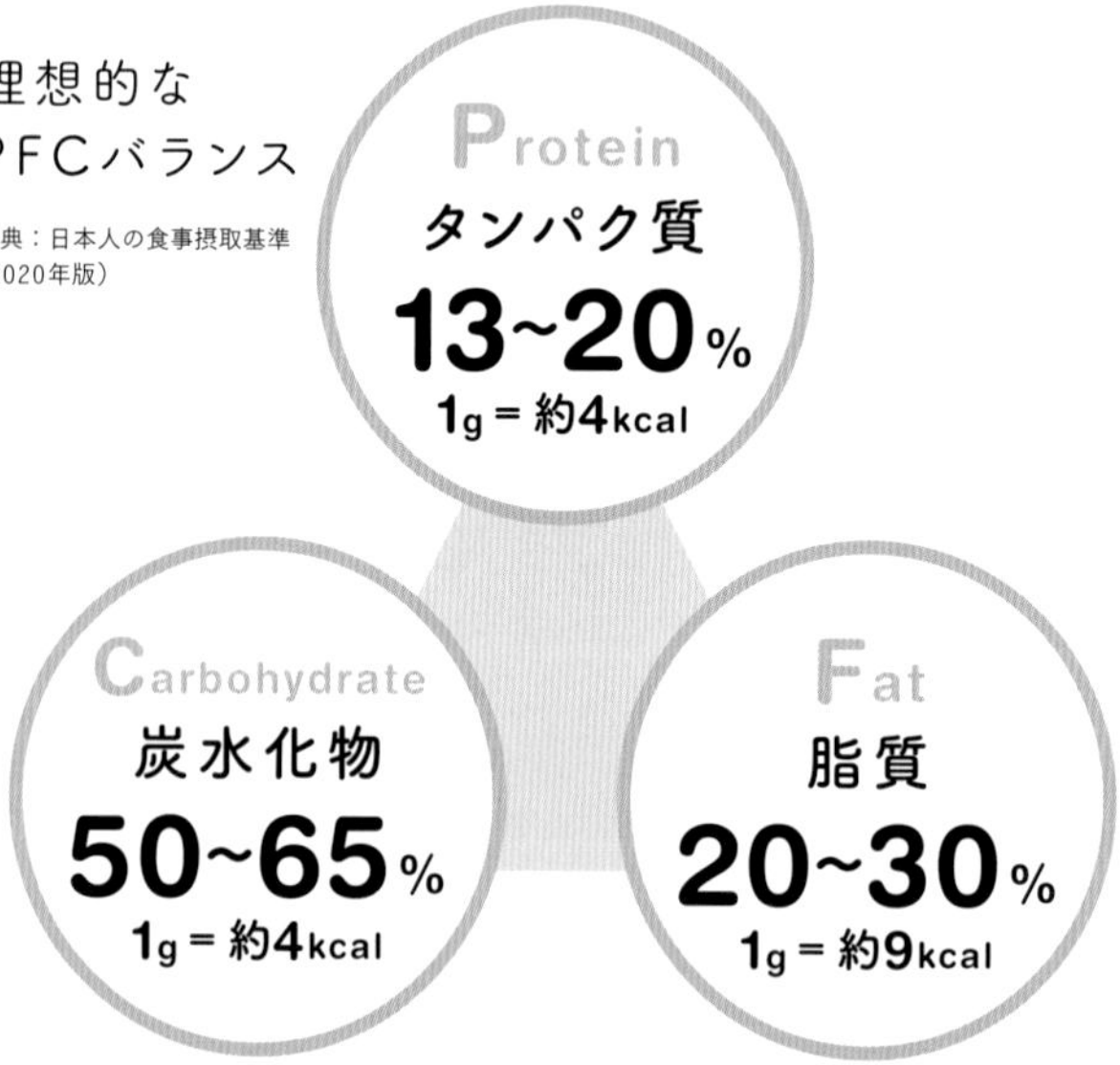
Protein
タンパク質
13~20%
1g = 約4kcal
Carbohydrate
炭水化物
50~65%
1g = 約4kcal
Fat
脂質
20~30%
1g = 約9kcal

1日の摂取エネルギーのなかで、エネルギー産生栄養素から取り入れるエネルギーの割合が、PFCバランス。生活習慣病予防などの目的で、目標値を設定します。これらの栄養素は1gあたり、タンパク質が約4kcal、脂質が約9kcal、炭水化物が約4kcalのエネルギーに体内で変わります。

カラダをつくる材料になり エネルギーを生み出す

日々の活動を支えるには、タンパク質、脂質、炭水化物が必要不可欠。主にエネルギー源になりますが、タンパク質はカラダをつくる材料として使われます。脂質は細胞やホルモンの材料にもなり、炭水化物はブドウ糖に分解されてすぐにエネルギーに変えられるのが特徴です。動けるカラダをつくるには、これら3つを、食事全体のエネルギー比率が上記のバランスになるように取り入れましょう。

② ビタミン、ミネラル

エネルギー産生栄養素の代謝に不可欠なビタミン、筋肉に必要なミネラル

ビタミンとミネラルは、エネルギー産生栄養素のサポートや、カラダの機能維持に大きな役割を果たします。ビタミンが不足すると、エネルギー産生栄養素の代謝がうまくいかず、エネルギーを生み出しにくくなり、食べていても疲れやすく、また、太りやすくなることも。ミネラルは、神経や筋肉の動きを調整する働きがあり、NEATを上げるのに必要不可欠です。

エネルギー産生栄養素をエネルギーに変える主な**ビタミン**

ビタミンB_1

糖質が分解されてできたブドウ糖からエネルギーをつくり出します。

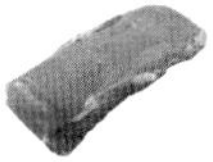
豚肉（赤身）

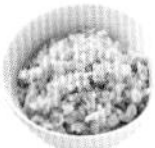
玄米ご飯

ビタミンB_2

エネルギー産生栄養素のなかでも特に脂質をエネルギーに変えます。

うなぎ

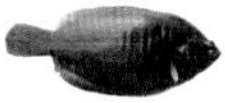
かれい

ビタミンB_6

タンパク質の代謝に大きく関わり、脂質もエネルギーに変えます。

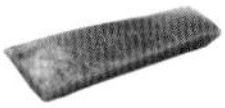
まぐろ

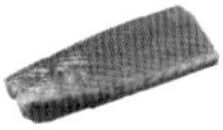
かつお

そのほか ビオチン、ナイアシン、パントテン酸など

筋肉をスムーズに動かす主な**ミネラル**

カルシウム

筋肉を収縮させることで、正常に動かしています。

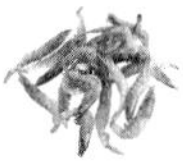
干しえび

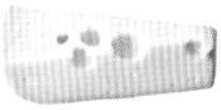
チーズ

鉄

筋肉に酸素を取り込ませて収縮させ、動かせるようにしています。

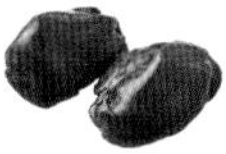
レバー

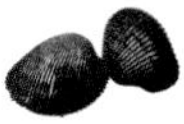
赤貝

マグネシウム

筋肉に入り込むカルシウムの量を調節しています。

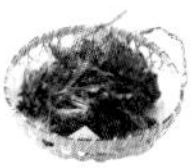
あおさ

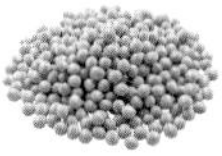
大豆

そのほか カリウム、ナトリウムなど

エネルギー産生栄養素

タンパク質

筋肉や関節などの材料にもなり、しなやかで若々しいカラダをつくるために必要な栄養素。NEATを上げるためにも欠かせません。

タンパク質を含む主な食材

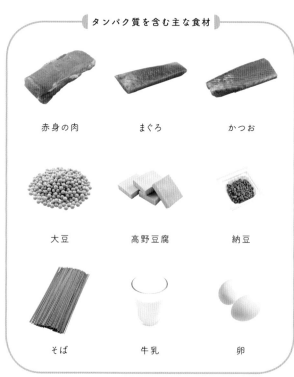

さまざまな食品からバランスよく摂取を

肉、魚介、卵や乳製品などの動物性と、大豆製品などの植物性があります。どちらかに偏ることなく、さまざまな食品からバランスよく摂るのがおすすめ。肉は、部位によって脂肪も多く含んでいるため、カロリーが気になるなら赤身のものを選ぶのがいいでしょう。タンパク質は、体重（kg）の数字の1・2〜1・5倍の重量であれば、カラダが適切に吸収できると考えられています。

脂質

ダイエットにおいて悪役にされがちですが、細胞やホルモンの材料になるため、必ず摂るべきです。

質のよいものを積極的に摂取したい

現代人が取り入れすぎの傾向にある、肉の脂身に含まれる脂質は極力セーブしたいもの。青魚のＤＨＡやＥＰＡ、木の実のα-リノレン酸など、質のいい脂を積極的に取り入れましょう。脂質は、腸内では潤滑油となって便通を促す役割もあります。過剰摂取すると肥満や体調不良につながりやすいので、適量を守ることが大切です。

脂質を含む主な食材

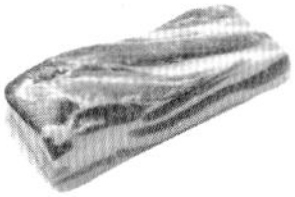
脂身つきの肉

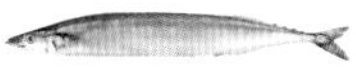
さんま

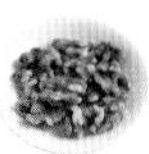
くるみ

炭水化物

脳の大切なエネルギー源。代謝が速く、消化後すぐに血中でブドウ糖に分解され、エネルギーとして使われます。

適量を摂り、血糖値の上がり方も考慮すると◎

摂取後の血糖値を上げやすく（ＧＩ値が高く）、摂りすぎると肥満や生活習慣病の原因になります。食事の際は、炭水化物よりも先に野菜を食べるようにすると、血糖値の上昇をゆるやかにできます。ご飯を白米から玄米や五穀米にしたり、パスタやパンは白い小麦粉ではなく全粒粉で作られているものを選んだりするのもいいでしょう。

炭水化物を含む主な食材

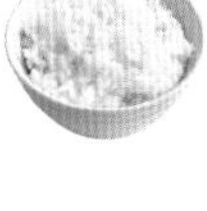
白米ご飯

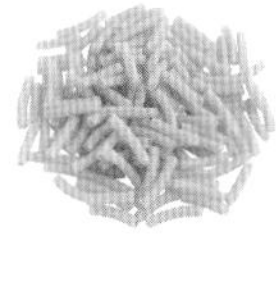
パスタ

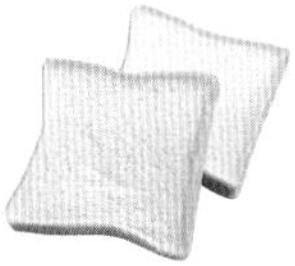
パン

エネルギー産生栄養素を エネルギーに変える主なビタミン

ビタミンB_1

糖質をエネルギーに変える

ブドウ糖からエネルギーをつくるために必要不可欠です。ご飯やパンをどんなにたくさん食べたとしても、ビタミンB_1が不足している状態では、ブドウ糖がエネルギーになる前の状態で残って疲労物質となり、蓄積していってしまうため、カラダは疲れることになります。

ビタミンB_1を含む主な食材
豚肉（赤身）、うなぎ、玄米ご飯

ビタミンB_2

脂質をエネルギーに変える

エネルギー産生栄養素すべての代謝を助けていますが、なかでも脂質をエネルギーに変えるのに大きく関わります。活動が多い人ほど必要なので、NEATを上げるには積極的に摂るのがおすすめです。不足すると、脂質の代謝が滞って皮下脂肪や内臓脂肪がつき、メタボの原因になります。

ビタミンB_2を含む主な食材
レバー、うなぎ、かれい

ビタミンB_6

タンパク質を分解・再合成する

タンパク質を分解してエネルギーに変えます。加えて、筋肉や血液などをつくる役割もあり、カラダの組織維持になくてはなりません。脳の興奮を鎮めるアミノ酸のGABAを合成する働きは、血圧を下げる効果が期待されます。脂質もエネルギーに変えるので、カラダにたまった脂肪の処理もサポート。

ビタミンB_6を含む主な食材
まぐろ、かつお、レバー

MEMO

このほかのビタミン

ビオチン、ナイアシン、パントテン酸も、エネルギー産生栄養素の代謝に関与。これらもビタミンB群で、それぞれが独自に働きつつも互いに協力し合う関係にあります。レバーやたらこほか、肉や魚介に多く含まれています。

筋肉をスムーズに動かす主なミネラル

カルシウム

筋肉に作用し収縮させて動かす

骨や歯の材料となるだけでなく、血液中で神経を安定させたり、筋肉を収縮させることで動かす役割も担っています。カルシウムは、不足すると骨から吸収して補われるしくみになっているため、慢性的に不足すると、骨がスカスカになって骨粗しょう症を引き起こしてしまいます。

カルシウムを含む主な食材

干しえび、煮干し、チーズ

鉄

筋肉に酸素を取り込ませる

ヘモグロビンという成分として血液中の赤血球に存在し、全身に酸素を運ぶ役割をしています。また、その酸素を筋肉が取り込んで動かせるようにするには、鉄がつくるミオグロビンという成分が必要です。鉄が不足すると貧血になるほか、だるい、疲れやすいといった不調が出てきます。

鉄を含む主な食材

レバー、赤貝、岩のり

マグネシウム

筋肉に働くカルシウム量を調節

カルシウムと一緒になって骨や歯を構成するほか、血中のカルシウム量を調節する役割もあります。そのため、マグネシウムが不足すると、カルシウムは筋肉を正常に動かせず、けいれんやしびれが起こることもあります。このほか、エネルギー産生栄養素の代謝にも関わっています。

マグネシウムを含む主な食材

あおさ、豆腐、大豆

MEMO

このほかのミネラル

カリウムとナトリウムは、協力して筋肉を収縮・弛緩させることで動きをコントロールしています。互いのバランスが崩れないよう、不足に注意。汗をかくと体外に排出されるので、活発に活動したときは適度に補給しましょう。

Q 食べるなら、どっちが疲労回復にいい？

A

サラダチキン＆ブロッコリー

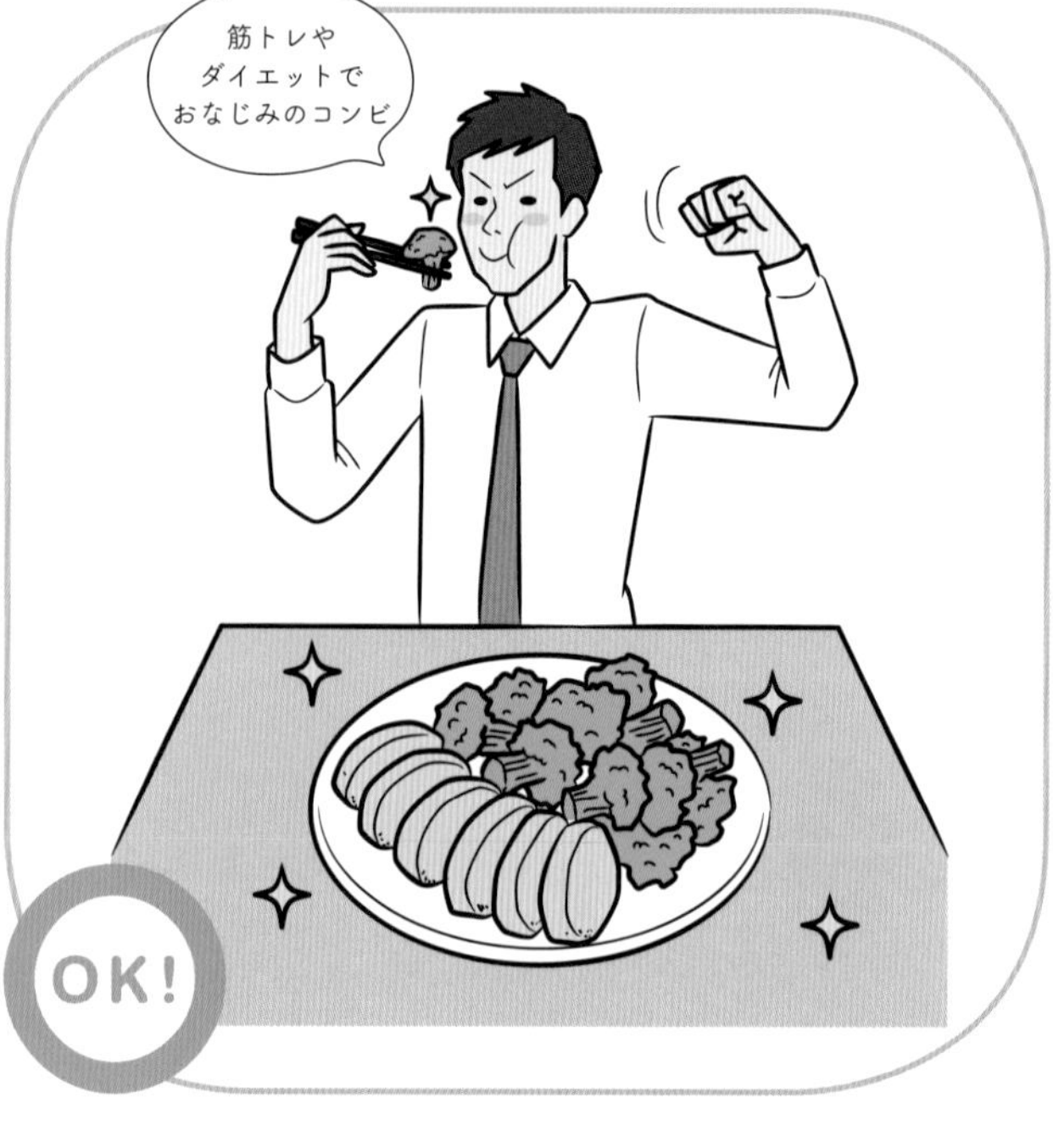
筋トレや
ダイエットで
おなじみのコンビ
OK!

運動時の疲労に対抗できる栄養がたっぷり

サラダチキン、つまり鶏むね肉は、良質なタンパク質が豊富です。アミノ酸のBCAAが持久的運動のエネルギー源として最適で、疲労軽減の効果もあります。また、いま注目の抗疲労成分（≫P144）も含有。ブロッコリーは、食物繊維やビタミンが豊富で、なかでもビタミンCは、運動で発生した活性酵素に対抗します。とはいえ、これにこだわらず、ほかの食材もバランスよく食べましょう。

B

玄米ご飯＆蒸し野菜

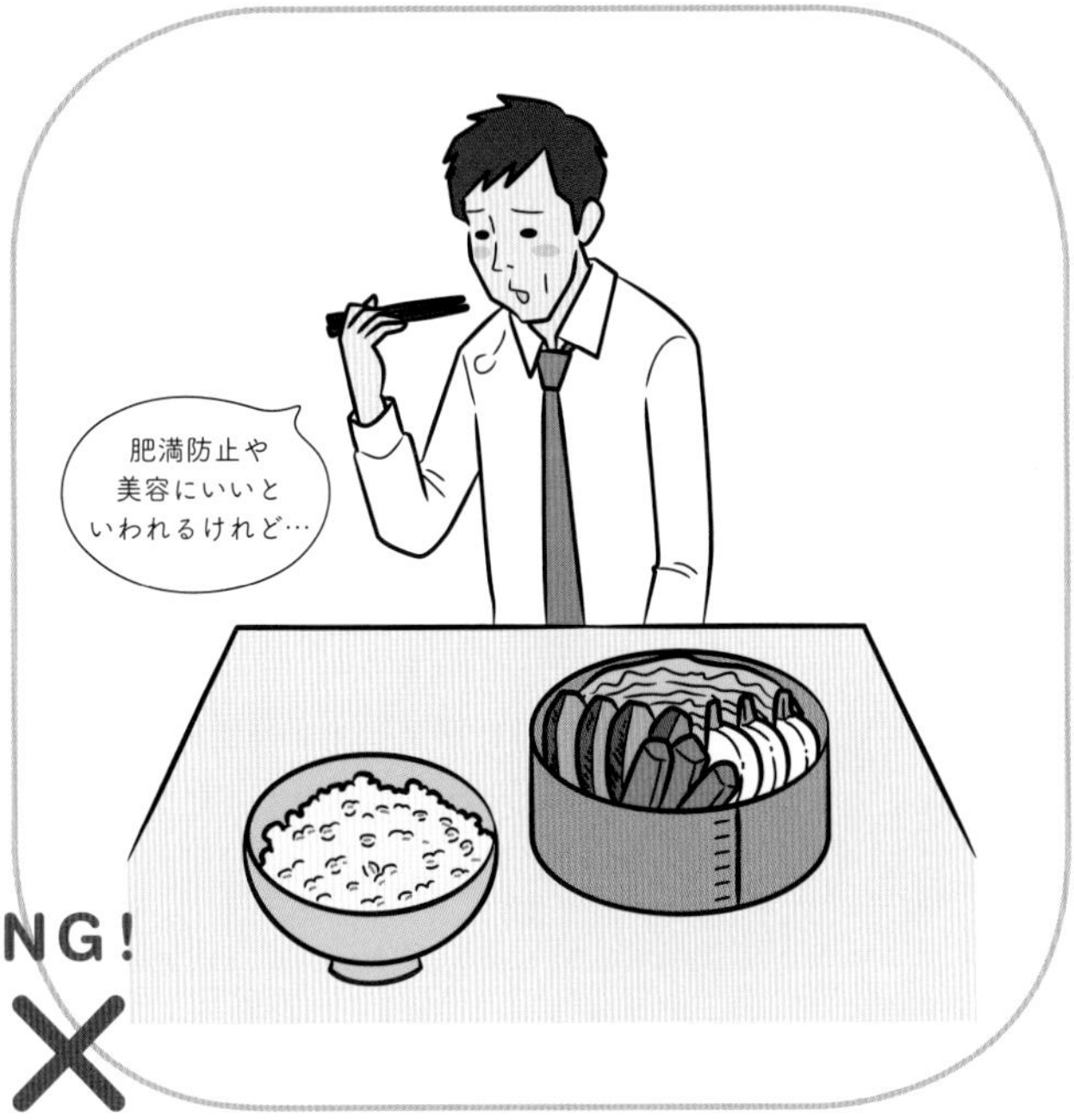
肥満防止や
美容にいいと
いわれるけれど…
NG!

疲労回復に必要な栄養素が欠けている

食物繊維やビタミン、ミネラルが豊富な玄米ご飯に、油を使わず調理した蒸し野菜を組み合わせたいわゆる玄米菜食は、一見するととてもヘルシーです。ところが、栄養バランスをよく見てみると問題が。詳しくはP142で説明しますが、タンパク質が足りないうえに、糖質の配分が多すぎます。これでは、疲労を回復させることはできません。タンパク質は欠かさず摂るようにしましょう。

タンパク質と疲労の関係

P136で紹介した通り、カラダにとって欠かせないタンパク質。
これが疲労とどのように関係しているのか、見てみましょう。

タンパク質不足が疲労のもと！

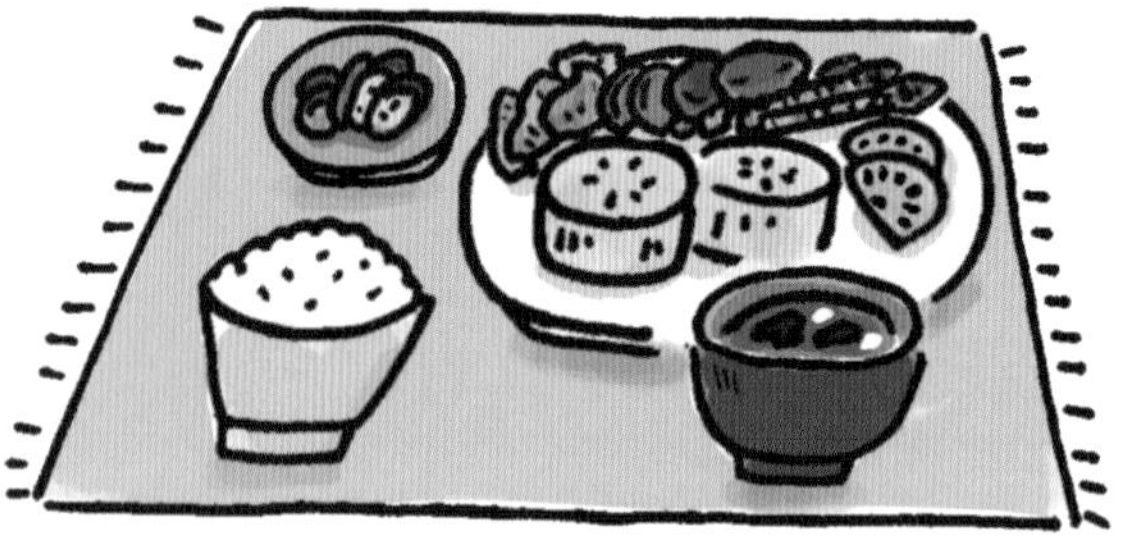

玄米菜食

↓

極端なタンパク質不足に！

筋肉疲労の回復にはタンパク質が必須

玄米にはビタミンB_1が含まれ、糖質をエネルギーに変えることで疲労回復を助けます。とはいえ、糖質過多な玄米菜食は、エネルギー源のメインが糖質になってしまうのが問題。糖質だけではエネルギー効率が悪く、疲れやすくなる、老けやすくなるなどの影響が出てしまうのです。疲労回復のためには、玄米に含まれるビタミンB_1・B_6に、タンパク質を組み合わせると効果的です。

カラダを健康的に保ち元気で疲れにくく

タンパク質は筋トレをする人が摂るもの、というイメージがあるかもしれませんが、それは間違い。日常生活を送るうえで、一定量のタンパク質は必要不可欠です。不足すると、免疫を担うホルモンや細胞がうまくつくられないので、風邪を引きやすく、病気やケガが治りにくいカラダになります。必要な筋肉も維持できなくなってしまいます。このほか、内臓、血液、骨、皮膚、髪、爪などをつくるにも、なくてはならない栄養素なのです。

タンパク質が不足すると…

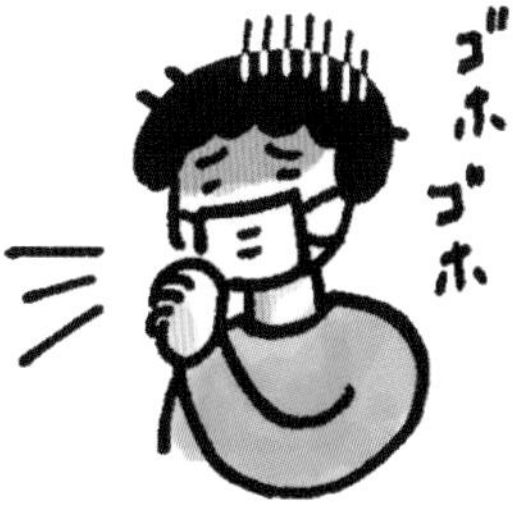

免疫力・体力が落ちる

免疫細胞やホルモン、情報伝達物質などがうまくつくられなくなり、免疫力が低下。体力も落ちてしまいます。

＋

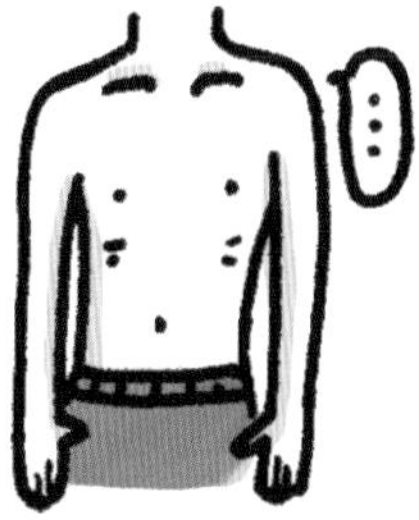

筋肉量・筋力が落ちる

筋肉を日々つくり続けることができなくなります。また、必要な栄養を得ようと、いまある筋肉が分解されてしまい筋力が落ちます。

疲れやすいカラダに！

高齢者は特に要注意！

食欲低下や消化機能低下からタンパク質不足になりやすいので、積極的に摂取を。不足すると足腰が衰えるほか、ささいなことで骨折して、それが寝たきりの原因にもなります。

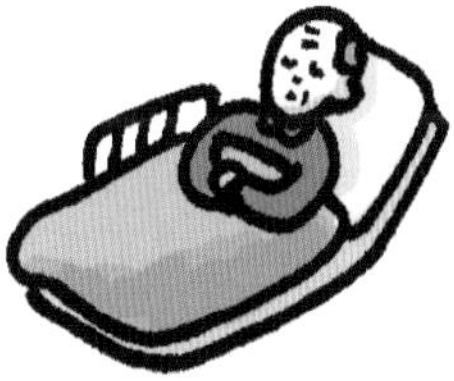

注目される抗疲労成分って?

イミダゾールジペプチド。渡り鳥や回遊魚のスタミナ源です。

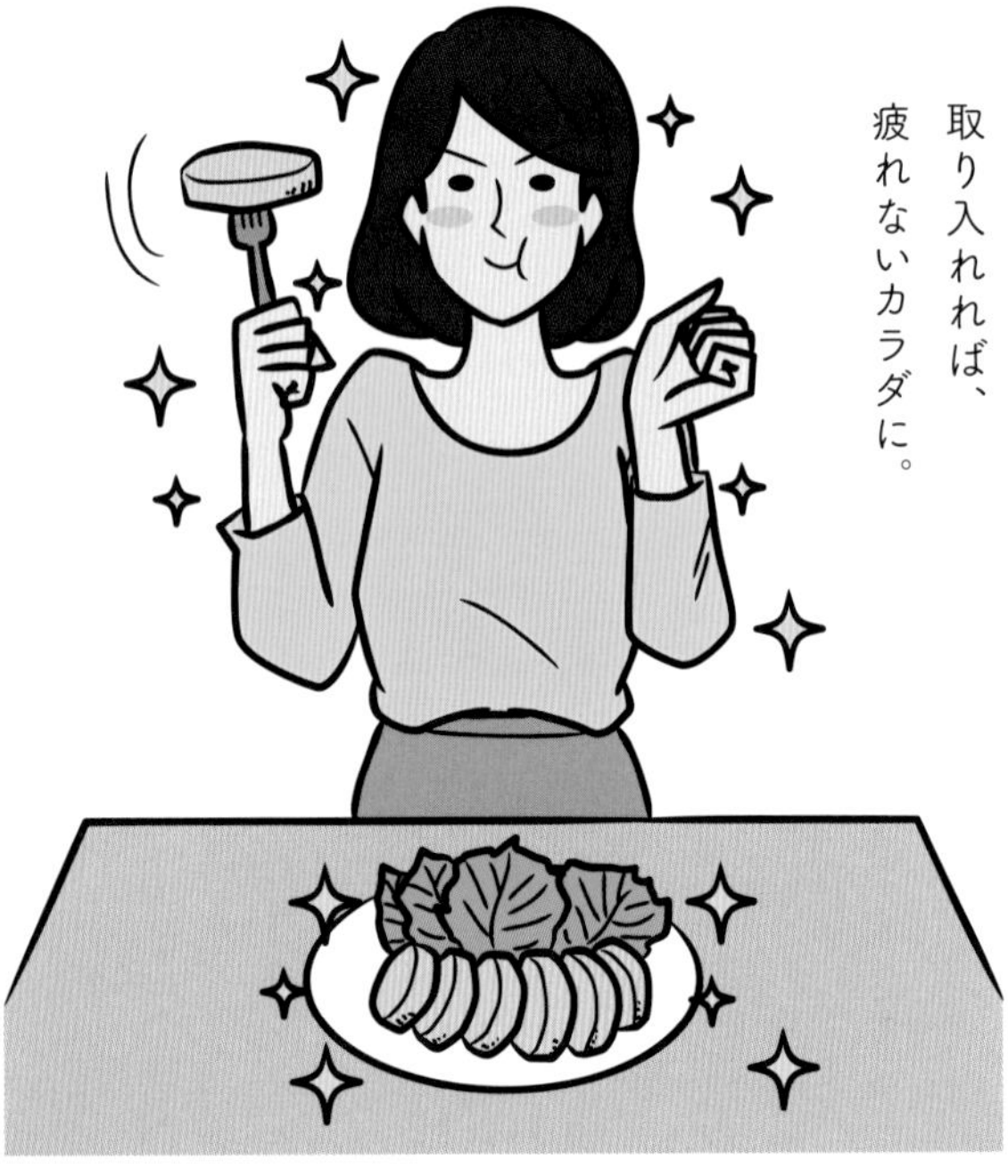

鶏むね肉などを継続して取り入れれば、疲れないカラダに。

鳥や魚のスタミナ源をチャージして疲労軽減

1万km近くも休みなく飛ぶ鳥や、一生泳ぎ続ける魚などのスタミナ源となっているのが、イミダゾールジペプチドという物質です。これは動物であればもっているもので、人間の場合、脳や骨格筋に含まれています。最近の研究では、この物質を食べ物から補うことによって、疲労を軽減する効果が得られることがわかってきました。鶏むね肉やかつお、まぐろなどに豊富に含まれているので、これらを積極的に取り入れていきましょう。

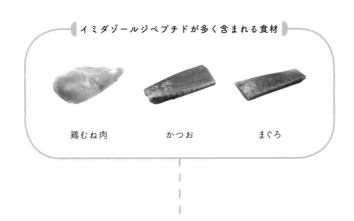

イミダゾールジペプチドが多く含まれる食材

鶏むね肉

かつお

まぐろ

イミダゾールジペプチドの1日の推奨摂取量

200mg

人間のカラダにも含まれているとはいえ、イミダゾールジペプチドが体内でつくられる量は加齢などに伴い減少していきます。1日に約200mgを食材から摂取しましょう。上記の食材なら、カラダへの吸収率を考慮すると100ｇ程度を食べるのがおすすめです。

出典：清水惠一郎、福田正博、山本晴章「イミダゾールジペプチド配合飲料の日常的な作業のなかで疲労を自覚している健常者に対する継続摂取による有用性」（『薬理と治療』Volume37，Issue3，255-263 ライフサイエンス出版 2009年）

Q 日常的に飲むなら、どっちが疲れない？

A スポーツドリンク

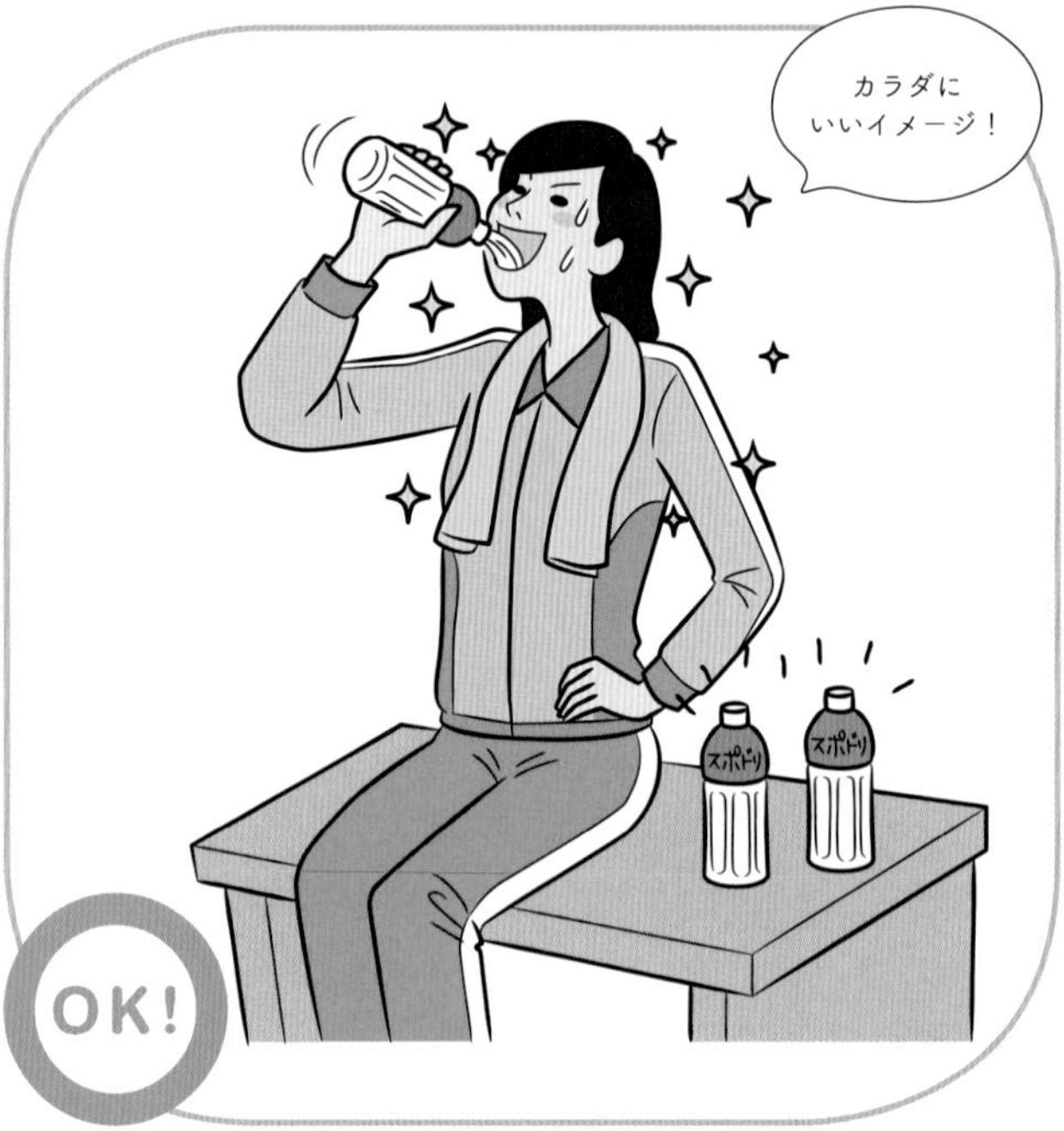
カラダに
いいイメージ！
スポドリ
スポドリ
OK!

場合によって

糖分の多さに注目。
運動するなら問題なし

スポーツドリンクにはミネラルが含まれており、最近はアミノ酸を配合しているものも多くあります。運動によって失われるこれらの成分を、水分とともに補給できるスポーツドリンクは便利。ただし、運動をしていない人が日常的にゴクゴク飲んではいけません。糖分を多く含んでいるため、糖質の過剰摂取になります。あくまで、運動している人のエネルギー補給や疲労回復が目的なのです。

B

生ビール

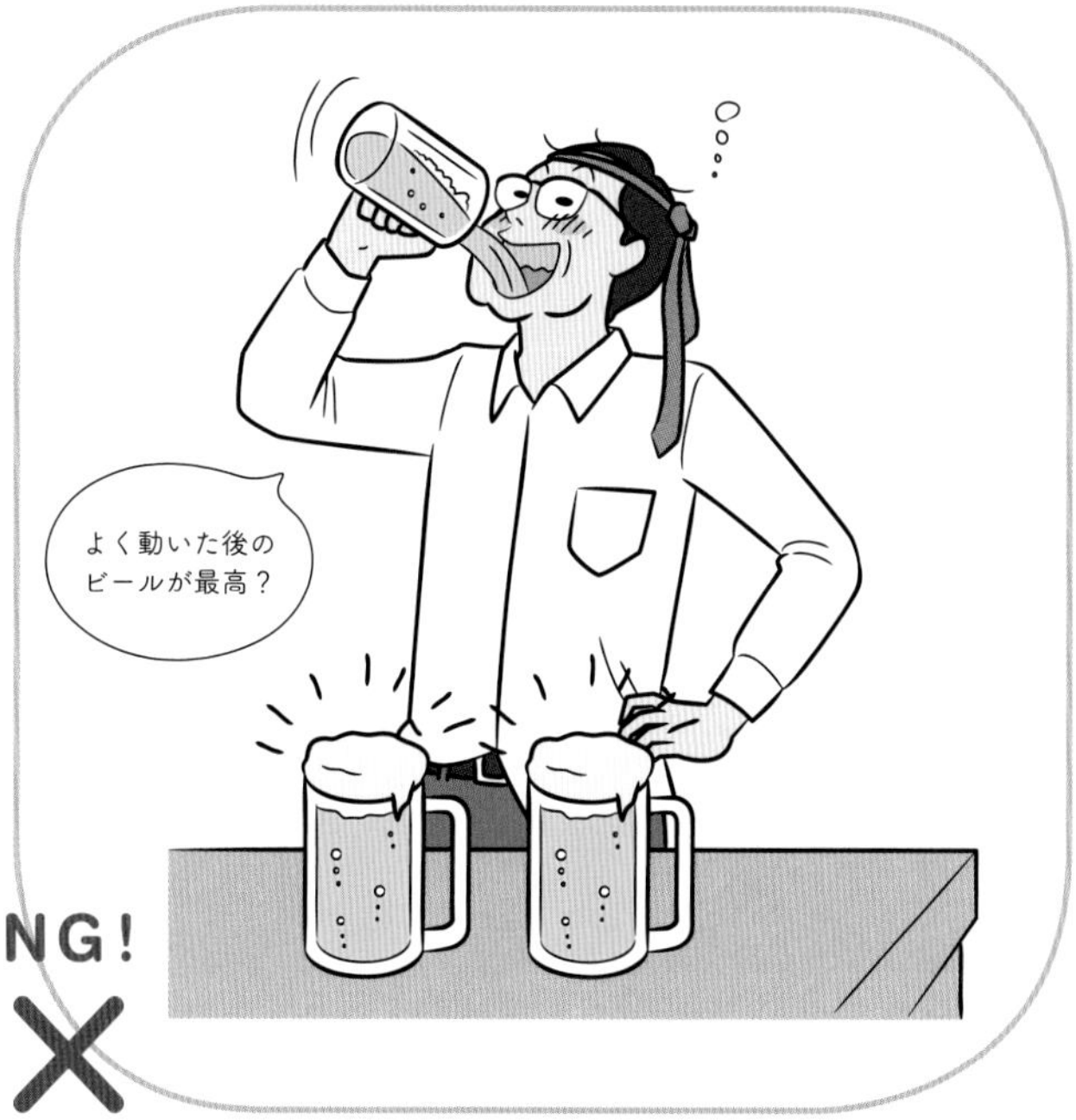
よく動いた後の
ビールが最高？
NG!

飲みすぎは疲れを招く。運動後の飲酒もＮＧ

生ビールをはじめとするアルコール飲料を飲むと、カラダがアルコールを分解するために大量のビタミンやミネラルを消費します。その結果、疲れやすくなってしまいます。また、運動後に飲酒すると、筋肉の合成が抑制されてしまい、せっかくカラダを動かした成果が水の泡に。それどころか、さらに肥満や栄養不足の原因となって、疲れやすい体質を招くことにもなるのです。

糖質と疲労の関係

**糖質は、疲労を防ぐこともあれば、悪化させることもあります。
大切なのは、自分のカラダに合った摂取量を守ることなのです。**

糖質を摂りすぎると疲れやすくなる！

500mℓのスポーツドリンクを3本飲むとしたら…

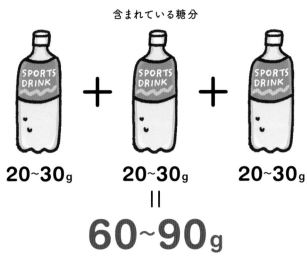

含まれている糖分

20~30g　＋　20~30g　＋　20~30g

＝

60~90g

の糖分を摂取することに！

糖質の過剰摂取はエネルギー代謝悪化に

糖質は、特に脳のエネルギーとして欠かせません。とはいえ必要以上に摂取すると、カロリー過多になります。また、栄養不足を招いて疲れやすくなることが。糖質の代謝には特にビタミンB_1が関わっていますが、これが大量に消費されると、糖質を摂ってもうまくエネルギーに変えられず、結果的に疲れやすくなるのです。運動していない人は、スポーツドリンクを日常的に飲むのはやめましょう。

運動で消費される糖分を補給し疲労防止

　習慣的に運動している人にとっては、タンパク質だけでなく糖質もきちんと摂取して、消費される分をこまめに補う必要があります。そのため、60〜90gの糖分を摂っても過剰になることはなく、普段からスポーツドリンクをゴクゴク飲んでも問題ありません。運動する際は、水分やエネルギーを補給しつつ疲労回復の効果を十分に得られるように、運動の前後と最中、それぞれのタイミングにおいて少しずつ飲むことをおすすめします。

運動している人

運動前

約30分前から、水分とエネルギーを補給。250〜500㎖を数回に分けて飲むと◎。

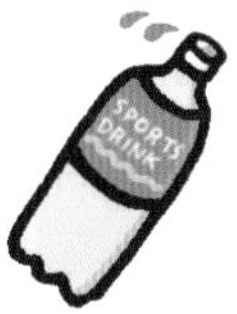

＋

運動中

のどがカラカラになる前に少しずつ口に含んで。20〜30分ごとに200㎖程度が目安。

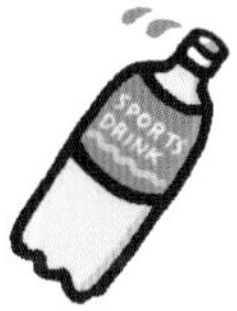

＋

運動後

筋肉のエネルギーが枯渇している状態。数回に分けて飲み、糖質で疲労回復を図って。

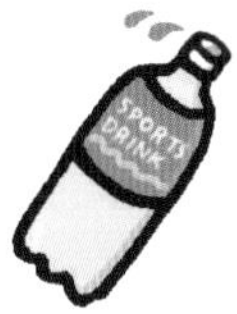

↓

スポーツドリンクで糖質を補給して疲労を防ぐ！

運動していない人

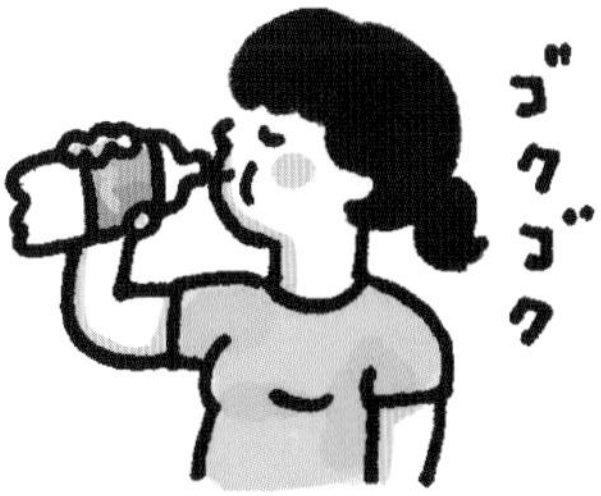

お茶のかわりにスポーツドリンクを飲む

↓

糖質の摂りすぎになる

↓

疲れやすくなる！太る！

アルコールと疲労の関係

リラックス効果がある反面、カラダを疲れさせてしまう原因にもなるアルコール。飲み方と量に注意して楽しむことが大切です。

一日の疲れをいやすのはアルコール？

生ビールを中ジョッキで3杯など、
過剰に飲酒すると…

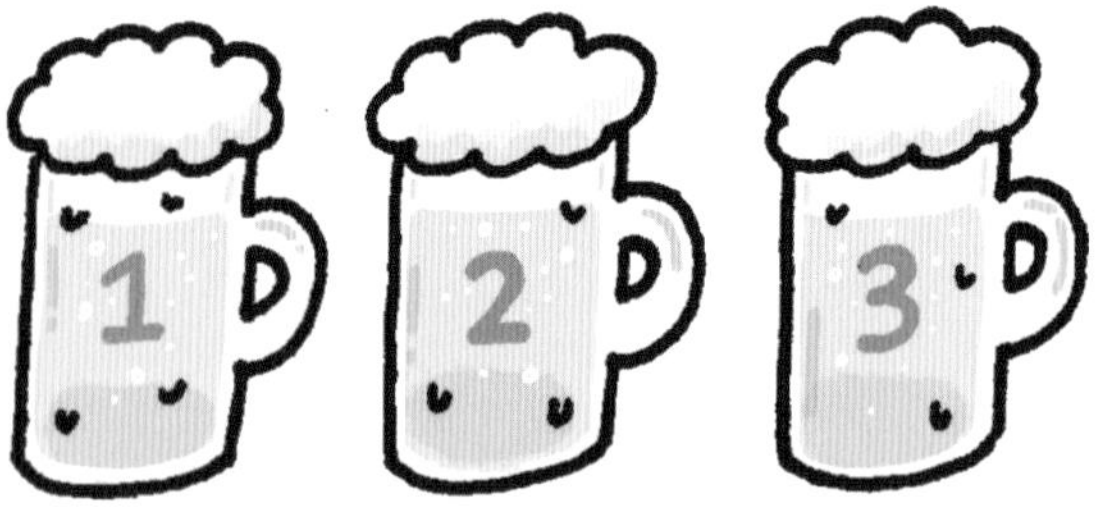

アルコールの分解で
ビタミンやミネラルが大量に
消費される！

ビタミンやミネラルが消費され栄養不足に

生ビールなどのアルコール飲料は、カラダに負担をかける成分を含んでいるため、飲みすぎは禁物。アルコールの分解はほとんど肝臓が担いますが、その際にさまざまなビタミンやミネラルが消費され、結果として、体内では栄養素が不足した状態になります。この状態では、炭水化物などの栄養素を摂ってもうまくエネルギーに変えることができず、カラダは疲れやすくなってしまうのです。

肝臓の負担増で疲労が。運動との相性も×

アルコール飲料を飲みすぎていると、次第に肝臓が疲労します。すると、本来の役割である、栄養素の分解や老廃物の代謝などがうまく果たせなくなっていきます。そのため、休んでも疲れが取れないなどの不調を感じるようになるのです。

また、運動との相性もよくありません。運動後に飲酒すると、利尿作用で脱水状態になり血流が悪化します。これでは老廃物の代謝や栄養素の供給がはかどらないので、疲労回復や筋肉の修復が遅れてしまいます。

運動している人

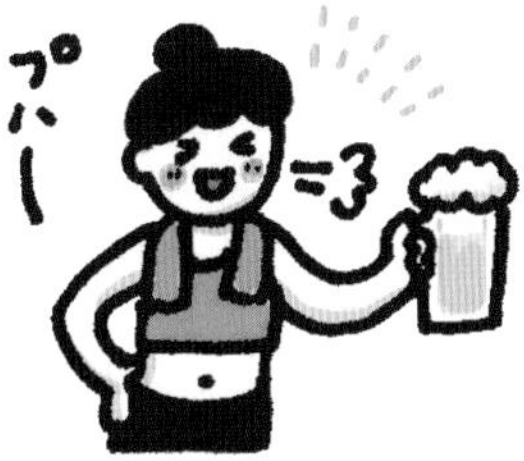

運動後にアルコール飲料を飲む

↓

利尿作用による脱水が起こる

↓

血流が悪くなる

↓

疲労回復が遅れる

運動していない人

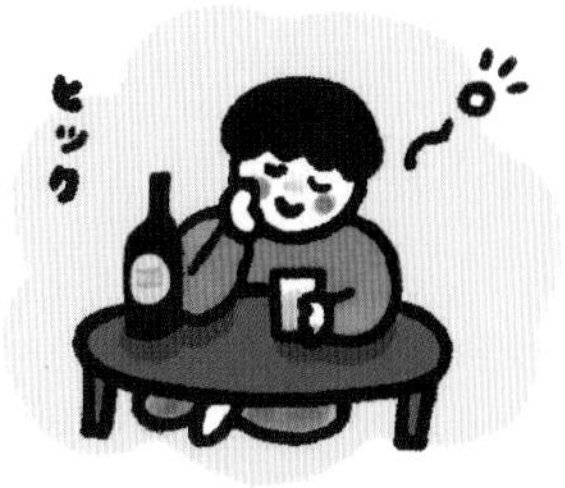

普段からアルコール飲料を飲みすぎる

↓

アルコールの代謝が頻繁に行われ肝臓が疲労する

↓

だるさや疲れが残る

Q 睡眠時間、どっちが疲れない？

A

3〜6時間睡眠

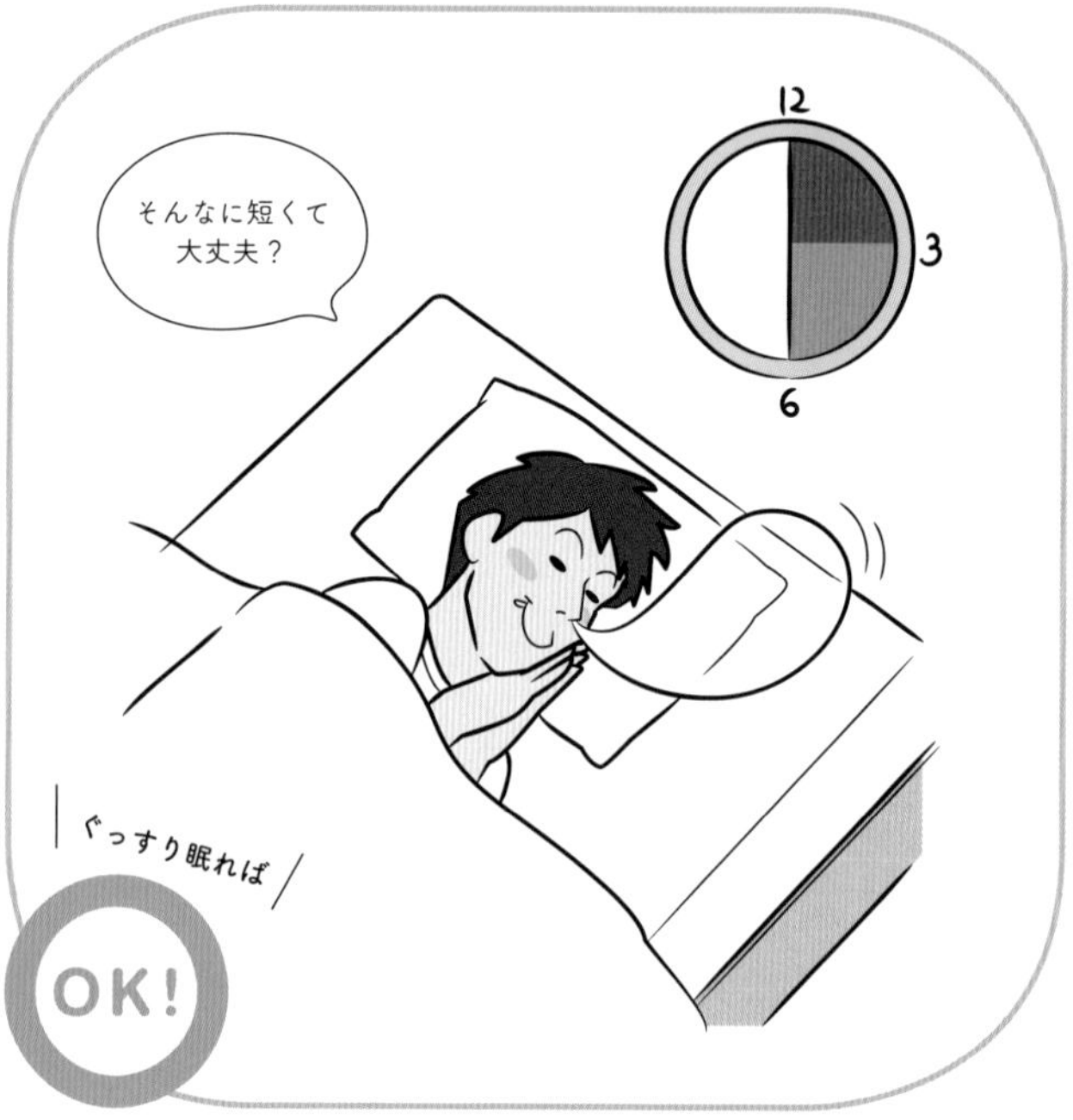
そんなに短くて大丈夫？
12
3
6
ぐっすり眠れば
OK!

眠りの質がよければ 3〜6時間で疲労回復

睡眠時間を考える際のポイントは、睡眠サイクルです。これは、眠っている間にノンレム睡眠とレム睡眠を約90分周期で繰り返すこと。この睡眠サイクルを2回繰り返す、つまり3時間程度の睡眠をとれば、脳とカラダは十分に休息できるという説があります。そのうえで、カラダの強い疲れを取るには、6時間程度は眠るのが望ましいでしょう。確実にいえるのは、量より質が大切ということです。

B

10時間睡眠

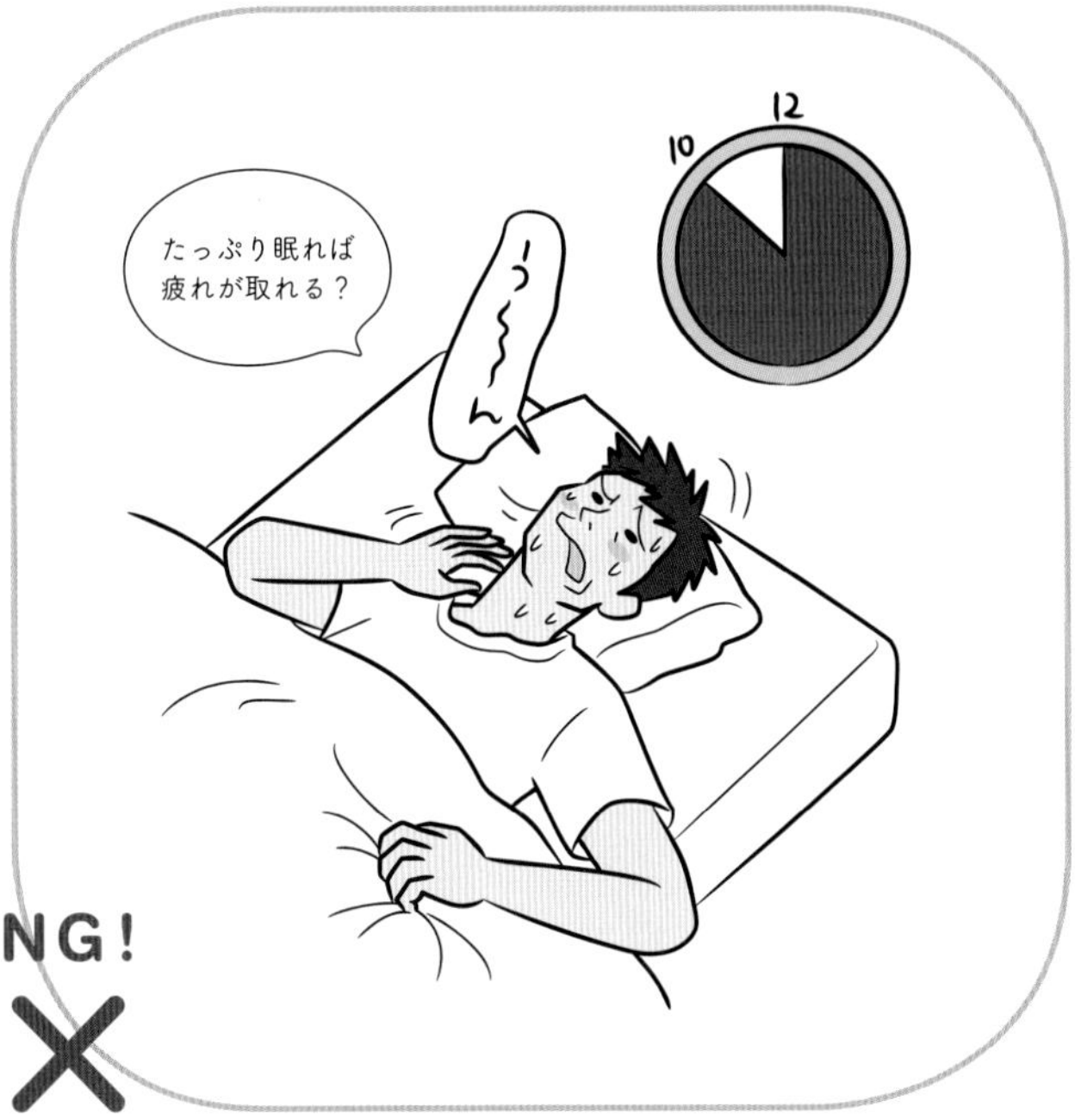
12
10
たっぷり眠れば疲れが取れる？
う〜〜ん
NG!

質の悪い睡眠を続けると逆に疲れる

きちんと寝たのに朝まで疲れが残っている、どんなに寝ても眠い、という人は、睡眠時間が足りていないのではなく、睡眠の質が悪い可能性があります。眠りは、睡眠サイクルを繰り返すほどにどんどん浅くなっていきます。つまり、10時間の睡眠をとった場合、その後半は浅い眠りをダラダラと続けるだけになり熟睡できていないので、疲れを取るどころか、逆に疲れてしまうのです。

ノンレム睡眠って重要なの？

深いノンレム睡眠に到達することが質の高い眠りといえます。

寝る子は育つというように、ぐっすり眠ることが大切なんです！

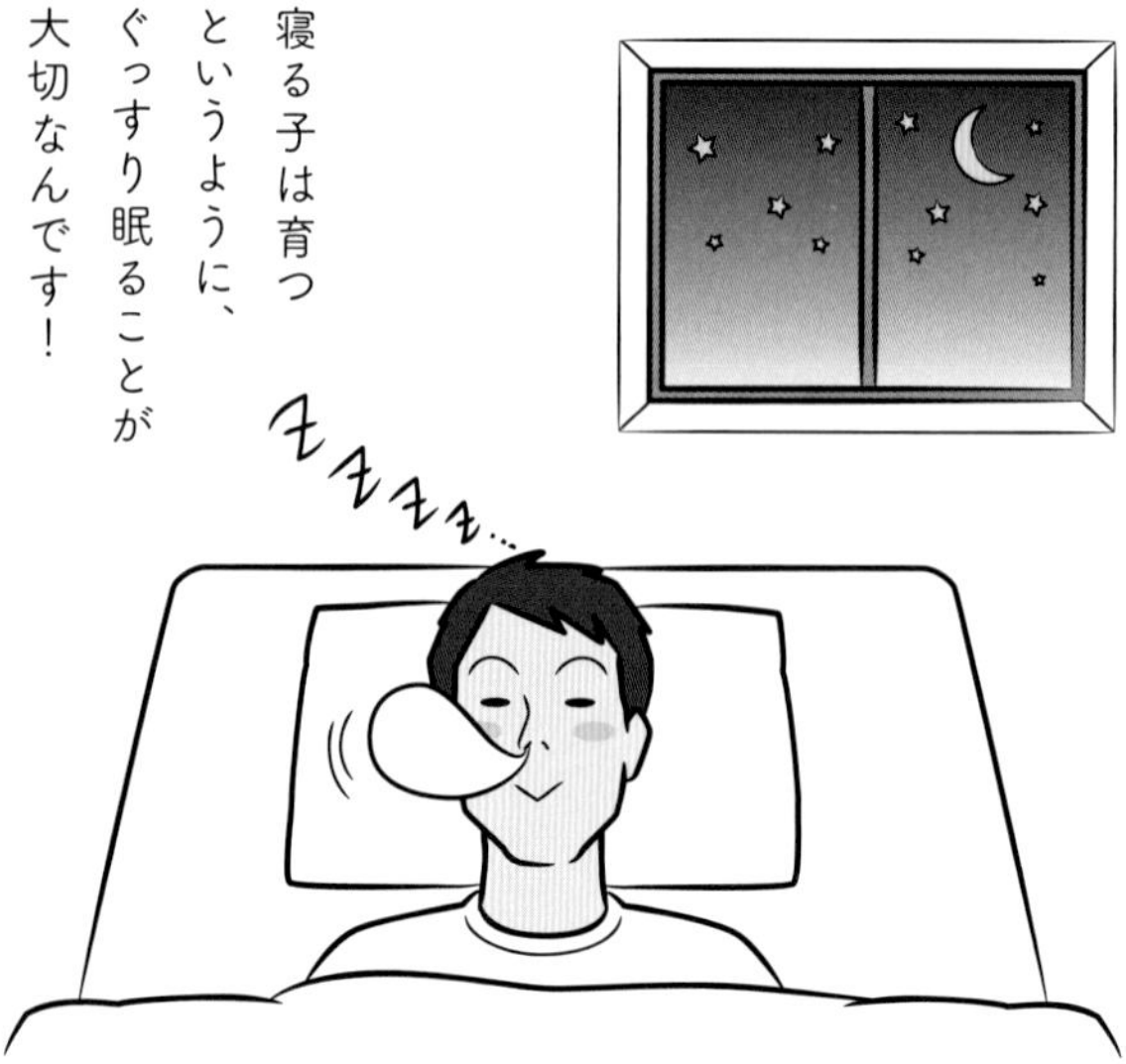

質の高い眠りをとれば毎日元気に活動できる

睡眠も、NEATと深く関係します。疲労回復するには、ノンレム睡眠に到達してぐっすり眠ることが必要です。そんな質の高い睡眠をとるには、栄養バランスのいい食事をとり、ほどよく疲れる程度にカラダを動かす生活が大切。自律神経が整うので、睡眠前に副交感神経が優位になり、スムーズに眠りにつけます。睡眠の質が高ければ、3〜6時間眠るだけでもしっかり休息でき、日中のパフォーマンスを最大限に発揮することにつながるのです。

NEATを上げるには

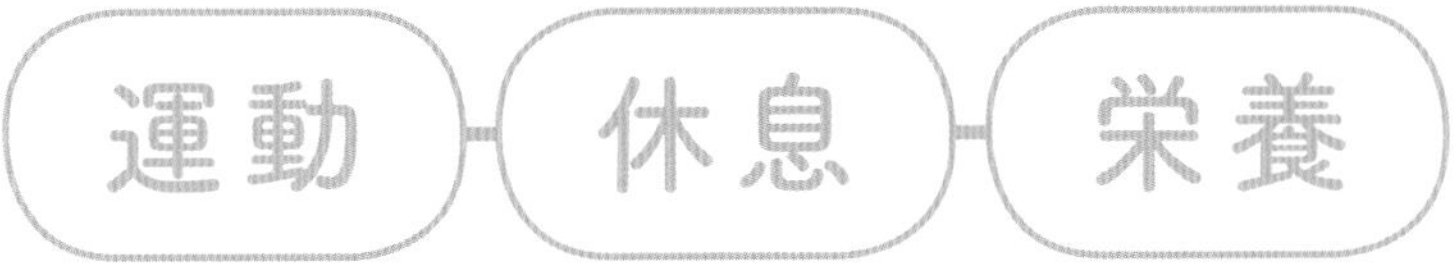
運動
休息
栄養

3つが揃うことが大切！

運動と栄養が十分なら、休息のための睡眠の質が高まります。また、良質な睡眠がとれれば、消化機能や身体機能が高まり、栄養と運動の質が上がります。このように3つの要素をバランスよく高めていくことで、NEATを上げやすく疲れにくいカラダになるのです。

睡眠には2種類ある

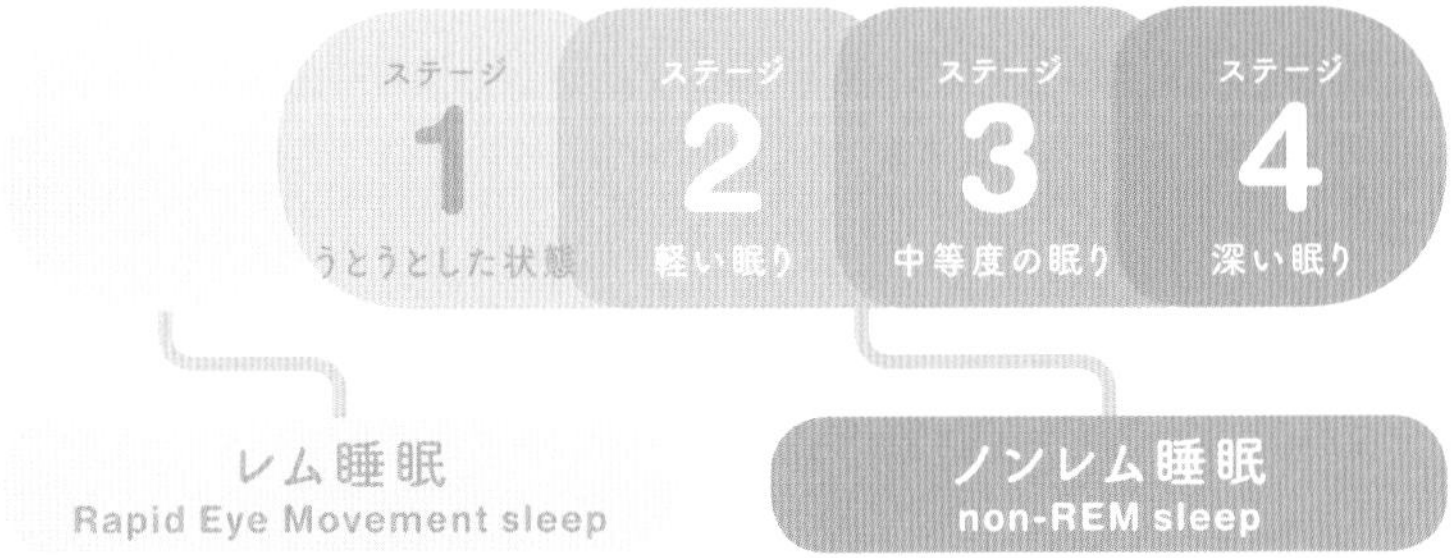
ステージ 1 うとうとした状態
ステージ 2 軽い眠り
ステージ 3 中等度の眠り
ステージ 4 深い眠り
レム睡眠
Rapid Eye Movement sleep
ノンレム睡眠
non-REM sleep

その名の通り、急速に眼球が動くことが特徴のひとつである睡眠状態。カラダが休んでいる一方、脳は起きている状態に近く、交感神経が優位。夢をみるのはほとんどがこのタイミングです。

レム睡眠ではない、カラダも脳も休んでいる状態。副交感神経が優位。眠りの浅いステージ1から、最も深いステージ4まであります。通常、ステージ4に到達するのは入眠後3時間まで。

睡眠と疲労の関係

カラダの疲れを取るには十分な睡眠が大切。とはいえ、ただ眠ればいいというわけではなく、どんな睡眠をとるかが重要なのです。

睡眠は量より質！

10時間睡眠 ＜ **3~6時間睡眠**

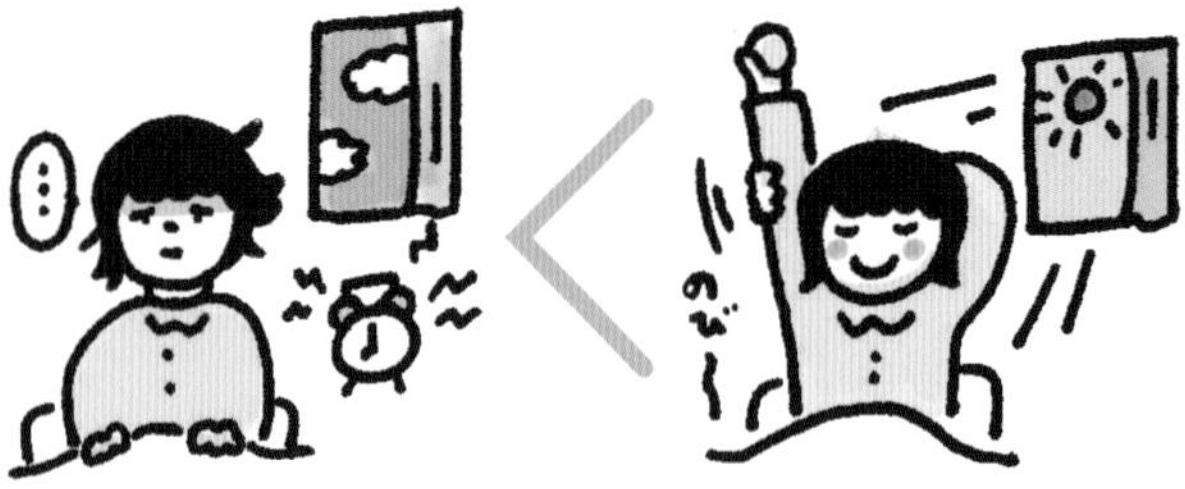

なかなか疲れが取れない…。

すっきり元気！

睡眠サイクルを繰り返すほどに眠りは浅くなる

3〜6時間睡眠で十分な人は、ノンレム睡眠に入ったときにステージ4まで到達できているといえます。通常、ここまで深く眠れるのは、90分の睡眠サイクルの2回目まで。そのあとのノンレム睡眠はステージ2や1までになり、また、レム睡眠の時間が延びて、眠りは徐々に浅くなっていきます。つまり、10時間睡眠は浅い眠りを続けることになり、熟睡感がなくてすっきりしないのです。

最も理想的な睡眠とそれがもたらす効果

質の高い睡眠で理想的なのは、最も深い眠りであるノンレム睡眠のステージ4へ、眠りについてから30分以内に到達すること。この睡眠習慣を定着させることができれば、毎日脳やカラダをしっかり休ませることができます。また、成長ホルモンが分泌されるので、疲労回復をはじめとするさまざまなうれしい効果が得られます。そのため、疲れを引きずらないカラダがつくられ、NEATを上げる生活も元気に続けることができるようになるのです。

質の高い睡眠とは

入眠から30分以内に、ノンレム睡眠の最も深いステージ4に到達すること

どんな効果？

脳やカラダを休ませる

脳にとっては、老廃物を排出してリフレッシュできる大事なタイミング。記憶を定着させるほか、悪い記憶を消去する働きもあることから、心の健康にもつながります。呼吸は深く、脈拍は少なくなり、カラダの力が抜けてリラックスした状態になります。

成長ホルモンが分泌される

文字通り子どもの成長に重要なホルモンですが、大人にとっても必要なもの。筋肉や骨、皮膚を強くしたり、脂肪を分解したりと、さまざまな働きをしてくれます。そのため、疲労回復、アンチエイジング、ダイエットなどにつながるのです。

Q 敷き布団の種類、どっちが疲れない？

A せんべい布団

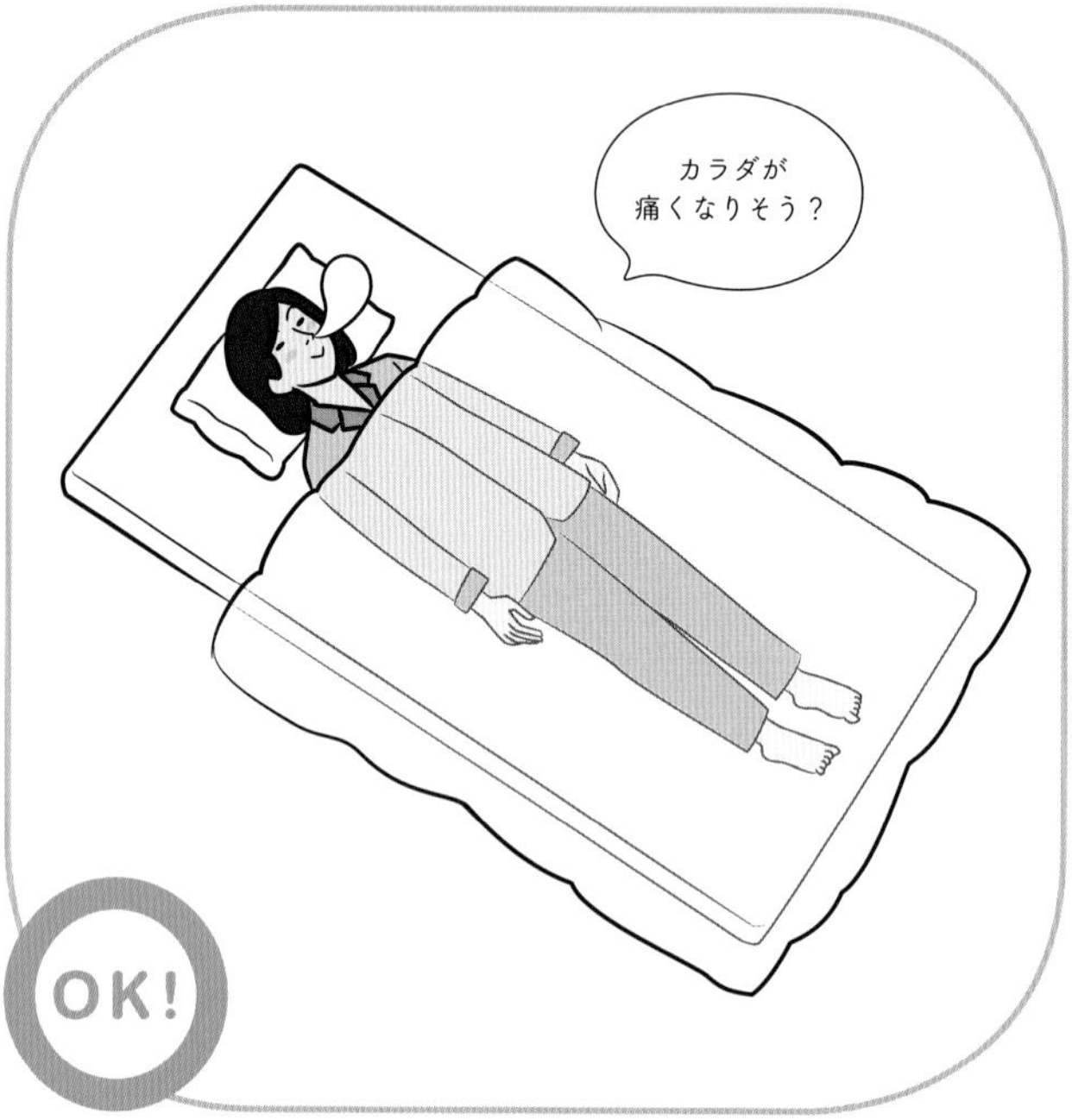
カラダが
痛くなりそう？
OK!

かための布団なら正しい姿勢を保てる

敷き布団の種類は、睡眠中の姿勢に大きく関わります。そのため、疲れやすさに違いが出るのです。そもそも睡眠中の理想的な姿勢は、仰向けになったときの背骨のカーブがゆるやかで、筋肉がリラックスした状態になること。せんべい布団のようにかためのものなら、その姿勢を保ちやすいのです。かたい布団ですでに気持ちよく眠れているなら、カラダのコンディションがいいといえます。

B

低反発布団

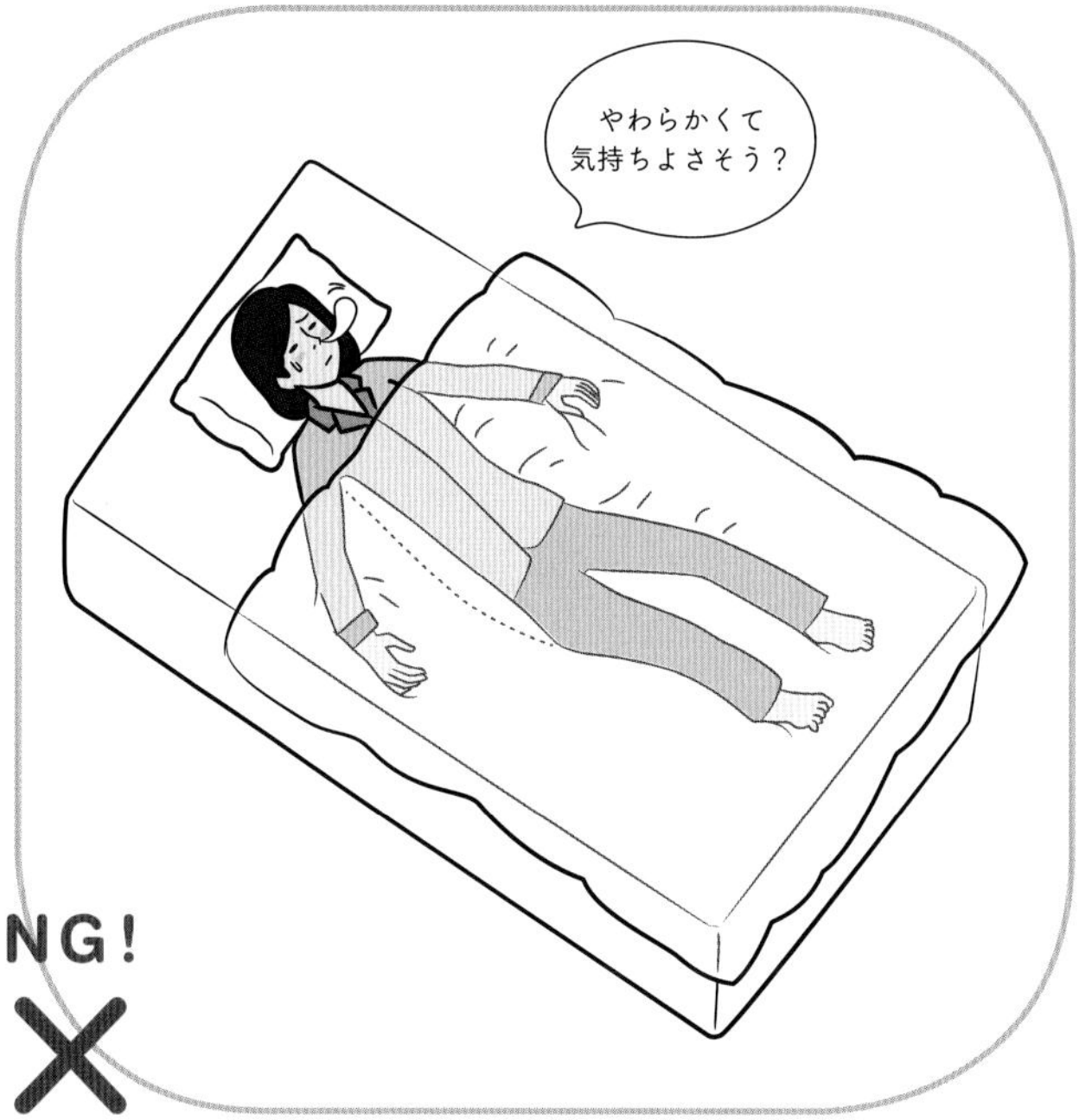
やわらかくて
気持ちよさそう？
NG!

よくない姿勢が保たれてしまい疲れが残りやすい

やわらかい布団は気持ちよさそうですが、正しい姿勢を保ちにくいという難点があります。特に姿勢の悪い人が使うと、よくない姿勢を保持してしまい、正しい姿勢になることができません。また、カラダのなかでも重い腰部分がぐっと沈み込みがちで、姿勢が崩れて余計な筋肉を使い、緊張状態が続くことになります。こうしたことから、低反発布団などのやわらかい布団で寝ると疲れやすいのです。

Q 枕の高さ、どっちが疲れない？

A

低い枕

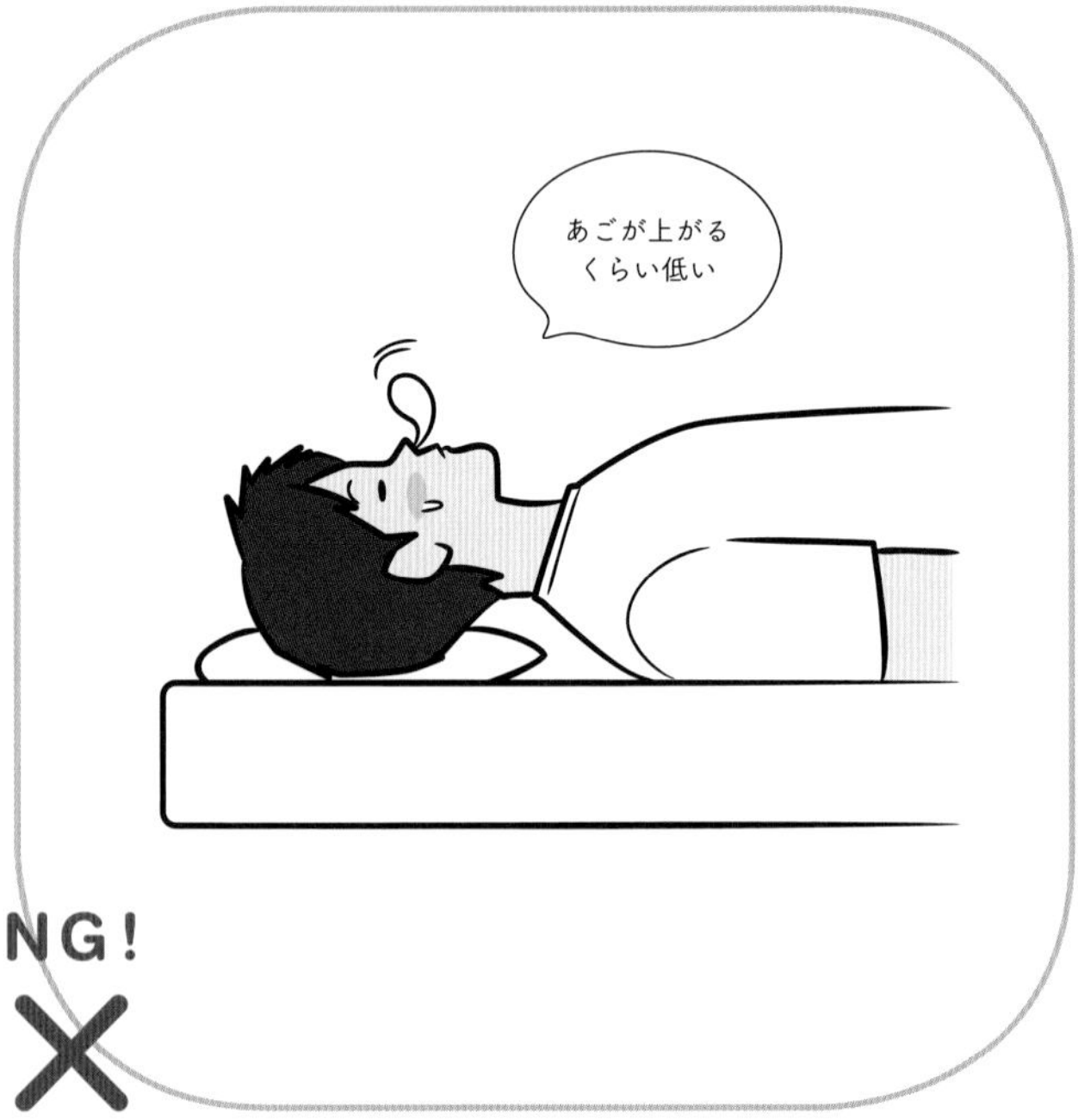
あごが上がる
くらい低い
NG!

**長時間あごを
上げ続けることに**

枕が低すぎると、あごが上がった状態になります。すると、寝ている間に首や肩の筋肉が緊張し、こりを招くことに。また、頭に血が上りやすくなり、むくみの原因にもなります。さらには、寝ている間に口が開き、いびきをかきやすくなる点も要注意です。いびきは眠りを妨げ、ひどい場合は無呼吸になって脳に酸素が行き渡らなくなります。すると、日中の過度な眠気などにつながります。

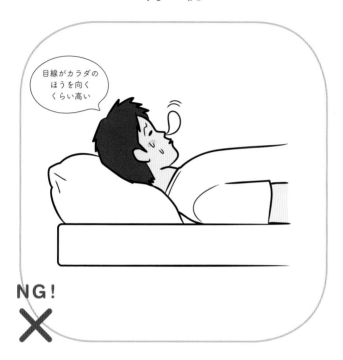

B

高い枕

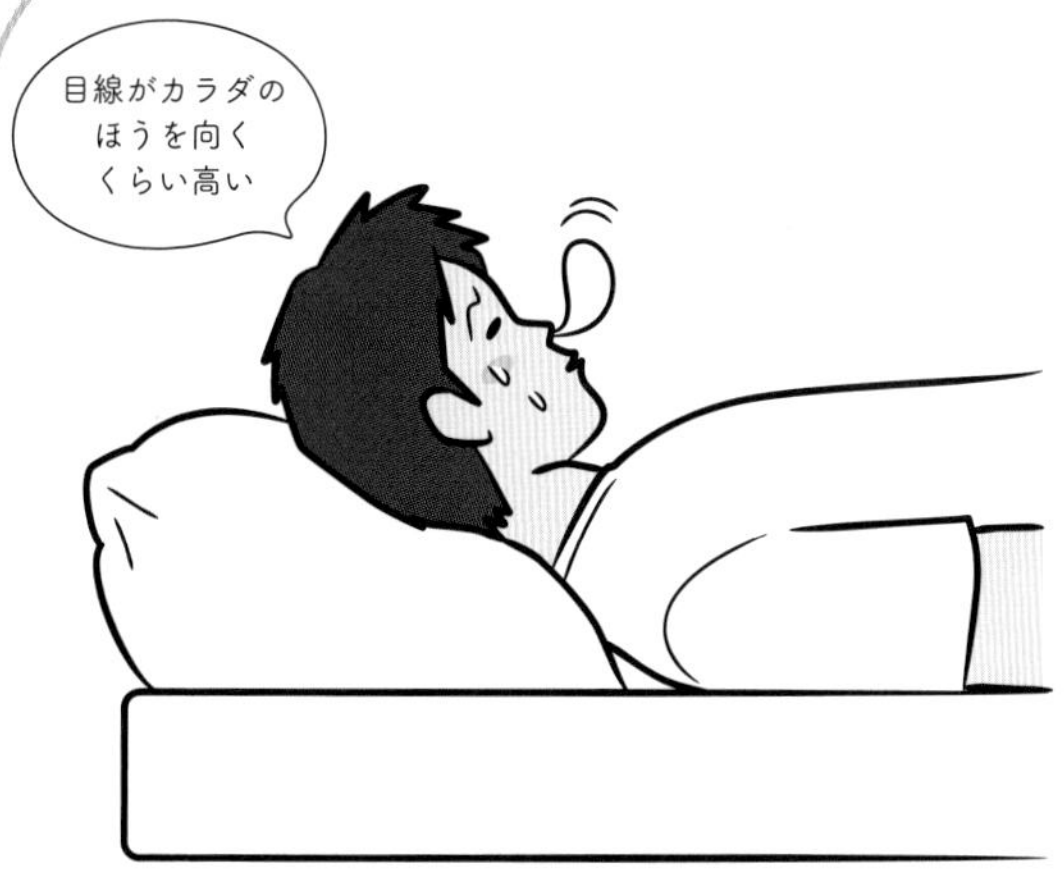

NG!

×

**前かがみの姿勢のまま
眠ることになる**

高すぎる枕は、首が不自然に曲がった状態を助長します。そのため頸椎に負担がかかり、首や肩の筋肉の緊張を招きます。そんな枕を使い続けると、頸椎がまっすぐになるストレートネックの原因にも。これでは頭部の重力を分散できず、肩こりや首の疲れが慢性的に起こるようになります。また、首を深く曲げることは、気道が狭くなり息がしにくくなるため、高い枕もいびきの原因になりえます。

快眠できる寝具のこと

質の高い睡眠のためには、自分にぴったりの寝具を使うことも大切。ここでは、敷き布団と枕の選び方を見ていきましょう。

敷き布団のかたさと枕の高さ

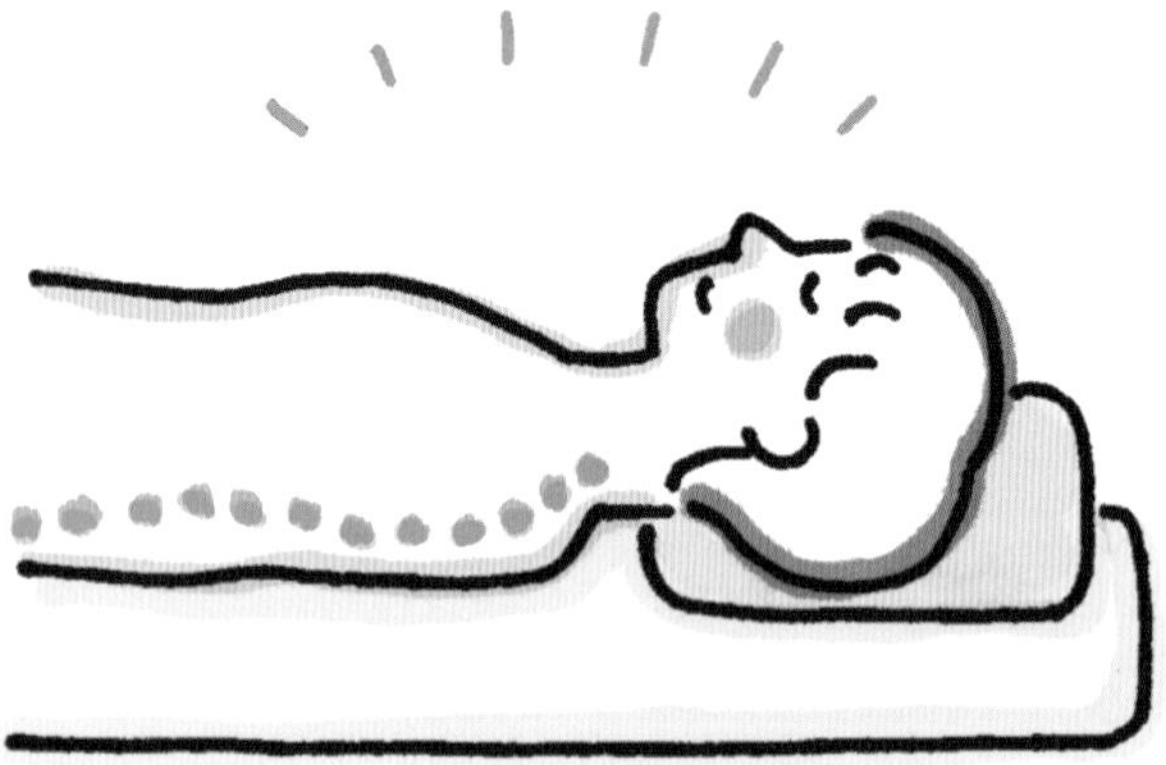

正しい姿勢をキープできるかたさの
敷き布団がベスト!

敷き布団は少しかたく感じるものがベスト

正しい姿勢とは、横から見たときに背骨がゆるやかなS字を描いている状態。睡眠中にこの姿勢を保つには、寝具選びが大切です。敷き布団は、カラダの一部だけに圧がかからないよう、体重を分散してくれるものがおすすめです。そして理想的なかたさは、寝る人の体型や筋肉のかたさによって異なります。実際に寝てみて、少しかたいかな、と思うものを選ぶのがよいでしょう。

枕選びでは顔の角度と首の高さをチェック

枕の高さも、正しい姿勢を保つために大切なポイントです。寝たときに、額とあごを結んだ線が水平に対して5度ほど傾いた状態になるもので、なおかつ、首部分の高さが1～6㎝になるもの。これが、自分に合う高さの条件とされます。また、かたさにもこだわりましょう。かたすぎると、枕とカラダのすき間が大きくなり、首と肩の重さを支えられず疲れやすくなります。やわらかすぎると、頭が沈み込むので理想的な高さになりません。

理想的な枕の高さ

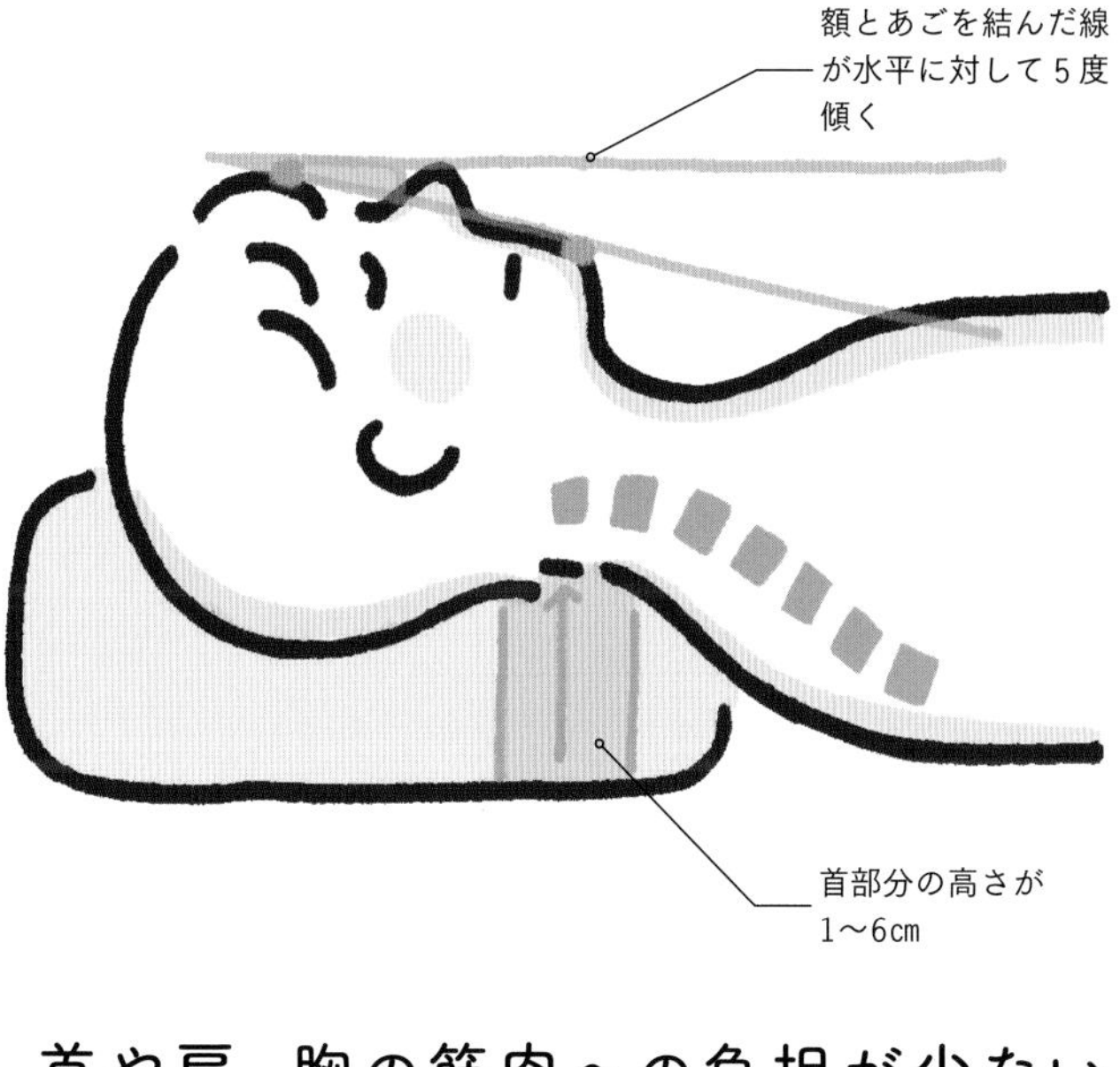

首や肩、胸の筋肉への負担が少ない

↓

疲れない！

寝返りの回数が多い原因は？

敷き布団がかたすぎるのかもしれません。

自分に合わない敷き布団を使い続けると、寝返りが増えて疲れます。

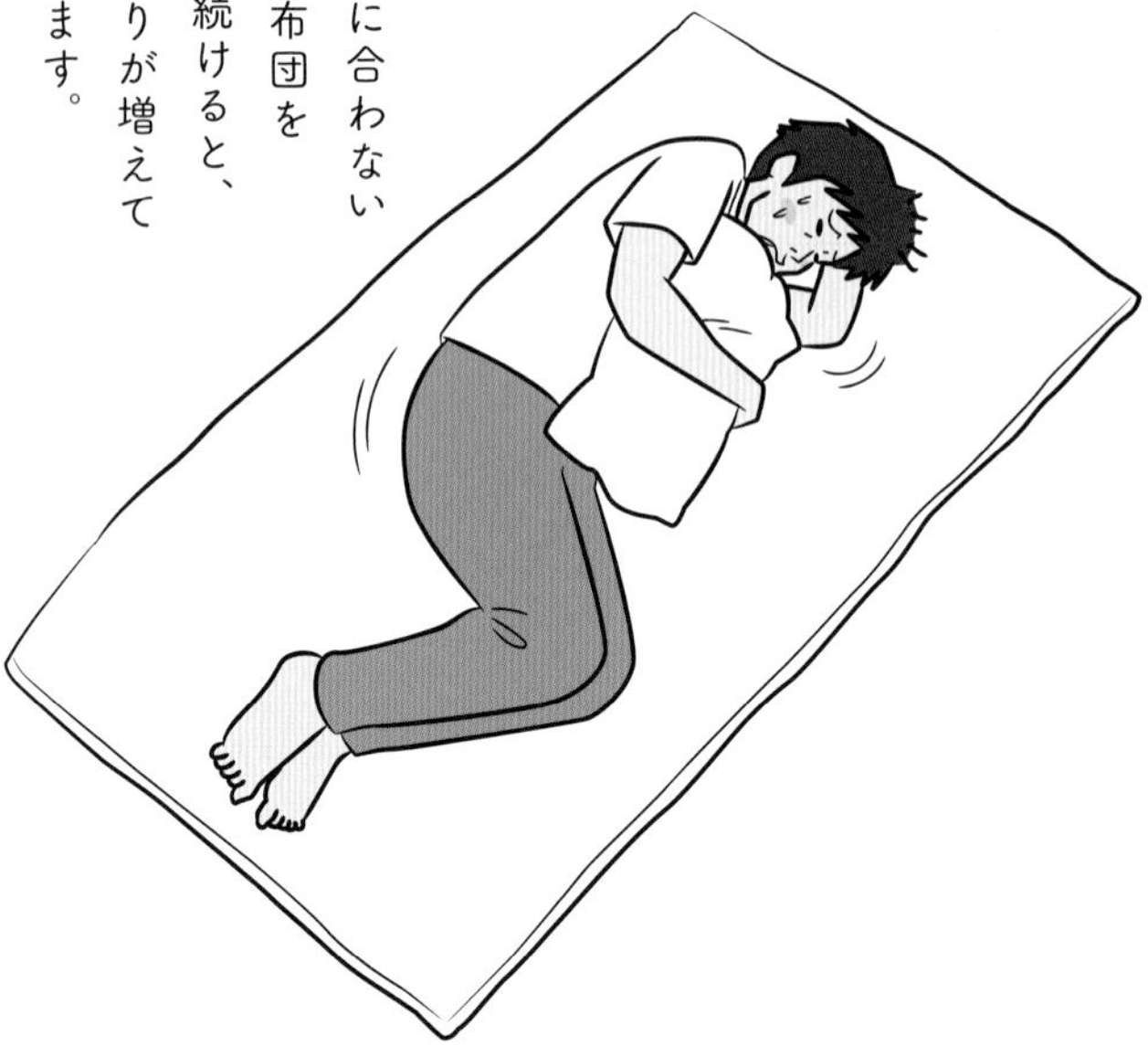

多すぎる寝返りは疲れの原因になる

睡眠中は腰に圧がかかりやすく、血行が妨げられます。寝返りは、この圧がかかる部位を変えるために行っているもの。その回数は、健康な人で1時間に4回程度とされます。寝返りが多すぎると、横向きやうつ伏せになる時間が長くなり、正しい姿勢がなかなか保てません。敷き布団を少しだけやわらかくしてみましょう。ただし、やわらかすぎると今度は寝返りを打ちにくいことから血行が悪化しやすく、これも疲れの原因になります。

寝返りの回数が適切	寝返りの回数が多い
仰向けで寝ている時間が長い	横向きやうつ伏せになりやすい
↓	↓
カラダがとてもリラックスしている	カラダが沈む、骨などが強く圧迫される
↓	↓
カラダへの負担が小さい	カラダへの負担が大きい
↓	↓
疲れない!	**疲れやすい**

Q 気の持ち方、どっちが疲れない？

A

今さらできない…と思い込む

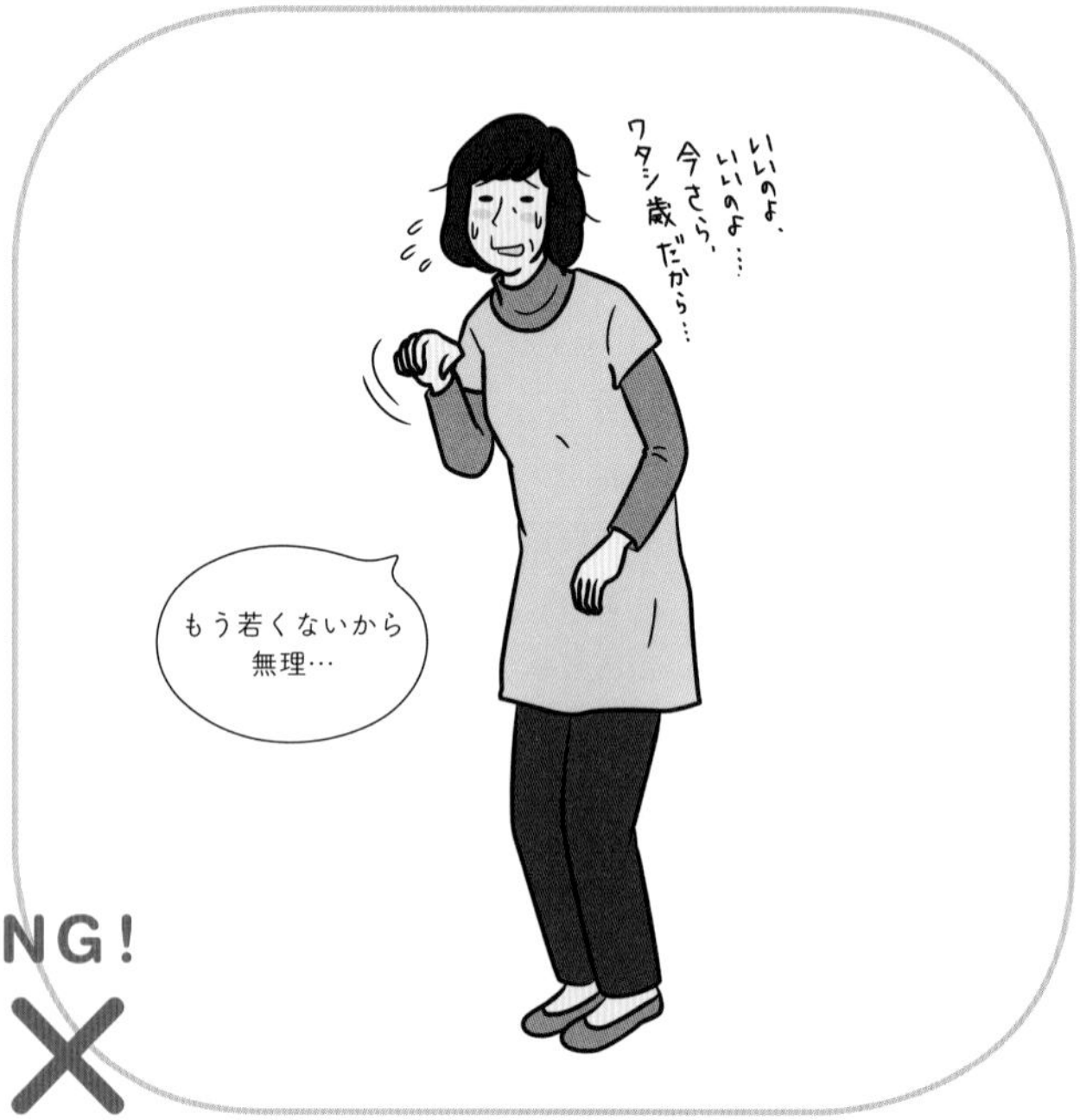
いいのよ、
いいのよ…
今さら、
ワタシ歳だから…
もう若くないから無理…

NG! ×

悪い意味の相乗効果でどんどん疲れやすく

　気の持ち方、つまりメンタルが、人の行動や生き方も変えてしまうことは、まだまだ知られていません。「もう若くないから」「今さらやっても遅い」などと思うのは、自分を変える努力をしたくないがための言い訳です。こうした気持ちでは、非活動的になってカラダは衰え、疲れやすくなります。そして、気持ちはさらに後ろ向きに。悪い意味での相乗効果が生まれ、老化も進んでしまいます。

B

まだできる！と思い込む

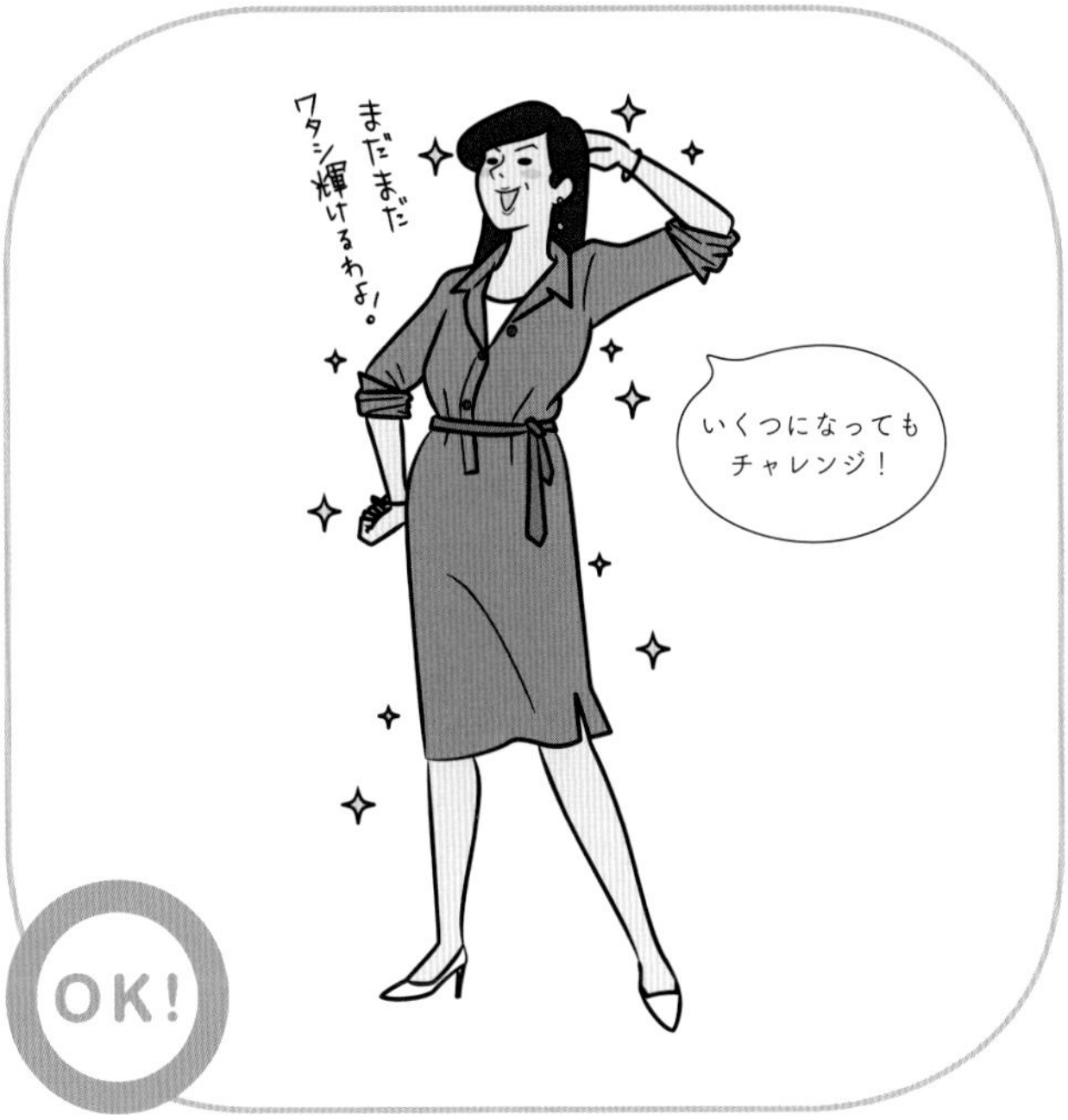
まだまだ
ワタシ輝けるわよ！。
いくつになっても
チャレンジ！
OK!

前向きな気持ちでいれば疲れ知らず！

自分の限界を決めず、何事にも挑戦しようと思う人は、疲れよりもやる気や楽しさが勝り、毎日元気に過ごせます。加えて、人から見られているという意識を持つこともポイントです。モデルなどの芸能人や、スナックのママなど接客業についている人にはその意識があり、いつまでも若くいようという前向きな気持ちが強いもの。そのため、年齢を重ねても若さを保っている人が多いのです。

Q 行動パターン、どっちが疲れない？

A

できない理由を並べて行動しない

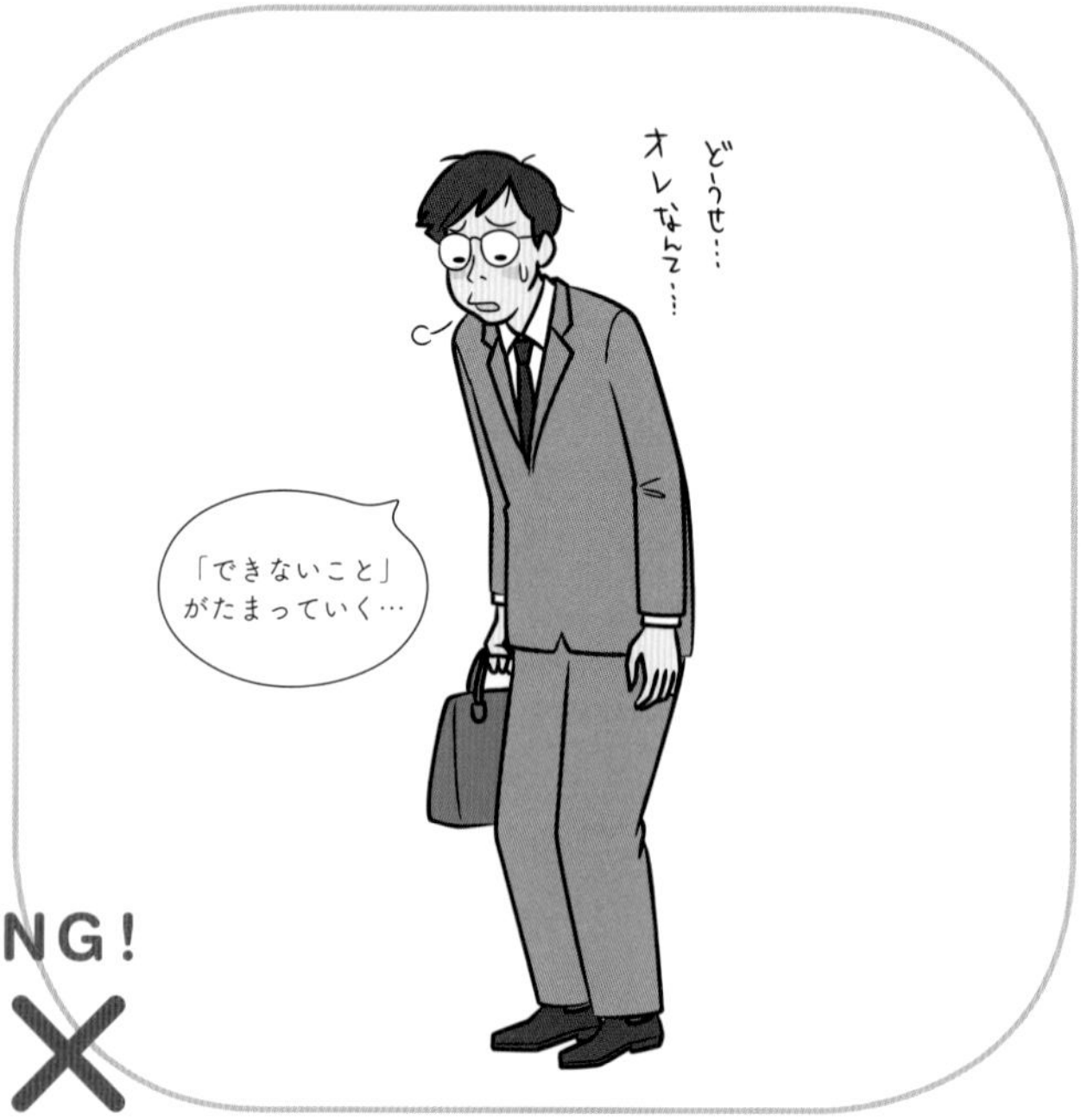
どうせ…
オレなんて…
「できないこと」がたまっていく…
NG!

せっかくのやる気を自分で奪ってしまう

やりたいことがあるなら、どんどん実践していきましょう。時間がないから、お金がないから、などと理由をつけて後回しにすると、せっかくの前向きな気持ちが無駄になり、さまざまなチャンスを逃してしまいます。また、できていないことが増えていくと、それをずっと引きずり、脳が疲れます。そうなると無力感や自信喪失につながって、踏み出すことがいっそう難しくなってしまうのです。

B

やる！と決めて行動する

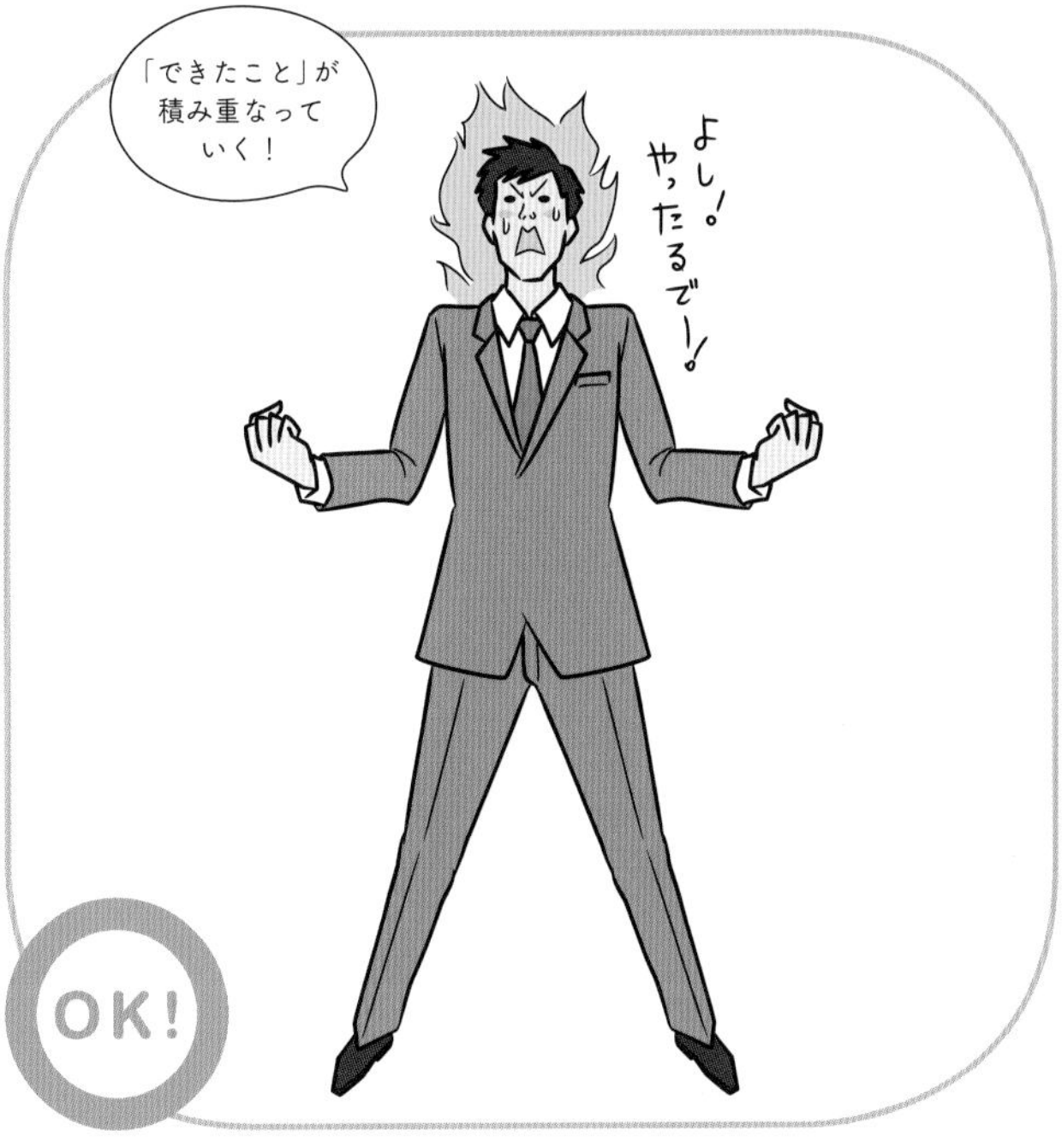
「できたこと」が積み重なっていく！
よし！やったるでー！
OK!

意思は行動に移していくことが大切

第一線で活躍している芸能人やアスリートは、特別な人のように思えます。もちろん生まれ持った素質はあるにせよ、成功した大きな要因は、彼らが強い意思を持って行動を積み重ねてきたから。その成果が自分に返ってきているのです。やると決めて行動すれば、誰もが思い通りの自分になれて、自信と誇りを持って人生を送れます。キラキラ輝いて見える人は、タフなのです。

老化とメンタルの関係

良くも悪くも、メンタルの状態は脳の働きに影響し、脳の状態はカラダに影響します。悪循環に陥ったら、すぐに断ち切りましょう。

ネガティブ思考は老化を早める

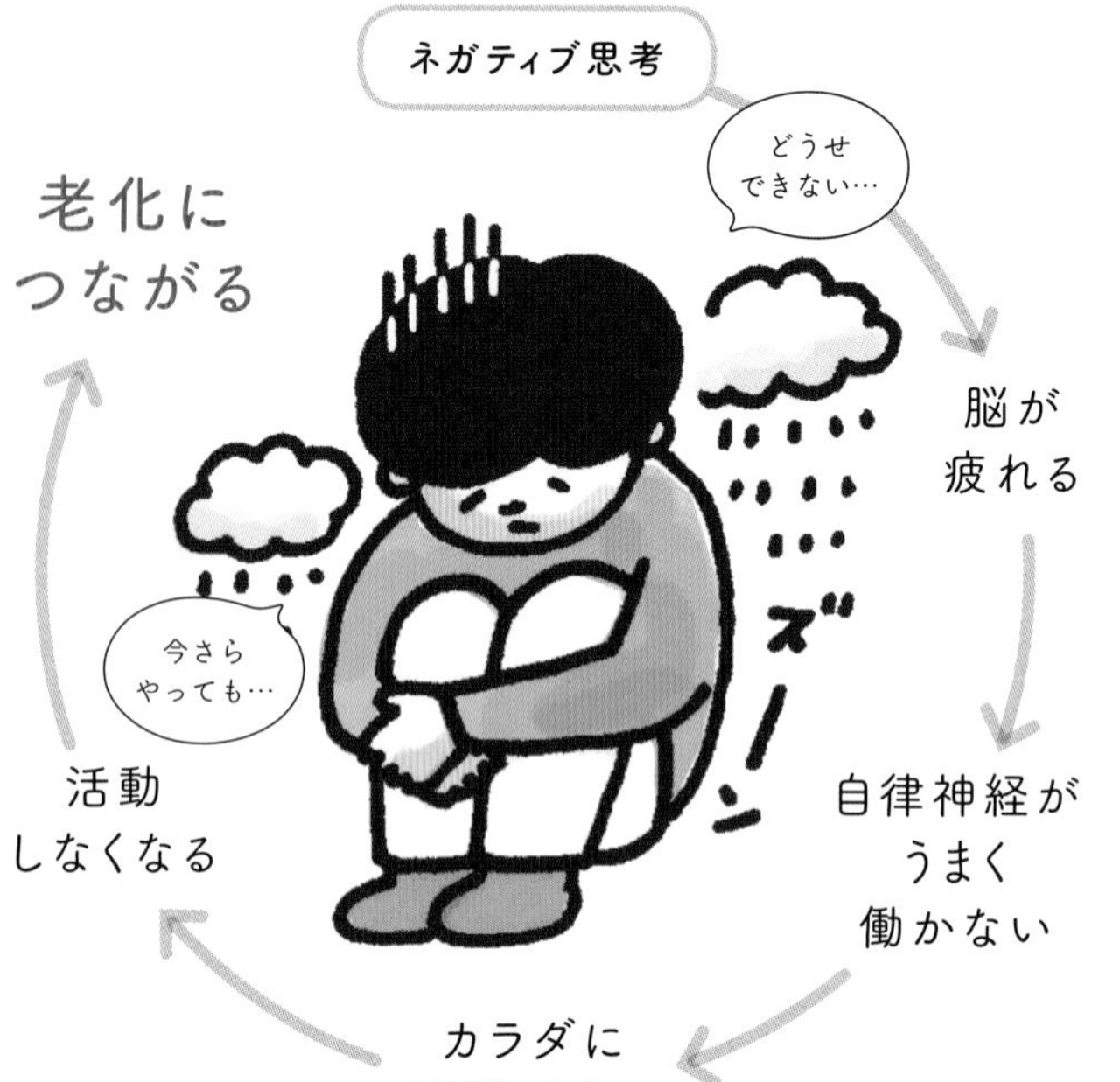
ネガティブ思考
どうせ
できない…
脳が
疲れる
自律神経が
うまく
働かない
カラダに
不調が出る
活動
しなくなる
老化に
つながる
今さら
やっても…
ズーン

脳が疲れてしまうとカラダに不調が出る

ネガティブ思考が続くことは、脳にとってストレスです。感情の処理などで過度に働いた脳は、エネルギー切れで疲れてしまううえ、活性酸素が発生して自律神経の働きに支障をきたすことにもなります。自律神経は、内臓や血管、分泌腺の制御など、カラダにとって重要なもの。これがうまく働かなければ、カラダに不調が出ます。そんな状態では活動がおっくうになり、老化にもつながるのです。

カラダを動かして「幸せホルモン」を分泌

　脳がストレスを感じると、いわゆる「幸せホルモン」が分泌されにくくなり、ネガティブ思考からなかなか抜け出せません。下記のように簡単なことでいいので、とにかくカラダを動かしてみましょう。ポジティブ思考につながる感情を持てるようになって、後ろ向きな気持ちは自然に吹き飛んでしまいます。メンタルが強くなれば、カラダを動かす意欲も湧いてきます。そうなれば、NEATを上げるための活動にも積極的になれるはずです。

ネガティブ思考を断ち切るために

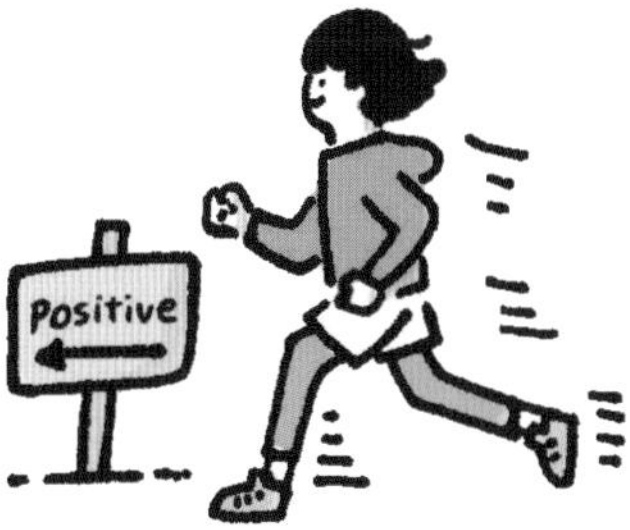

まめにカラダを動かしてみる

カラダを動かせば、脳が刺激されてさまざまなホルモンが分泌されます。これらがもたらす幸福感などのおかげで、ネガティブな思考を断ち切れるようになります。

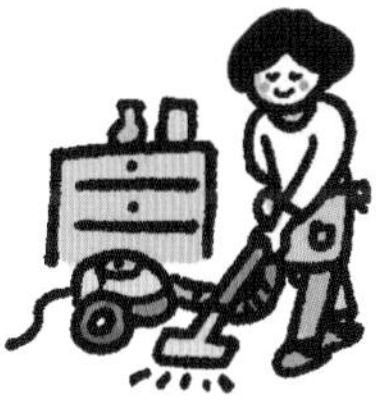

家事をする

部屋がキレイになった、料理ができたなど、達成感を味わうことでドーパミンなどが分泌され、向上心がアップします。

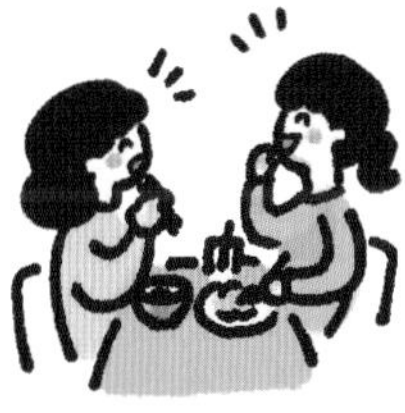

親睦を深める

家族や友人など、大切な人と食事やスポーツをすると、オキシトシンが分泌され、気持ちが温かくなります。

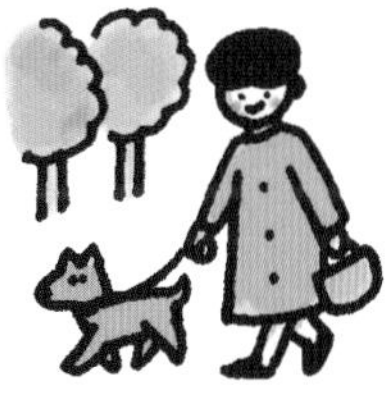

散歩をする

適度な有酸素運動と日光によってセロトニンなどが分泌され、イライラを鎮めて平常心を保てるようになります。

ストレスを最小限に抑えるには？

ストレスの原因にもなる「怒り」を上手にコントロールすること。

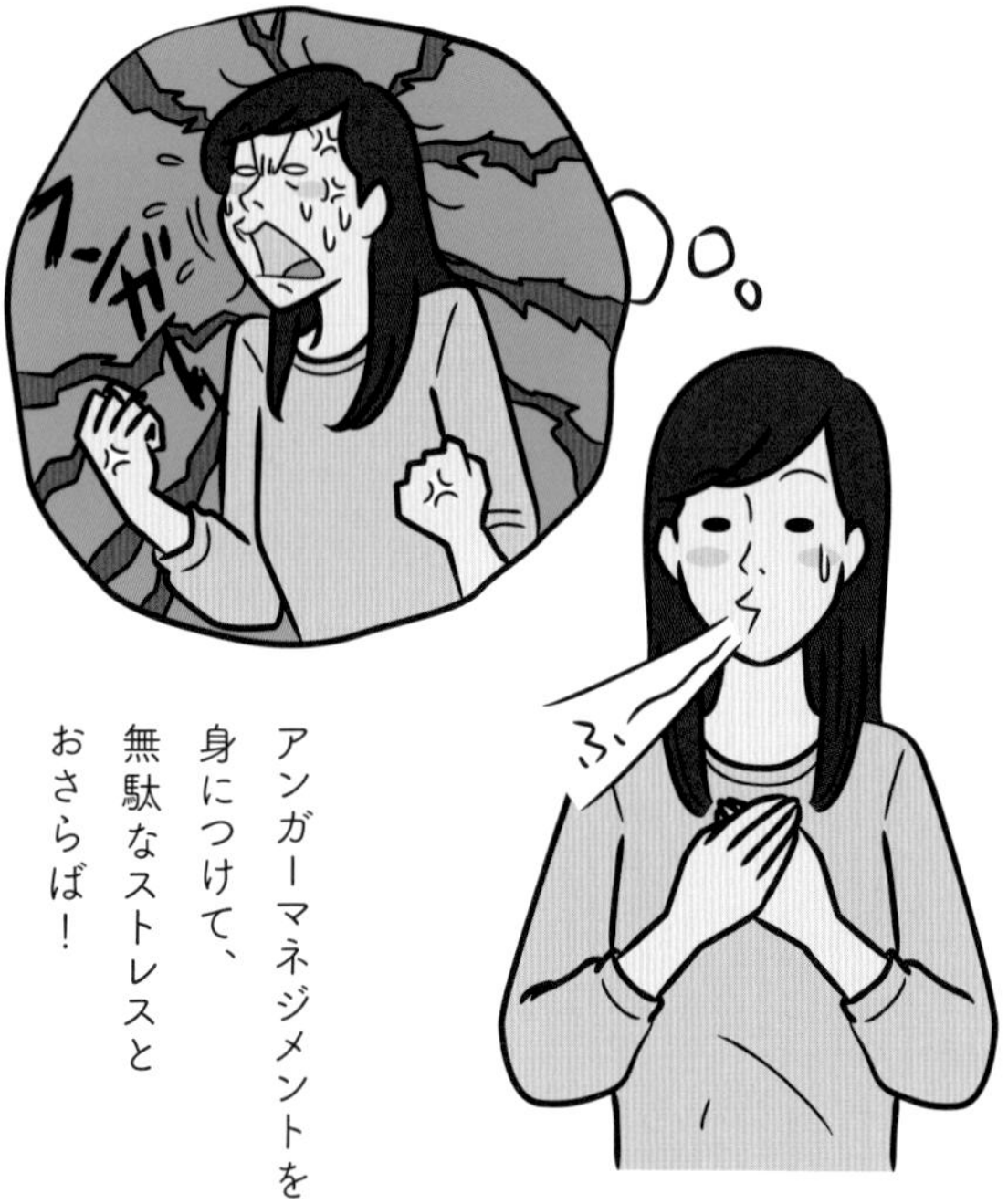

アンガーマネジメントを身につけて、無駄なストレスとおさらば！

怒りを制御し自分へのダメージを減らす

一口にストレスといっても、成長につながるよいストレスもあれば、脳やカラダに有害なストレスもあります。悪影響を与えるもののなかで特に対処したいのが、怒りの感情が生み出すストレスです。怒ると、ストレスホルモンが分泌されて自分自身にダメージを与えます。怒りの原因となった物事は、怒っても自分では変えられないことが多いもの。それなら、怒りをコントロールして抑えたほうが、自分のメンタルのためには得策です。

アンガーマネジメントを実践！

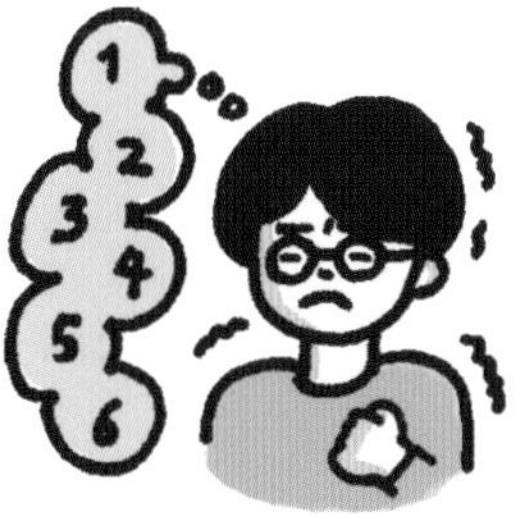
1
2
3
4
5
6

1 衝動は6秒、我慢する

カッとなって後先考えずに行動して、あとから悔やんだことはありませんか。こうした後悔も、自分のストレスになります。衝動的な怒りは、6秒しか続かないことがわかっています。まずは6秒、ぐっと我慢しましょう。

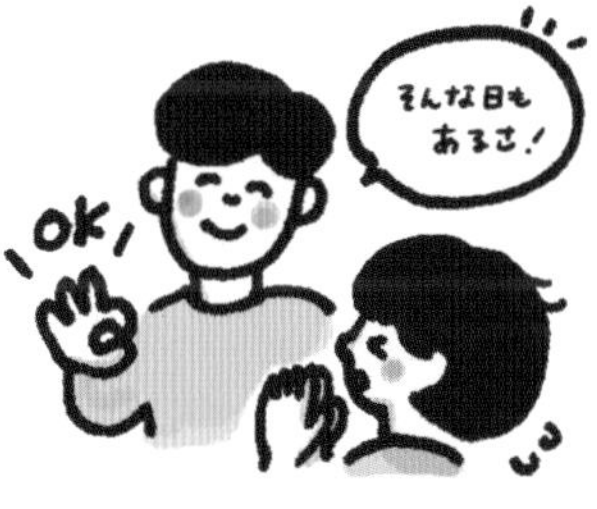
OK!
そんな日も
あるさ！

2 「～するべき」をやめる

例えば、待ち合わせしたら「10分前に着くべき」と思う人もいれば、「時間に間に合えば問題ない」と思う人もいるように、価値観は人それぞれ。自分の固定観念に縛られることなく、何事も柔軟に受け入れていきましょう。

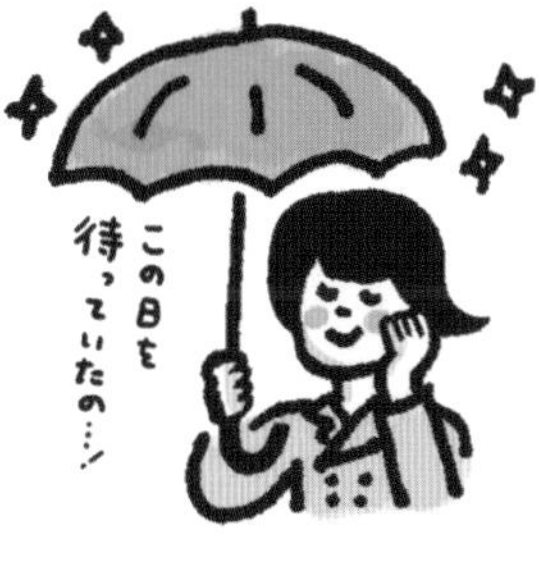
この日を
待っていたの…！

3 仕方がないことは割り切る

天候など、どうすることもできないものに対して「雨がうっとうしい」などとイライラし続けても、ストレスがたまって自分が損するだけです。割り切って、「お気に入りの雨具が使える」など別のことを考えましょう。

姿勢とメンタルの関係

ネガティブ思考から抜け出すには、カラダを動かすのはもちろんのこと、いい姿勢を心がけるだけでも効果的。早速、実践しましょう。

姿勢とメンタルは影響し合う

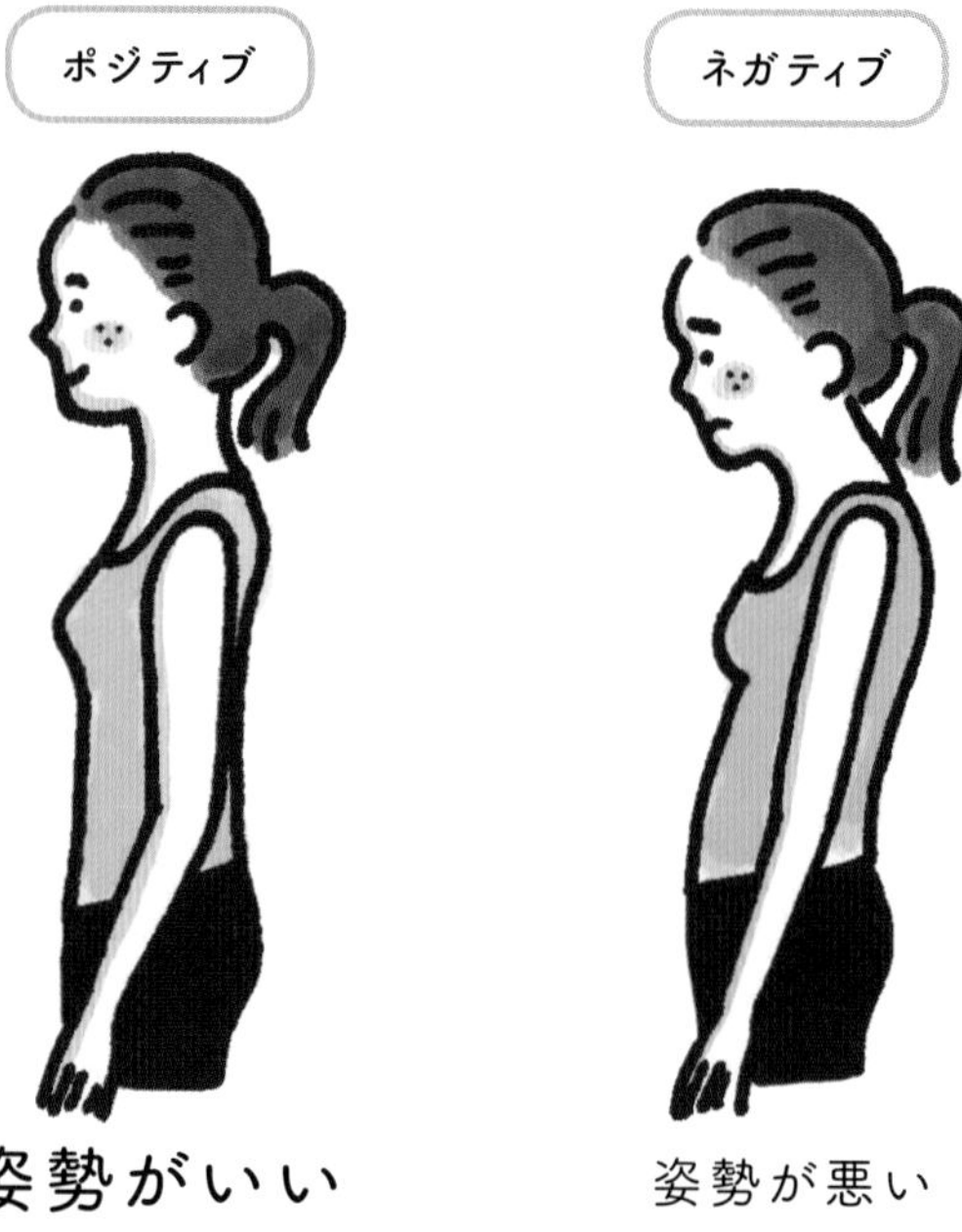
ポジティブ
ネガティブ
姿勢がいい
姿勢が悪い

姿勢を正せば気分が上がる!?

気分が落ち込むと、つい前かがみになる。こうした、メンタルが姿勢に影響を及ぼすことは一般的に知られています。そして最近はその逆、姿勢がメンタルの状態を左右するという関係性もあることがわかってきました。アメリカのコロンビア、ハーバード両大学の共同研究で、背すじを伸ばせば、前向きになり自信が持ててパフォーマンスが上がり、ストレスホルモンが減る、との結果が出たのです。

姿勢が悪いとカラダは
もちろん、心も疲れる

　背中が丸まっていると、呼吸が浅くなる、血行が悪化する、内臓が本来の位置からずれるなど、カラダへの影響が出るのはもちろん、意欲が減退する、鬱々とするなど、メンタルへの影響も出てきます。全身への負担が重くなることから気持ちが落ち込むということは、大いに考えられます。また、行動したくてもカラダがついてこない、頑張っても結果が出ないということになれば、ますます気持ちが後ろ向きになるという悪循環に陥ってしまいます。

姿勢がいい
（背中が伸びている）

プラス思考

カラダも心も
疲れず元気！

右ページの研究では、背すじを2分間伸ばすだけでも、気持ちを上向きにするホルモンが分泌され、ストレスホルモンが減るとのこと。気分が明るくなることでカラダへの負担も少なくなり、より健康に過ごすことができます。

姿勢が悪い
（背中が丸まっている）

マイナス思考

カラダも心も
疲れ果てる…

前かがみでうつむきがちになっていると、気分が暗くなり、ささいなことにもストレスを感じやすくなってしまいます。また、血行不良によって、肩こりや腰痛といったカラダの不調にもつながることになります。

若さをキープするには？

人に見られているという意識を常に持つこと。

モデルの気分になって
姿勢や生活習慣を変え、
若さを保ちましょう。

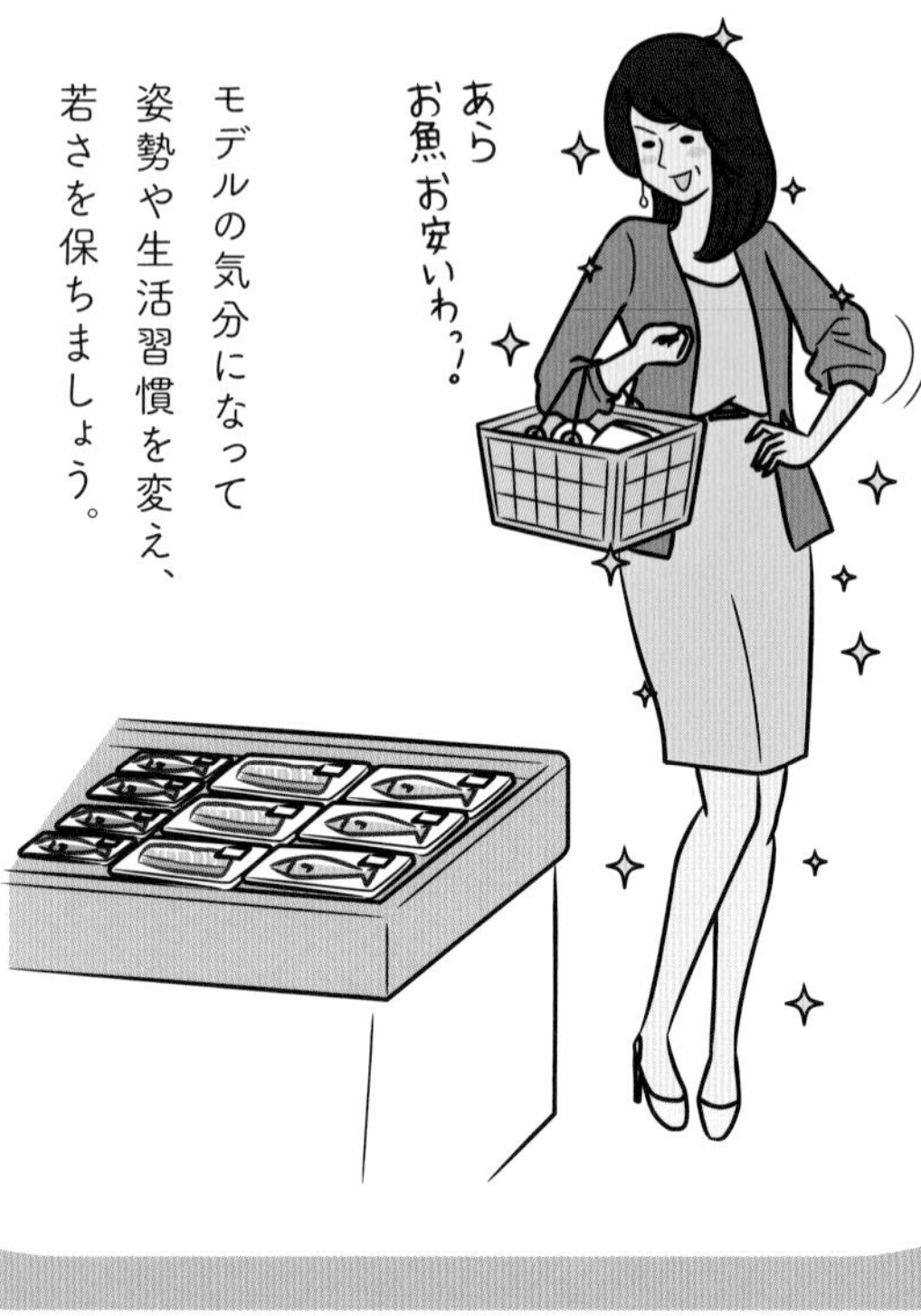

人の視線を意識することが若さへの第一歩

いつも人に見られているモデルなどは、キレイでスタイルがいいという素質もありますが、やはり「人に見られている」という意識の強さが、美しさと若さを保っているといえます。みなさんも、少し人の視線を意識してみましょう。見られていると思えば、背すじを伸ばし、お腹を引っ込めようとしますよね。すると、気持ちもシャキッとします。これを続ければ、普段から活動的になってNEATも上がり、アンチエイジングにつながります。

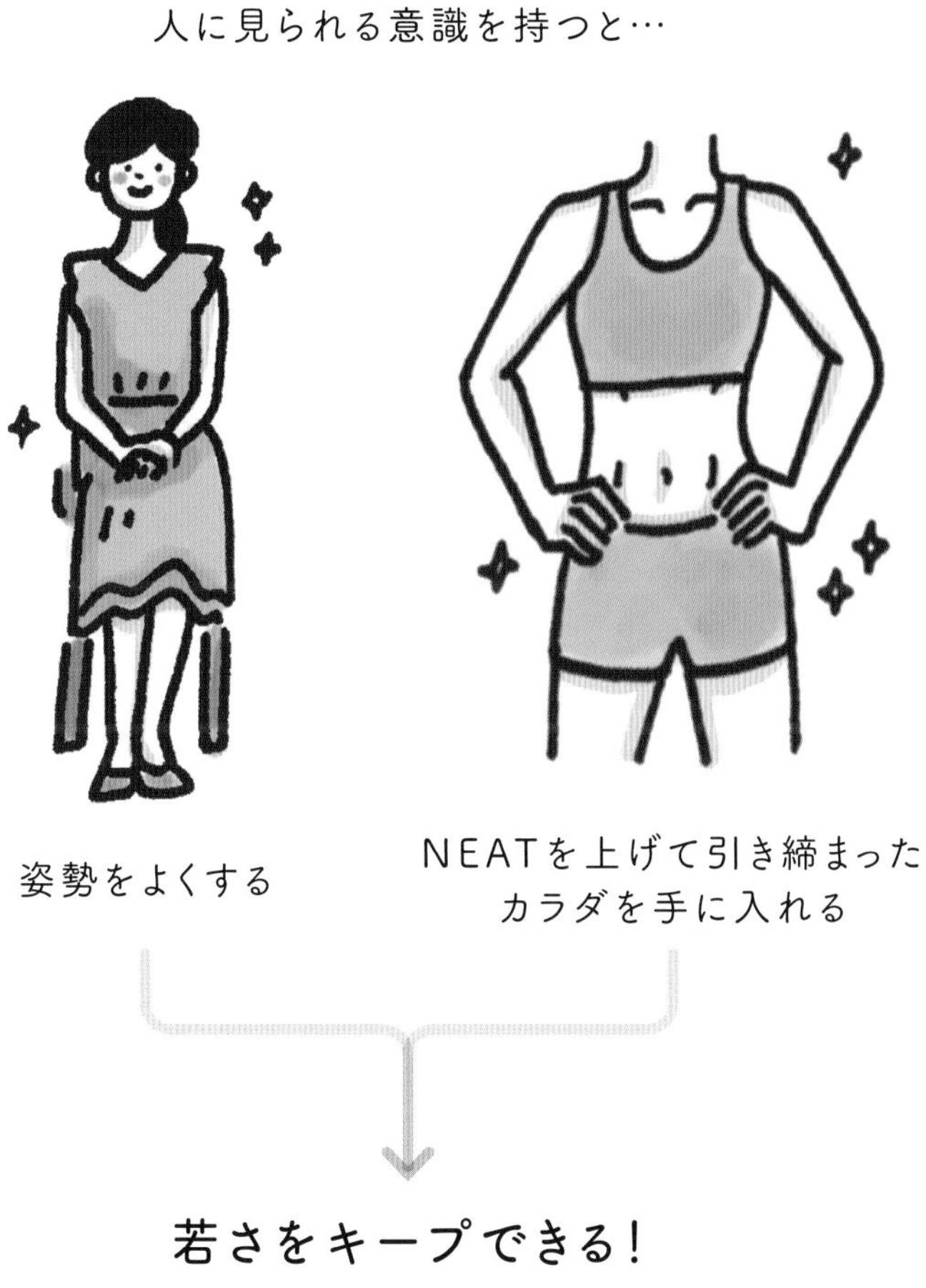
人に見られる意識を持つと…
姿勢をよくする
NEATを上げて引き締まったカラダを手に入れる
若さをキープできる！

PART 4

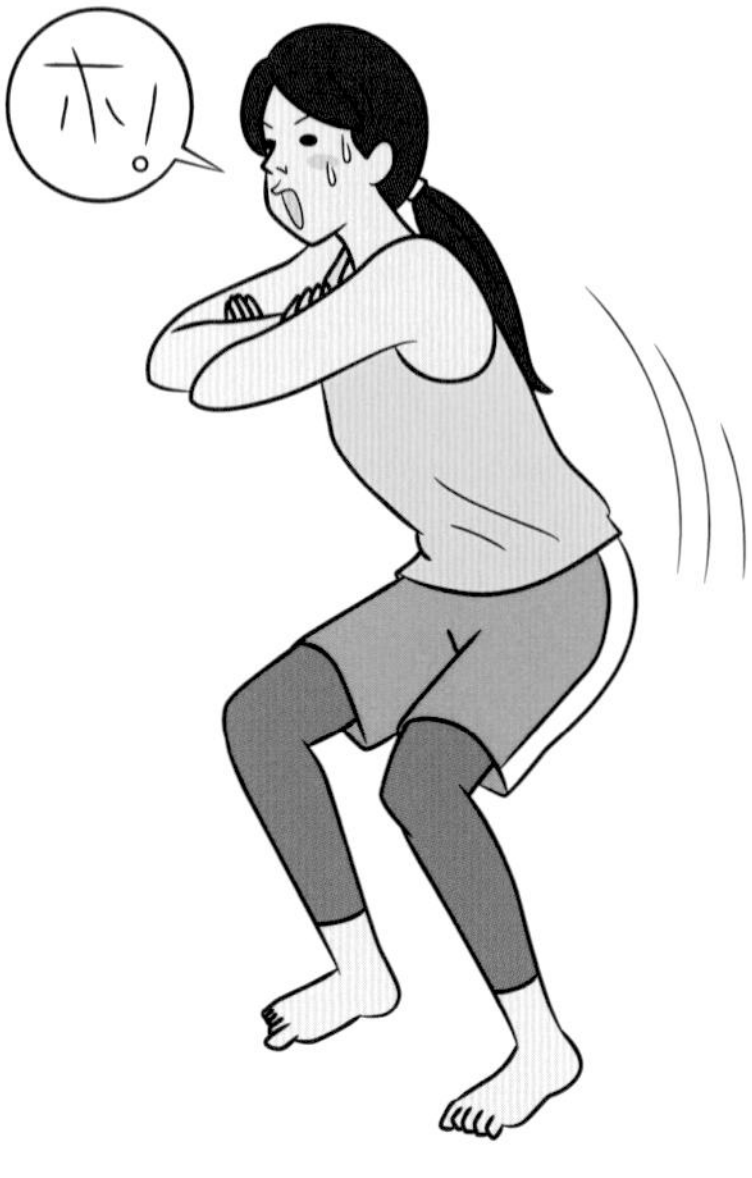

NEATを上げて
手に入れる、

理想的な
カラダ

ここではまず、NEATを上げることの重要性を徹底解説します。考え方を押さえたら、いざトレーニング！　運動習慣のない人でも気軽に取り組めるよう、簡単なものから紹介していきます。写真つきなので、使う筋肉を意識しながら確実に実践できるはず。P214からは動画でも解説しているので、あわせて活用してください。

NEATを上げるって何？

積極的行動＝日常生活レベルを上げること。

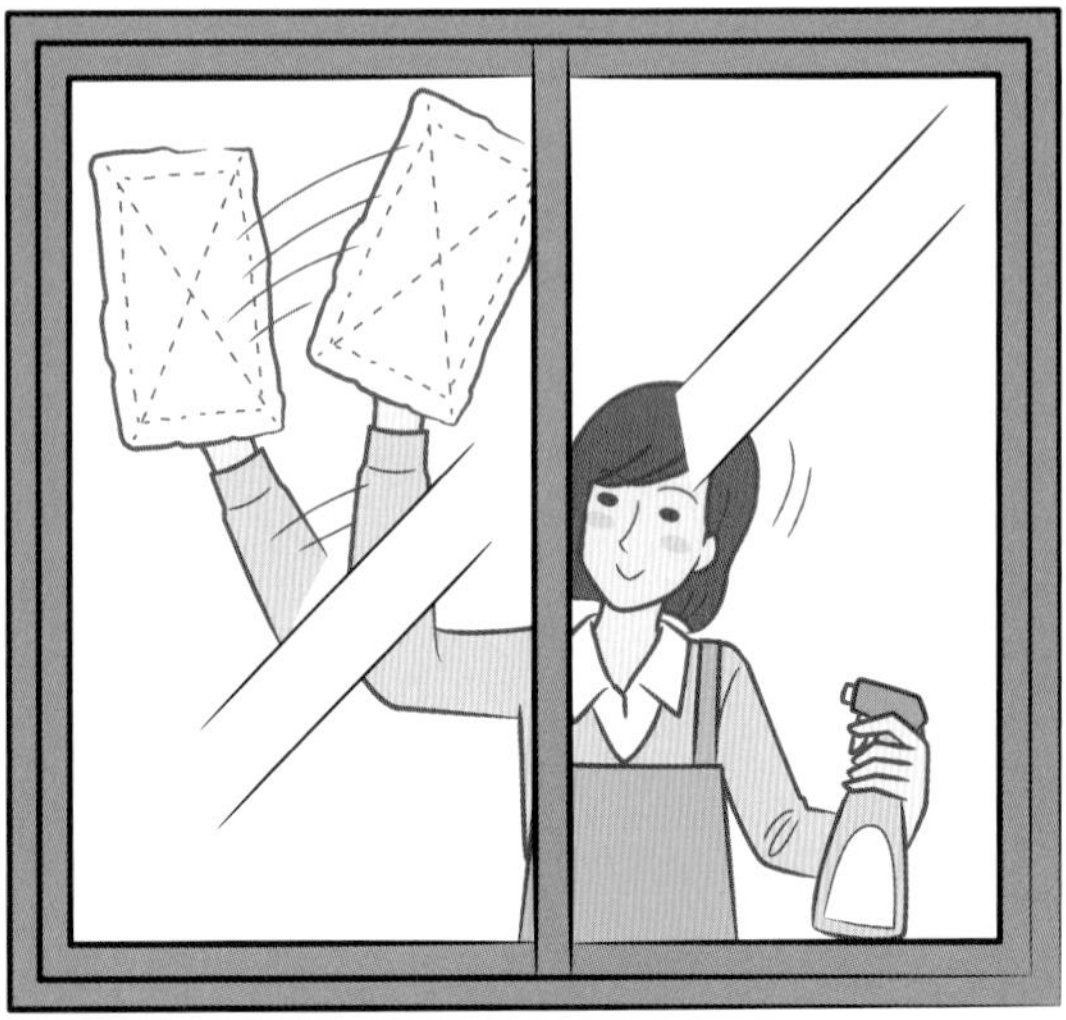

普段の生活において、できるだけカラダを動かすようにするのです。

日常生活のなかで活動量を増やしていく

私たちの身体活動は、スポーツなどの「運動」と、家事や通勤などの「生活活動」に分けられます。このうち「生活活動」で消費されるエネルギー量のことをNEAT、日本語では非運動性熱産生といいます。いま注目されているのが、この「NEATを上げる」という考え方。つまり、普段の生活のなかで立ったり歩いたりする時間を増やし、また、一つひとつの動作もなるべくカラダを動かすことで、活動量を多くするというものです。

NEAT

Non-**E**xercise **A**ctivity **T**hermogenesis

||

非運動性熱産生

NEATを上げるには

まずは

「運動習慣ゼロの人のためのトレーニング」

（≫P200～）を実践

STEP1から徐々に始め、カラダを慣らしていって。STEP4からは、日常の動作を意識して変えていきましょう。

慣れてきたら

「NEATを上げるトレーニング」

（≫P214～）にも挑戦

起床後や就寝前など、ちょっとした時間にできそうなものから始めて。回数や体勢などは、無理なくできる範囲で。

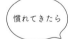

NEATを上げるという考え方を知る

NEATを上げると どんないいことが？

活動代謝が上がって、消費エネルギーが増えます。

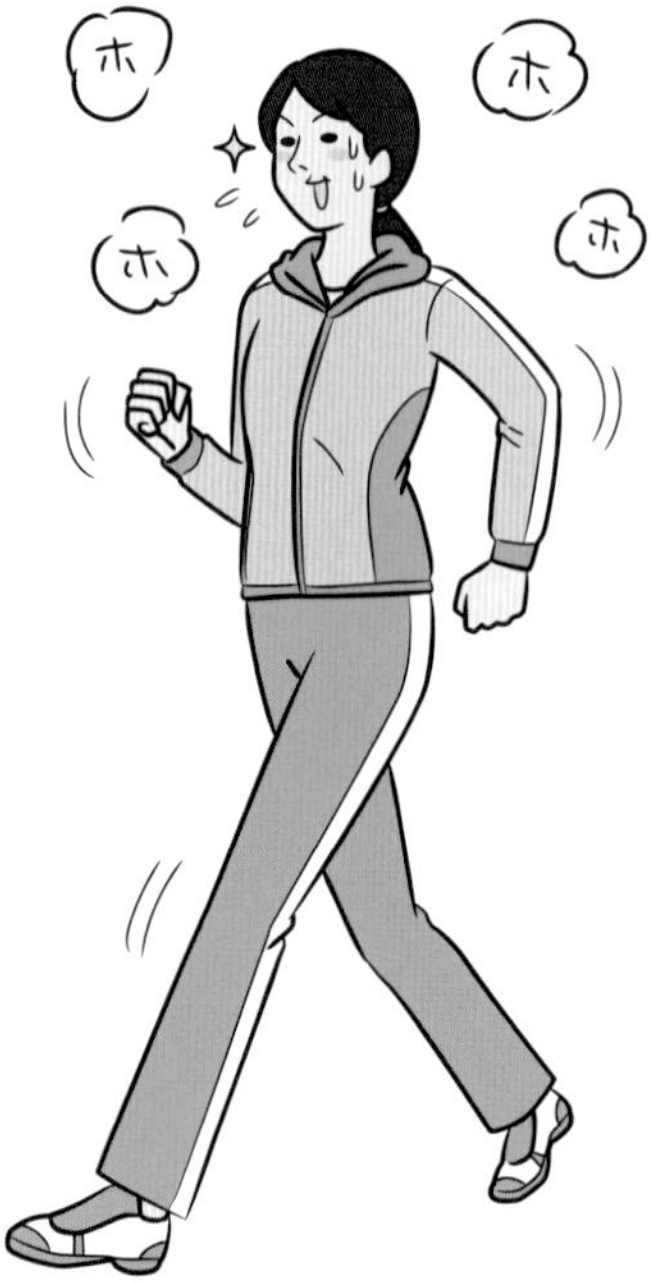

ダイエット効果をはじめ、
カラダにとって
うれしいことだらけです。

やせるためにわざわざ運動をしなくてもいい

普段の生活のなかで、立ったり歩いたりする時間を長くするだけでも、活動代謝量が増えて消費エネルギー量が増えます。つまり、NEATを上げる習慣がつけば、それだけでやせやすくなるのです。運動するための時間を設ける必要がないので、忙しい人でも取り入れやすいはず。そこから徐々に、早歩きをする、階段は1段飛ばしで上るなど、一つひとつの動きの活動量を増やしていきましょう。身体能力が上がり、老化に伴う衰えにも対抗できます。

動く習慣を身につける

普段の生活のなかで、座っている時間を減らしたり、いつもの動きに少し負荷をかけたりします。

例えば
- まめにもも裏を伸ばす（≫P202）
- 電車内では常に立つ（≫P203）
- 移動時は早歩きする（≫P207）

活動代謝量が増加

活動が増えるほど、必要なエネルギー量、つまり活動代謝量が増えます。

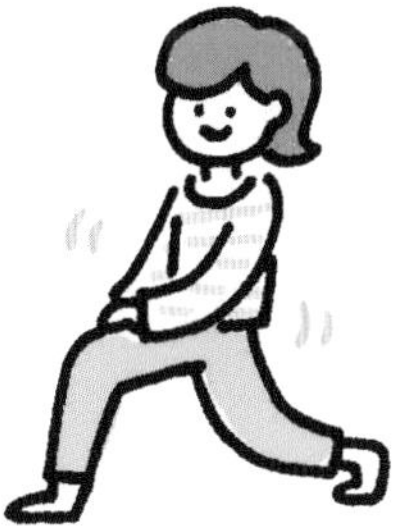

消費エネルギー量が増加

活動代謝量が増えれば、それに比例して消費エネルギー量もアップします。

やせる、身体能力が上がる、アンチエイジングにつながる！

NEATを上げるという考え方を知る

トレーニングは基礎代謝を上げる？

基礎代謝よりも重要なことがあるんです。

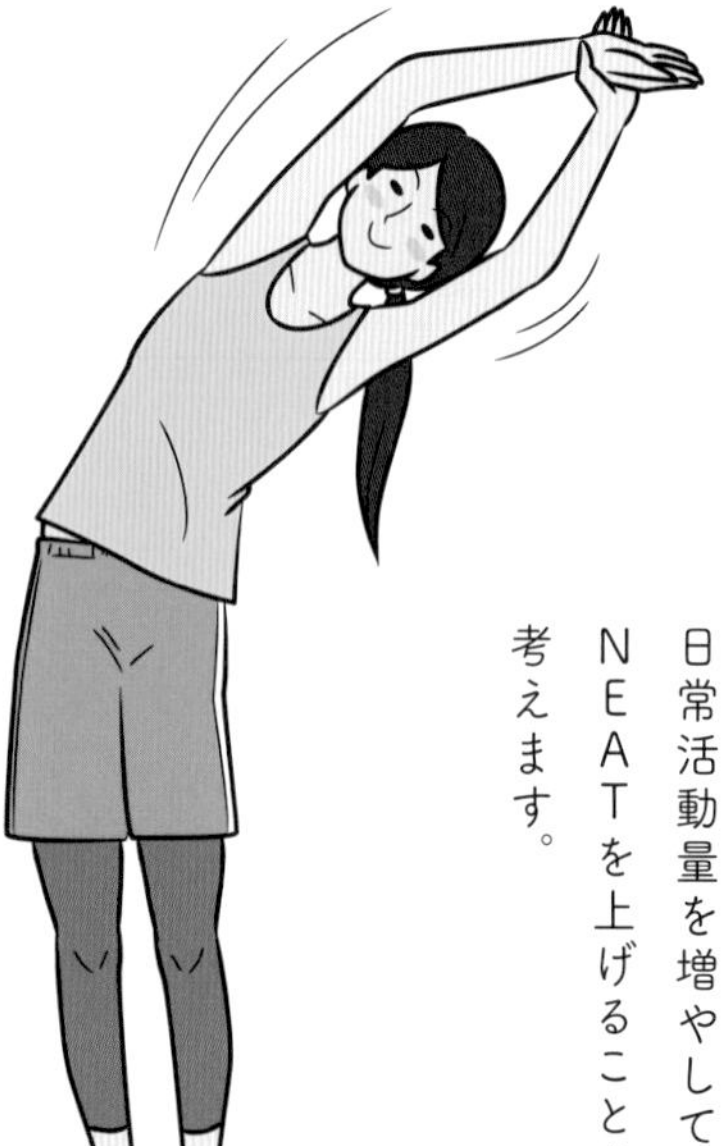

あくまで、
日常活動量を増やして
NEATを上げることを
考えます。

基礎代謝を上げてもやせるとは限らない

ダイエットの知識がある人なら、「筋肉量を増やして基礎代謝を上げる」という情報も頭に浮かんでくるかもしれません。基礎代謝とは、生きるうえで最低限必要なエネルギーのことで、呼吸や体温維持などのために消費されます。従来のダイエットの常識は、この基礎代謝をトレーニングによって上げればやせやすくなる、というものでした。ところが、実際はそうとも限りません。基礎代謝よりも、日常活動量を上げることのほうが重要なのです。

太っている・やせていることに基礎代謝は関係ない！

数字のうえでは、基礎代謝が高いほうがやせやすいかもしれません。しかし現実的には、筋肉量が多くて基礎代謝が高くても、太っている人は太っています。小柄で筋肉がなくても、やせている人はたくさんいます。基礎代謝を上げても、やせるとは限らないのです。

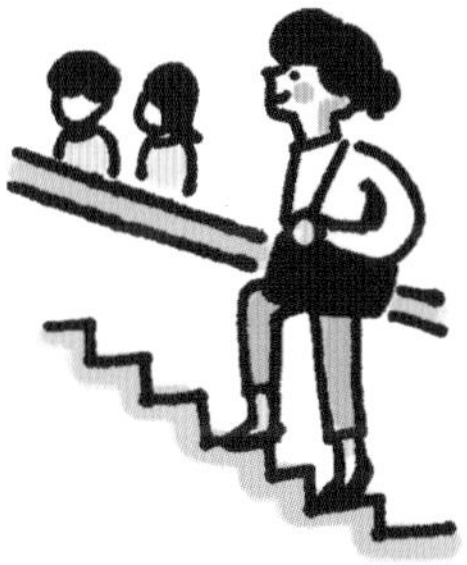

基礎代謝が高いか低いではなく日常活動量が多いか少ないか

やせているか太っているかに関係するのは、日常活動量です。これが多ければ、それに応じて消費カロリー量も多くなるので、やせやすくなります。

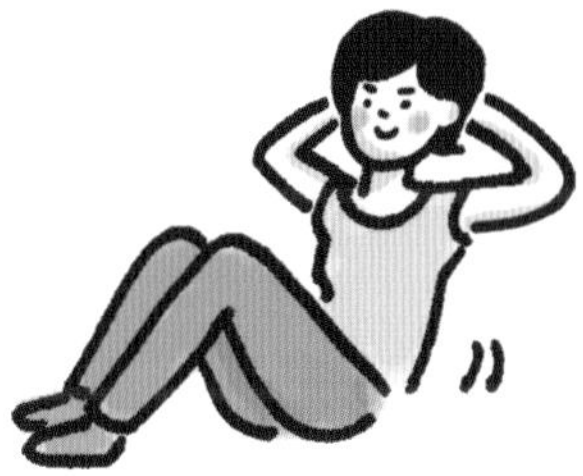

トレーニングは体力を向上させてNEATを上げるために大切

体力があるほど、また身体機能が高いほど、日常活動量は増やしやすくなります。そのためには、トレーニングをすることも大切。具体的にはP214以降で紹介します。

NEATを上げるという考え方を知る

運動しなくても やせている人って?

日常活動量の差が、肥満とやせの分かれ道。

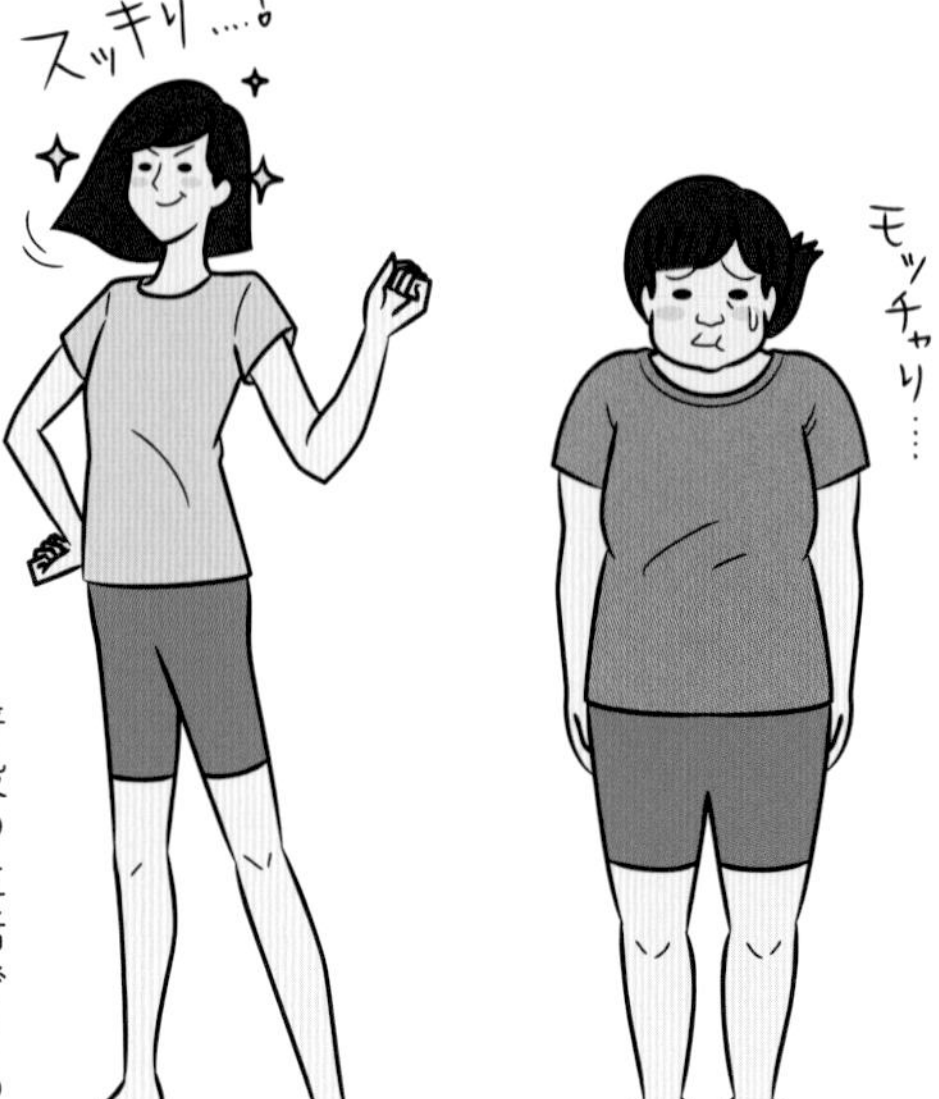

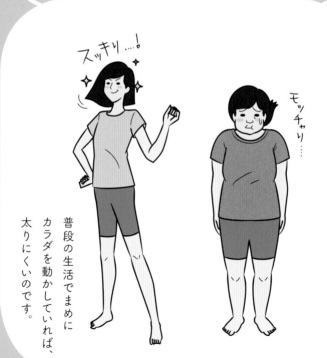

普段の生活でまめに
カラダを動かしていれば、
太りにくいのです。

ラクな道ばかり選んでいると太りやすくなる

やせている人と太っている人の大きな違いは、日常活動量の差です。つまり、毎日の生活のなかでどれだけまめに動いているか、ということ。やせている人は、朝起きたら軽くストレッチする、まめに掃除をする、出かけるときはできるだけ歩く、といったように、積極的にカラダを動かす機会を増やしています。一方で肥満気味の人は、何事もラクな道を選びがち。あまりカラダを動かすことなく生活していると、それだけ太りやすいのです。

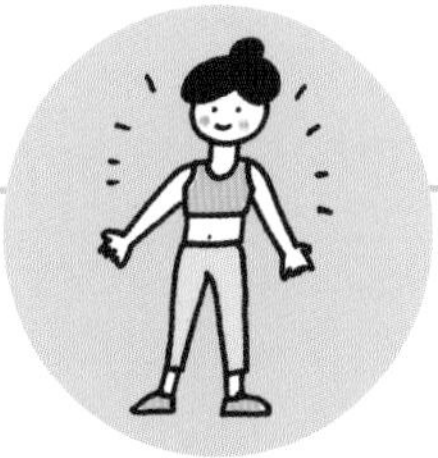

やせている人

- できるだけ歩いて移動する
- 上り下りする移動では階段を使う
- 家事など、何事も面倒がらずまめに動く
- 時間があれば散歩やスポーツなどでカラダを動かす

だからやせる！

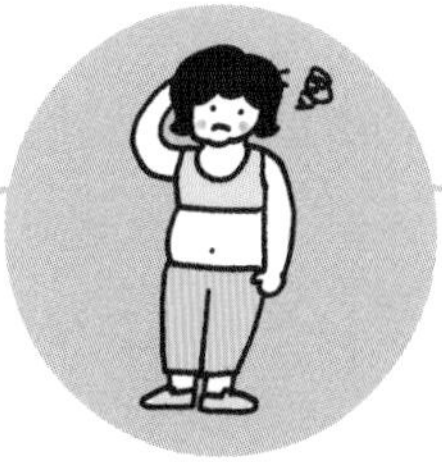

肥満気味の人

- 少しの距離の移動も車や電車を使う
- 上り下りが必要な移動はエレベーターやエスカレーターに頼る
- まめに動くのが面倒で一気にやろうとする
- 家でゴロゴロしているのが好き

だから太る！

NEATを上げるという考え方を知る

高齢になっても元気でいるには？

NEATを高めて、筋肉量・筋力・体力の低下を最小限に。

仕方がないからと
動くことを減らすと、
どんどん
動けなくなります。

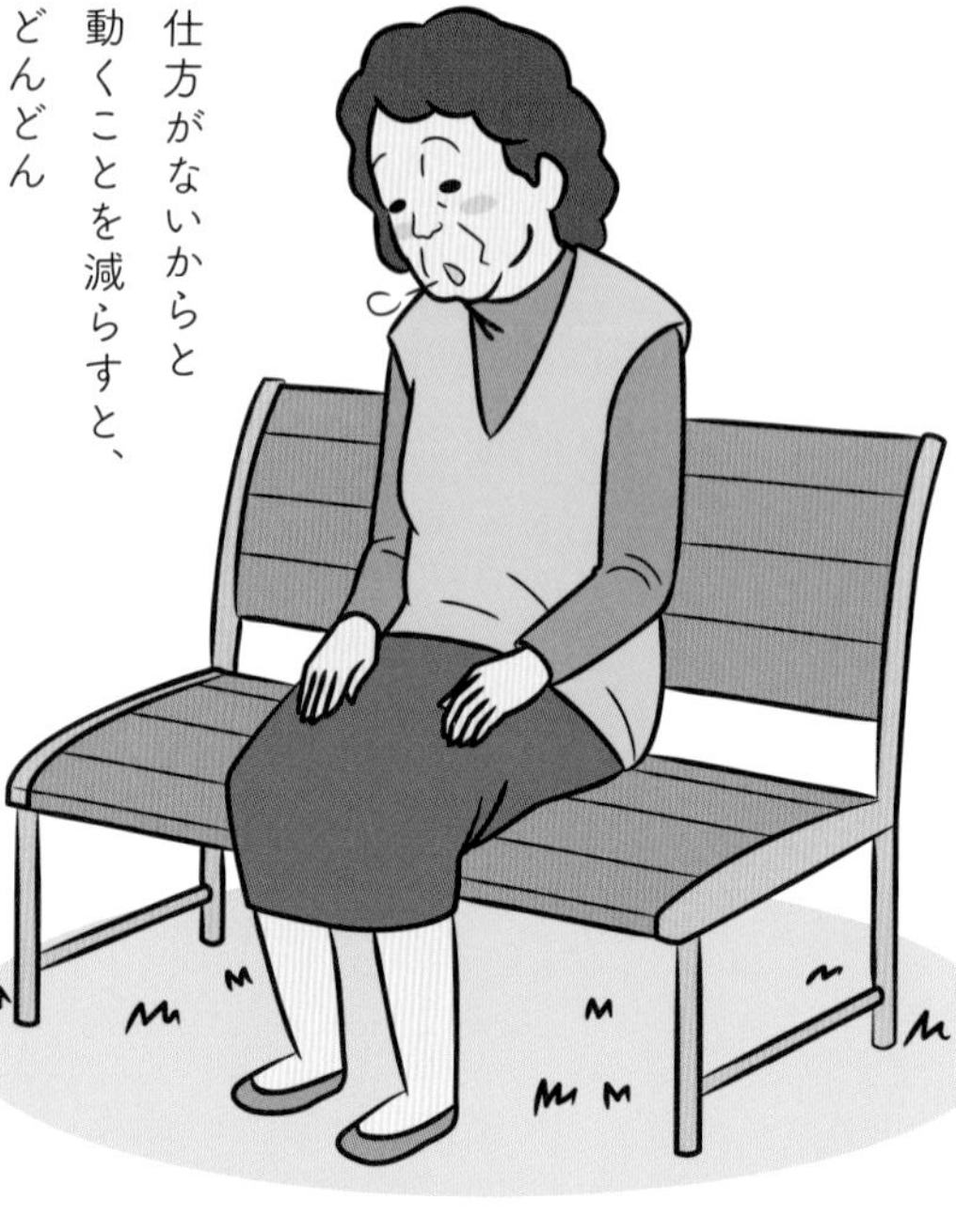

カラダは動かさないでいると動かせなくなる

年齢を重ねると、筋肉が落ちて関節はかたくなります。心肺能力、持久力、瞬発力などの身体機能や体力も低下します。これはある程度仕方のないことですが、これらが原因でカラダを動かさなくなることは問題です。運動をしなくなるだけでなく、日常生活のなかで必要な動きをできるだけ少なくする省エネモードを続けてしまうと、筋肉や関節はさらにかたくなり、動かしにくくなるという悪循環が生まれ、ついには寝たきりにもつながるのです。

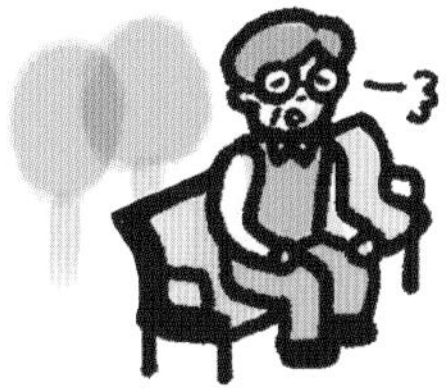

加齢で筋肉量・筋力・体力が低下

筋肉が落ちると、血流にも影響が。心肺能力が低下するので、疲れやすいカラダになります。

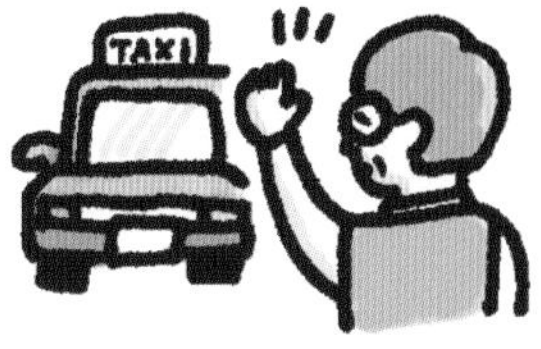

動くことがおっくうで省エネの動きをしがち

大きな動きをすると疲れるので、何事もあまりカラダを動かすことなく済ませがちになります。

運動機能が低下

動かないことでカラダがかたくなり、身体機能がどんどん低下してしまいます。

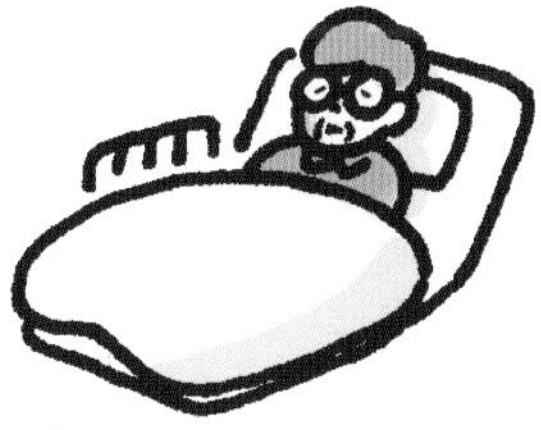

寝たきりに！

全身の血行が悪くなり、カラダを動かせない状態に。寝たきりは、認知症などの一因になります。

ジムに通っての運動もするべき?

あなたのNEATが高いなら、家での運動で十分。

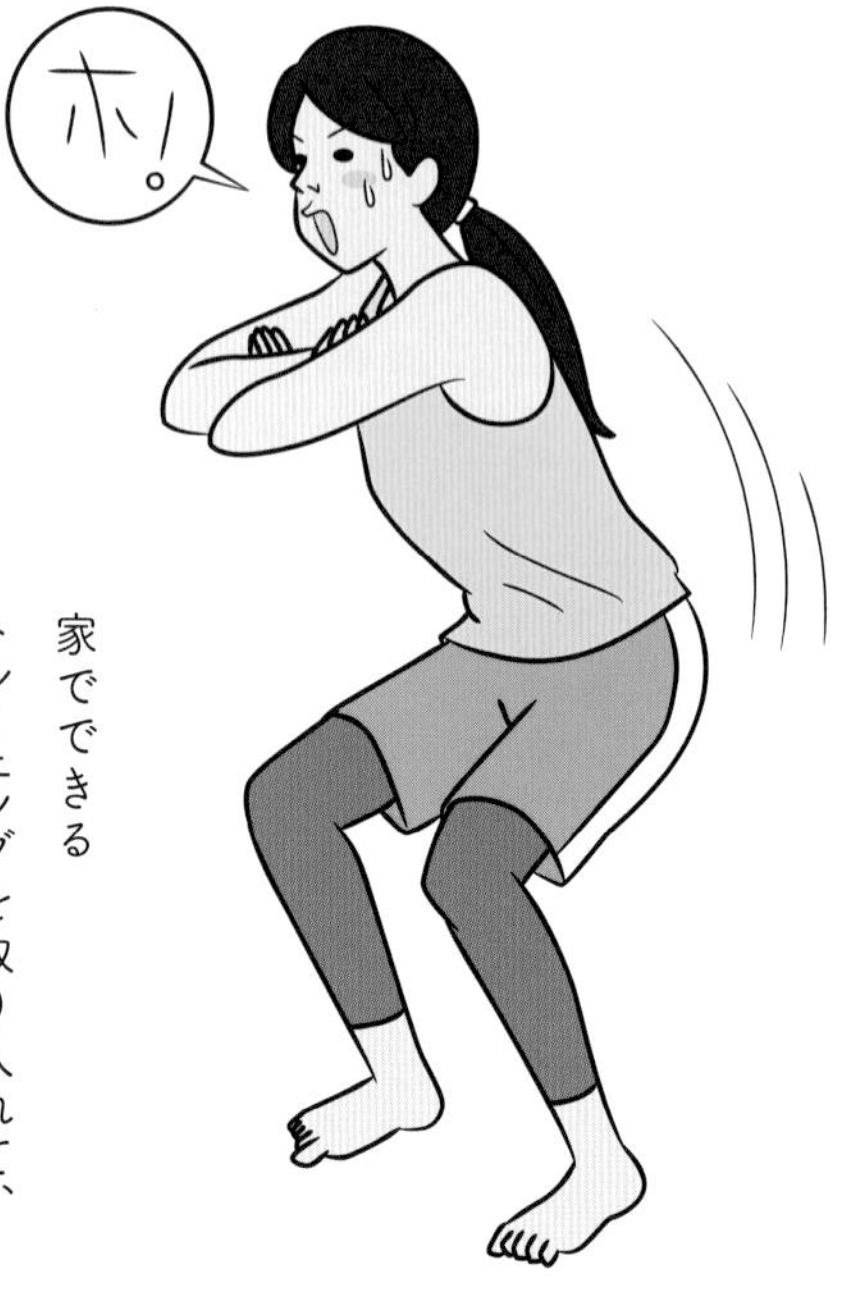

家でできるトレーニングを取り入れて、NEATを上げましょう。

大切なのはカラダを正しく動かすこと

柔軟性やカラダを動かすセンスのある人は、わざわざお金を払ってジムに通う必要はありません。すでにNEATが高いからです。では、身体能力に自信のない人がジムに通うべきかといえば、それも違います。まずは姿勢を整え、毎日の生活のなかでできるだけカラダを動かす習慣をつけましょう。加えて、家でできるトレーニングを取り入れ、合理的にカラダを使えるようになれば十分。NEATがぐっと高まり、身体機能や体力も向上します。

日常生活における運動

毎日できる限り活動量を増やすことを習慣化する

NEATが高まり健康にいい効果が

大股で歩く、階段を使うなど、生活の動作一つひとつの活動量を増やすことは、気づいたときにすぐできて、血流促進や柔軟性アップなどの効果があります。加えて、P214以降のトレーニングも実践することで、さらにカラダが動きやすくなります。

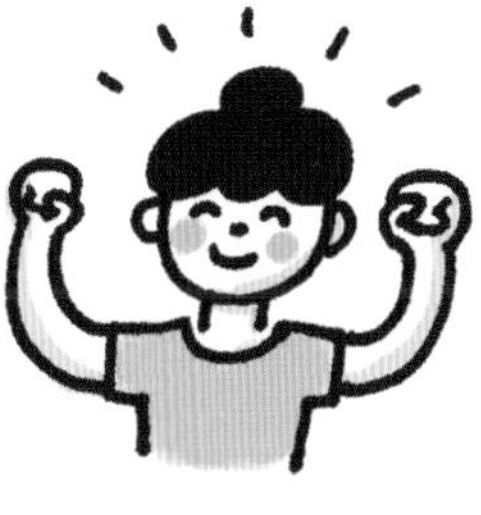

ジムに通っての運動

たまに運動や筋トレで激しくカラダを動かす

最初は大変だけど続ければ体力は向上

カラダを動かす習慣のなかった人にとって、いきなり強度の高い運動を続けるのは難しいもの。すぐには効果を得られないことからモチベーションが上がらず、挫折しがちです。とはいえ、NEATを高めてさらに体力向上を目指すのなら、ジムに行くのもいいでしょう。

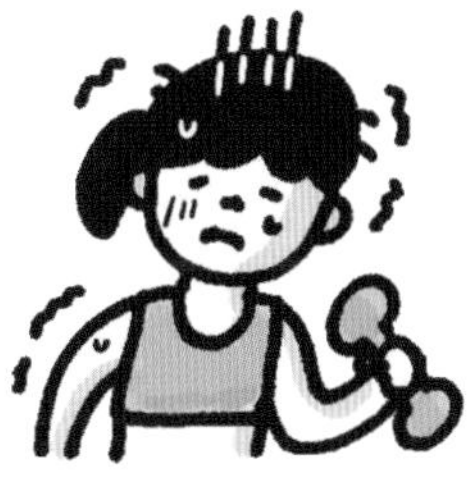

日常活動量が多い生活、少ない生活

NEATを上げられる人と上げられない人の違いはどこにあるのか、とある一日の起床から就寝までを、時間を追って見てみましょう。

朝から積極的に動いて一日を元気にスタート

日常活動量が多い人は、目覚めがよくて朝からしっかり動けます。日中は家事をテキパキこなし、外出時は歩き方やルートを工夫することで、活動量はどんどん上がっていきます。一方、活動量が少ない人は、ぐっすり眠れず布団の中でうだうだしている状態から一日がスタート。日中は基本的にのんびり過ごし、外出してもわずかな距離を歩くだけで、活動量はちっとも増えません。

トレーニングも行って疲れないカラダに

家では、まめに家事をこなし、トレーニングやストレッチを取り入れることで、活動量がぐっと上がります。また、ＮＥＡＴを上げることを考えれば、バランスよく食べる、ぐっすり眠るなど、食事や睡眠にもこだわりたいところ。ダラダラ過ごして栄養の偏った食事をしていては、睡眠の質も落ち、いいことは何もありません。生活全体を見直して疲れないカラダをつくり、好循環を生み出しましょう。

MEMO

スマホと目の疲れの関係

スマホを近距離で長時間見続けると、目のピント調節の機能が落ちて視力低下の一因に。また、画面から出るブルーライトは疲れ目を誘発するうえ、睡眠にも悪影響です。適度な休憩を意識し、就寝前は使用を控えましょう。

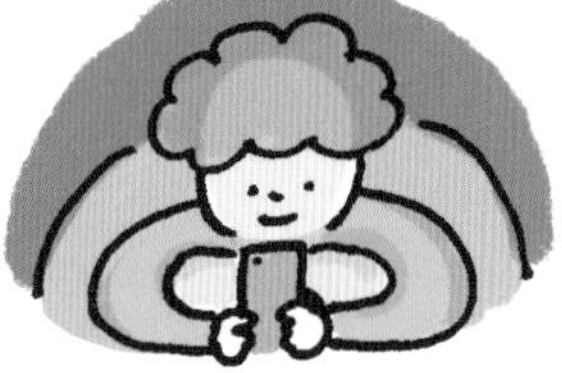

NEATアップ

郵便受けに行く

外出のついでにではなく、まめに（»P204）。

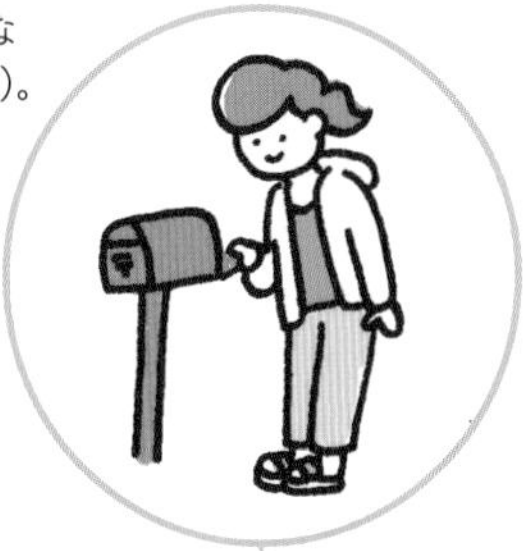

早起きする

すっきり気持ちよく目覚める。

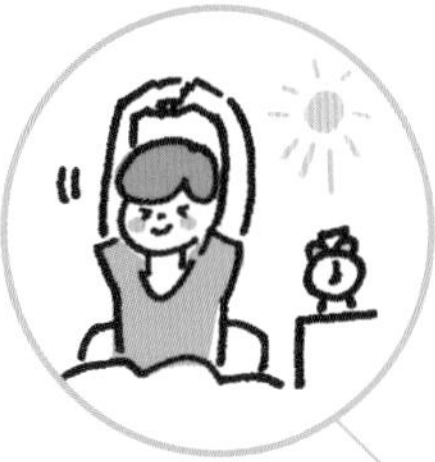

朝食はしっかり食べる

卵や納豆などタンパク質を意識。

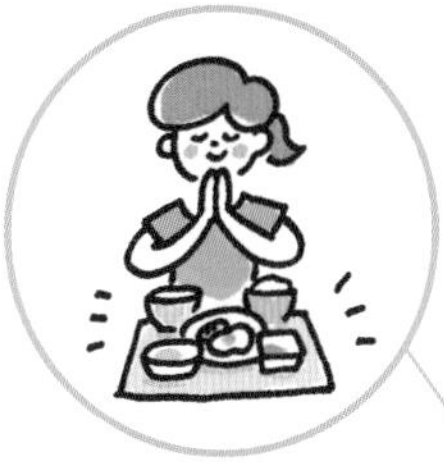

9:00　8:00　7:00　6:00

MORNING

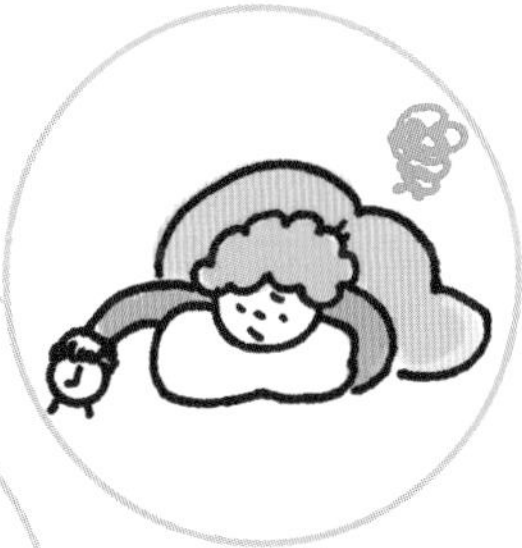

布団の中でうだうだする

やわらかすぎる寝具で安眠できず、なかなか布団から出られない。

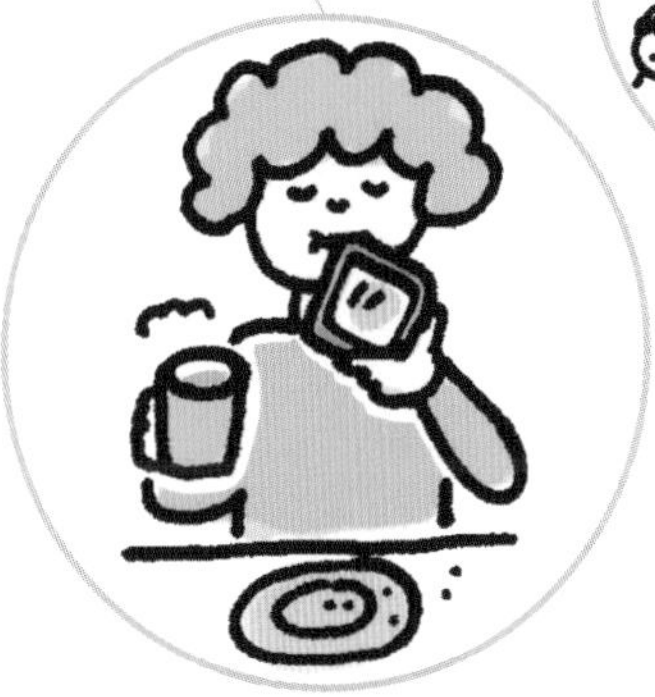

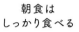

朝食は簡単に済ませる

トーストとコーヒーが定番。

NEATダウン

NEATアップ

家事を テキパキこなす

朝食の片づけをする、掃除機をかける、床や窓を拭く、洗濯物を干すなど、その都度動く(»P204)。

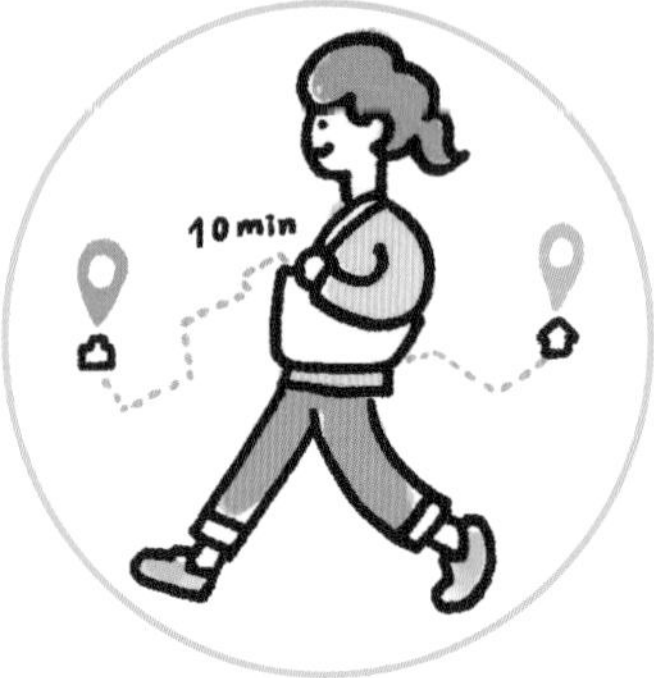

10min

昼食は徒歩10分くらいの お店で友人と

大股で歩く、早歩きする、歩道橋のあるルートを使うなどして到着(»P205～209)。

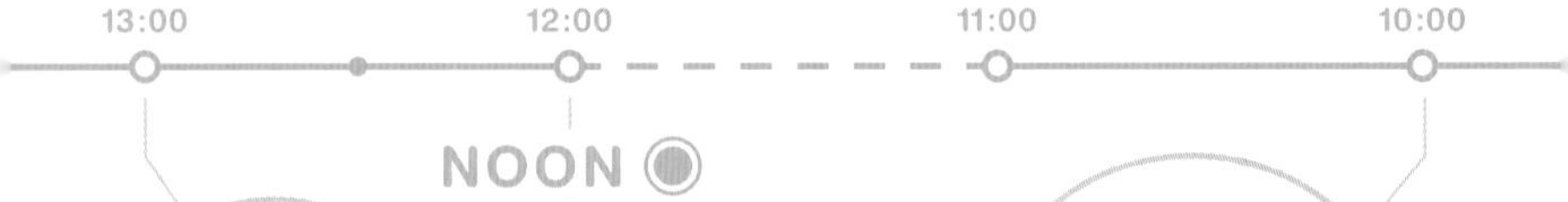

13:00
12:00
11:00
10:00
NOON

NEATダウン

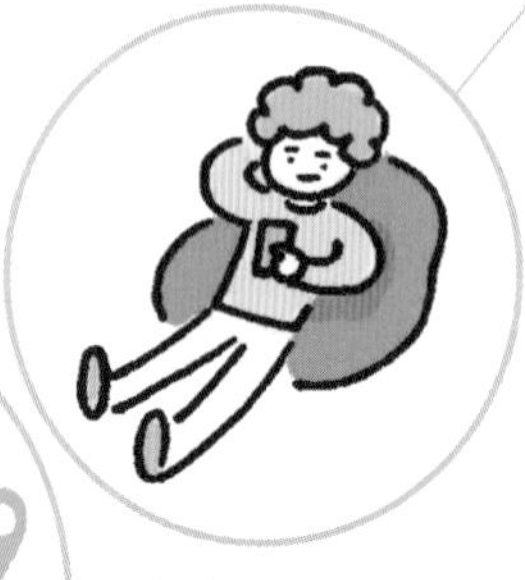

家事はそこそこに のんびりする

スマホをいじる、座ったままできる趣味を楽しむなど。疲れる姿勢でほとんど動かない。

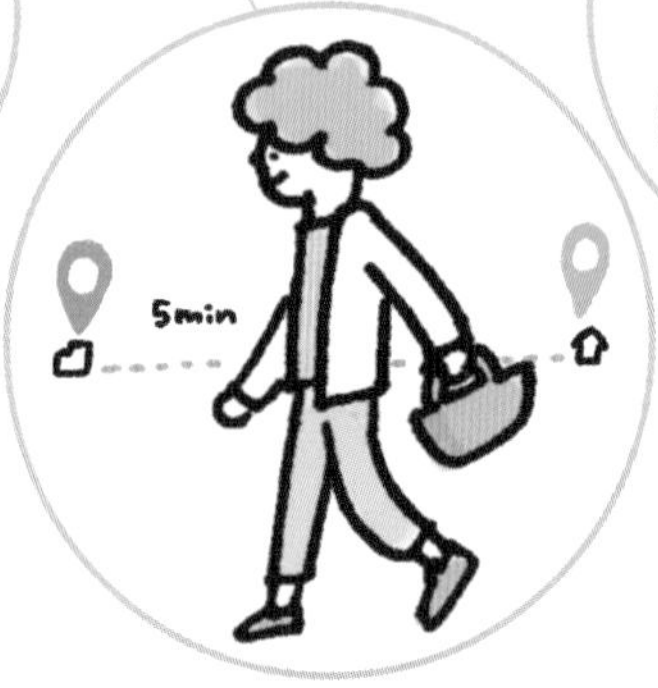

5min

昼食は近所のお店で 友人と

平坦な道を数分、小股でちょこちょこ歩くだけで到着。

そのまま友人と 2時間近く 話し込む

脚を組む、背中を丸めるなど、同じ姿勢のまま座り続けることに。

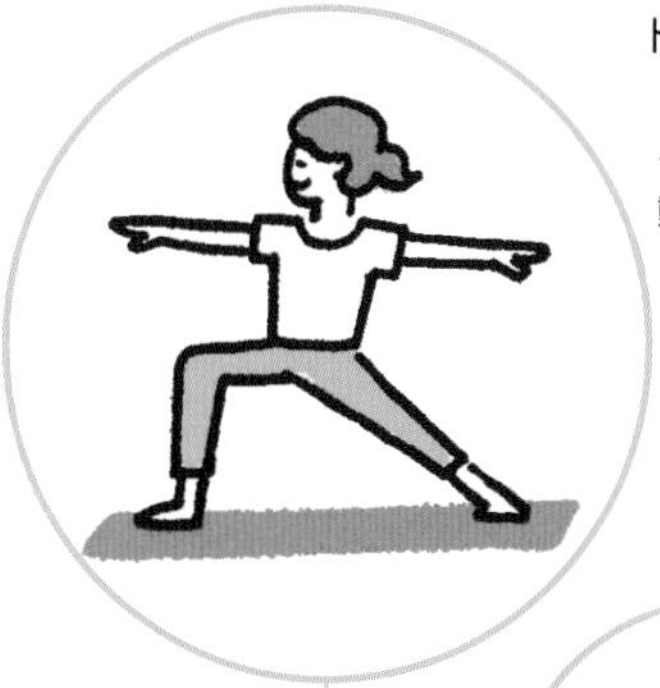

**NEATを上げる
トレーニングに励む**

トレーニングスケジュールを参考にカラダを動かす（»P210〜）。

**家事を
テキパキこなす**

料理をする、洗濯物をたたむなど。テレビをみるのも、家事をしながら。

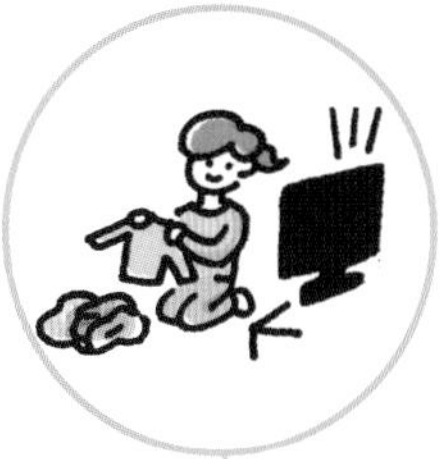

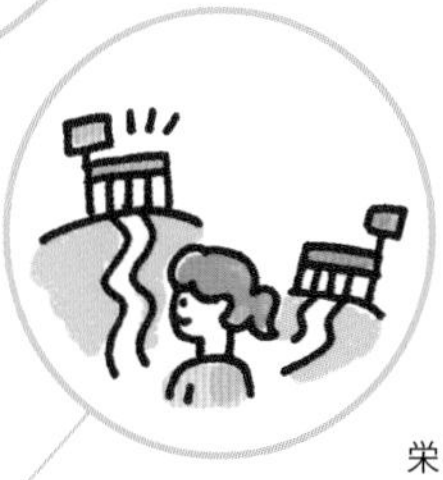

**買い物も徒歩
10分くらいの
スーパーへ**

栄養バランスを考えて買い出し。

17:00　16:00　15:00　14:00

**買い物も近所の
スーパーへ**

総菜など食べたいものを買いだめ。重い荷物を片手で運ぶ。

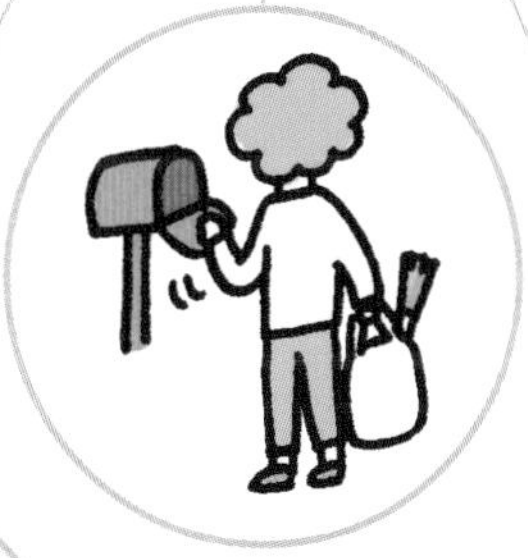

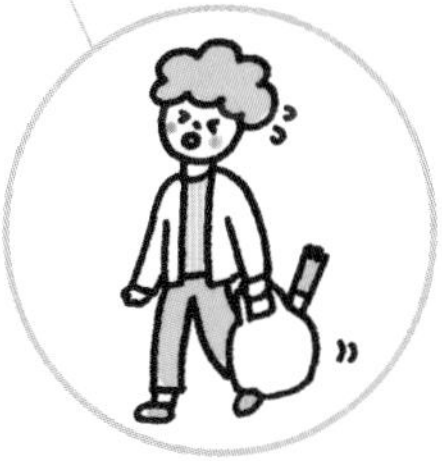

郵便受けに行く

まめにではなく、外出のついでに。

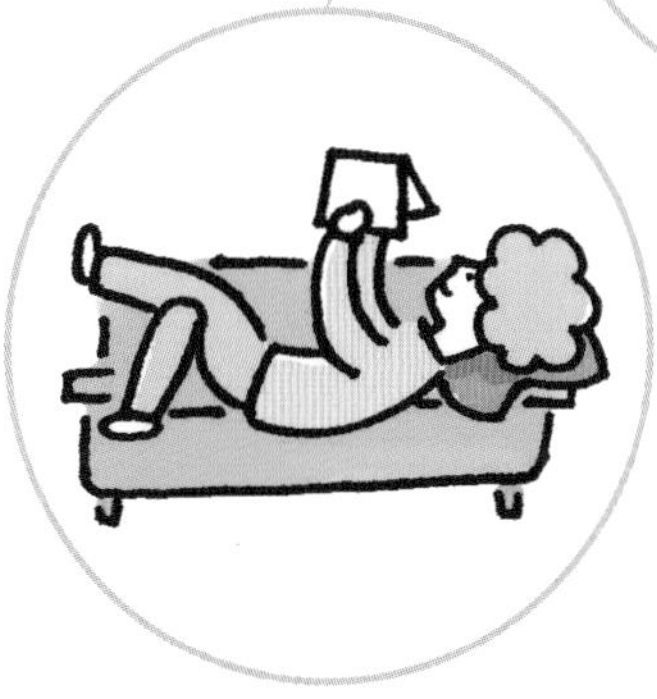

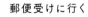

**家事や運動はせず
のんびりする**

スナック菓子を食べながらマンガを読んだり、ソファのひじかけを枕にして寝転んでテレビをみたり。

NEATアップ

夕食はタンパク質多めでバランスよく

鶏むね肉やまぐろなどを中心に。

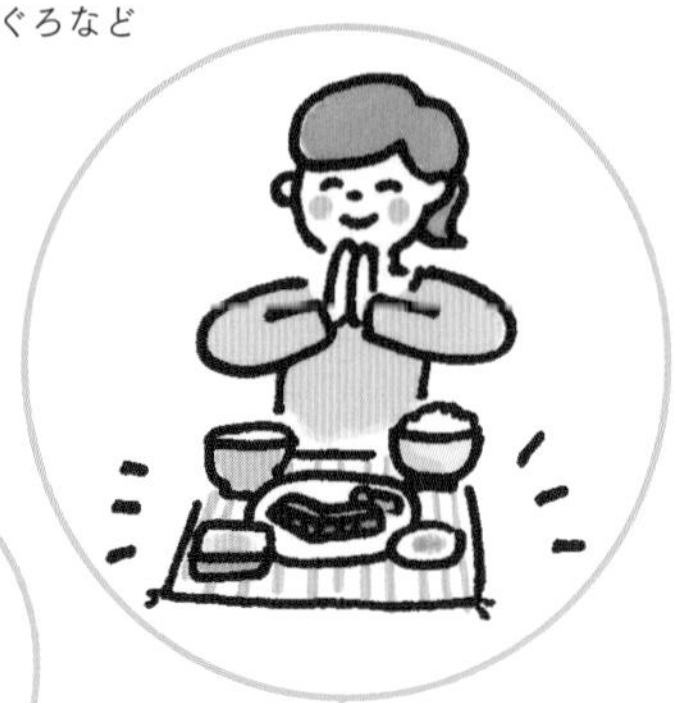

夕食の片づけ

ため込まず、まめに。

ゆったりお風呂に入る

カラダを洗うときは立ったまま。

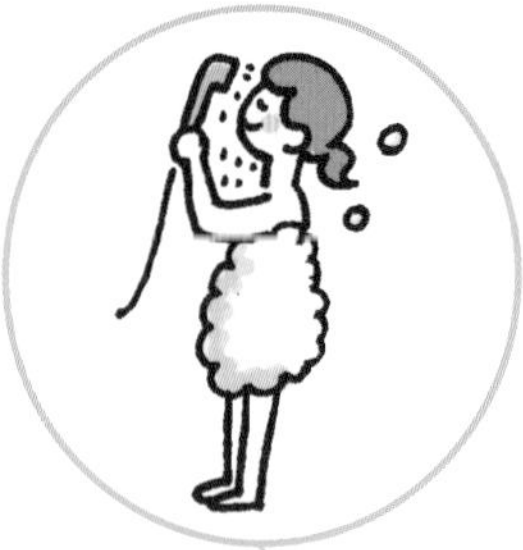

21:00　20:00　19:00　18:00

NIGHT

夕食は総菜とビールやワイン

食事は糖質と脂質が多め。疲れる姿勢でテレビをみながらダラダラ飲み続ける。

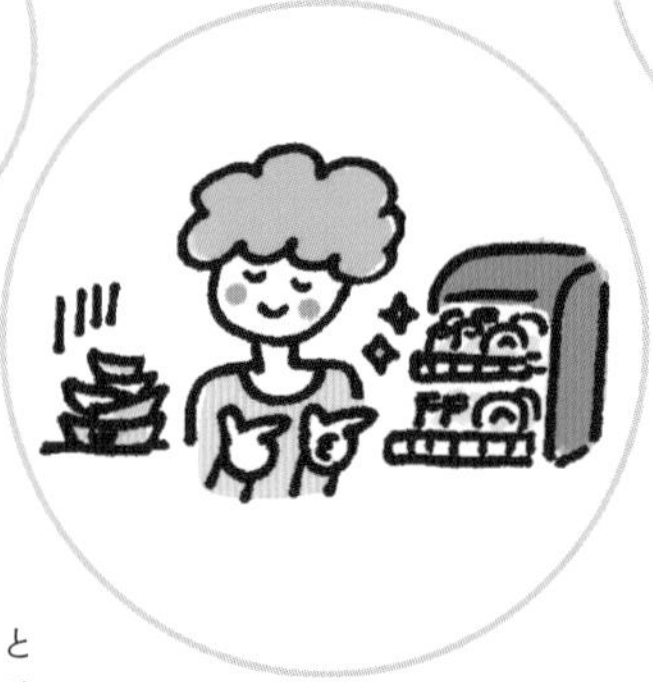

朝食と夕食の片づけ

たまった洗い物はまとめて食洗機におまかせ。

ゆったりお風呂に入る

カラダを洗うときは椅子に座り、背中が丸まってしまう。

NEATダウン

軽めのストレッチなどをする

ふくらはぎを伸ばすなど（≫P200）。

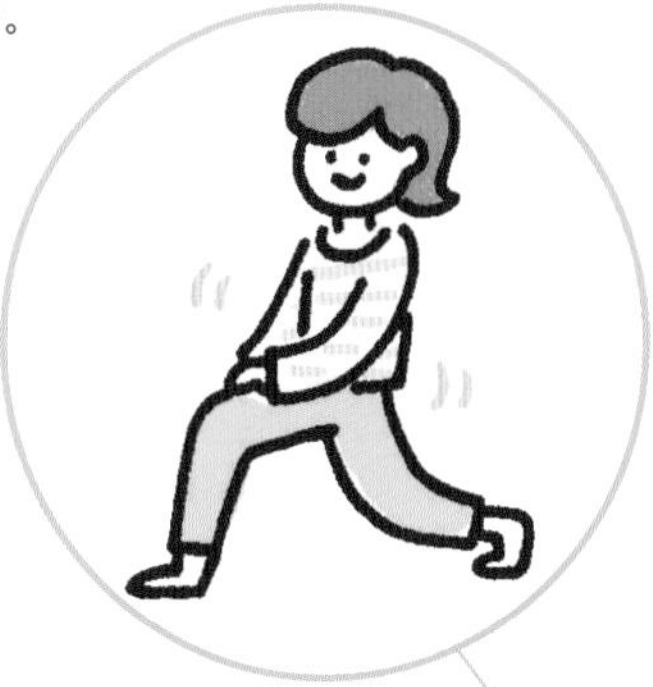

早めに寝る

リラックスしてしっかり睡眠をとる。

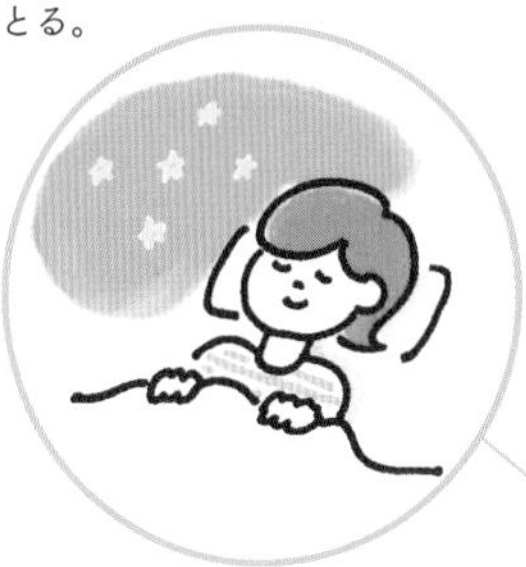

25:00　24:00　23:00　22:00

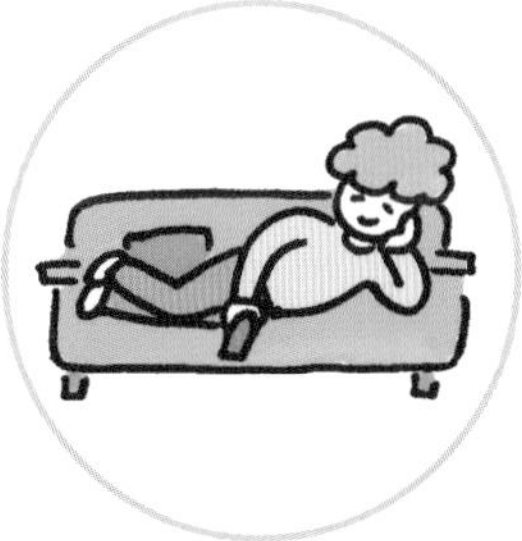

ソファでだらだら過ごす

背もたれに寄りかかってだらんと座ったり、ひじかけを枕にしたり。

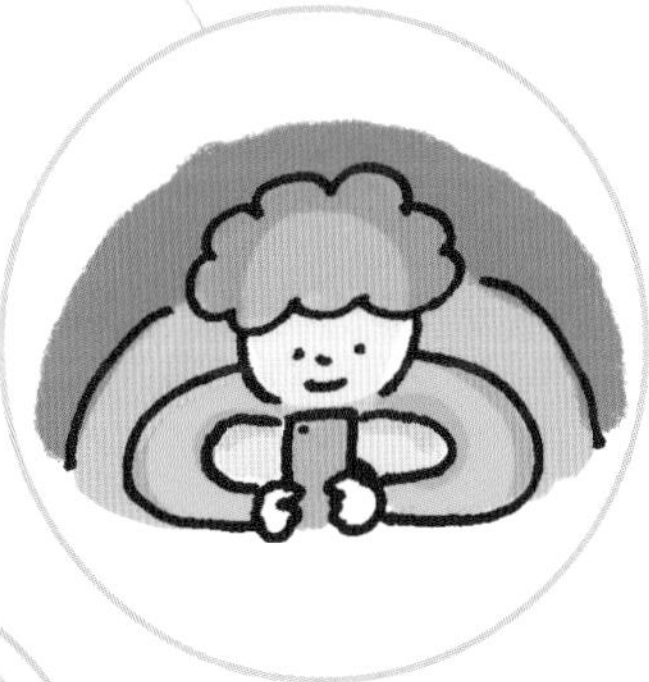

夜更かしする

寝る直前までスマホをいじる。

夜中に目が覚める

運動や栄養の質がよくないため、眠りが浅い。

＼日常活動量が低い人でも大丈夫！／

運動習慣ゼロの人がトレーニングを始めるなら

カラダを動かす習慣がないなら、まずは簡単な動作を。
日常生活のなかで、実践するタイミングをどんどん見つけましょう。

STEP 1

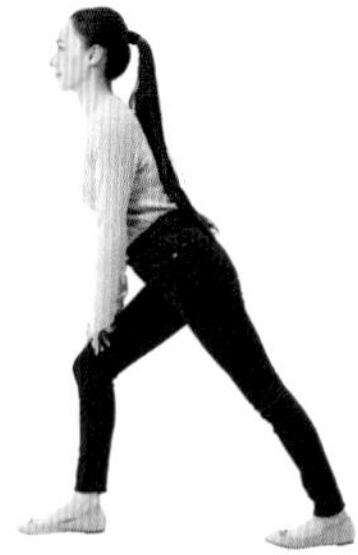

まめにふくらはぎを伸ばす

» P200

STEP 2

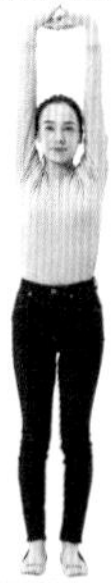

まめに伸びをする

» P201

STEP 3

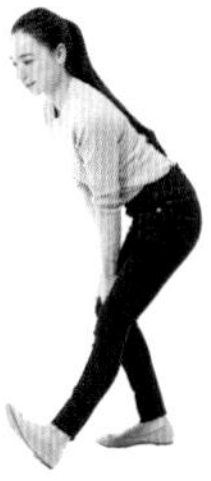

まめにもも裏を伸ばす

» P202

POINT

STEP1～3は、ちょっとした時間に簡単にできる

テレビをみている間やお風呂上がりなど、家の中でも手軽にできるトレーニングです。また、仕事の合間のリフレッシュとしてもおすすめ。ちょっとした時間に取り入れてみましょう。

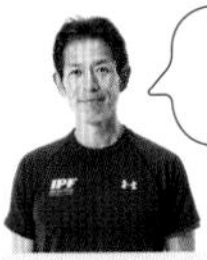

P200～209のトレーニングを毎日意識して
少しずつ取り入れましょう！

STEP 4

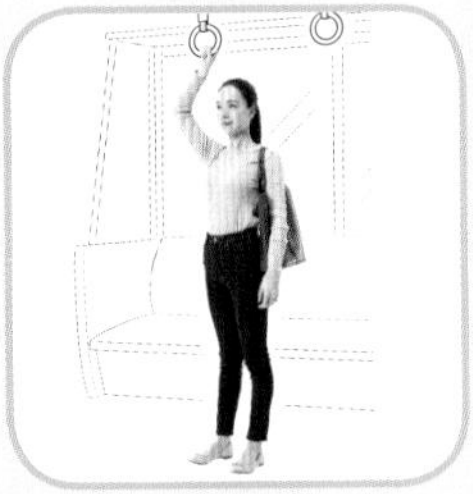

電車内では常に立つ

» P203

STEP 5

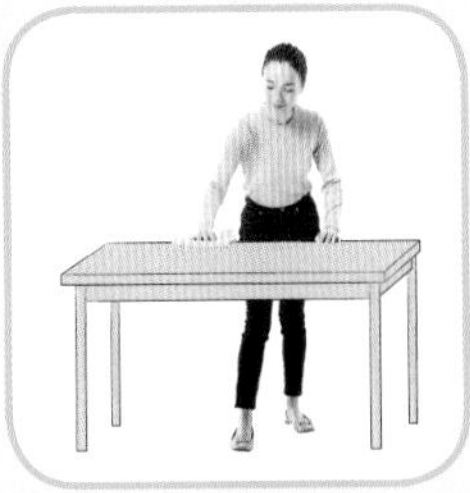

その都度
動くようにする

» P204

STEP 6

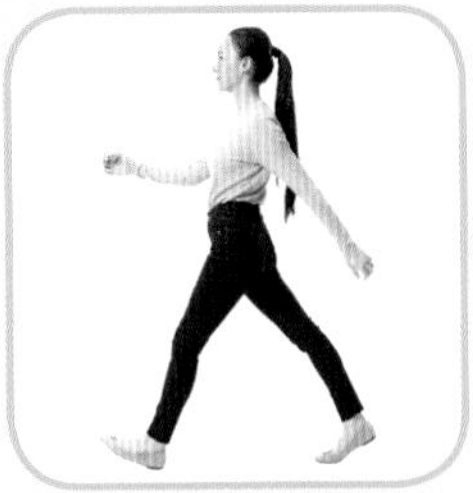

大股で歩く

» P205

STEP 7

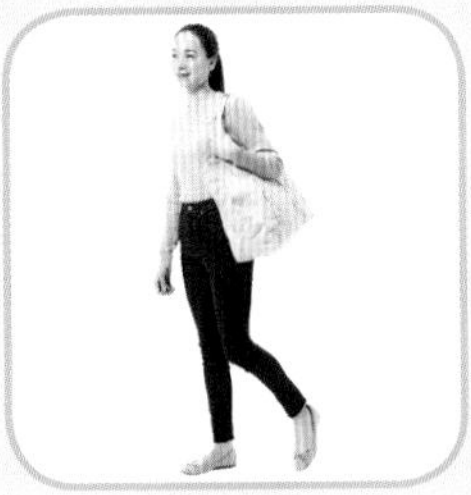

あえて重い荷物を
持って出かける

» P206

STEP 8

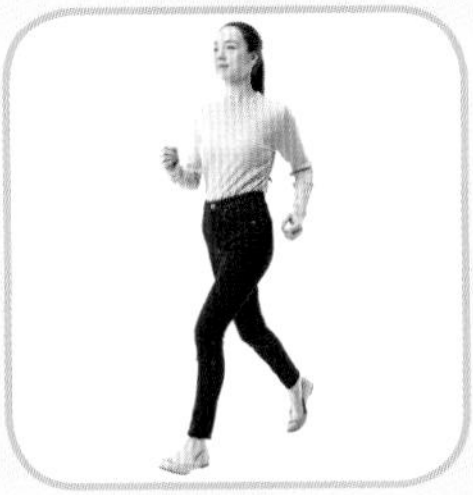

移動時は早歩きする

» P207

STEP 9

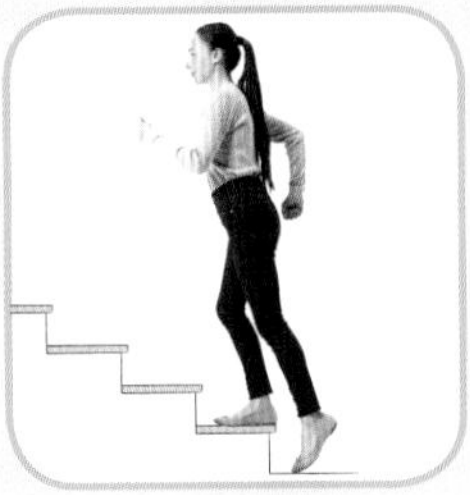

エスカレーターでは
なく階段を使う

» P208

STEP 10

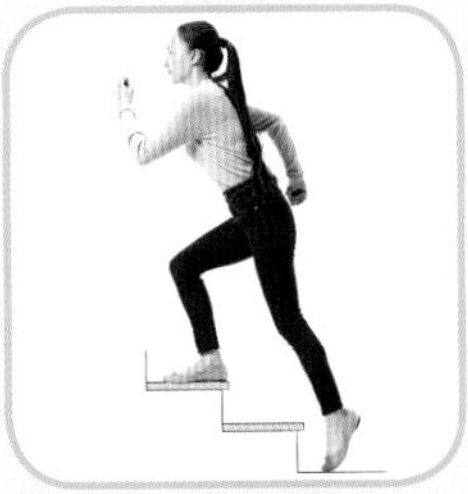

階段は1段飛ばしで
上る

» P209

POINT

STEP4～10は、外出や家事などの際に意識してみて

移動のついでにできるものがいろいろあるので、常に意識するように心がけてみましょう。また、家事などはため込まずにその都度動いて片づけるようにすることも、トレーニングになるのでおすすめです。

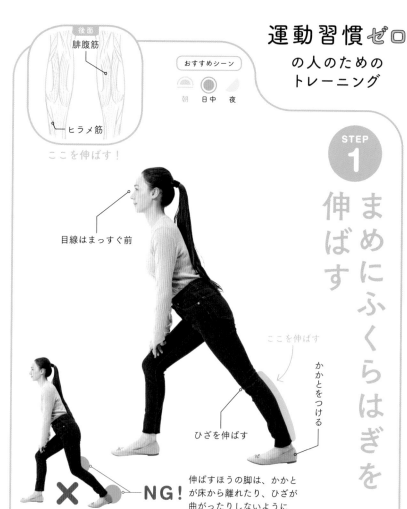

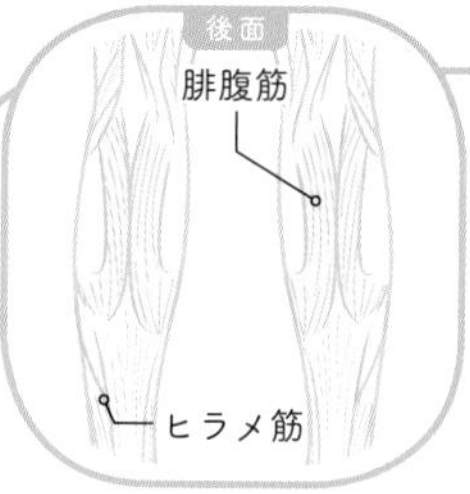
後面
腓腹筋
ヒラメ筋

ここを伸ばす！

おすすめシーン

朝　日中　夜

STEP 1

まめにふくらはぎを伸ばす

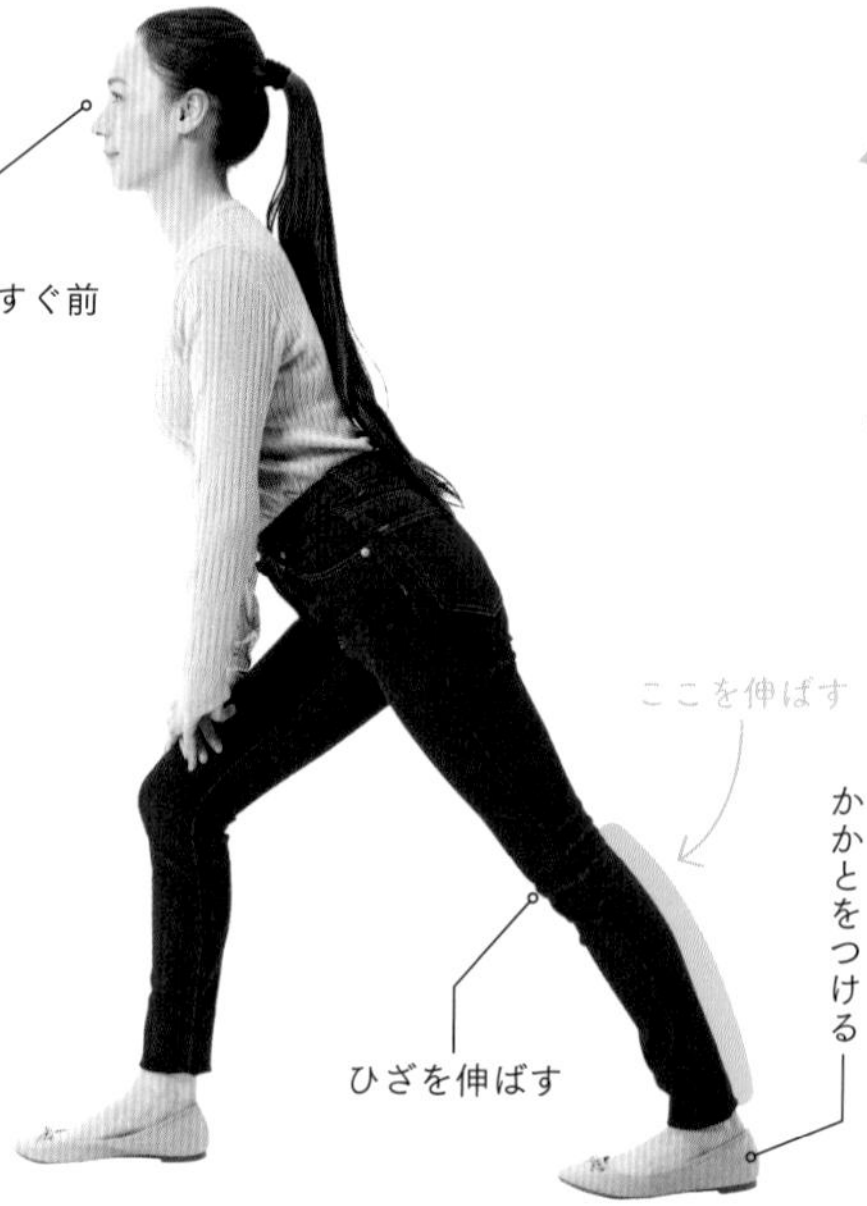
目線はまっすぐ前
ここを伸ばす
かかとをつける
ひざを伸ばす

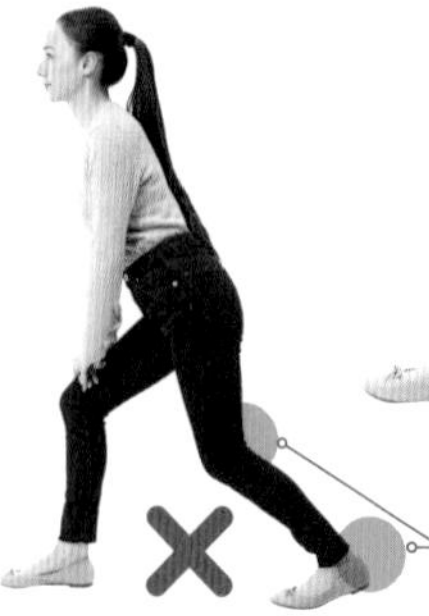
NG!

伸ばすほうの脚は、かかとが床から離れたり、ひざが曲がったりしないように

どんな効果？

下半身の血行促進と老廃物の回収

ふくらはぎは第二の心臓ともいわれ、下半身から血液を送り出すポンプの役割を果たします。その筋肉をほぐして柔軟にすることで、血行をよくして老廃物もこまめに流すようにしましょう。

ここは注意！

ひざは伸ばしてかかとも床にぴったりつける

ひざが曲がったりかかとが浮いたりすると、ふくらはぎは十分に伸びません。また、反動を使ったり、息を止めたりもしないように。ゆっくり呼吸しながら、筋肉がじんわり伸びるのを感じて。

STEP 2

まめに伸びをする

おすすめシーン

朝　日中　夜

ここを伸ばす！

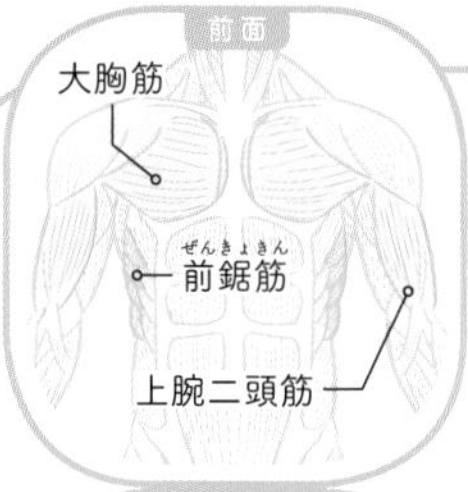
前面
大胸筋
前鋸筋《ぜんきょきん》
上腕二頭筋

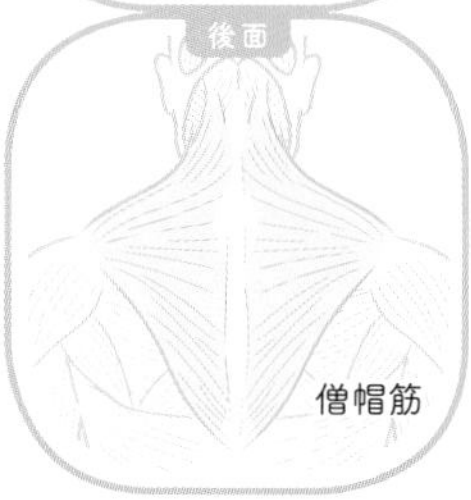
後面
僧帽筋

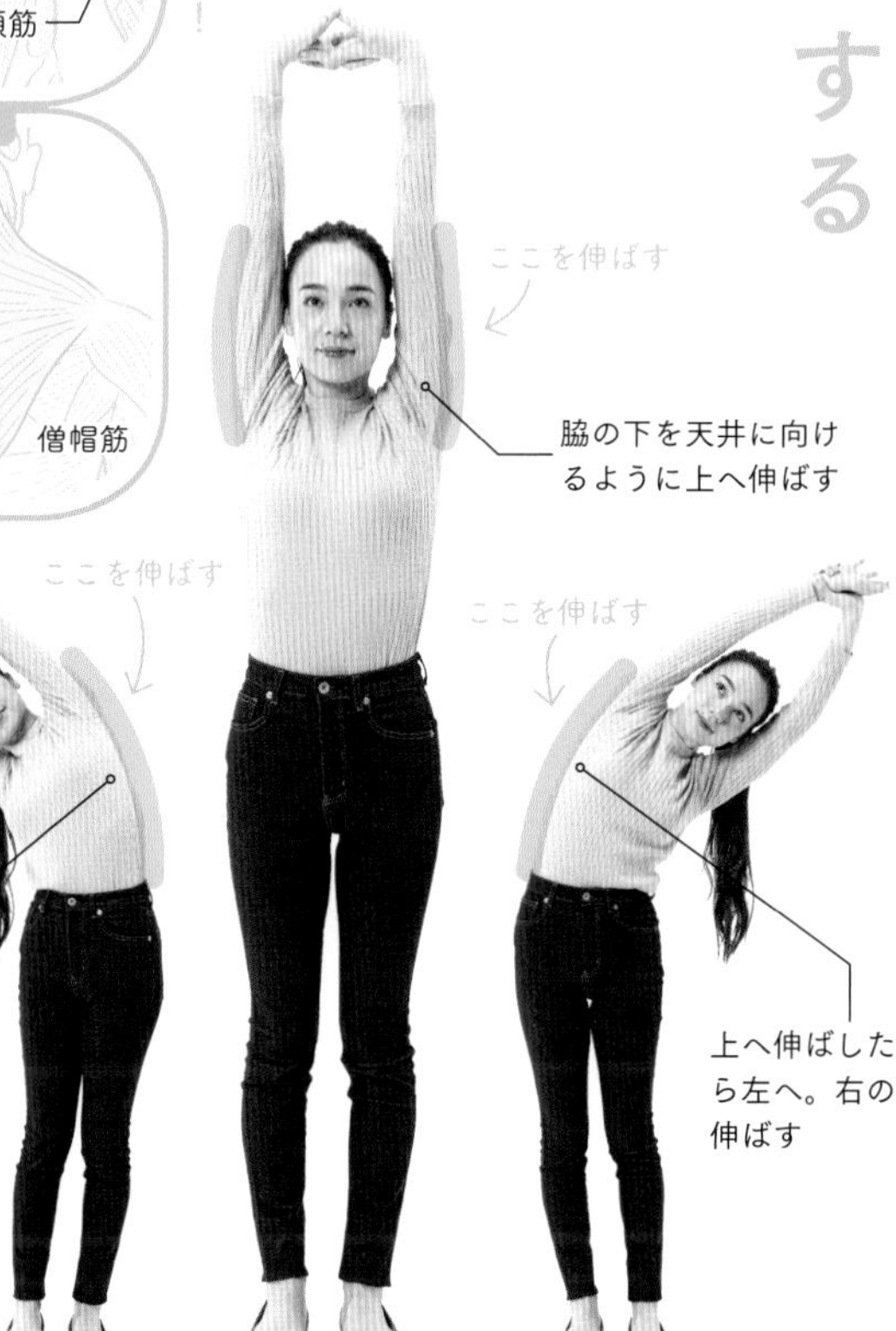
ここを伸ばす
脇の下を天井に向けるように上へ伸ばす
ここを伸ばす
上へ伸ばした状態から右へ。左の脇腹を伸ばす
ここを伸ばす
上へ伸ばした状態から左へ。右の脇腹を伸ばす

どんな効果？

呼吸がラクになり 全身の血行も促進

脇腹や脇などを伸ばし、縮こまっていた筋肉を開放しましょう。肋骨が広がり、呼吸がラクにできるように。全身の血行を促す効果もあります。脇のリンパも刺激され、二の腕がすっきり。

ここは注意！

ゆっくり呼吸しながら じんわりと伸ばす

伸びをすると、無意識に呼吸を止めてしまいがち。伸びている部分を感じながら、ゆっくり呼吸しましょう。また、肩が上がって首がすくんだ状態にならないように注意。

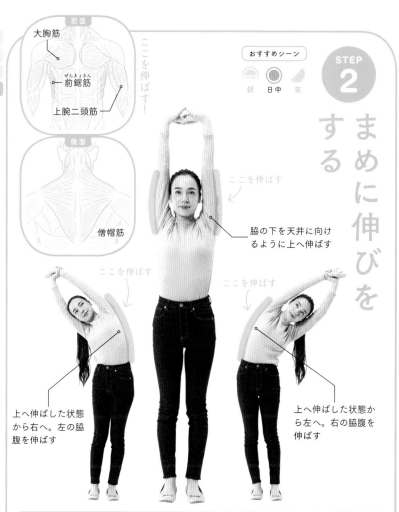

STEP 3

まめにもも裏を伸ばす

おすすめシーン

朝　日中　夜

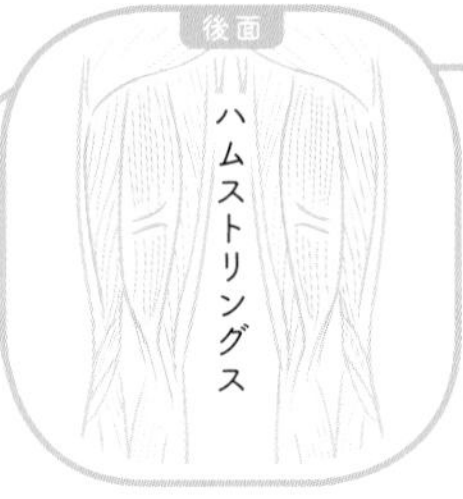
後面
ハムストリングス

ここを伸ばす！

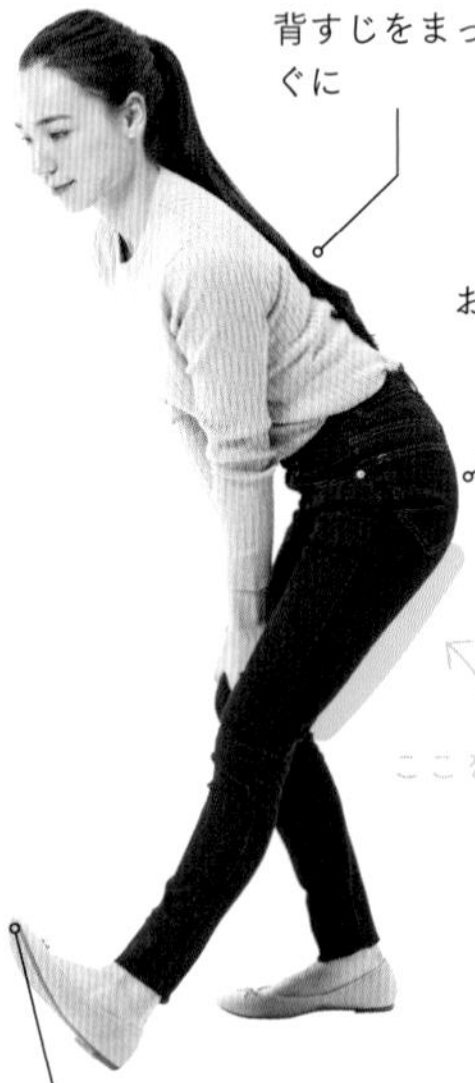
背すじをまっすぐに
お尻を突き出す
ここを伸ばす
つま先を上げる

NG!

背中が丸まらないように

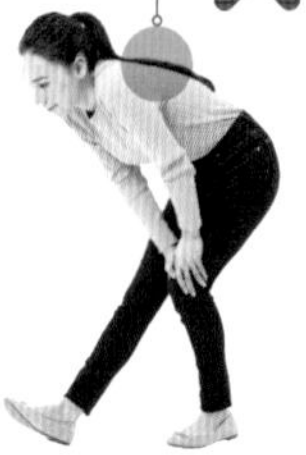

どんな効果？

骨盤が本来の位置に戻るので姿勢が正されスタイルアップも

骨盤とつながっているもも裏がかたいと、姿勢が崩れてお腹が出やすくなるので、伸ばしてほぐすことで自然とスタイルがよくなります。また、血行がよくなり、老廃物の排出も促進。

ここは注意！

お尻を思い切り突き出して背すじも引っ張るように伸ばす

もも裏を伸ばしきるには、お尻をできるだけ後ろに突き出すのがポイント。また、背中が丸まっていると効果が半減するので、おへそを前に突き出すようにして背すじも伸ばしましょう。

STEP 4

電車内では常に立つ

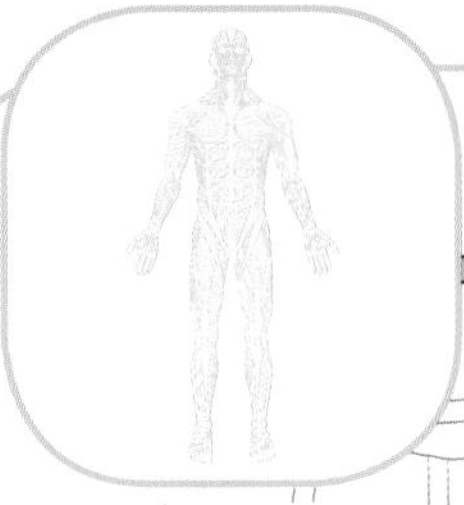

全身を使う！

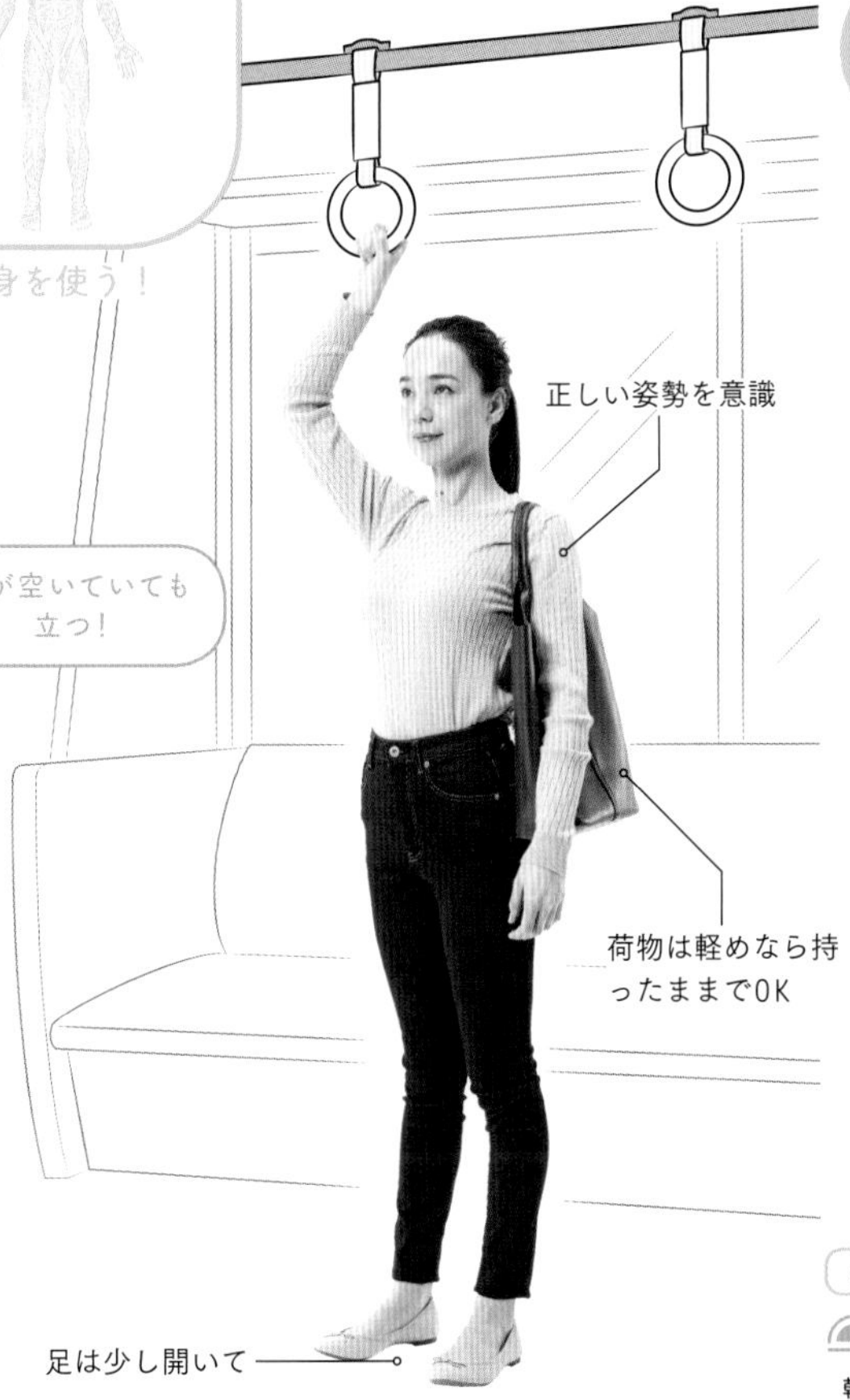
席が空いていても
立つ！
正しい姿勢を意識
荷物は軽めなら持
ったままでOK
足は少し開いて

おすすめシーン

朝　日中　夜

どんな効果？

姿勢をキープする筋肉のトレーニングになる

移動中は、カラダを鍛えるチャンスです。揺れのある電車内では正しい立ち姿勢をキープすることで、バランス感覚や、体幹、足腰の筋肉のトレーニングになります。

ここは注意！

重い荷物を持ったままだと姿勢が悪くなりやすい

カラダに負荷をかけるために、重い荷物を持つこと自体はおすすめです。ただし電車内では、荷物のせいでバランスが崩れて姿勢が悪くなりがちなので、網棚にのせておきましょう。

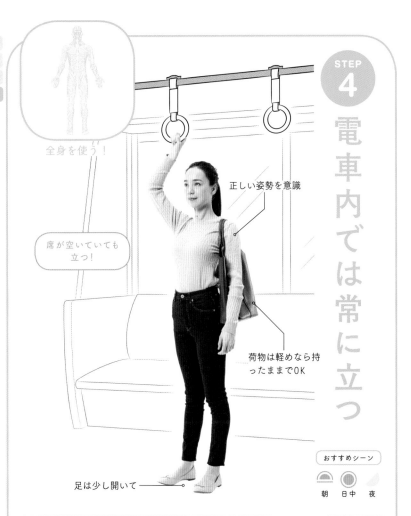

STEP 5

その都度動くようにする

おすすめシーン

朝　日中　夜

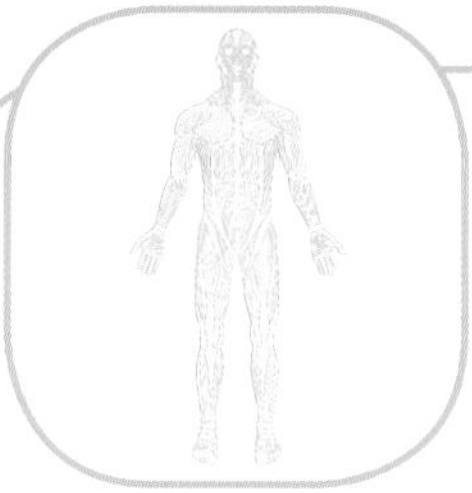

全身を使う！

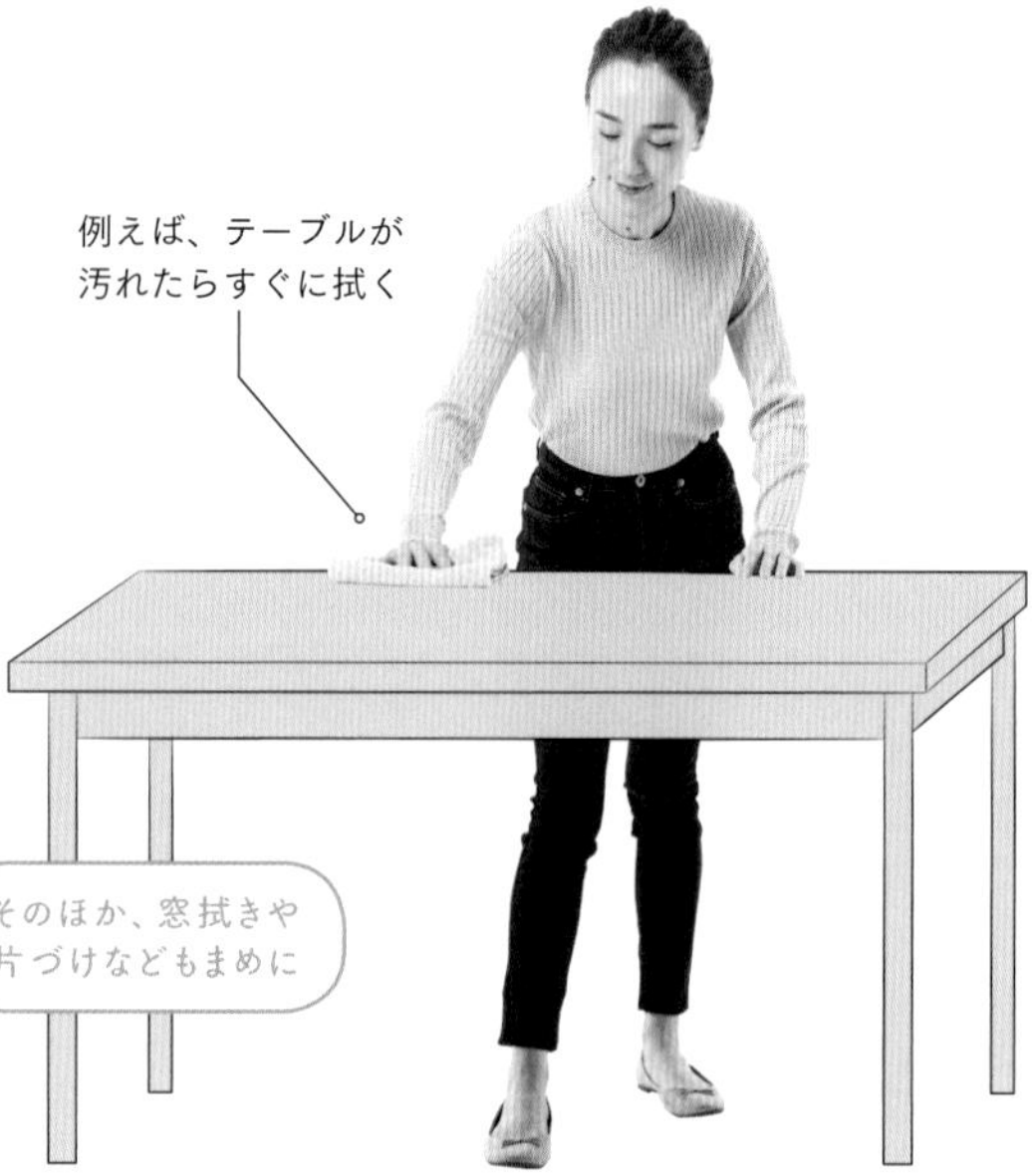
例えば、テーブルが汚れたらすぐに拭く
そのほか、窓拭きや片づけなどもまめに

どんな効果？

大きな苦労をしなくてもカロリーを消費できる

こまめに動くと、その都度の労力は軽くても、1日分の蓄積は意外に大きなものになります。たくさん動いたという意識はなくても、大きなカロリーを消費しているのです。

ここは注意！

背すじを伸ばしてきびきび動くように

一つひとつの動作は、そのスピードによっても消費カロリーが変わってきます。できるだけ、きびきび動くように意識しましょう。背すじを伸ばしたいい姿勢を保つこともポイントです。

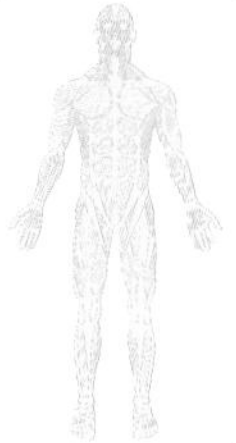

全身を使う！

おすすめシーン

朝　日中　夜

STEP 6

大股で歩く

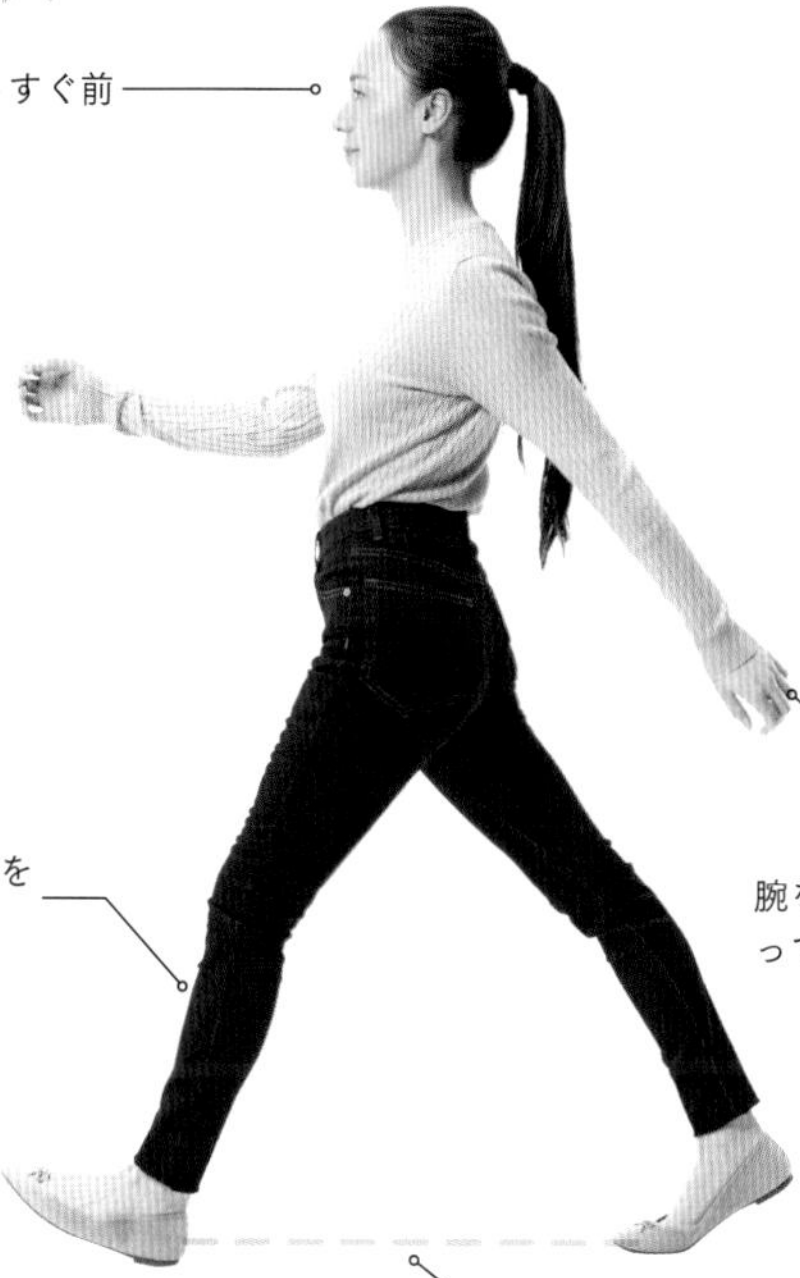
目線はまっすぐ前
前に出す足に重心をのせる感じで
腕を大きく前後に振って
歩幅をできるだけ大きく

どんな効果？

股関節が鍛えられて足腰の強化やスタイルアップに

股関節まわりには、歩行のほか、姿勢を保つのに重要な筋肉が集まっています。大股で歩くことは股関節のトレーニングになり、足腰の強化やスタイルアップに大きな効果があるのです。

ここは注意！

後ろの足のつま先で地面を蹴らないように

地面を蹴ると、ふくらはぎの筋肉の負担が増して疲れやすいです。前に出す足を大きく振り出し、そこに体重をのせることを繰り返して歩くと◎。腕は大きく振り、肩甲骨まわりも動かして。

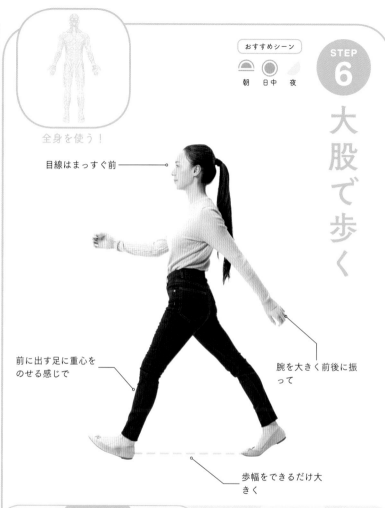

STEP 7

あえて重い荷物を持って出かける

おすすめシーン

朝　日中　夜

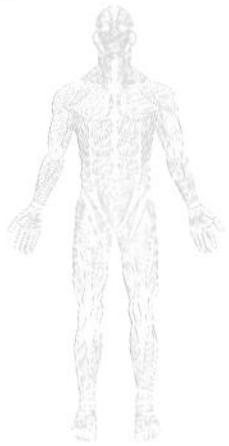

全身を使う！

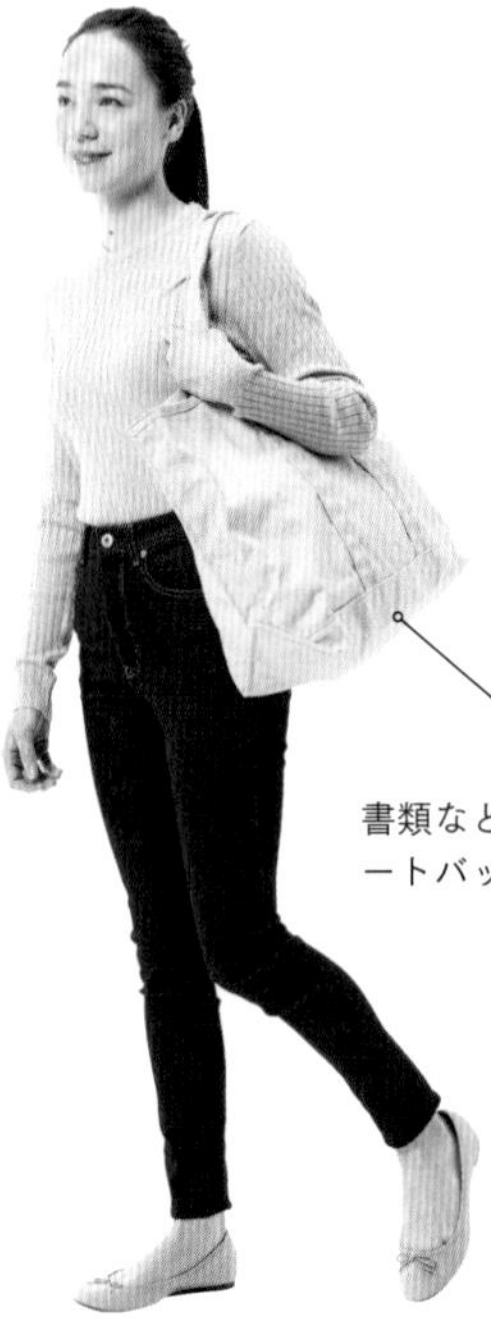
リュックでもOK
書類などを入れたトートバッグ

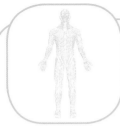

どんな効果？

同じ動作をするにも運動量と消費カロリーが増す

体重が重いほど、動作一つひとつに使われるエネルギー量は多くなります。同様に、重い荷物を持てば、日常動作の運動強度が上がり、筋肉が鍛えられるとともに消費カロリーも増えます。

ここは注意！

左右差が出ないように適宜持ちかえること

荷物の持ち方に注意。同じ側ばかりで持っていると、カラダが傾いて姿勢のゆがみを招きます。適宜持ちかえるようにしましょう。リュックなら、左右均等に負荷がかかるのでおすすめです。

STEP 8

移動時は早歩きする

おすすめシーン

朝　日中　夜

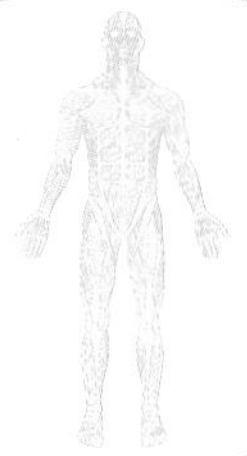

全身を使う！

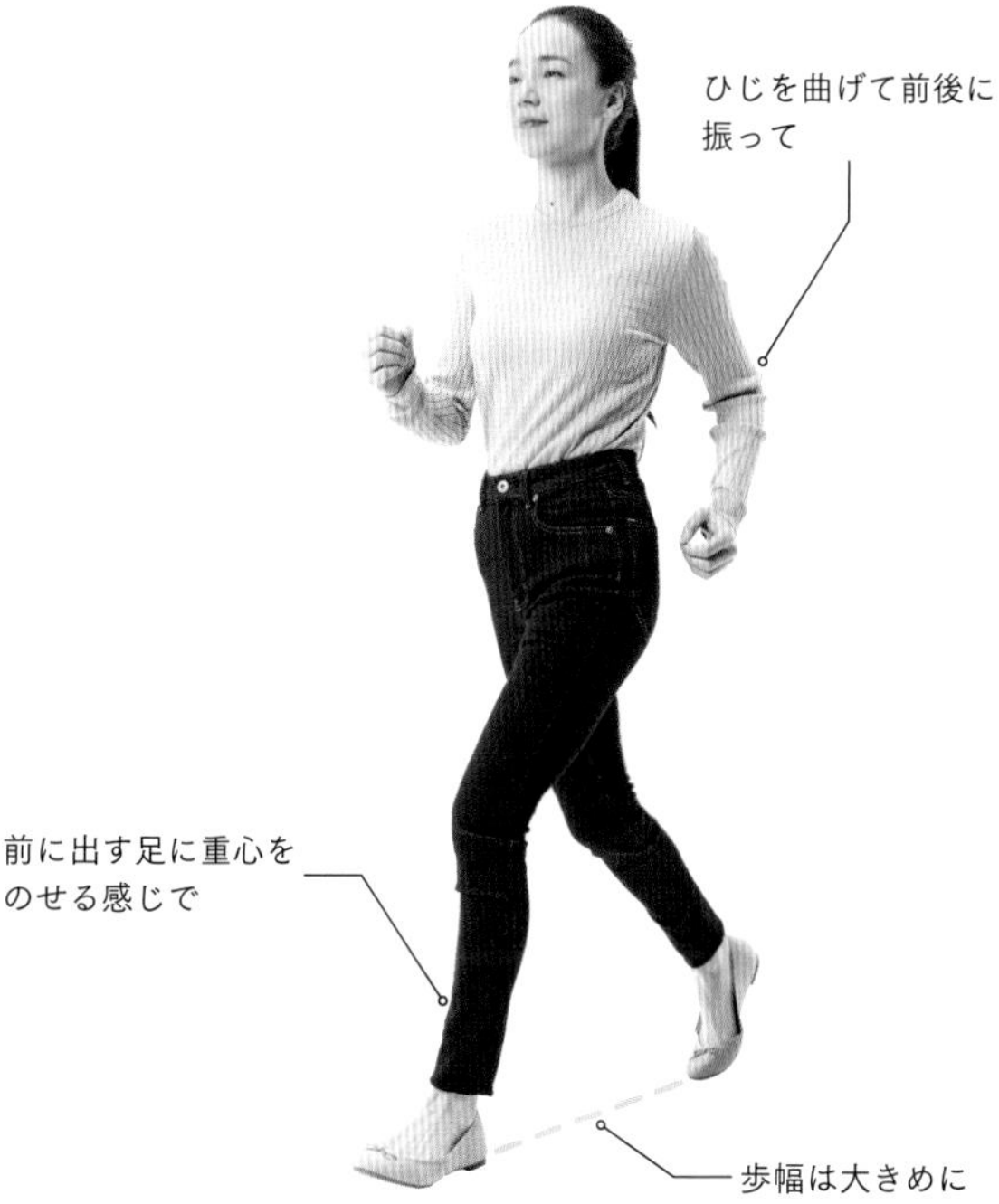
ひじを曲げて前後に振って
前に出す足に重心をのせる感じで
歩幅は大きめに

どんな効果？

運動の時間を設けなくても日常動作でやせられる

早歩きは有酸素運動になり、脂肪燃焼効果があります。わざわざジョギングなどの時間を設けなくても、日常の行動を早歩きに変えるだけで、運動をしたのと同じ効果が得られます。

ここは注意！

少しだけきついと感じるくらいの速度に

脂肪燃焼効果を得られているかは、心拍数で判断を。心臓が少しドキドキし、やや汗ばんでくるくらいが、ちょうどよい速度です。余裕があったり、逆にきつすぎても効果は半減します。

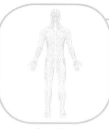

STEP 9

エスカレーターではなく階段を使う

おすすめシーン

朝　日中　夜

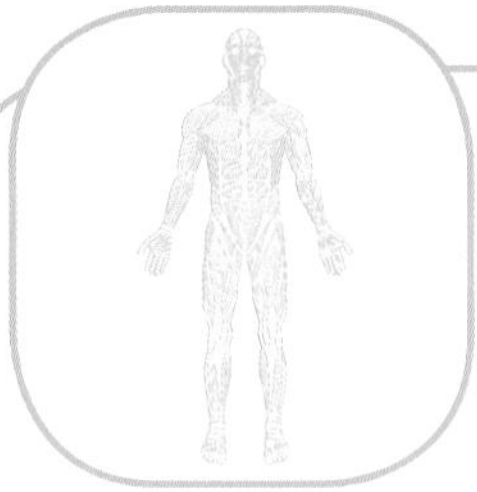

全身を使う！

NG!

ももの前側に負担がかかるので、かかとは浮かせないように

背すじをまっすぐに
かかとまでしっかり着地する

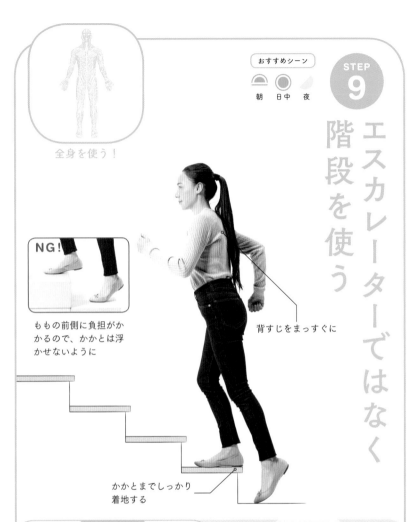

どんな効果？

上り下りの移動で足腰強化、脂肪燃焼

駅や高い建物など、生活のなかでは意外にたくさん上り下りの移動をしているもの。エスカレーターに頼らなければ、自重を使ったトレーニングと同じ効果が得られます。

ここは注意！

背すじは常に伸ばして足の裏に体重を均等にのせる

背すじを伸ばし、足の裏全体を使って上りましょう。かかとが浮いていると、もも前の筋肉ばかりが使われ、疲れやすくなります。逆にかかと重心になると、背中が丸まりやすくなります。

STEP 10

おすすめシーン

朝　日中　夜

階段は1段飛ばしで上る

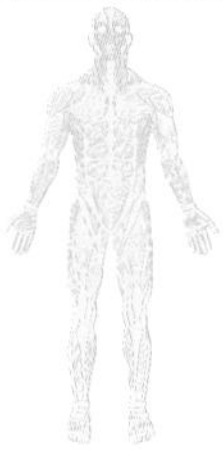

全身を使う！

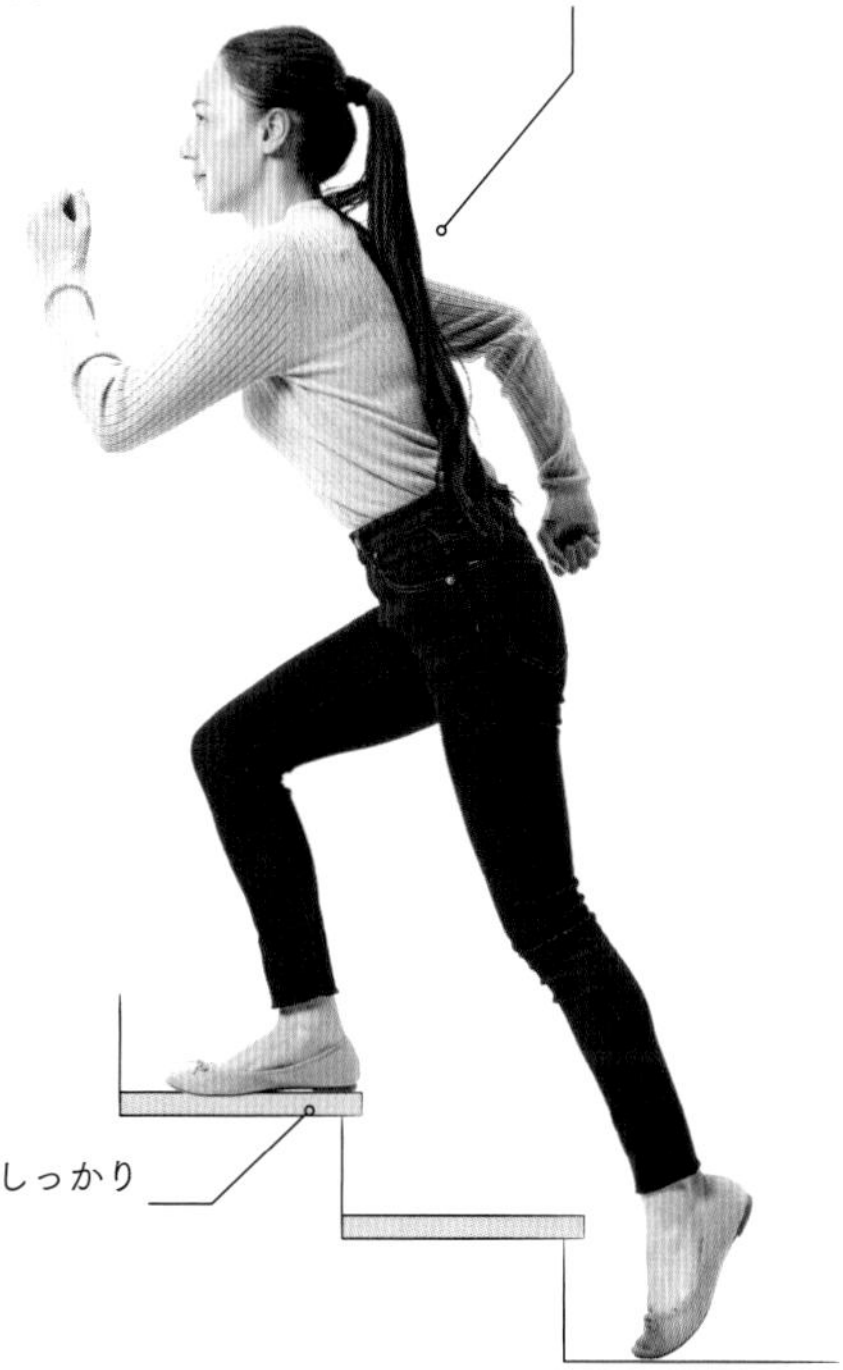
背すじをまっすぐに
かかとまでしっかり着地する

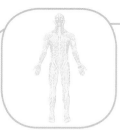

どんな効果？

運動強度が上がり、トレーニング効果もアップ

階段は普通に上るよりも、１段飛ばしで上るほうが運動強度がアップします。トレーニングにもなり、脂肪燃焼効果も高いのです。階段を使うこと自体に慣れてきたら、１段飛ばしを。

ここは注意！

最初は無理せず正しい姿勢を保つ意識を

柔軟性がないと、股関節が広がりにくいのできつく感じます。その分、姿勢も崩れやすくなることに。無理はせず、背すじを伸ばす、足の裏全体を使う、という基本をしっかり守りましょう。

＼日常活動量をさらにアップ！／

NEATを上げるトレーニング 7DAYSスケジュール

カラダを動かすことに慣れてきたら、日常活動量をさらに上げるトレーニングを。このスケジュールに沿って実践してみてください。

DAY 1

ひざ上げひじタッチ ≫P214

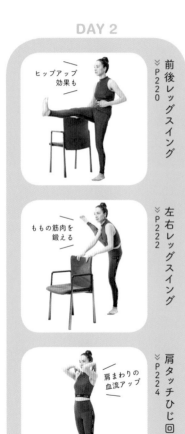

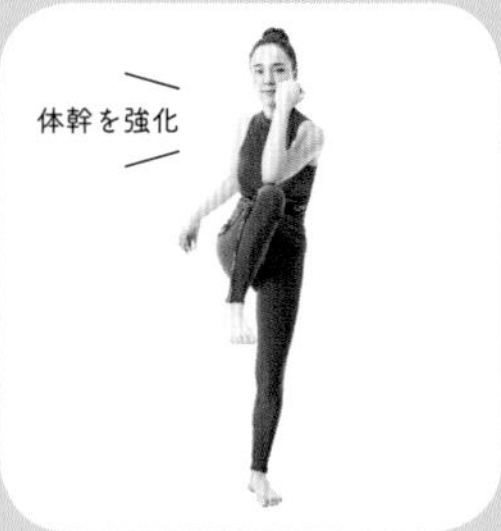
体幹を強化

ひざ曲げ後方かかとタッチ≫P216

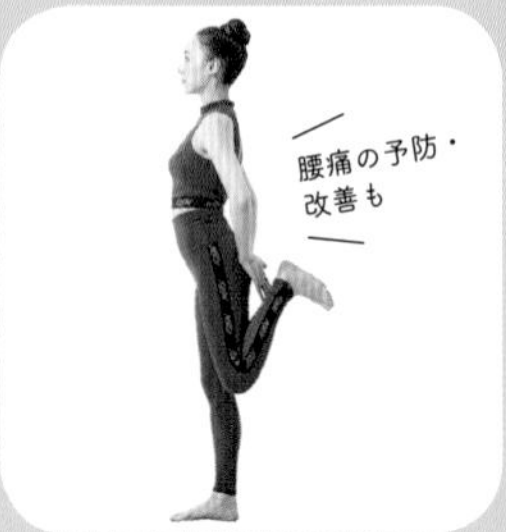
腰痛の予防・
改善も

もも上げ内くるぶしタッチ≫P218

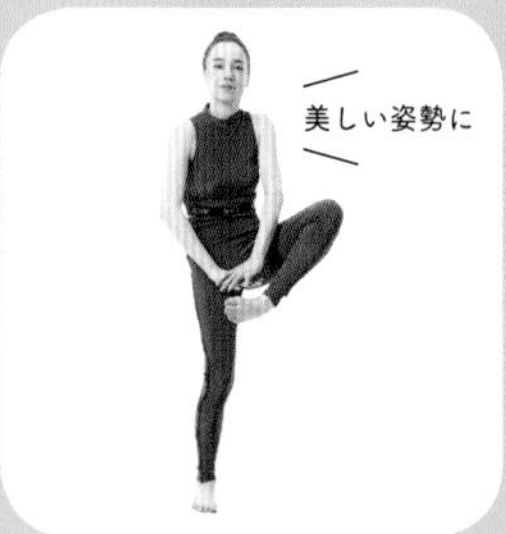
美しい姿勢に

DAY 2

前後レッグスイング ≫P220

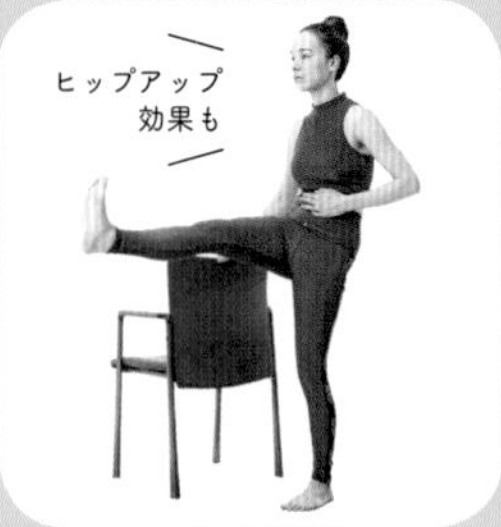
ヒップアップ
効果も

左右レッグスイング ≫P222

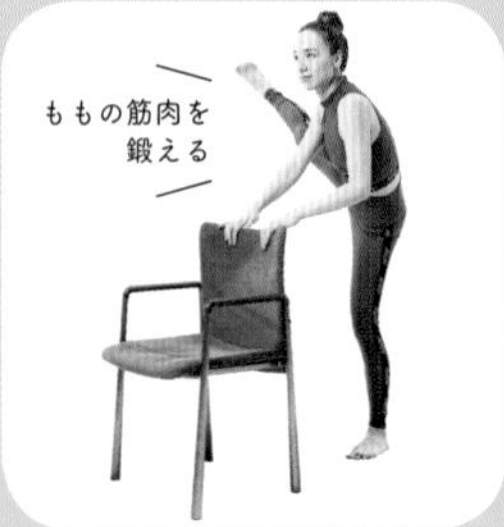
ももの筋肉を
鍛える

肩タッチひじ回し ≫P224

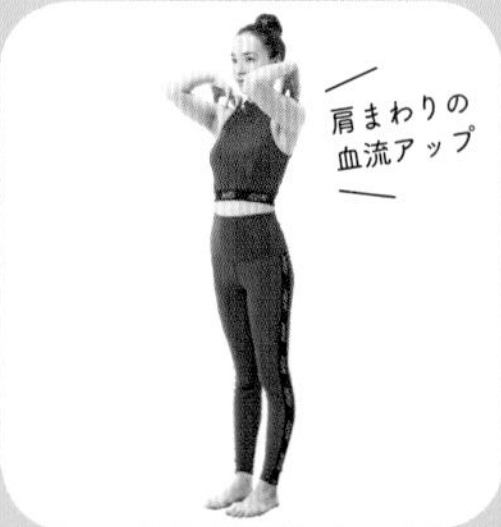
肩まわりの
血流アップ

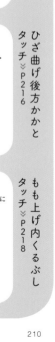

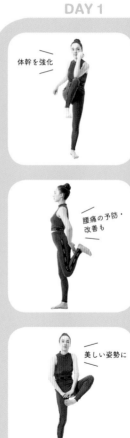

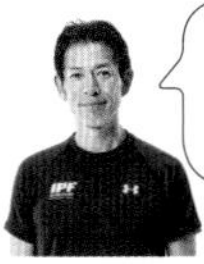

DAT6までは、1日たったの10分程度！
7DAYSトレーニングを3週間続ければ、
運動習慣が身につきます。

DAY1から7のメニューを1日ずつ順番に取り組み、これを3週間分続けましょう。最短21日でできますが、間に休む日を挟んでも構いません。とにかく続ければ、期間が長くなったとしても、運動習慣が身についていくことは十分に期待できます。

DAY 3

かかと持ちひざ屈伸≫P226

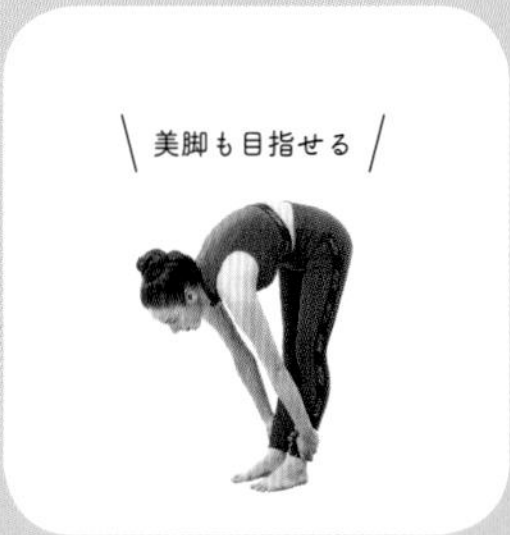
美脚も目指せる

四股踏み≫P228

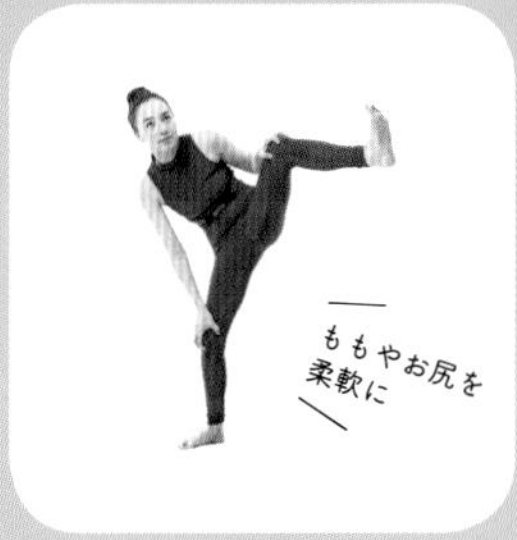
ももやお尻を
柔軟に

スクワット≫P230

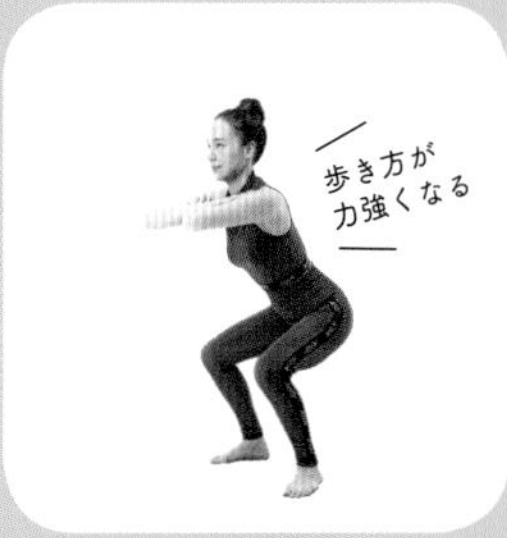
歩き方が
力強くなる

DAY 4

ランジ≫P232

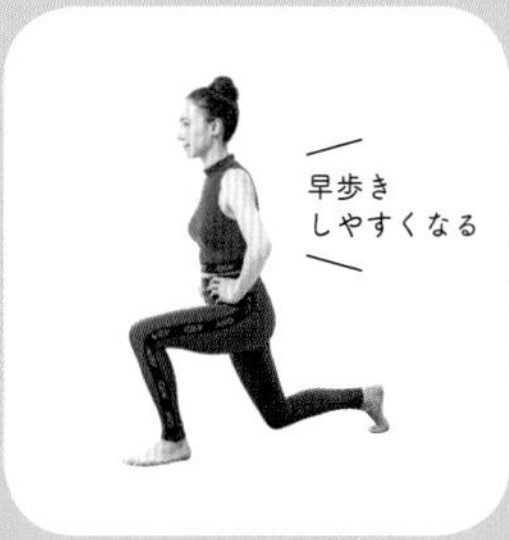
早歩き
しやすくなる

腕立て伏せ≫P234

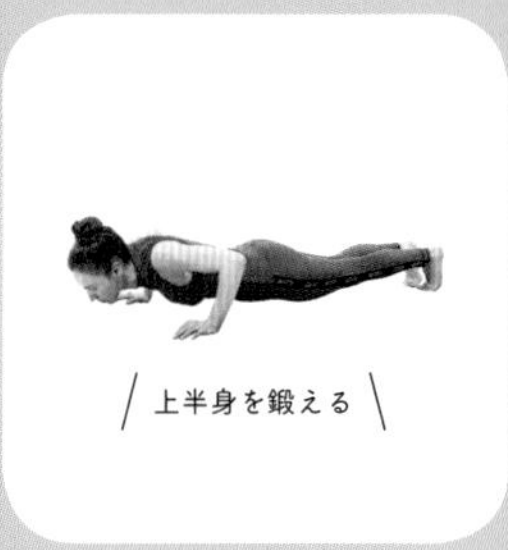
上半身を鍛える

上体起こし≫P236

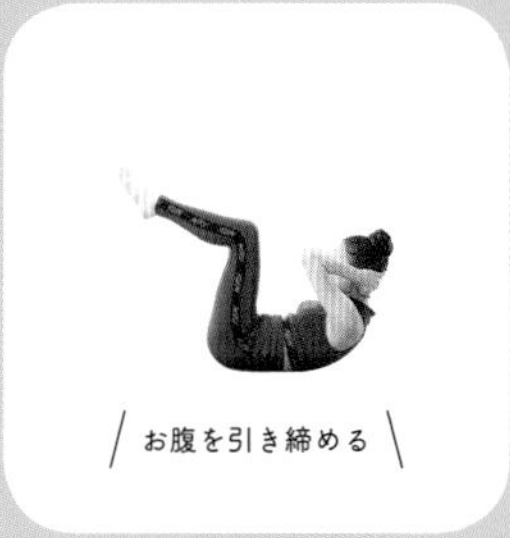
お腹を引き締める

Q&A

ストレッチも取り入れたほうがいい？

ストレッチをするメリットは、カラダの柔軟性が高まることだけではありません。縮んでしまった筋肉を伸ばすことで、血行が促されて疲れが取れやすくなるという効果もあるのです。少しずつでいいので毎日継続して、疲れと痛みのないカラダになりましょう。P26～31のストレッチを、それぞれのおすすめシーンに従って実践してみてください。その際は、3つの注意点を意識しましょう。

DAY 5

プランク ≫P238

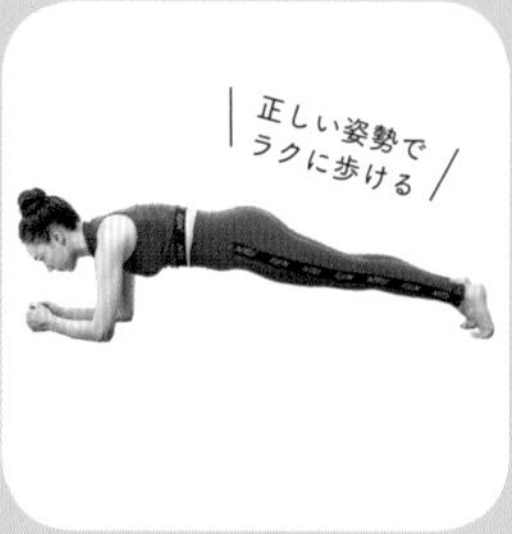
正しい姿勢で
ラクに歩ける

片足椅子上がり ≫P240

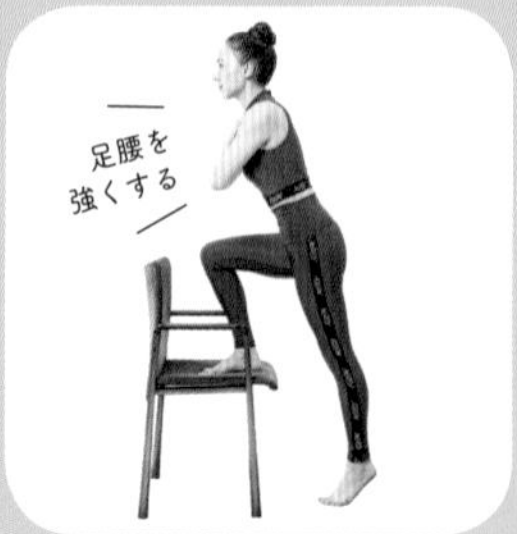
足腰を
強くする

座位ひざ引き寄せ ≫P242

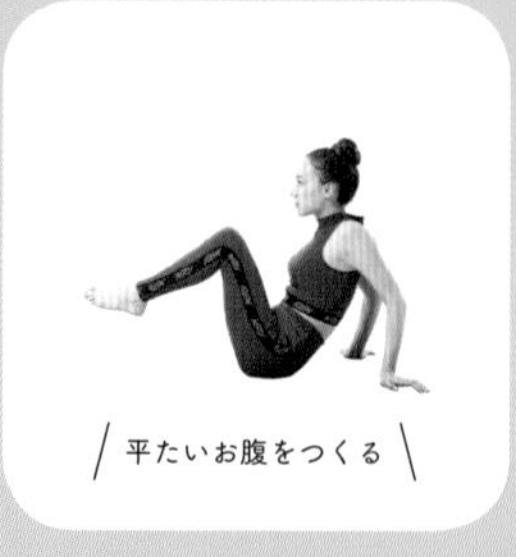
平たいお腹をつくる

DAY 6

軽いジャンプ ≫P244

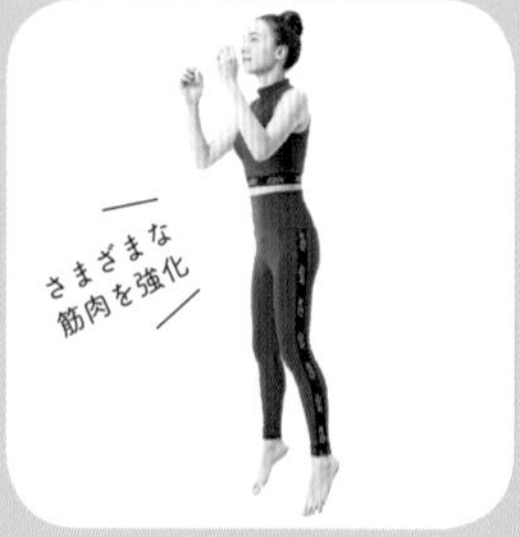
さまざまな
筋肉を強化

床にある荷物を頭上まで上げる ≫P246

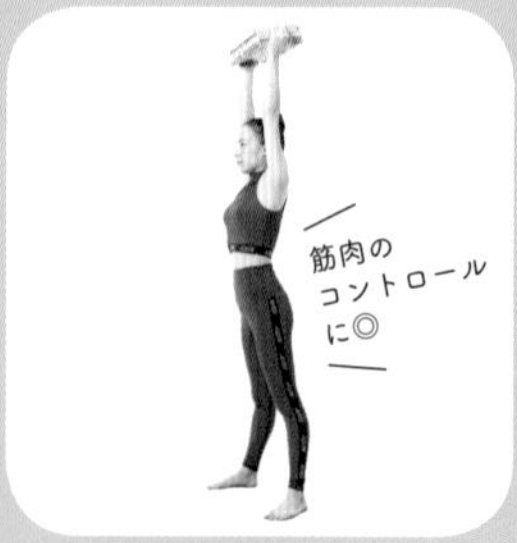
筋肉の
コントロール
に◎

10m程度の短距離ダッシュ ≫P248

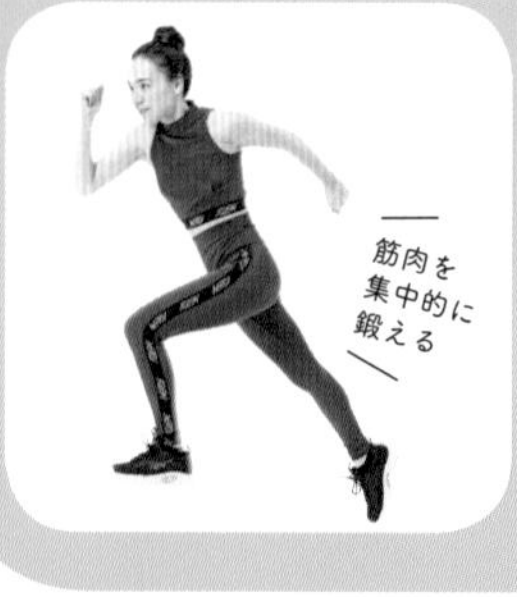
筋肉を
集中的に
鍛える

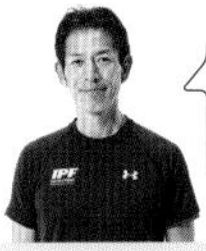

ストレッチ＆
トレーニングは
動画でチェック!

P26-31のストレッチ、P214-251のトレーニングは、動画で正しいフォームを確認しながら行ってください。

清水先生の解説動画はQRコードからアクセス。それぞれのトレーニングへは動画の下にある概要欄からジャンプできます。

0:06 柔軟性・可動域アップのためのストレッチ

- 1:36 もも裏のストレッチ
- 3:06 お尻のストレッチ
- 4:35 ウエスト・脇腹のストレッチ
- 6:03 背中・肩甲骨まわりのストレッチ
- 7:39 胸まわりのストレッチ
- 8:30 脇の下から胸・背中のストレッチ

9:22 NEATを上げるトレーニング

- 10:35 ひざ上げひじタッチ
- 11:47 ひざ曲げ後方かかとタッチ
- 12:42 もも上げ内くるぶしタッチ
- 13:52 前後レッグスイング
- 14:57 左右レッグスイング
- 16:02 肩タッチひじ回し
- 16:51 かかと持ちひざ屈伸
- 17:38 四股踏み
- 19:49 スクワット
- 21:13 ランジ
- 22:42 腕立て伏せ
- 23:53 上体起こし
- 24:59 プランク
- 25:58 片足椅子上がり
- 27:32 座位ひざ引き寄せ
- 28:27 軽いジャンプ
- 29:23 床にある荷物を頭上まで上げる
- 30:48 10m程度の短距離ダッシュ
- 31:36 20分以上のジョギング

注意点

① どの筋肉を伸ばしているのか、しっかり意識する

② 痛みがなく、気持ちいいと感じるところで止める

③ 伸ばした状態で、30秒くらいはキープしておく

DAY 7

20分以上のジョギング

≫P250

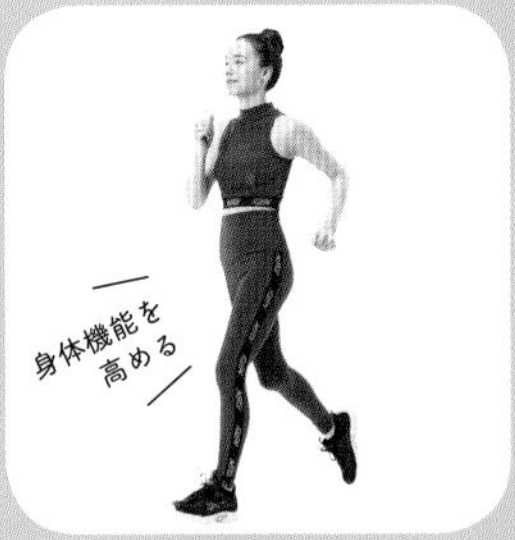

POINT

疲れていたり筋肉痛があるといった場合は休んでOK!

トレーニングの頻度は、カラダの状態と相談して決めるべき。疲労や筋肉痛があって思うように動けないときは、カラダが休めといっているのです。きちんと休んで、回復してから再開するほうが、トレーニングの成果は上がります。

NEAT を上げるトレーニング

おすすめシーン

朝　日中　夜

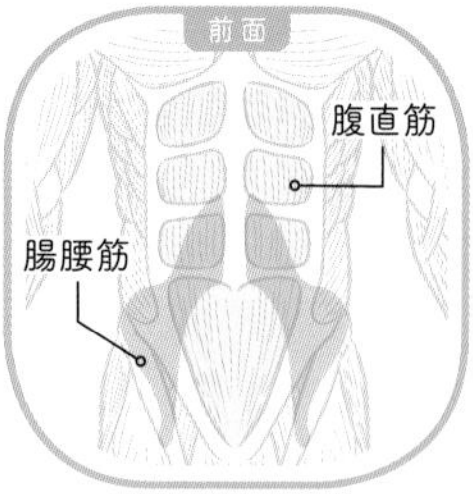

ここを強化！

●バランス感覚の向上も

ひざ上げ ひじタッチ

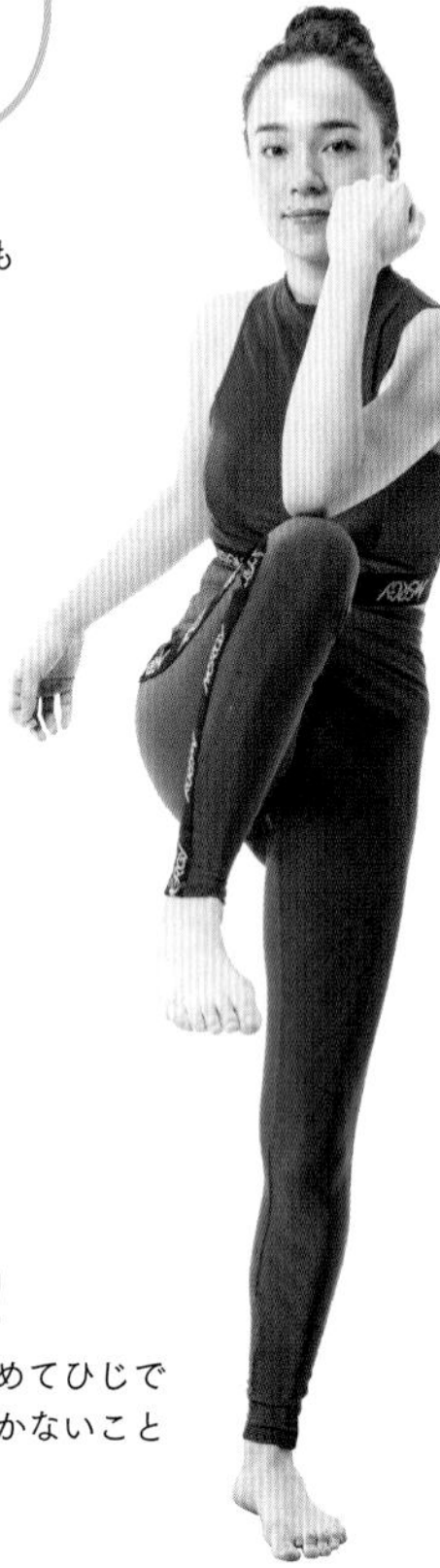

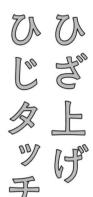

TIPS 1

右ひざを高く上げ、左ひじにタッチ

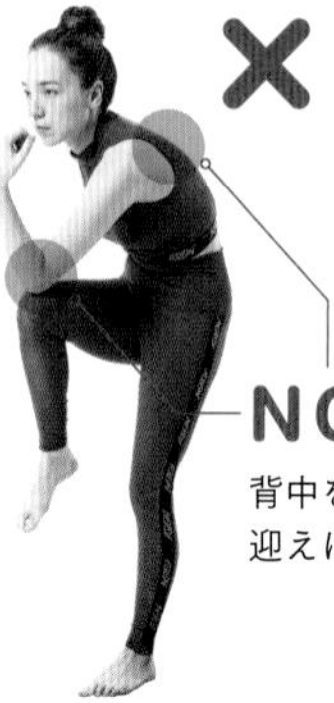

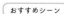

NG!

背中を丸めてひじで迎えにいかないこと

どんな効果？

片足で立つバランスなど体幹が強化される

ひざを上げることで、ももの付け根のインナーマッスルが鍛えられます。そして、片足でバランスをとろうとすることで体幹を強化。足腰の若さを保つために重要な筋肉です。

ここは注意！

頭の位置が前後左右にブレないように

頭の位置を中央に保ち、背中を伸ばしたままで行うこと。ひじでひざを迎えにいって頭が前に出たり、ひじにつられて頭が左右に動いたりする状態では、効果がなくなってしまいます。

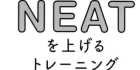

TIPS
2
左ひざを高く上げ、右ひじにタッチ

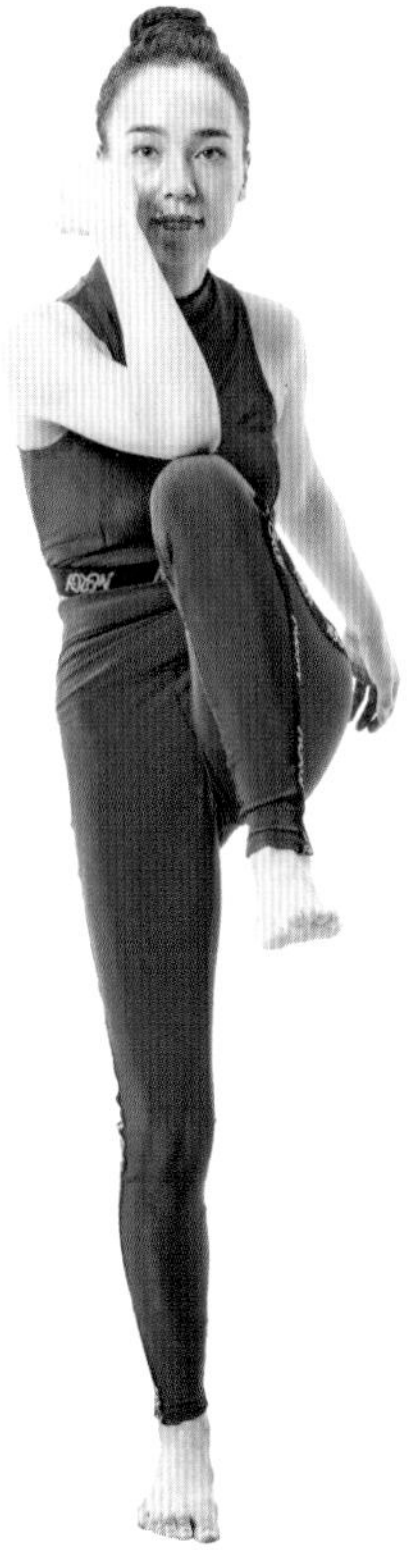

OK!
背すじを伸ばし、ひざをしっかり上げる

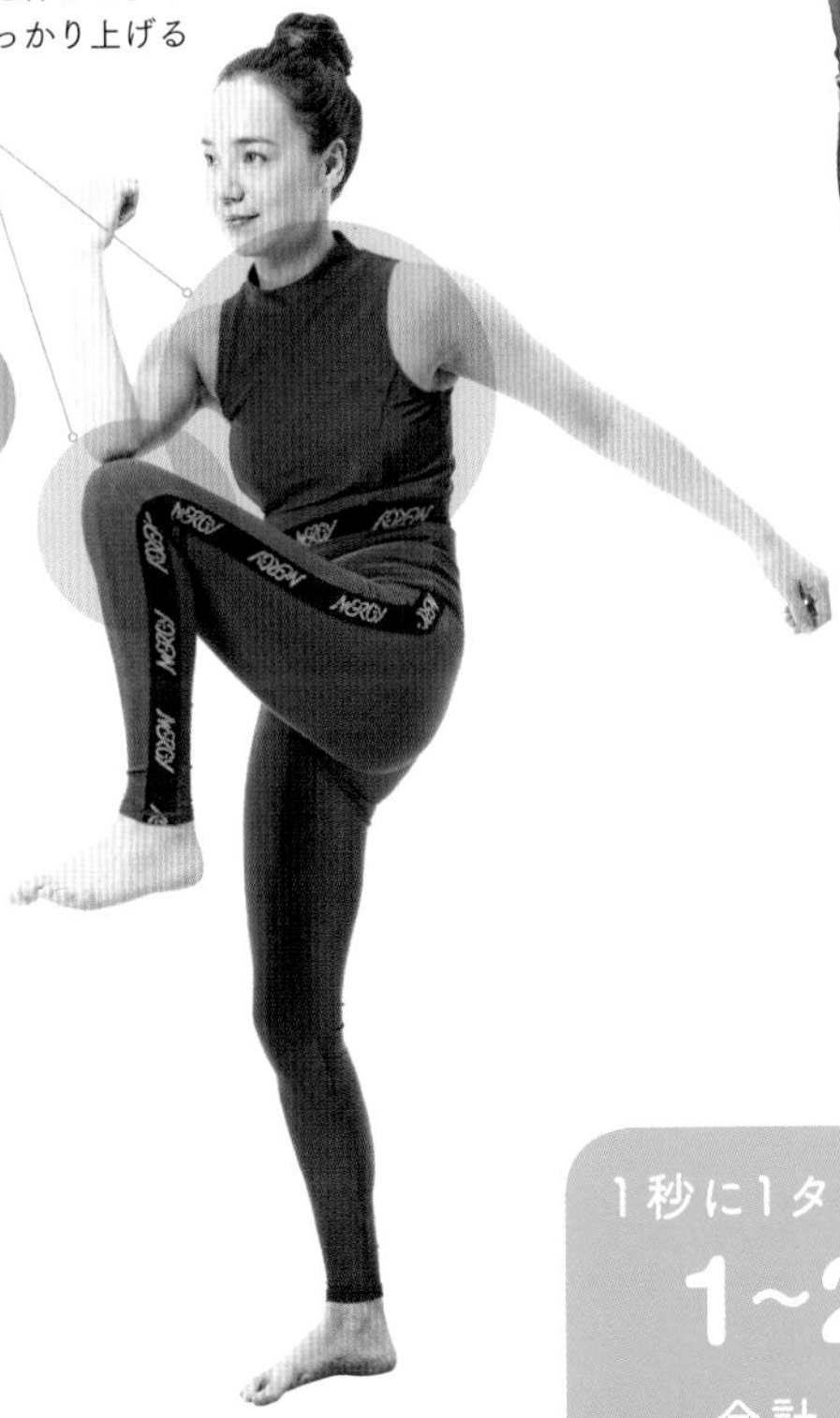

1秒に1タッチのペースで
1~2の動作を
合計**40**回!

ひざ曲げ後方かかとタッチ

おすすめシーン

朝　日中　夜

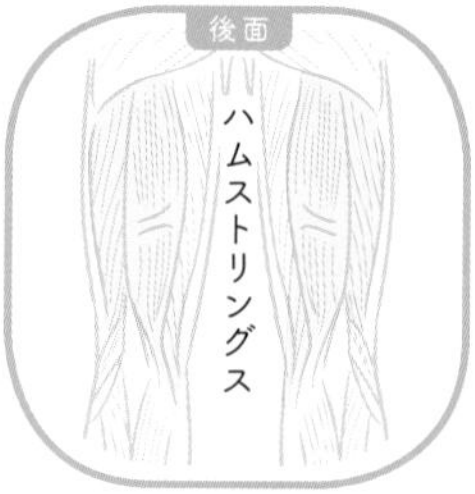

ここを強化！

●バランス感覚の向上も

TIPS 1

両手の甲をお尻に当て、左のかかとでタッチ

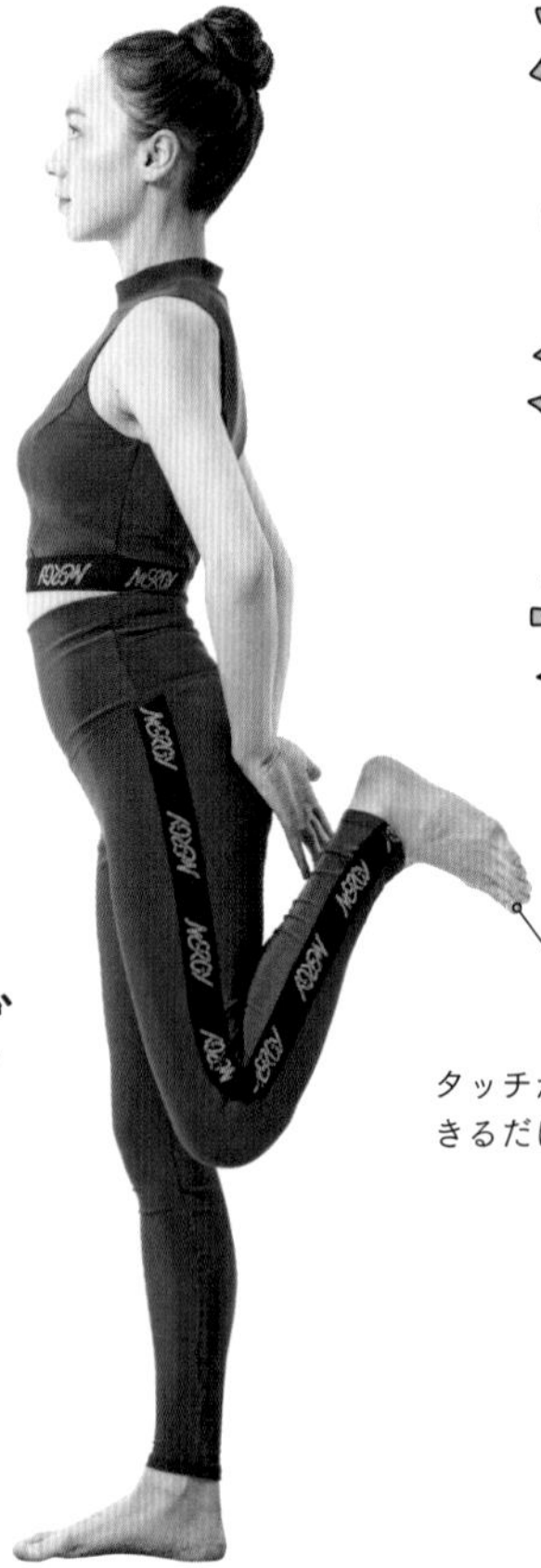

タッチが無理ならできるだけ足を上げて

どんな効果？

バランス感覚の向上や腰痛の予防・改善など

前ももの筋肉をほぐし、老廃物を流します。ハムストリングスが強化され、バランス感覚の向上にも◎。また、足の上げ下げなどがラクになるほか、腰痛の予防・改善にも効果的です。

ここは注意！

腰が反りすぎないように体幹を安定させて

反り腰になると腰を傷めやすいので、お腹に力を入れ、体幹をまっすぐに保って。また、ひざを曲げた脚が開きすぎると効果が低いので、なるべくひざを閉じるようにして行いましょう。

TIPS
2

同様に、右のかかとでタッチ

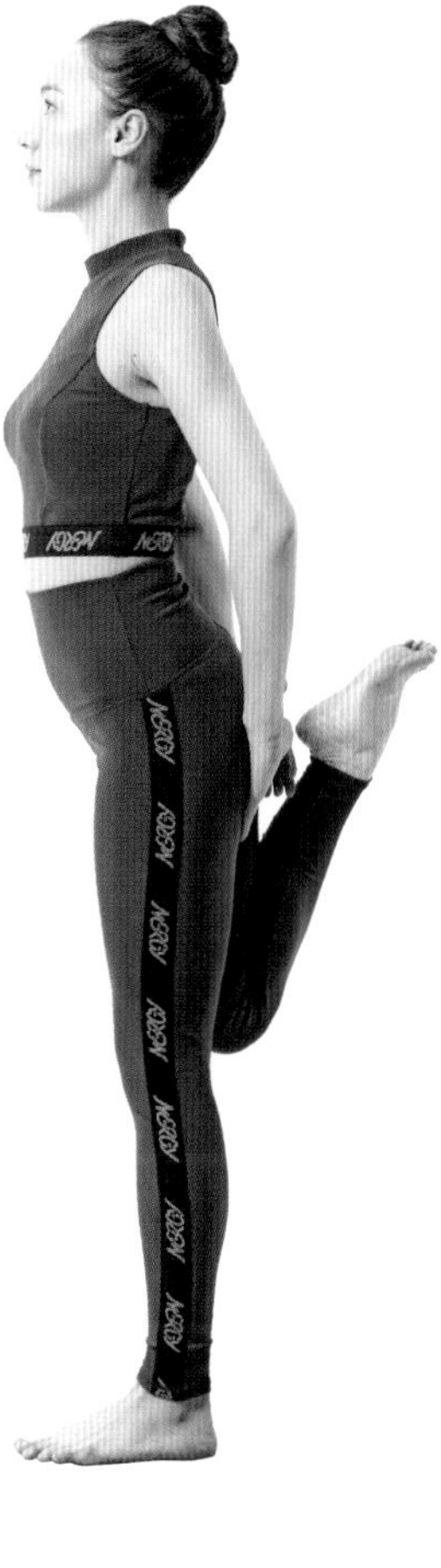

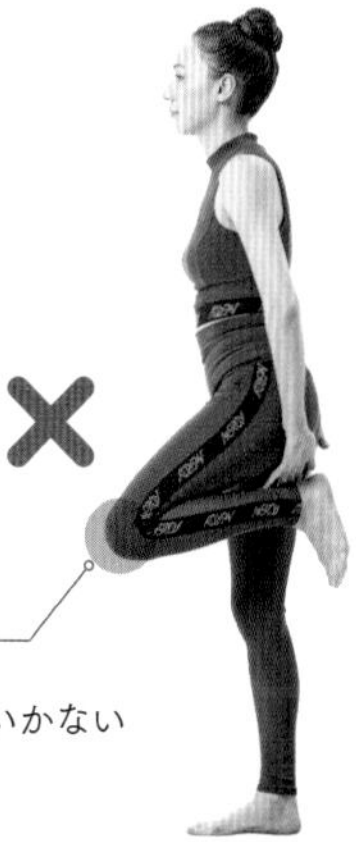

NG!
ひざが前にいかないように

1秒に1タッチのペースで
1〜2の動作を
合計**40**回!

もも上げ内くるぶしタッチ

おすすめシーン

朝　日中　夜

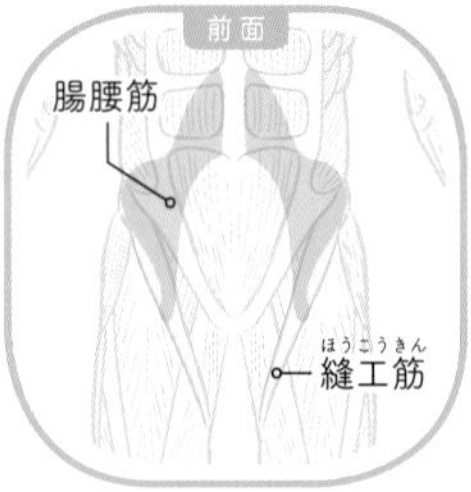

ここを強化！

● 股関節の柔軟性、バランス感覚の向上も

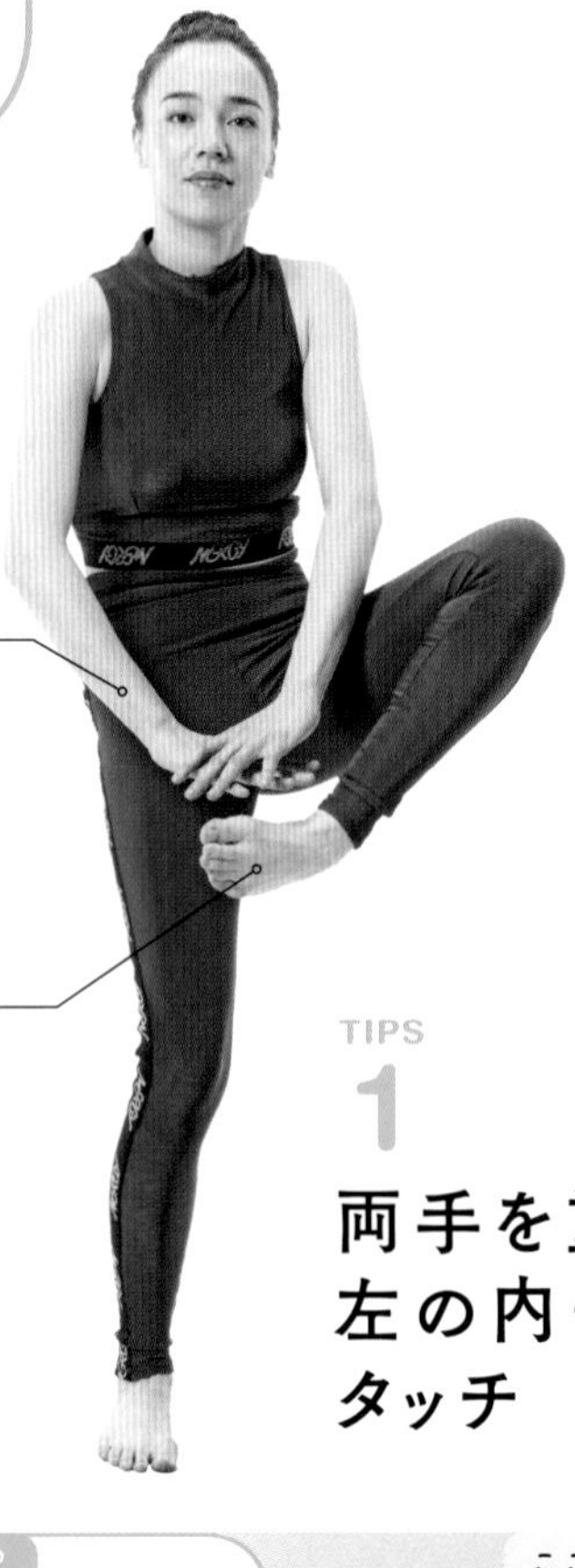

手はおへその下から股あたりに

タッチが無理ならできるだけ足を上げて

TIPS 1

両手を重ね、左の内くるぶしをタッチ

どんな効果？

ももの付け根の筋肉を鍛え美しい姿勢をつくる

ももをお腹に引き寄せるインナーマッスルを鍛え、ももの付け根の柔軟性を高めます。骨盤が立ちやすくなり、お腹や腰まわりの筋肉が整って、ラインがすっきりします。

ここは注意！

タッチができないなら無理せず可能な範囲で足を上げる

足を高く上げられるのは、柔軟性が高い人。最初はできるところまで上げればOKです。それよりも、腰を丸めない、胸を張る、ひざが前に出ないようにするなど、正しい姿勢を意識して。

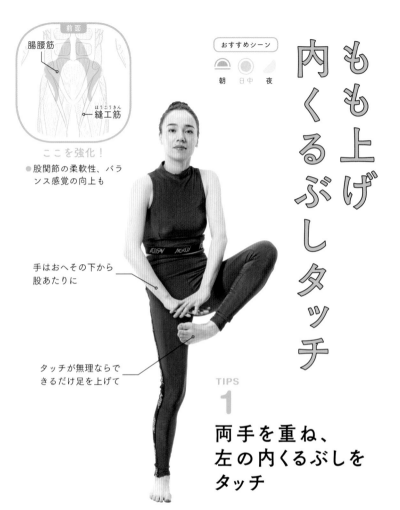

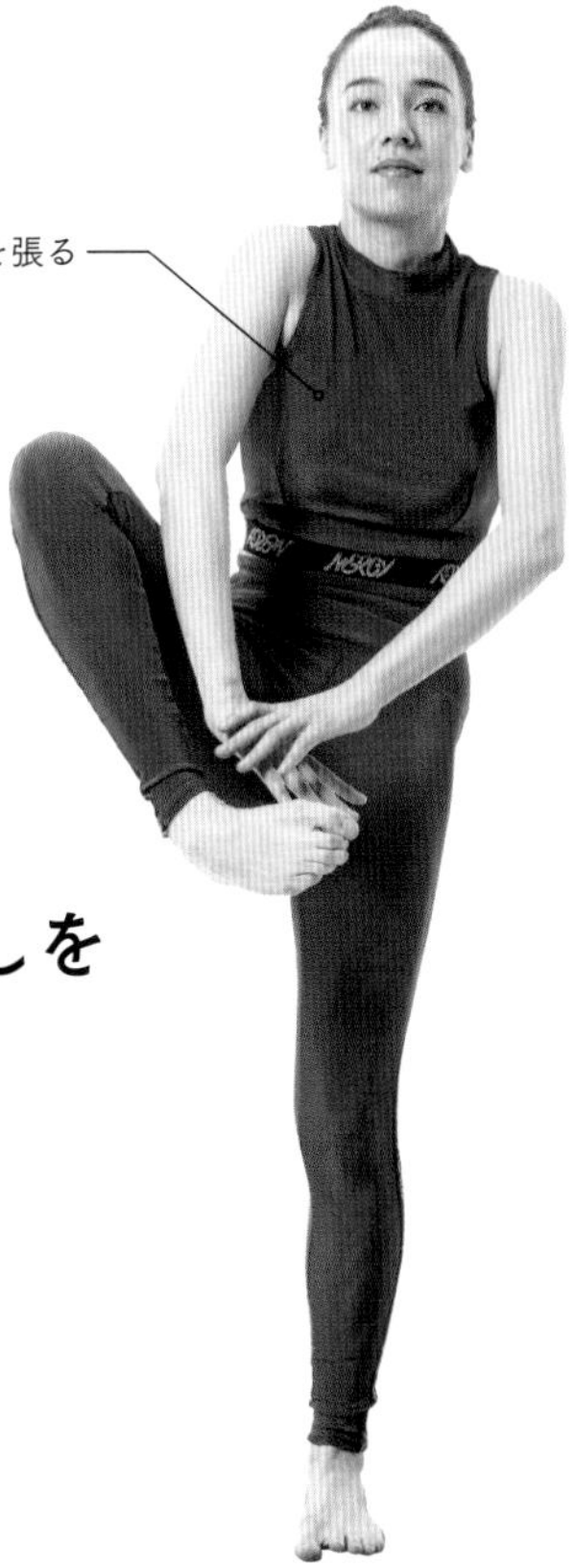

TIPS
2
同様に、右の内くるぶしをタッチ

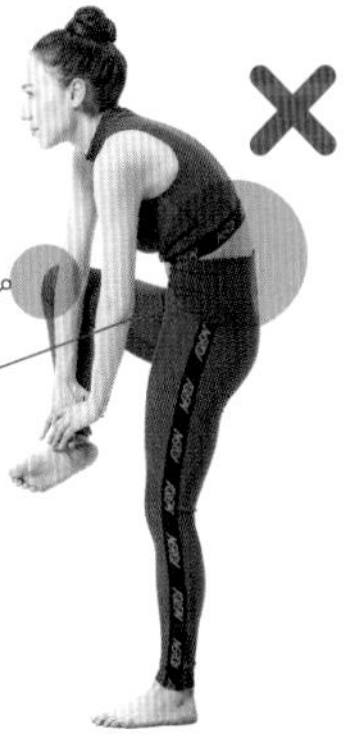

NG!
腰が丸まらないように。ひざは前ではなく横へ出す

1秒に1タッチのペースで
1〜2の動作を
合計**40**回!

前後レッグスイング

おすすめシーン

朝　日中　夜

TIPS 1

右脚が床と平行になるまで前へ振り上げる

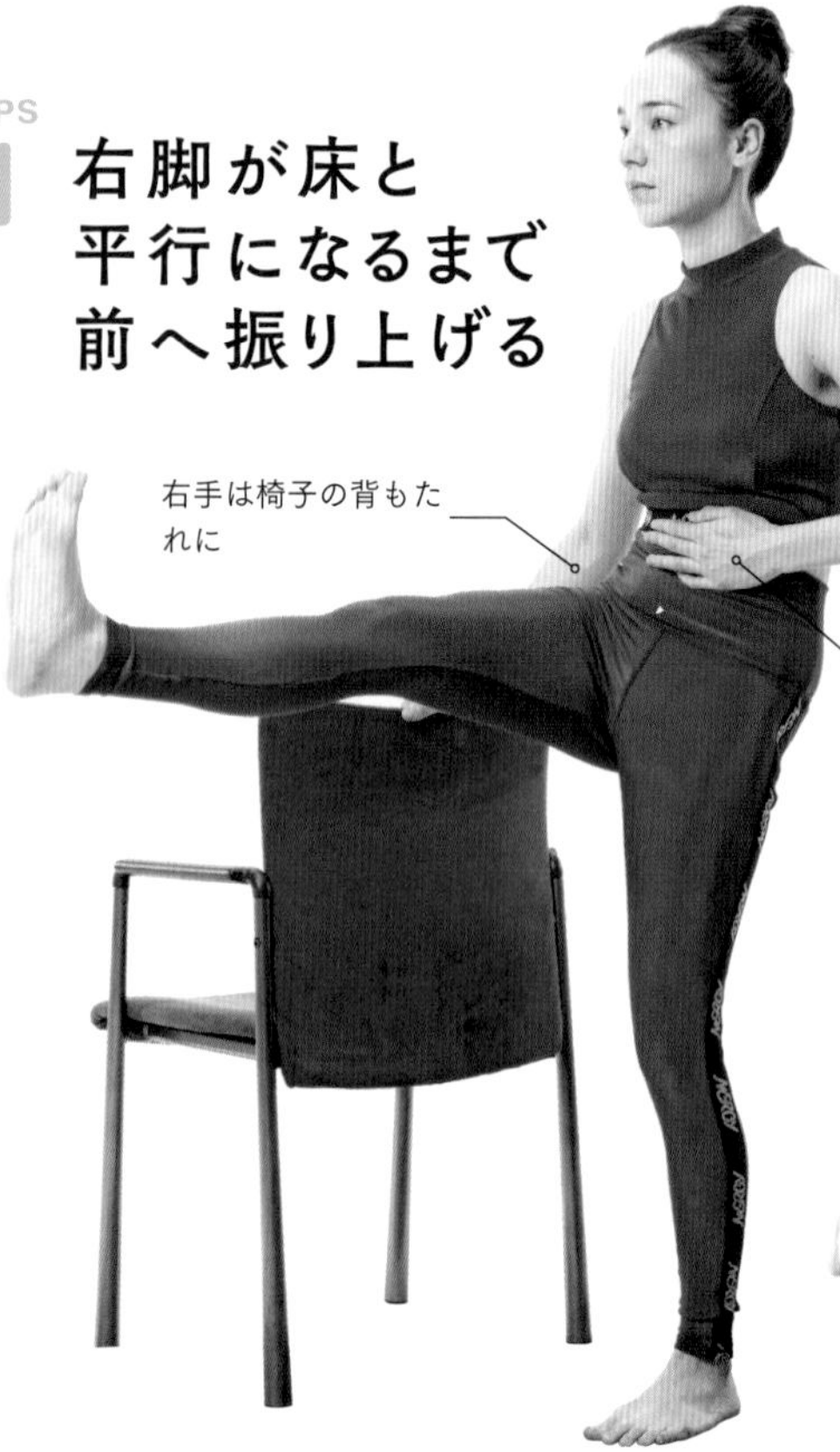
右手は椅子の背もたれに
左手はお腹または腰あたりに

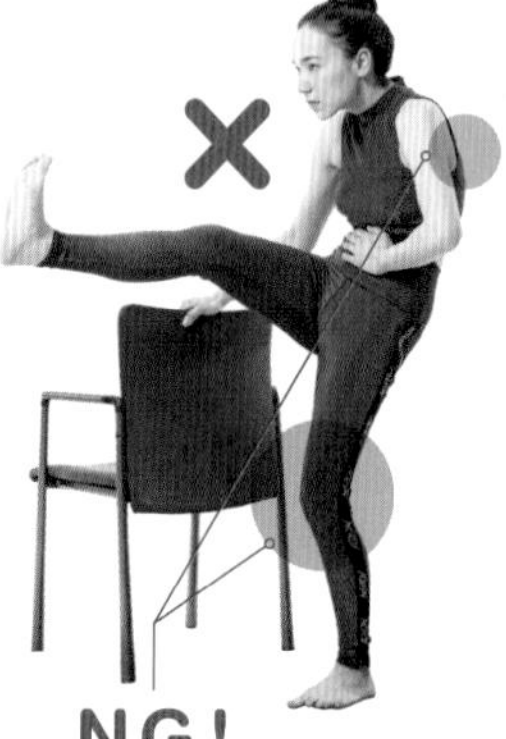

NG!

背中や軸脚が曲がらないように

1秒に1往復のペースで
1～2の動作を
左右**10**回ずつ!

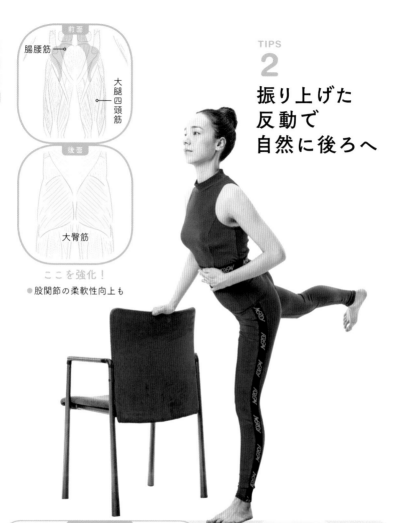

TIPS 2

振り上げた反動で自然に後ろへ

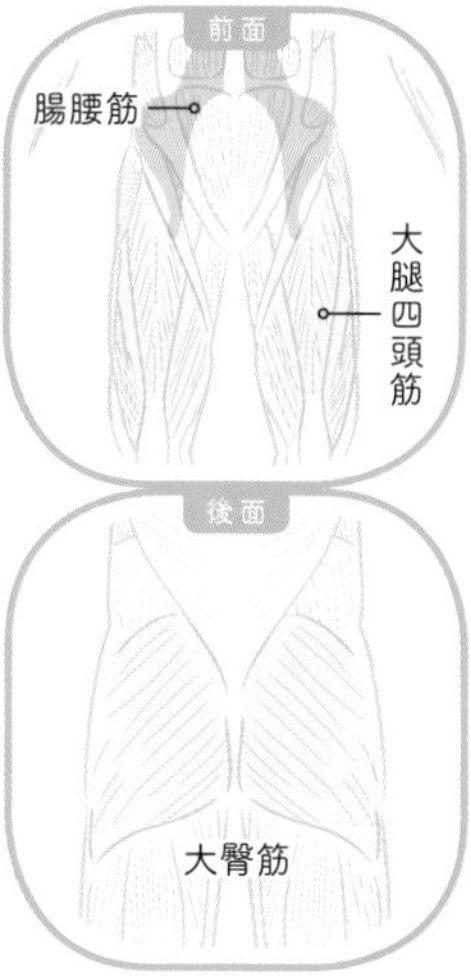

ここを強化！

●股関節の柔軟性向上も

どんな効果？

股関節の可動域を広げ ヒップアップ効果などがある

ももの付け根、お尻の筋肉を鍛えられます。股関節の可動域が広がり、丈夫でフットワークのよい足腰をつくるほか、ヒップアップ効果も。体幹のトレーニングにもなります。

ここは注意！

腰が曲がったり反りすぎたりしないよう、まっすぐに保つ

お腹を引き上げて、体幹をまっすぐに保ったままで行いましょう。脚を前に出すときに背中が丸まってへっぴり腰になったり、後ろに振り上げるときに腰が反ったりしやすいので注意を。

左右レッグスイング

おすすめシーン

朝　日中　夜

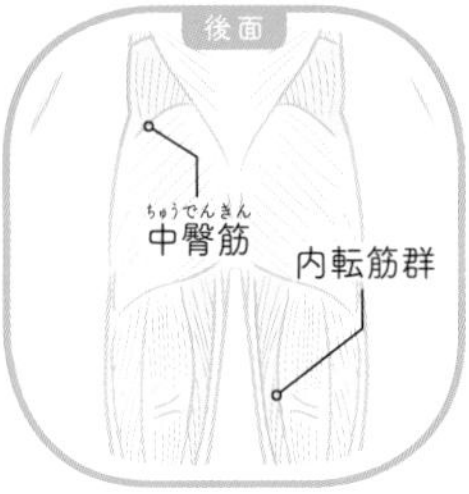

ここを強化！

● 股関節の柔軟性向上も

TIPS

1

右脚を上げられる高さまで右へ振り上げる

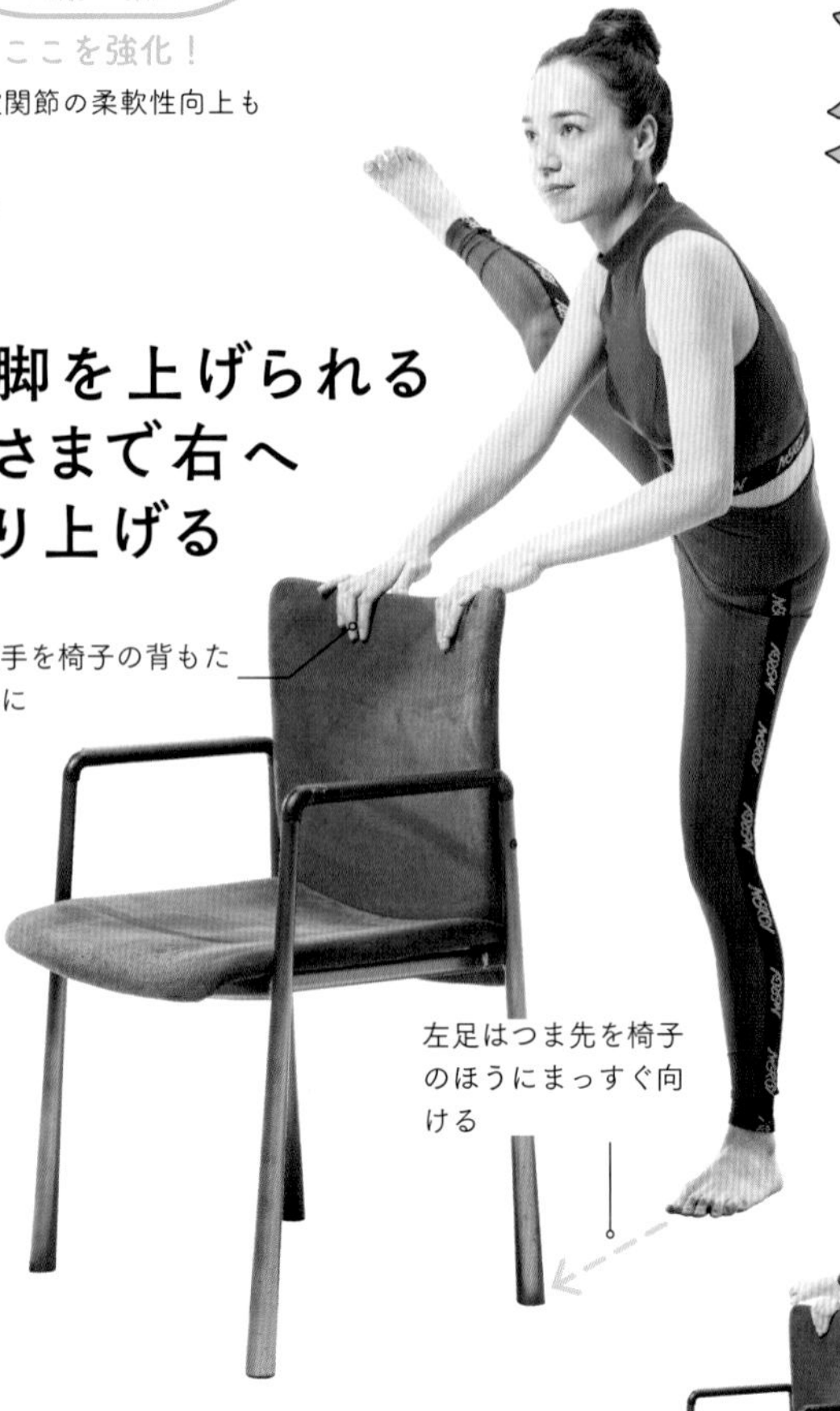

両手を椅子の背もたれに

左足はつま先を椅子のほうにまっすぐ向ける

NG!

背中を丸めすぎないように

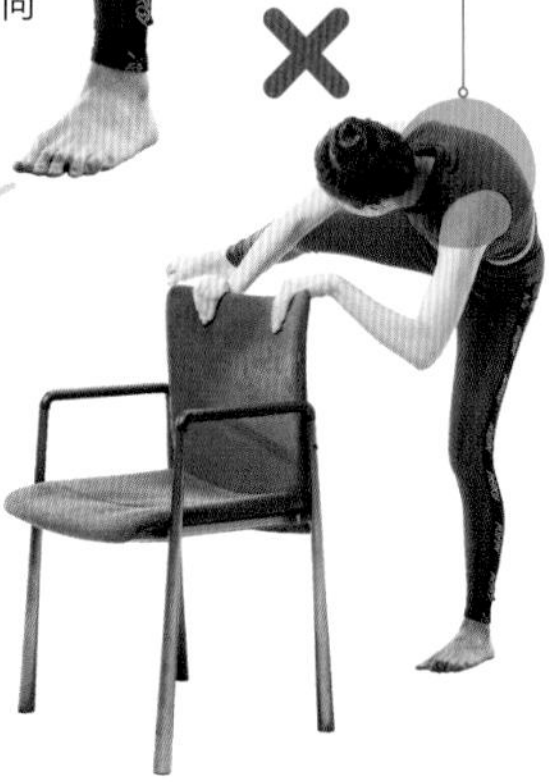

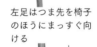

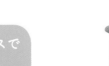

1秒に1往復のペースで
1～2の動作を
左右**10**回ずつ！

TIPS
2
振り上げた反動で自然に左へ

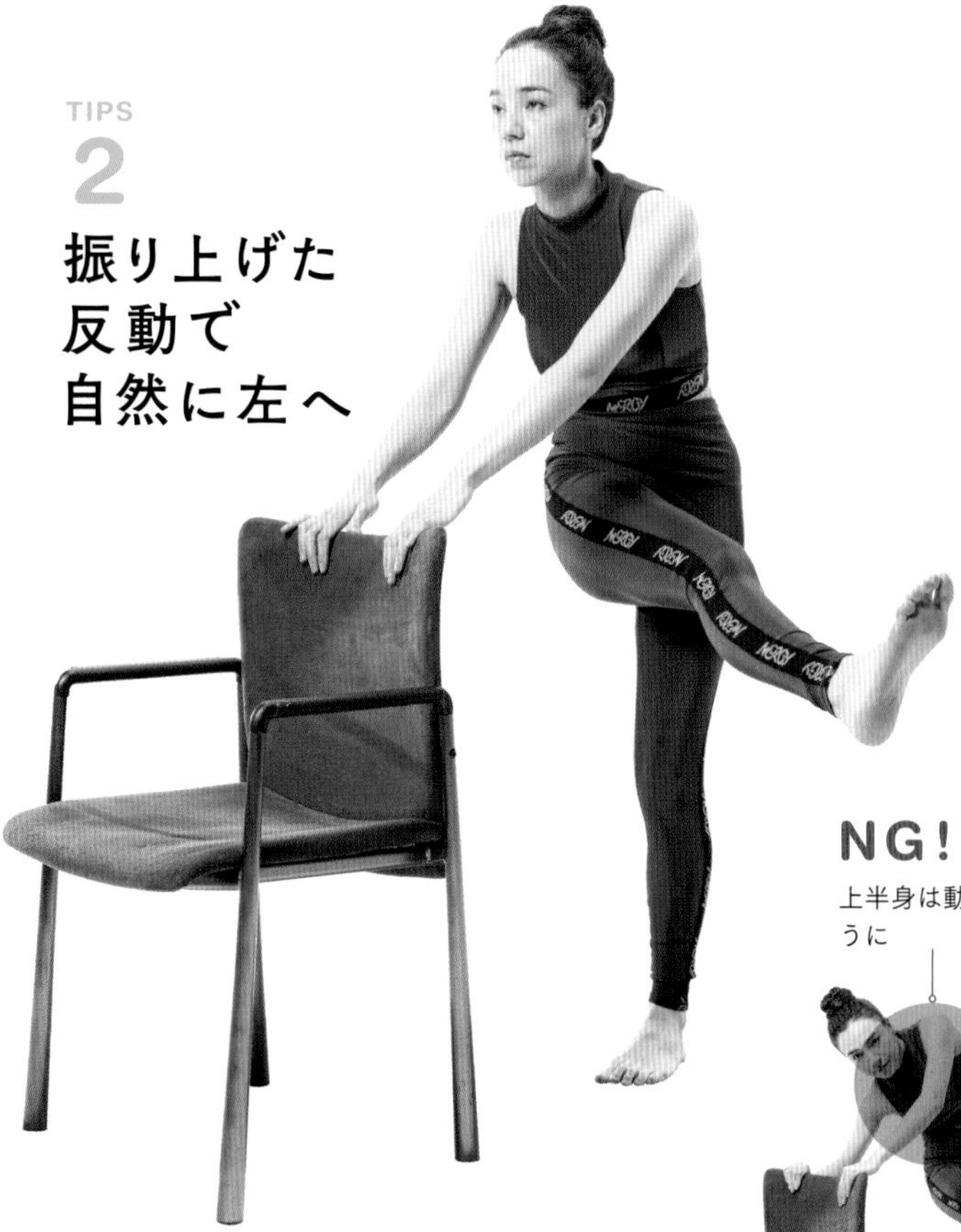

NG!
上半身は動かないように
✕

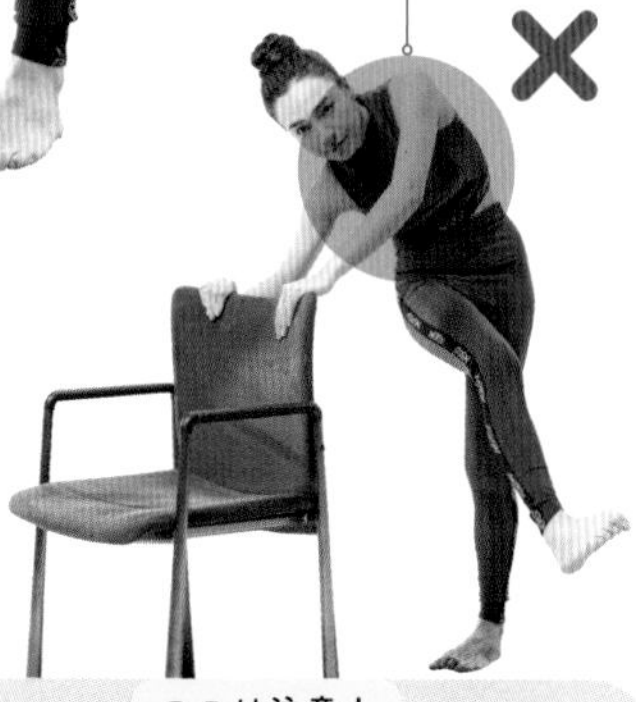

どんな効果？

もも内・外などを鍛えて体幹の強化にも

ももの内側・外側の付け根の筋肉を鍛えるほか、お尻の筋肉を柔軟にし、股関節の可動域を広げます。グラグラしないように姿勢を保って行うことで、体幹も鍛えられます。

ここは注意！

脚の振り上げは無理せず上げられる高さまで

軸脚と体幹はなるべくまっすぐに保って行いましょう。スイングさせる脚は上げられるところまででOK。無理をすると姿勢が崩れて効果が半減してしまうほか、股関節を傷めるおそれも。

肩タッチひじ回し

●肩甲骨、肩まわりの柔軟性向上

おすすめシーン

朝　日中　夜

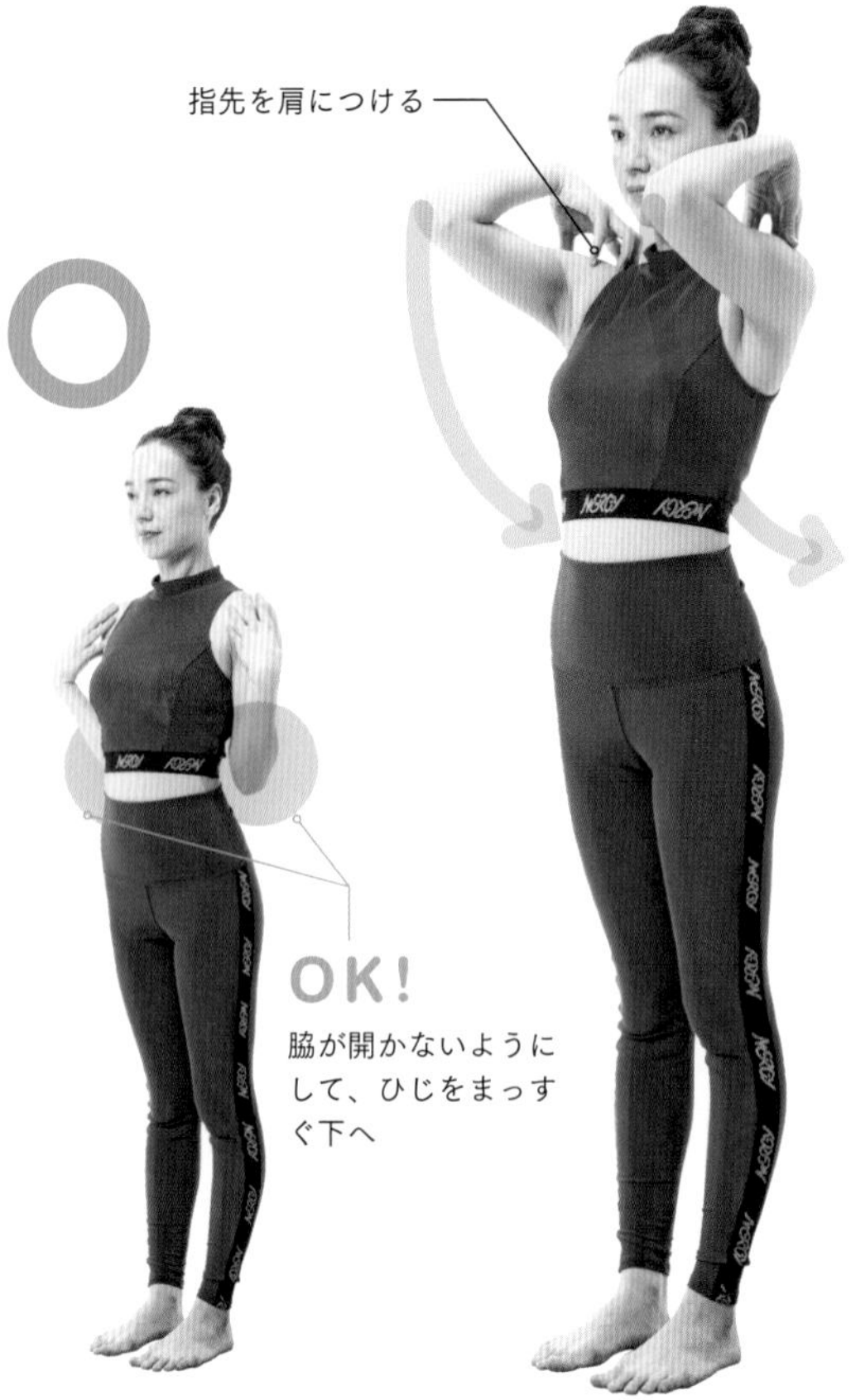

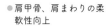

指先を肩につける
OK!
脇が開かないようにして、ひじをまっすぐ下へ

TIPS 1

両ひじを前に突き出し、まっすぐ下ろす

どんな効果？

肩まわりの筋肉を総合的に動かし、血流・代謝アップ

肩甲骨のまわりには、たくさんの筋肉が集まっています。肩甲骨を大きく動かすことで、それらを総合的にトレーニングすることができ、血流アップや代謝アップにつながります。

ここは注意！

腰が丸まったり反りすぎたりしないようにまっすぐ保つ

肩甲骨から大きく回しましょう。ただし、腕の動きに合わせて上体まで前後に動いてしまうのはNG。腰が反りすぎたり胸が上を向きすぎたりしないよう、上体はまっすぐ保ちましょう。

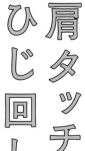

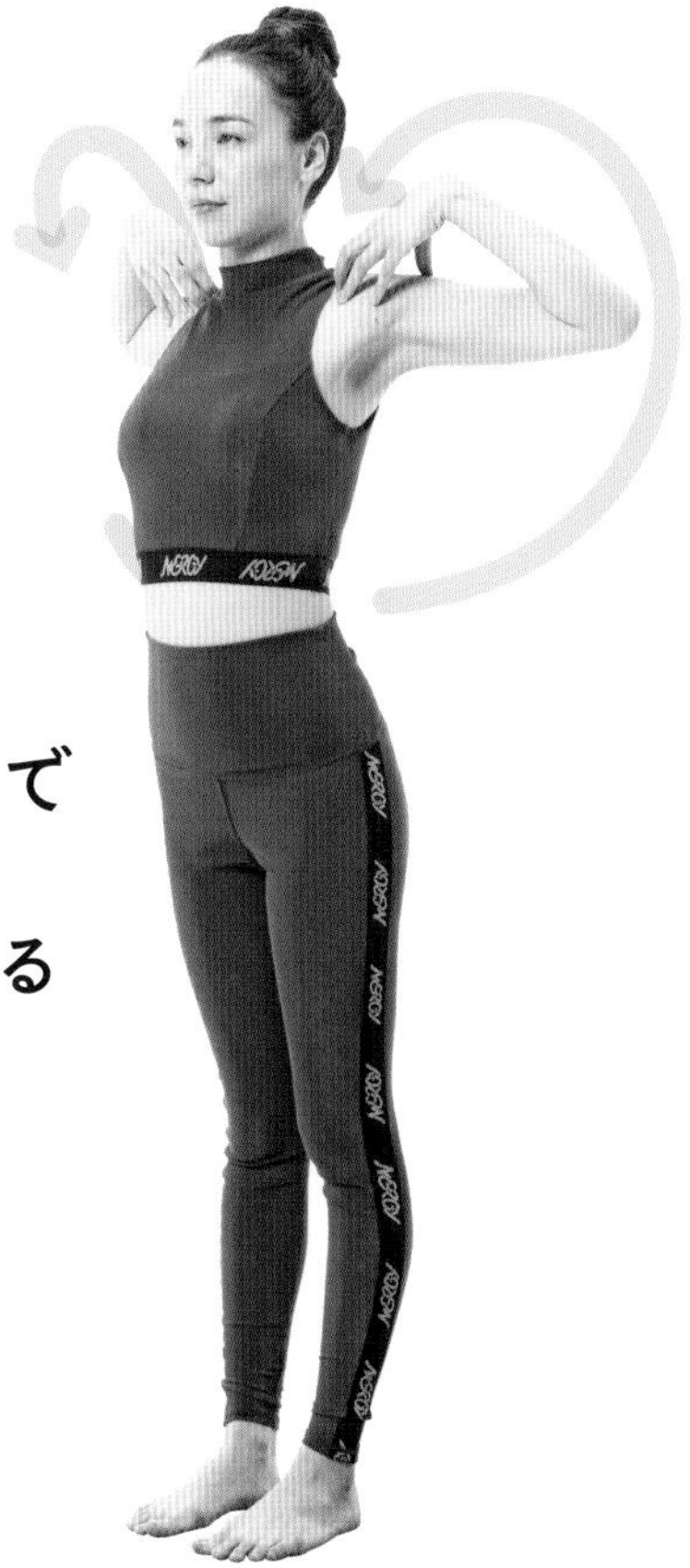

TIPS
2

そのまま両ひじで大きく円を描く感じで1周させる

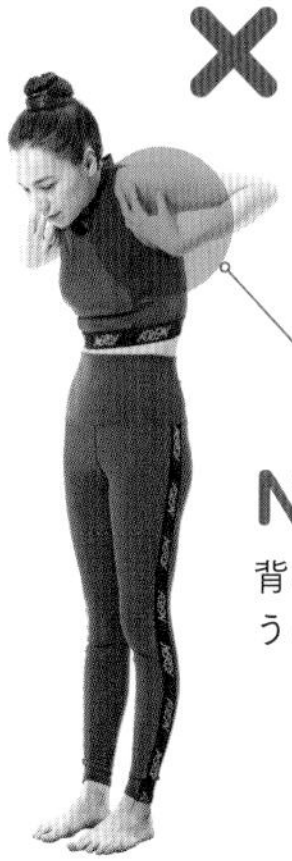

NG!

背中が丸まらないように

1〜2の動作を10回！
同様に逆回しも10回！

かかと持ち ひざ屈伸

おすすめシーン

朝　日中　**夜**

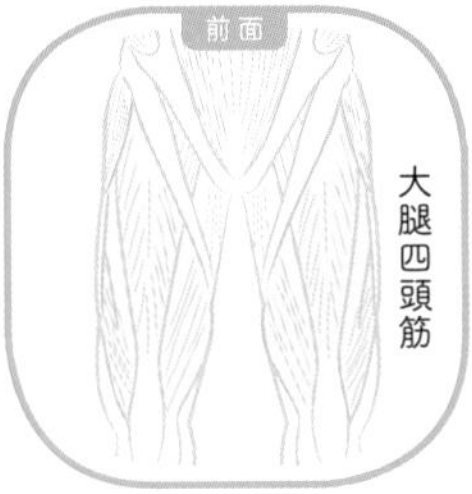

ここを強化！

● ハムストリングスの柔軟性向上も

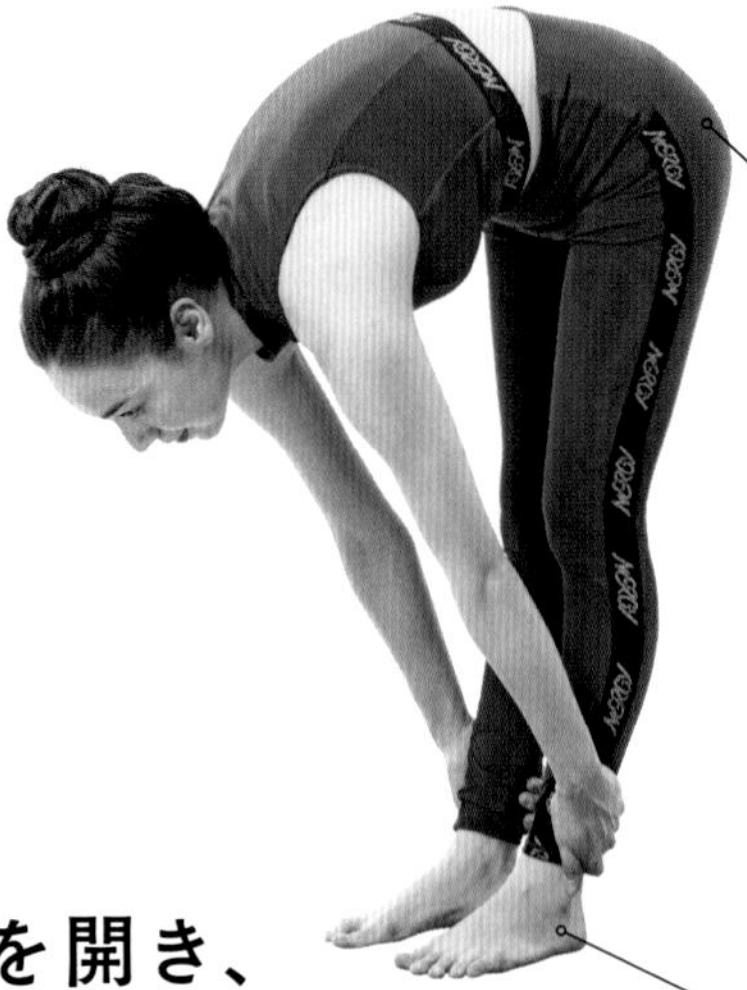

TIPS
1

足を開き、かかとから足首あたりを持つ

どんな効果？

もも前側を伸ばすことで美脚にもなれる

もも前側の筋肉をトレーニングします。これでかかとが浮いてしまうなら、もも裏の筋肉がかたい証拠。毎日このトレーニングを行って柔軟性をアップさせ、美脚も目指しましょう。

ここは注意！

お尻とかかとを意識してしっかり屈伸する

ひざを曲げるとき、どうしてもかかとが浮きやすくなってきます。そこをこらえながら、かかとを床につけたままギリギリまで腰を落として。伸ばすときはお尻を高く上げるように意識を。

TIPS
2
そのまま手を離さずに屈伸する

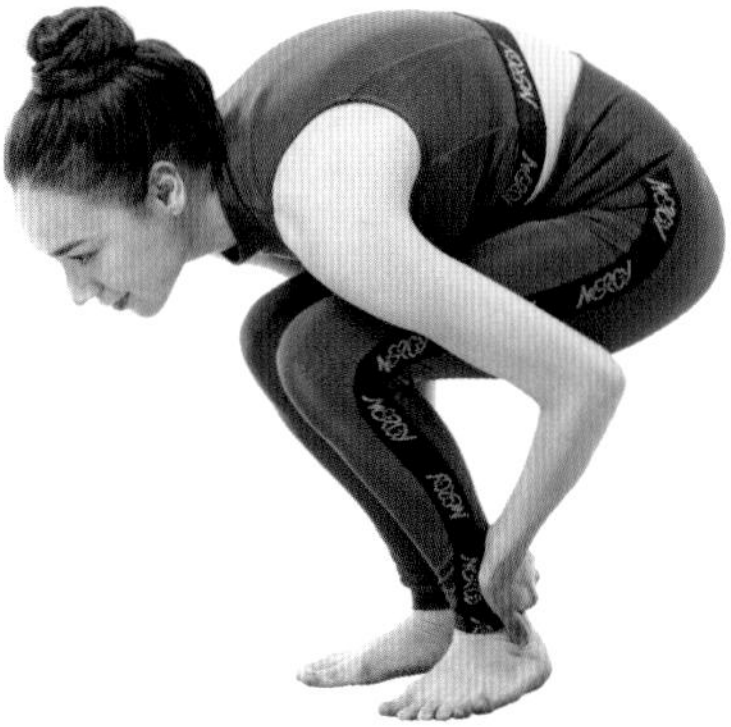

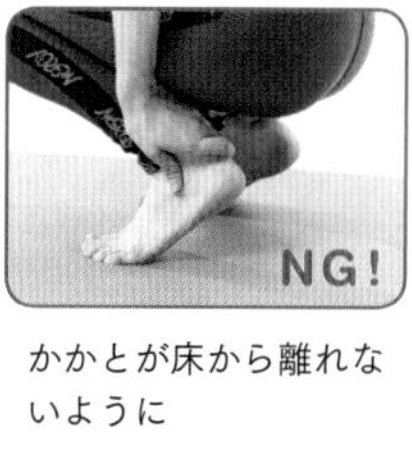

かかとが床から離れないように

1秒で曲げ1秒で伸ばす
1〜2の動作を
合計10回！

四《し》股《こ》踏み

おすすめシーン

朝　日中　夜

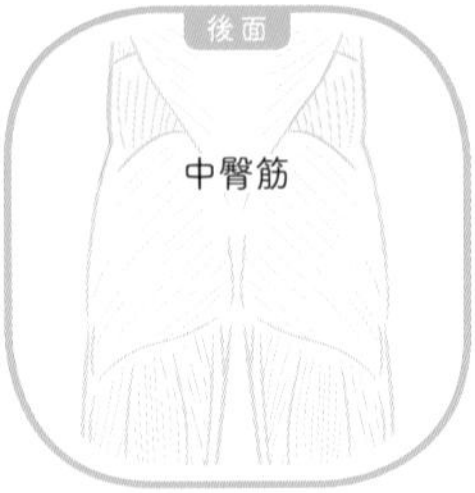

ここを強化！

- バランス感覚、股関節の柔軟性向上も

TIPS 1

左足を上げ、右足でバランスをとる

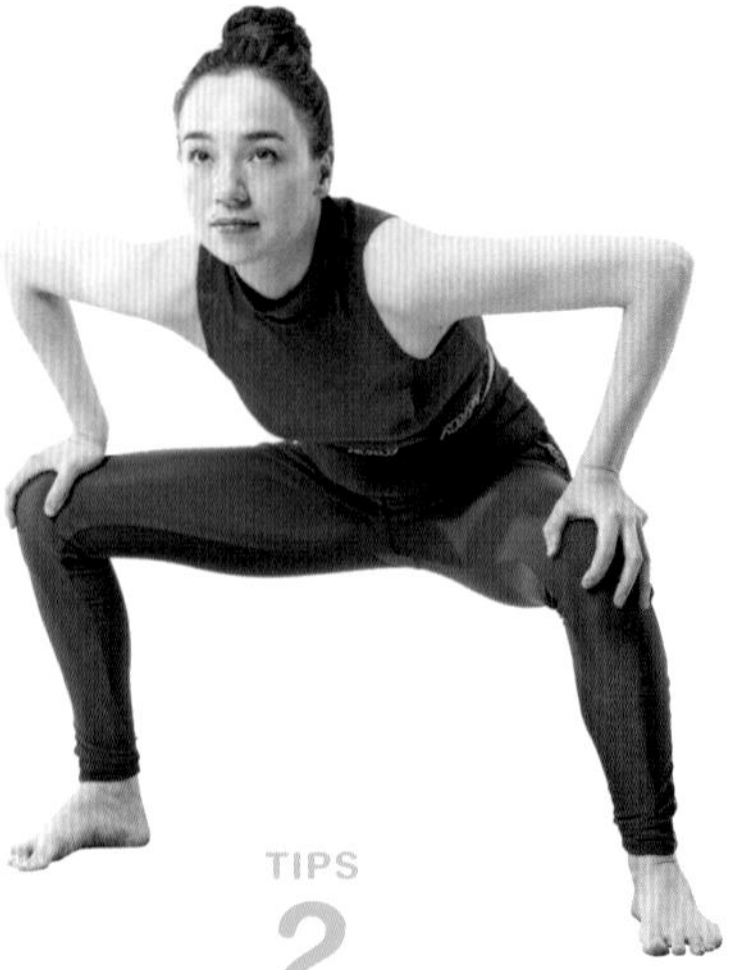

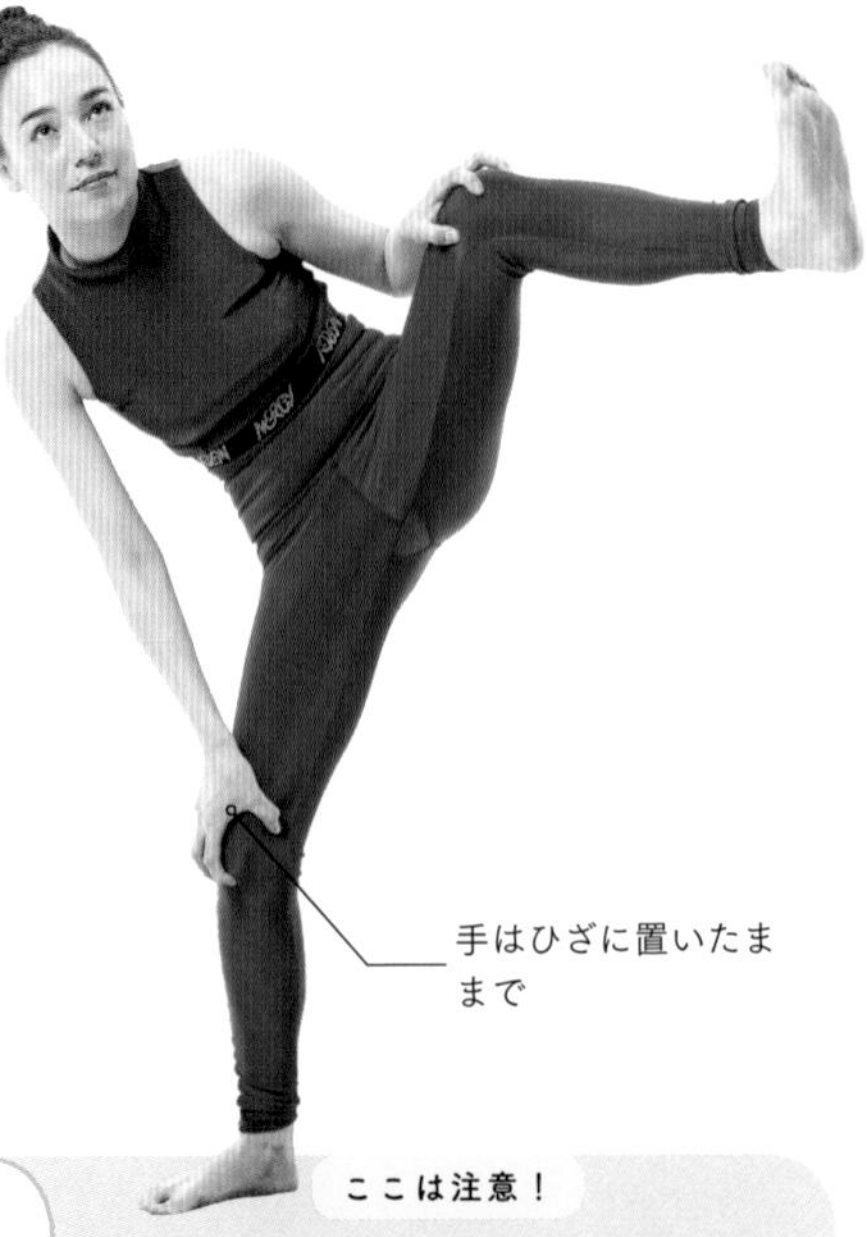

TIPS 2

左足を下ろし、腰を落とす

どんな効果？

もも内側、お尻、太もも柔軟性アップで特に女性に◎

筋肉がかたいと、足が上がりきらずバランスをとりにくいですが、トレーニングを続ければ動かしやすくなります。このあたりの筋肉は、女性に大切な子宮まわりの健康にも関係します。

ここは注意！

片足立ちする際にその都度しっかりバランスをとる

バランスをとりながら片足を上げましょう。筋力がないとグラグラしますが、努めてキープを。下ろすときも、反動ではなくしっかり筋力を使いながら下ろし、それから反対の足を上げます。

TIPS
3

右足を上げ、左足でバランスをとる

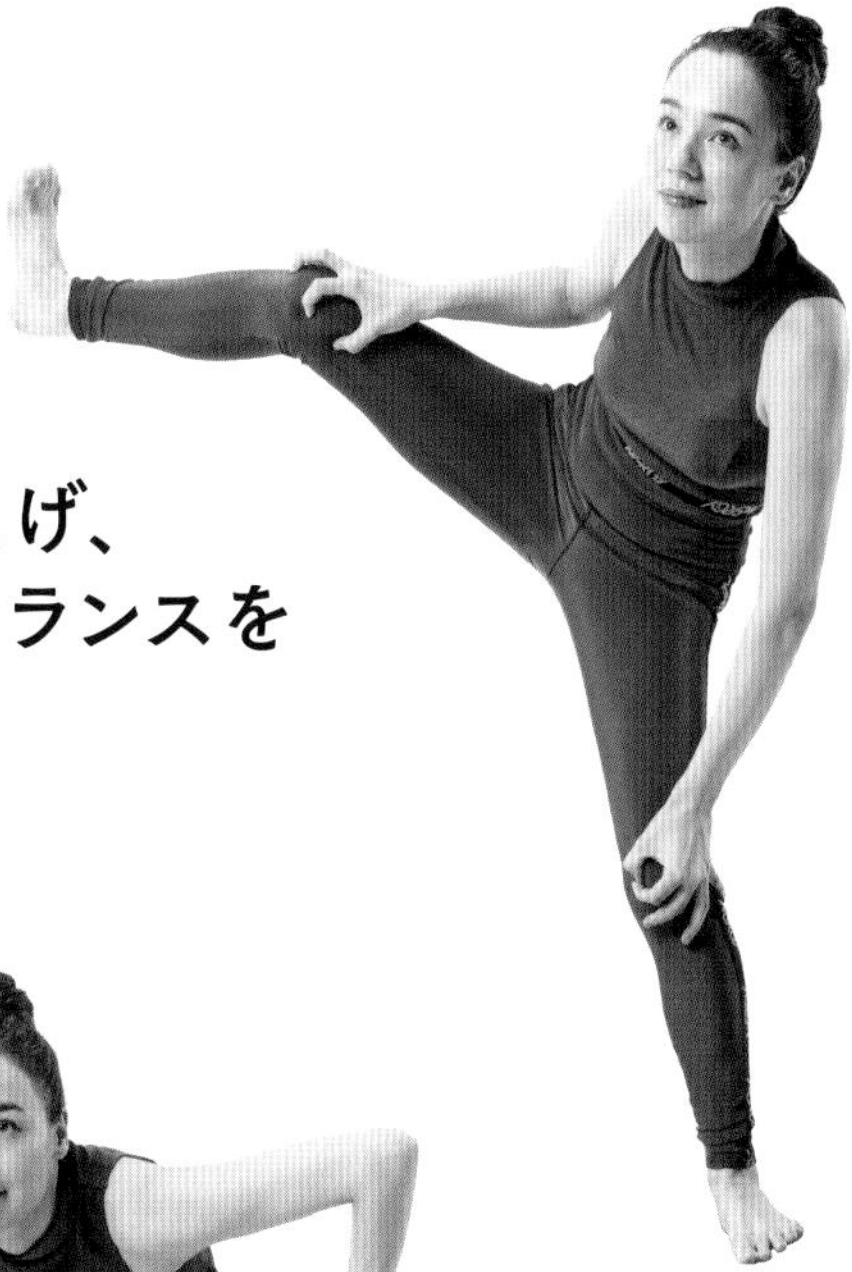

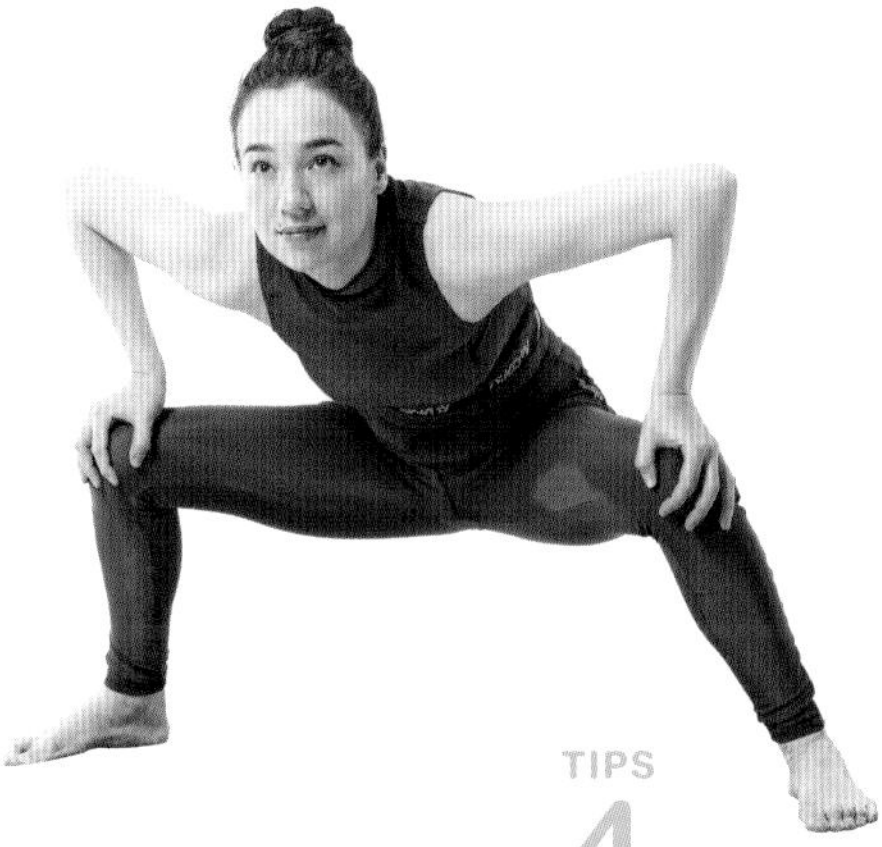

TIPS
4

右足を下ろし、腰を落とす

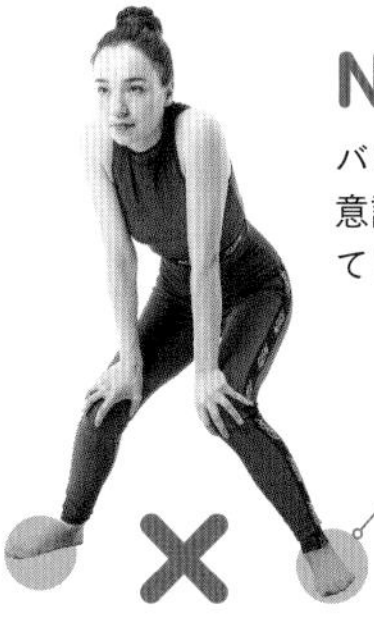

NG!
バランスを崩し、無意識で足が床についてしまわないように

1〜4の動作を1回として合計10回！

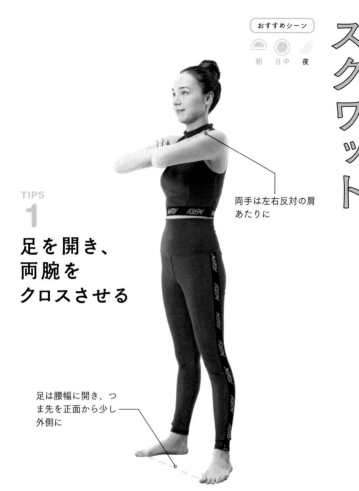

スクワット

おすすめシーン

朝　日中　**夜**

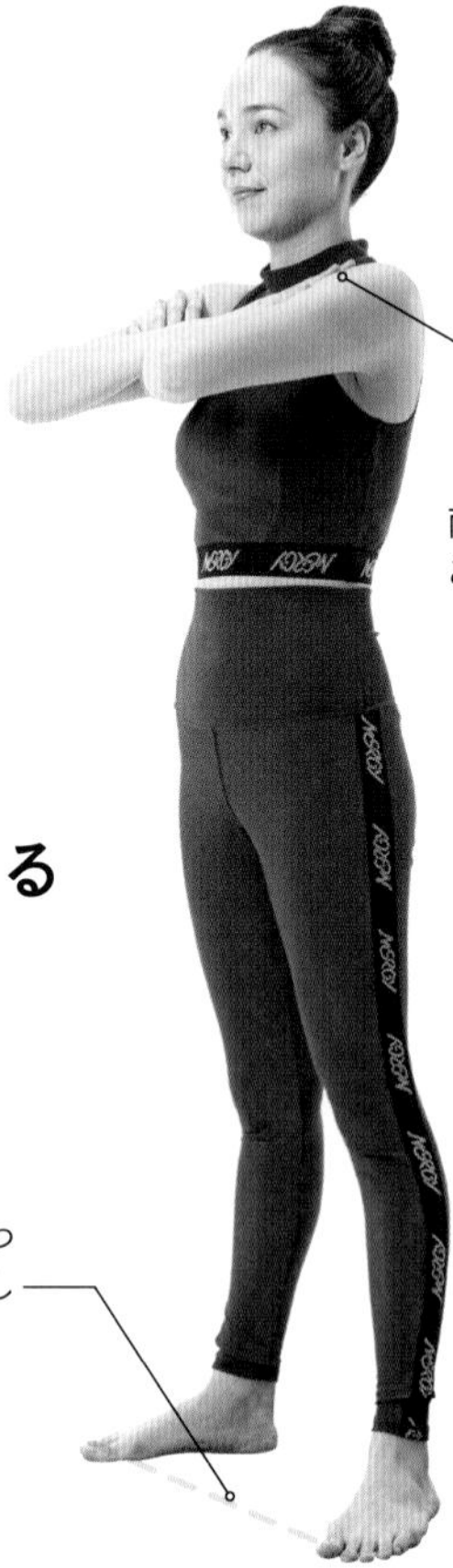

両手は左右反対の肩
あたりに

TIPS
1

足を開き、両腕をクロスさせる

足は腰幅に開き、つま先を正面から少し外側に

どんな効果？

歩き方が力強くなりやせやすい体質に

ももの大きな筋肉を総合的に鍛えるので、地面を踏み込む感覚が養われ、強くしっかり歩けるようになります。代謝が上がり、やせやすい体質をつくります。

ここは注意！

かかとを床につけたままできるだけ深くしゃがむ

ひざが内側に入りやすいので、つま先と同じ方向を向いていることを確認して。上体が前に倒れないよう、クロスした両腕を水平に保ちながらできるだけ深くしゃがみましょう。

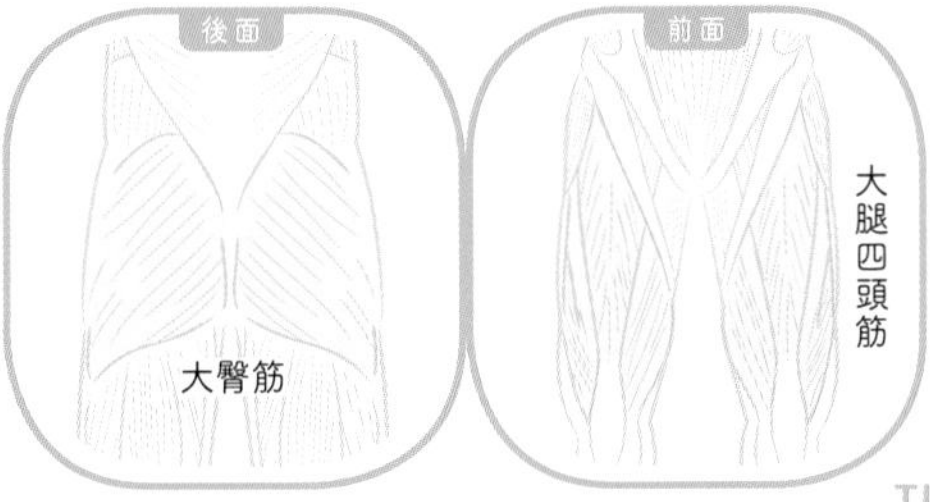

ここを強化！

TIPS
2
そのまま、かかとに体重をかけながらしゃがむ

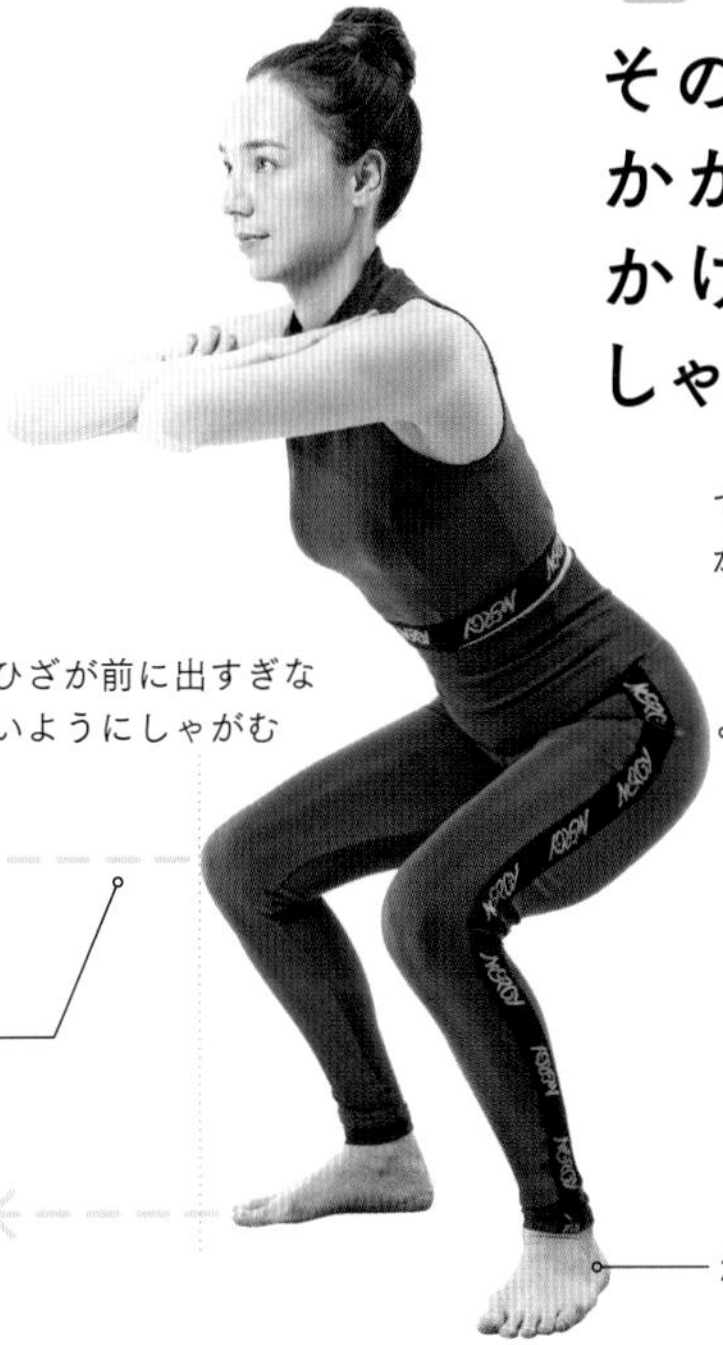

できるだけ深くしゃがむと◎

ひざが前に出すぎないようにしゃがむ

ひざもつま先と同じ方向に

かかとは床につける

×

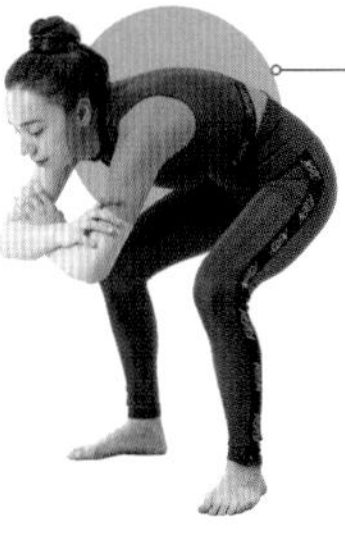

NG!

上半身が前に倒れないように

2秒でしゃがみ
2秒で立ち上がる
1～2の動作を
合計**15**回！

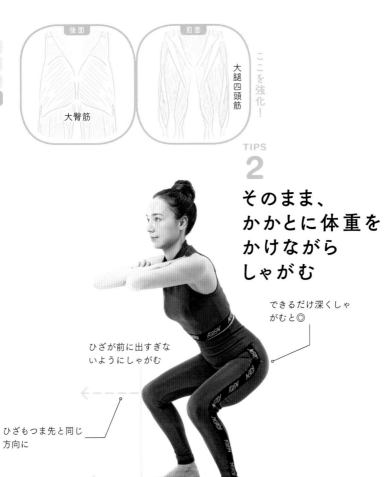

ランジ

おすすめシーン

朝　日中　夜

TIPS
1

左足を前に、右足を後ろに出して立つ

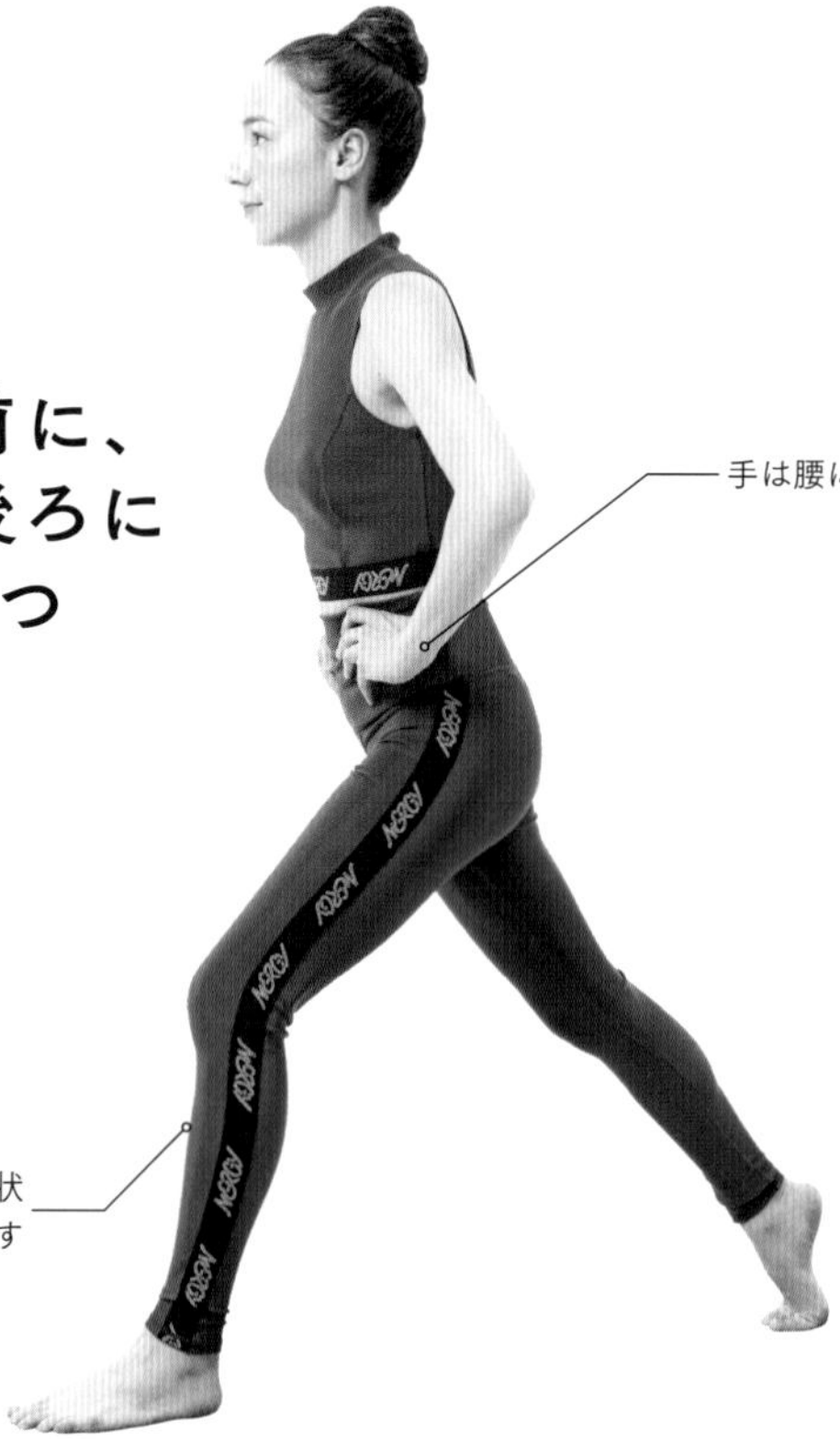

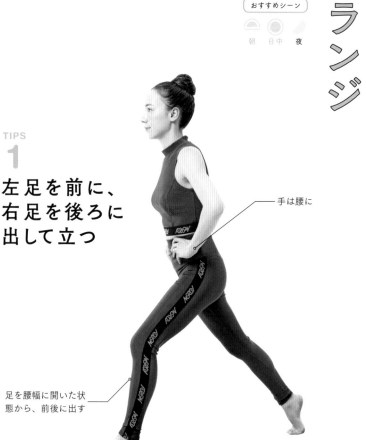

手は腰に

足を腰幅に開いた状態から、前後に出す

どんな効果？

地面を強く踏み込めるようになって歩くスピードが上がる

ももの複数の筋肉のほか、お尻の筋肉を集中的に鍛え、地面を踏み込む力がアップ。バランスをとるため、体幹も鍛えられます。その結果、美しい姿勢でサッサッと歩けるように！

ここは注意！

上体をまっすぐに保ちできるだけ深く腰を落とす

ひざの角度が直角になるまで、深く腰を落とします。前のかかとは床につけ、後ろのかかとは上げたまま屈伸。疲れてくるとカラダが前傾しやすくなりますが、頑張ってまっすぐをキープして。

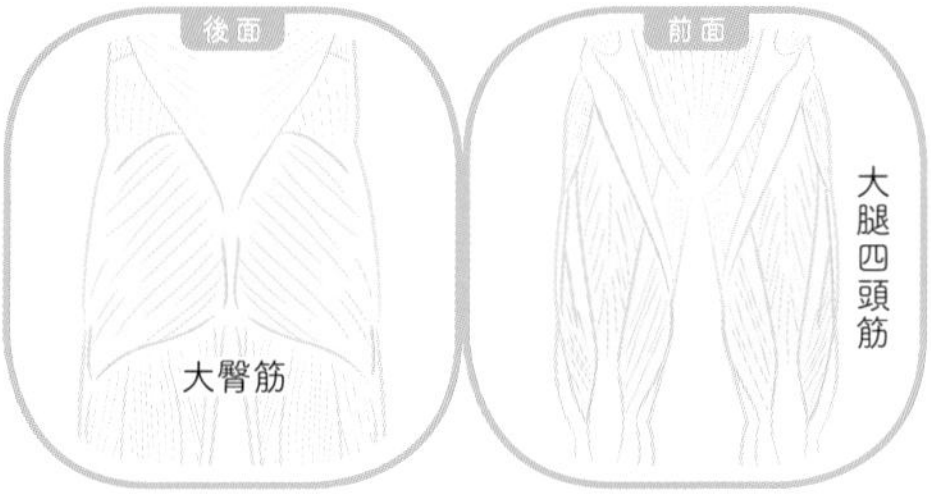
後面
大臀筋
前面
大腿四頭筋

ここを強化！

TIPS

2

右ひざが床につくくらいまで腰を落とす

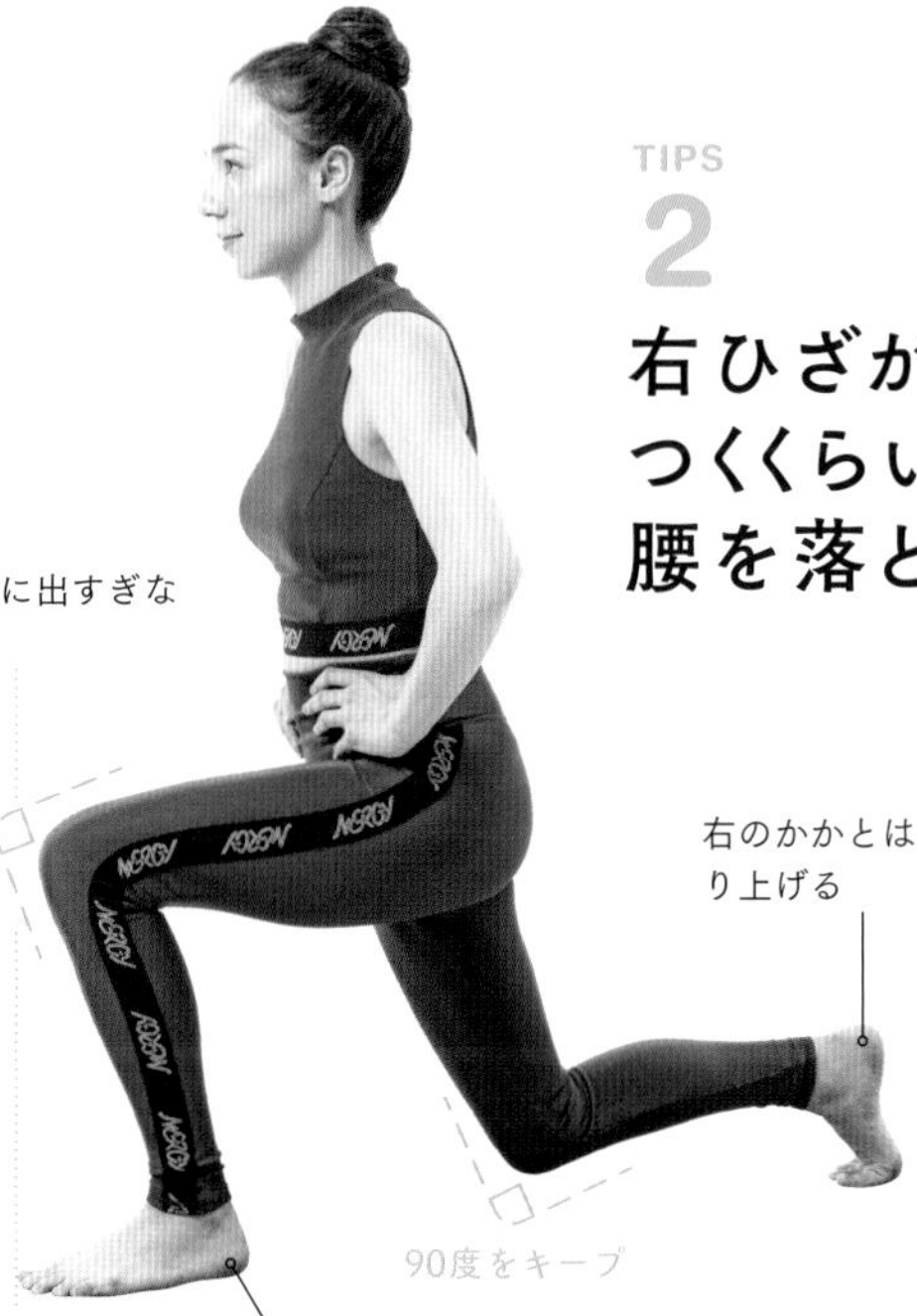
ひざが前に出すぎないように
90度をキープ
どちらのひざもできれば90度に
右のかかとはしっかり上げる
90度をキープ
左のかかとは床につける

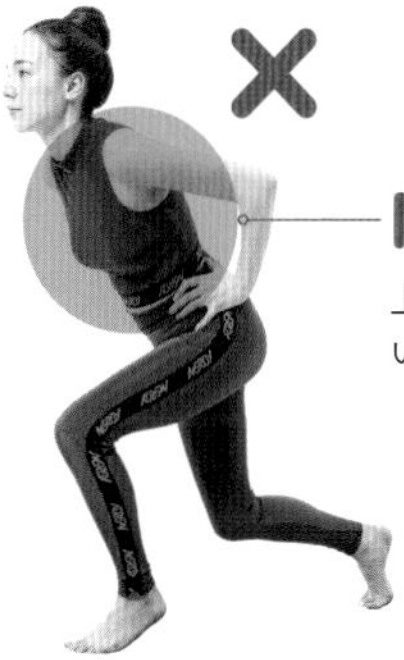
×

NG！

上半身が前に倒れないように

2秒で下がり
2秒で上がる
1〜2の動作を
左右**10**回ずつ！

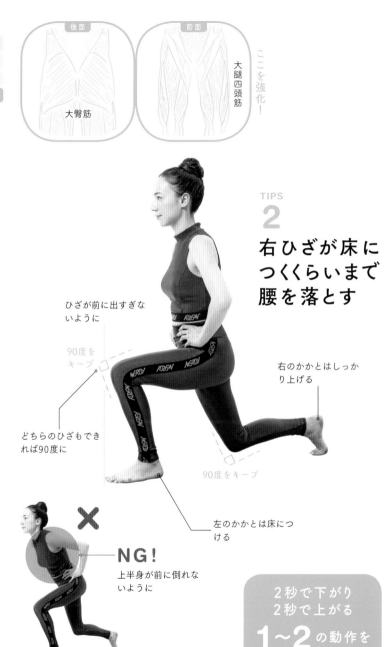

腕立て伏せ

おすすめシーン

朝　日中　夜

TIPS 1

両手とつま先を床につけ、姿勢をまっすぐに

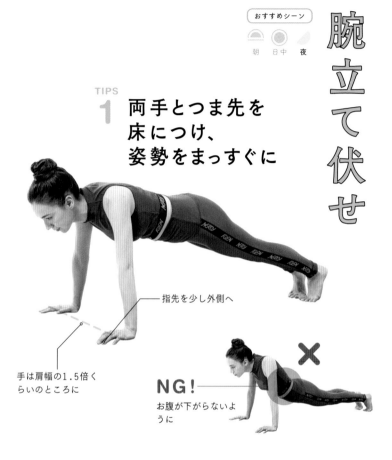

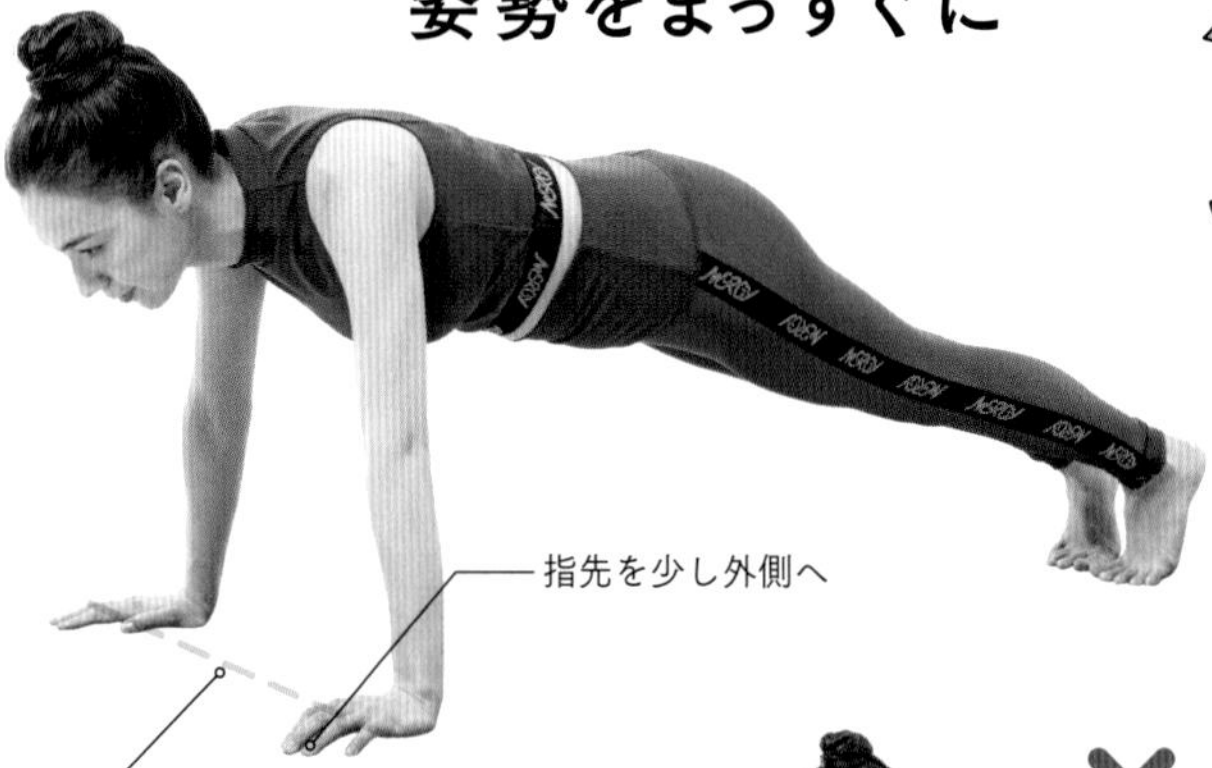

指先を少し外側へ
手は肩幅の1.5倍くらいのところに

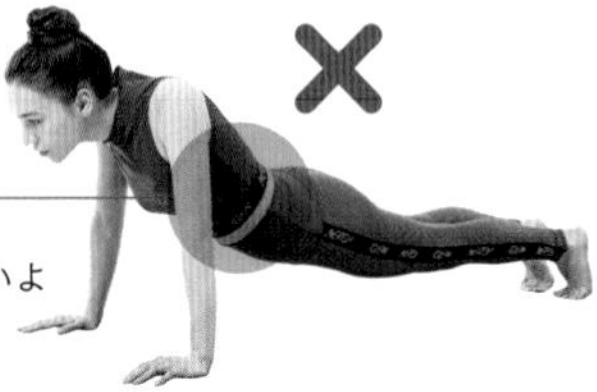

NG!
お腹が下がらないように

どんな効果？

上半身を鍛えて引き締まったボディラインに

腕と胸の筋肉を鍛えるので、二の腕シェイプやバストアップに効果的。また、カラダをまっすぐに保つために背筋や体幹も鍛えられます。スタイルアップしたい人におすすめです。

ここは注意！

お腹やお尻の高さに気をつけてカラダをまっすぐに保つ

ポイントは、カラダを板のようにまっすぐに保ちながら行うこと。筋力がないとお尻が上がりすぎたり、お腹が下に落ちやすくなるので、意識して姿勢をキープしましょう。

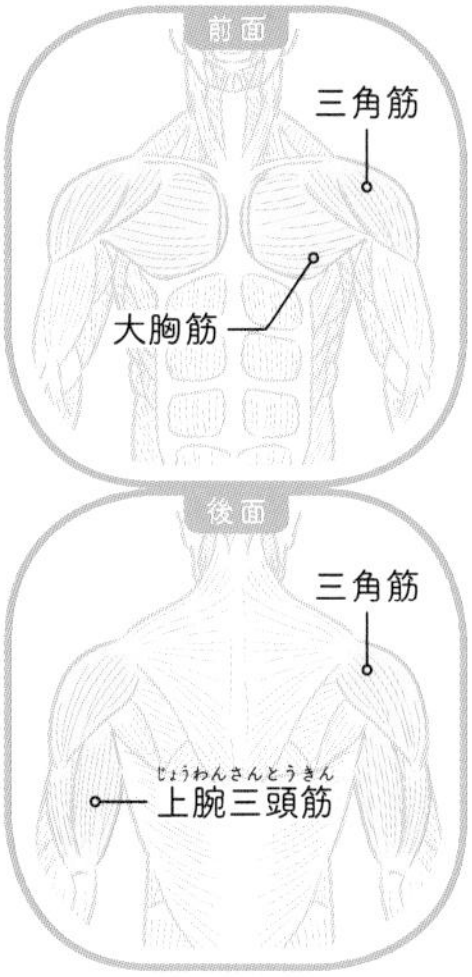

ここを強化！

OK!

つらければ浅めでも
大丈夫

○

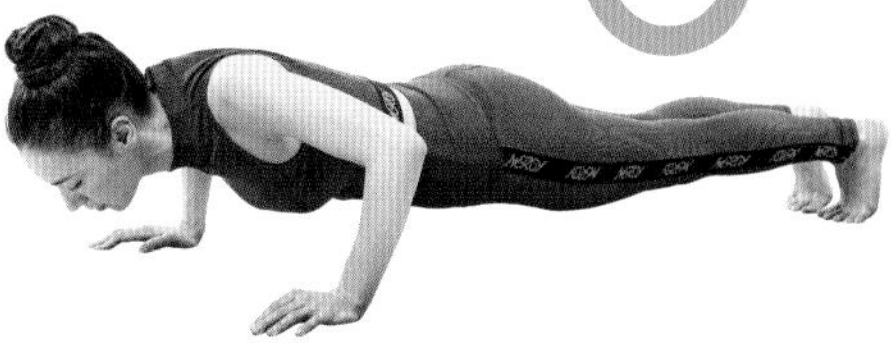

TIPS
2 そのままひじを曲げてカラダを下ろす

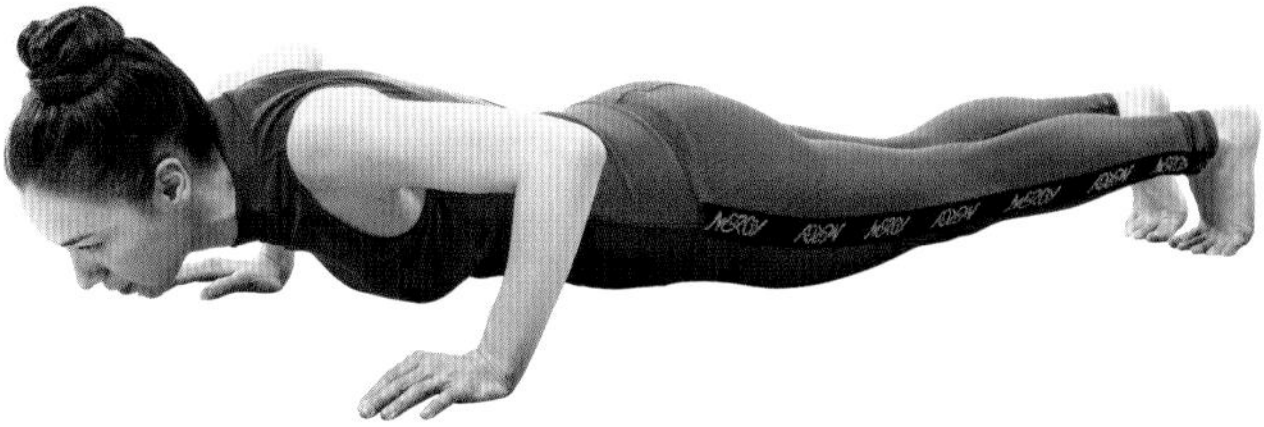

×

NG!

お腹が落ちて腰が反らないように

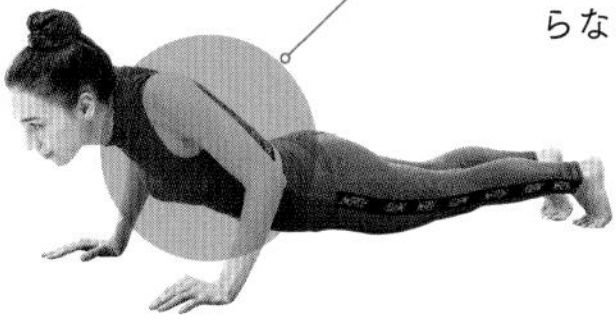

2秒で下ろし
2秒で上げる
1～2の動作を
合計**10**回！

上体起こし

おすすめシーン

朝　日中　**夜**

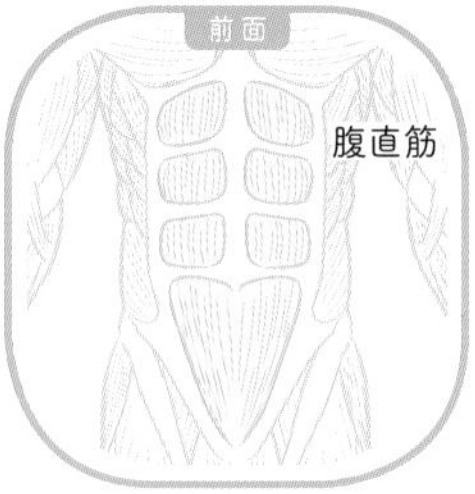

ここを強化！

TIPS **1**

仰向けになり、ももを床と垂直にする

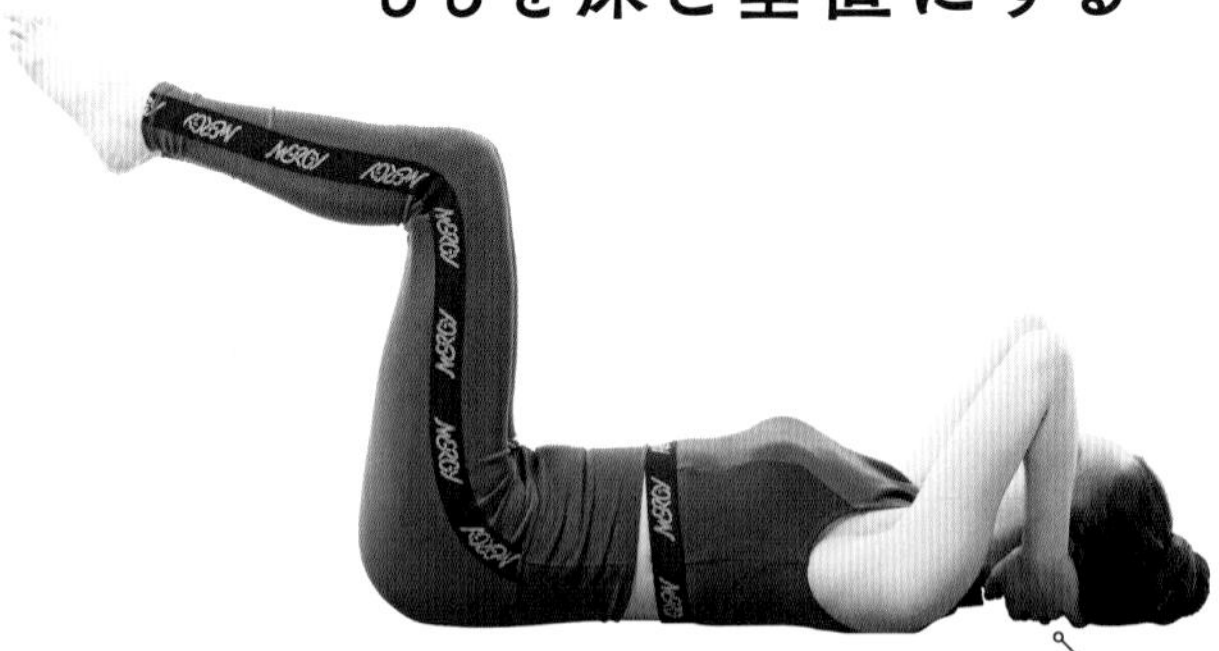

手は頭の後ろに軽く添える

どんな効果？

お腹を引き締めて美しいボディラインに

腹筋を鍛えて引き締まったお腹をつくります。ももとお腹を引き寄せるインナーマッスルも同時にトレーニングするので、背すじがスッと伸び、お腹、腰まわりがすっきりします。

ここは注意！

ひざを引き寄せたり頭を引っ張りすぎたりしない

背中で床を押す感じで、肩甲骨を持ち上げて。ひざを引き寄せたり、頭を引っ張りすぎないように。顔を真上に向けると、トレーニングの負荷がアップ。ひざ下はだらんと下ろして構いません。

TIPS

2 肩甲骨を床から離す

ひざの位置はキープ

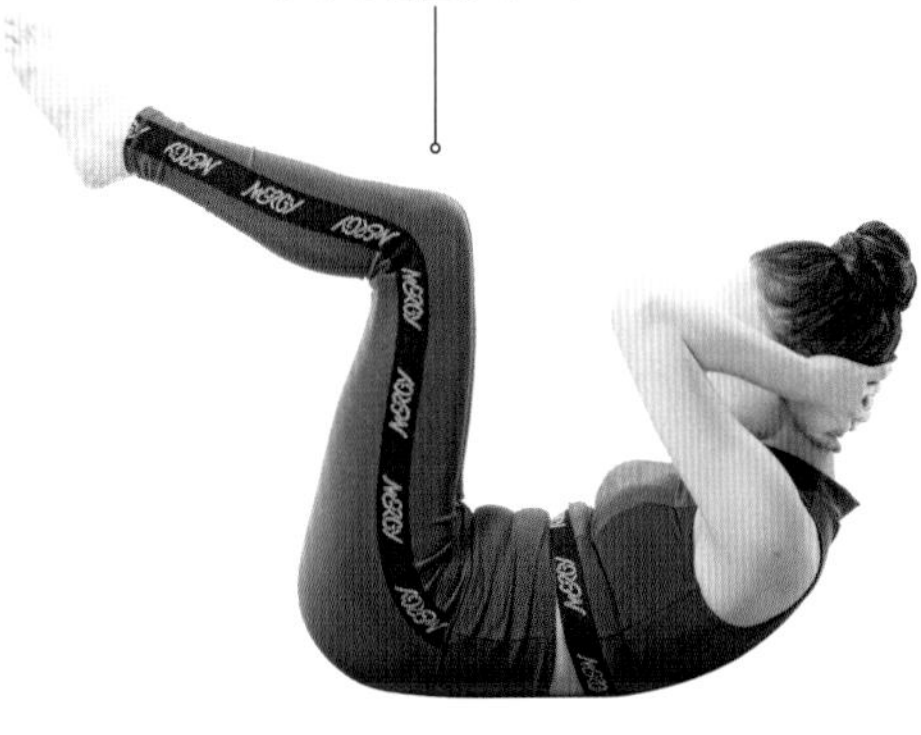

NG!

頭を引っ張りすぎないように

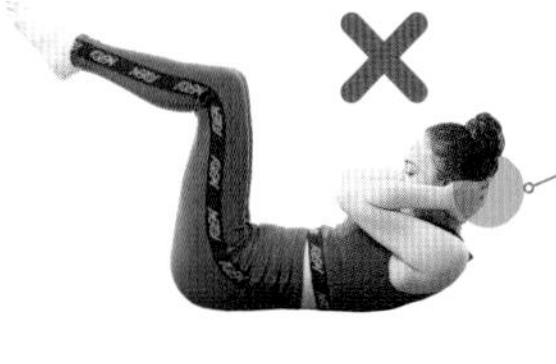

2秒で起こし
2秒で戻す
1〜2の動作を
合計**15**回!

プランク

おすすめシーン

朝　日中　夜

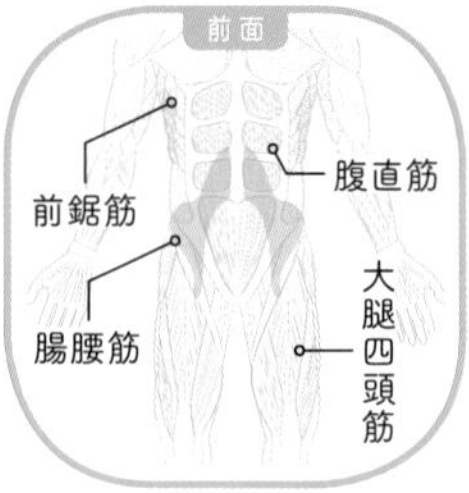
前面
前鋸筋
腹直筋
腸腰筋
大腿四頭筋

ここを強化！

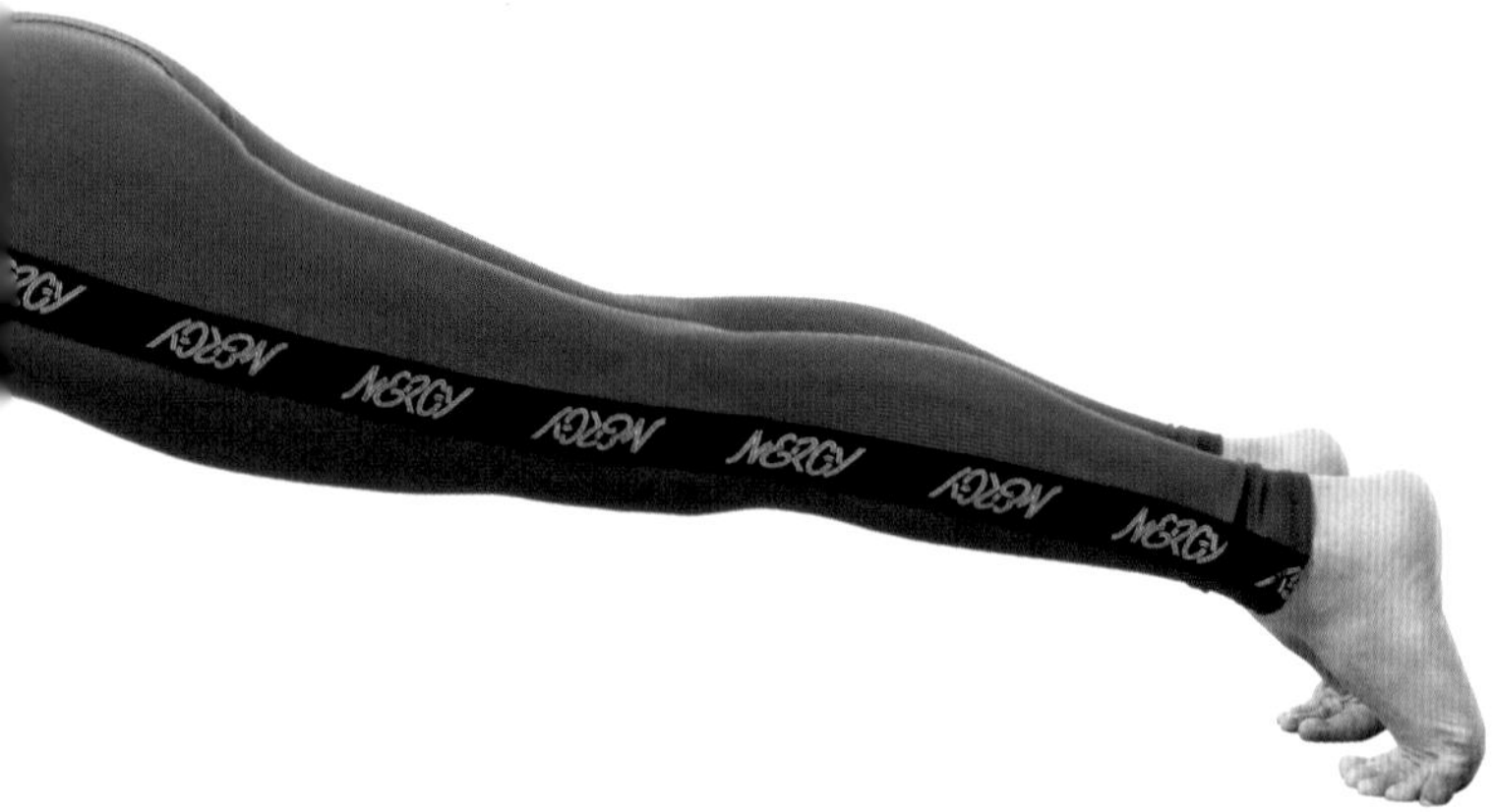

どんな効果？

歩いているときの姿勢の崩れやブレがなくなる

体幹の筋肉を鍛えることで、歩くときに正しい姿勢をラクにキープできます。また、日常の動作のなかでもバランスをとりやすくなり、疲れにくいカラダになります。

ここは注意！

お腹とお尻の高さに気をつけてまっすぐな姿勢をキープ

頭のてっぺんから足までが、まっすぐになるのが理想です。体幹の筋肉がないと、お腹が下がったり、逆にお尻が上がったりします。お腹に力を入れてまっすぐ保つようにしましょう。

TIPS 1

ひじから先とつま先を床につけて姿勢をまっすぐにする

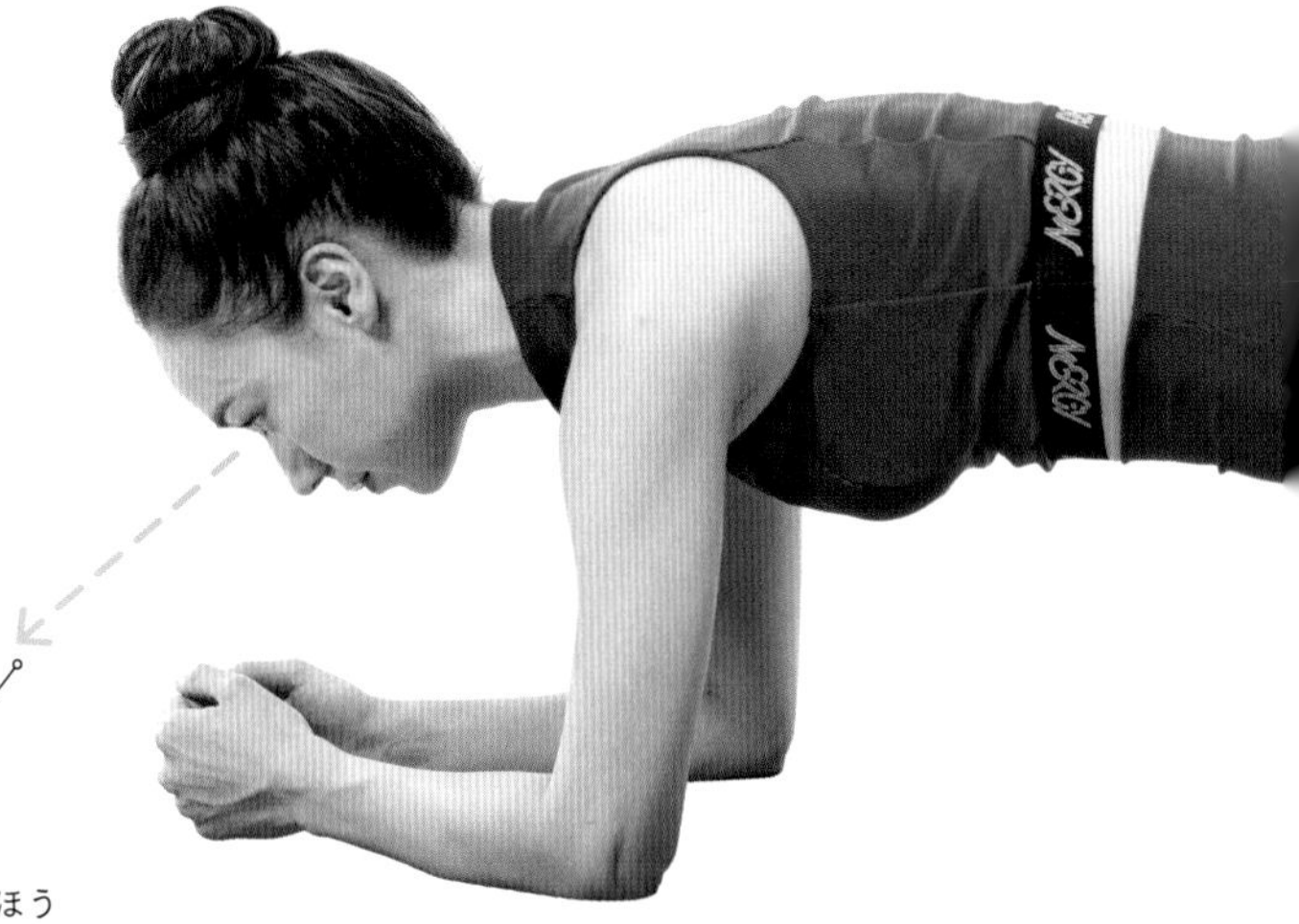

目線は少し前のほうに向ける

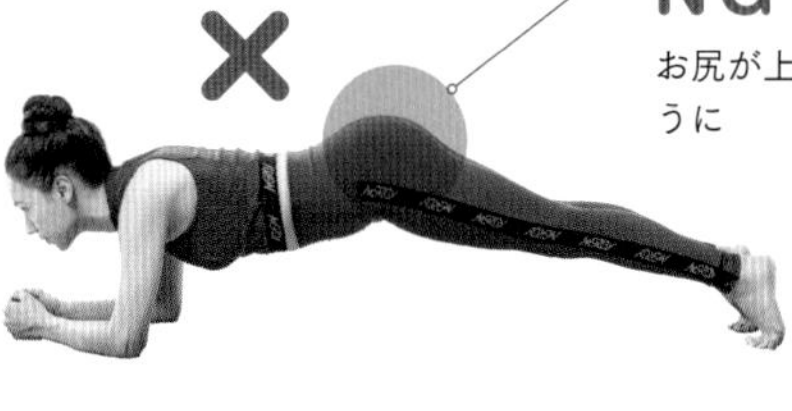

NG!

お尻が上がらないように

1の体勢を30秒キープ!

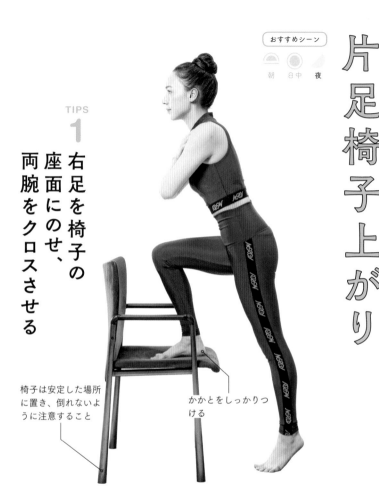

片足椅子上がり

おすすめシーン

朝　日中　夜

TIPS 1

右足を椅子の座面にのせ、両腕をクロスさせる

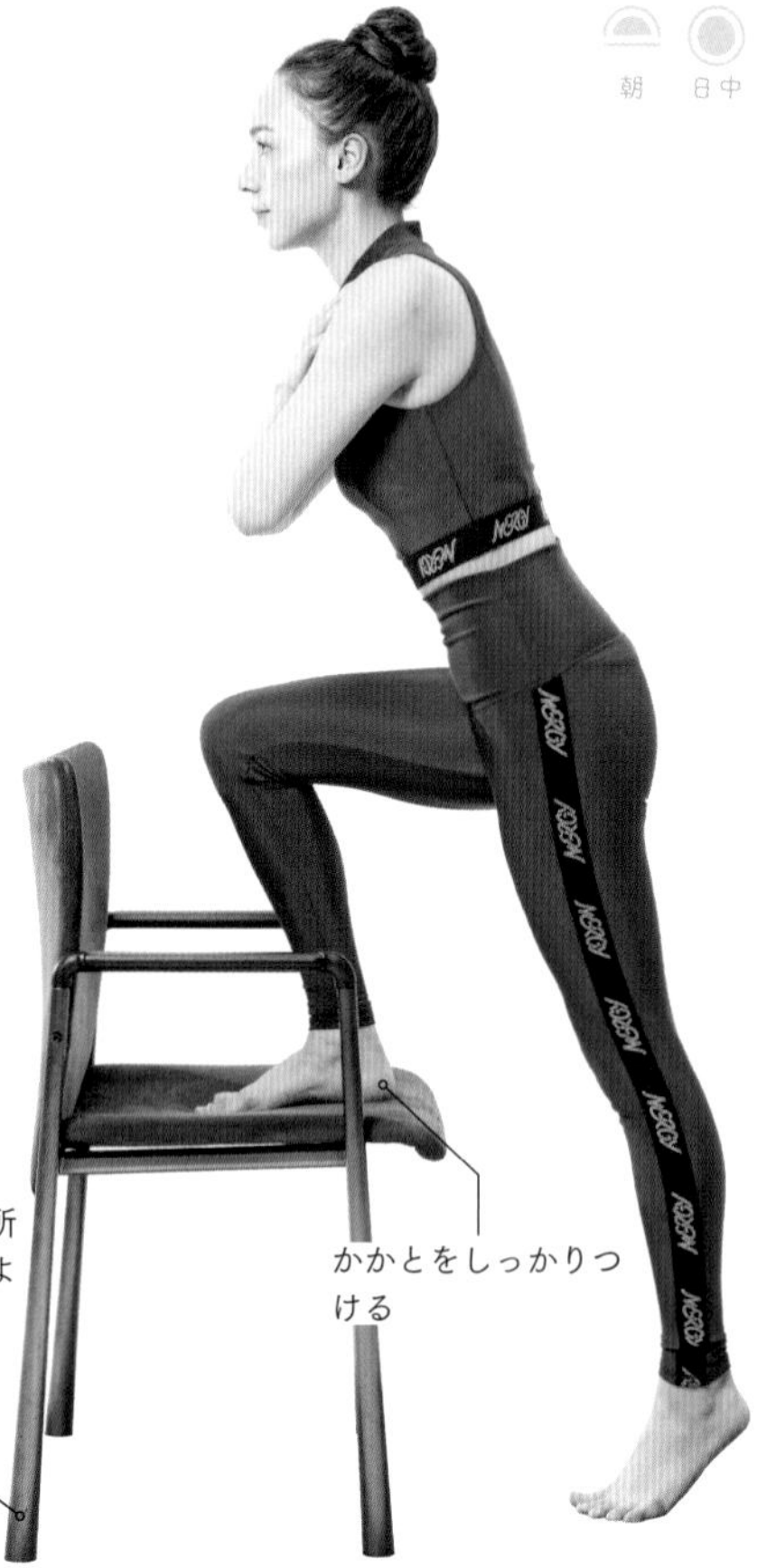
椅子は安定した場所に置き、倒れないように注意すること
かかとをしっかりつける

どんな効果？

下半身が鍛えられ強い足腰をつくる

下半身の筋肉を重点的に鍛えて股関節の可動域が広がるほか、姿勢をまっすぐに保ちながら行うことで体幹の筋肉も鍛えられます。ジョギングなどで、力強く走れるようになります。

ここは注意！

床につけた足で蹴り上げないで椅子にのせた足で踏み込む

床についている足には力を入れすぎず、できるだけ椅子にのせた側の脚力だけで椅子に上がりましょう。カラダは、前傾しないように起こしておくこと。腰を丸めると腰痛の危険があります。

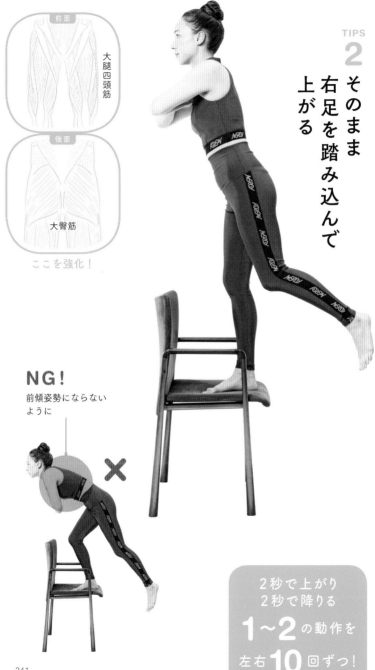

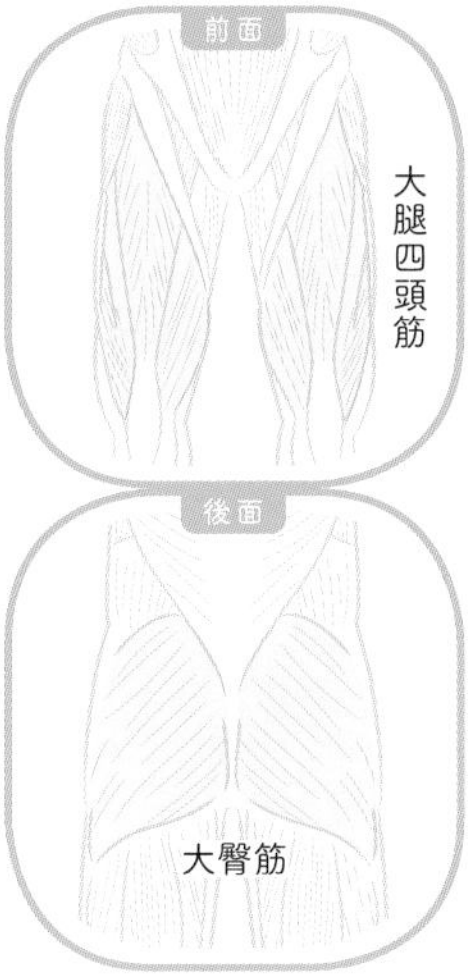

ここを強化！

TIPS
2
そのまま右足を踏み込んで上がる

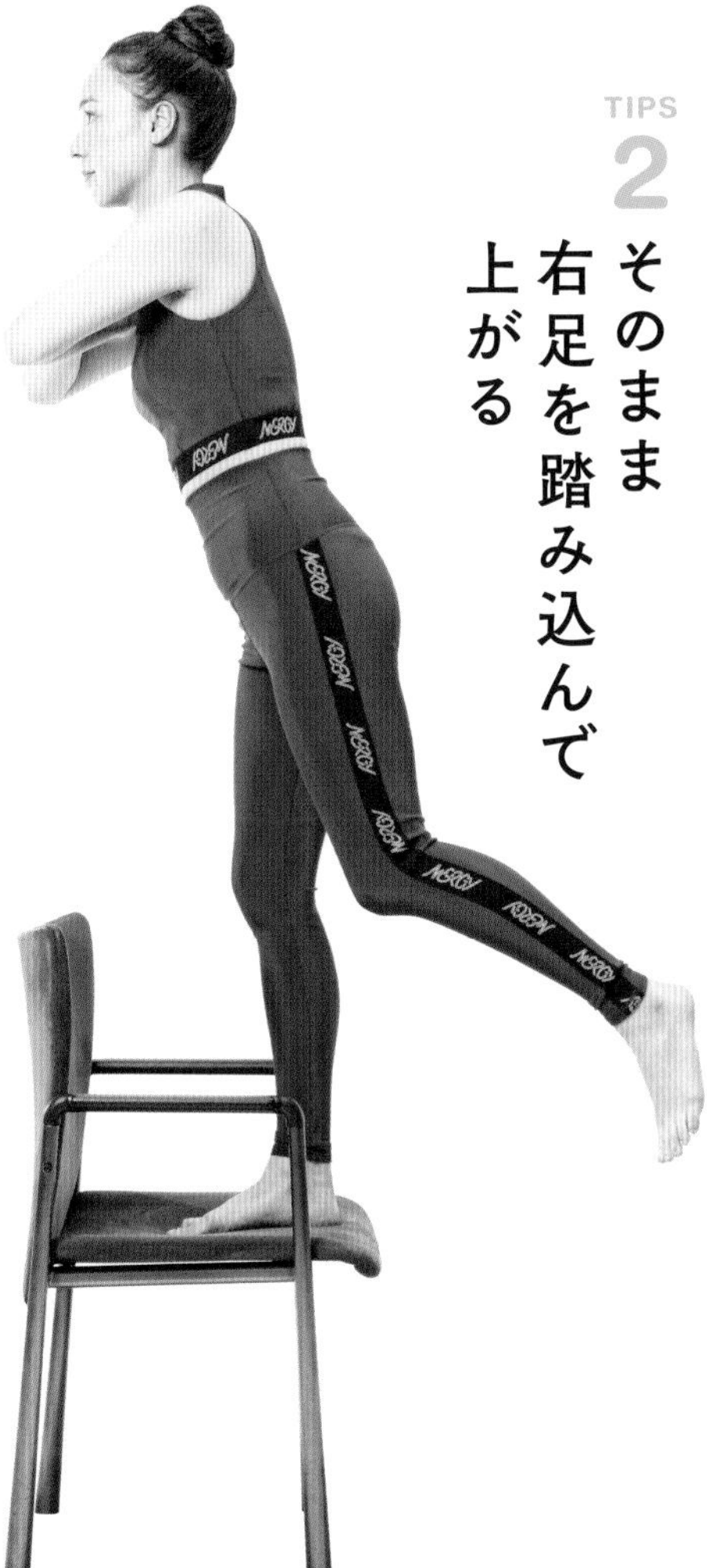

NG!

前傾姿勢にならないように

2秒で上がり
2秒で降りる
1~2の動作を
左右**10**回ずつ！

座位ひざ引き寄せ

おすすめシーン

朝　日中　夜

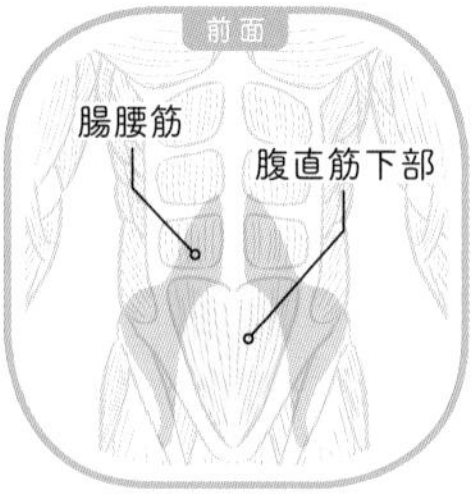

ここを強化！

TIPS

1

座って両手を後ろにつき、ひざを引き寄せる

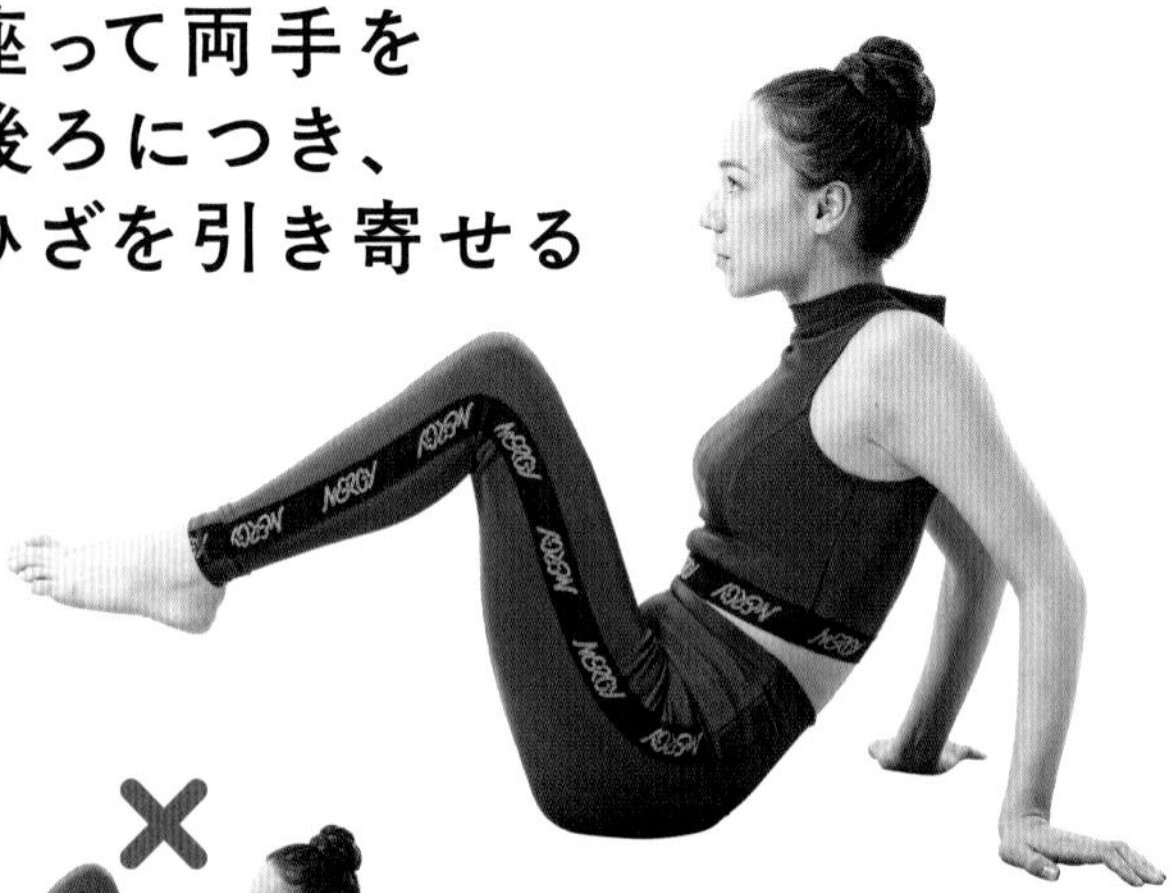

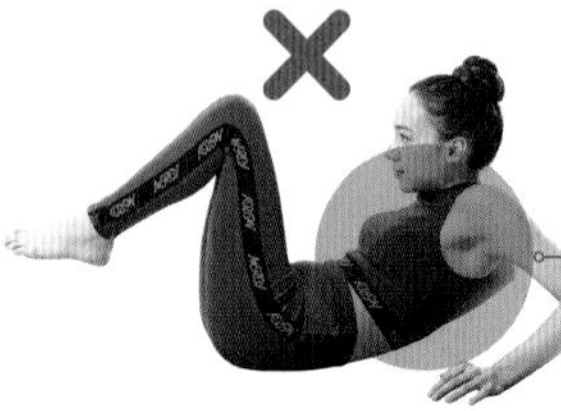

NG!

上半身を倒さないように

どんな効果？

腹筋ともものの付け根を強化し平たいお腹をつくる

ももをお腹に引き寄せる筋肉と、腹筋を強化します。お腹、ももの付け根、ももの内側などの筋肉を使うため、血行を促進し、リンパを刺激して老廃物を排出。お腹まわりがすっきりします。

ここは注意！

上半身を倒してしまうと運動の強度がダウン

お腹を意識して、上半身が後ろに倒れすぎないように注意を。脚を曲げ伸ばししているうちにきつくなってきますが、頑張ってキープすることで腹筋が鍛えられます。腰は丸まってOKです。

TIPS
2
そのまま脚を伸ばす

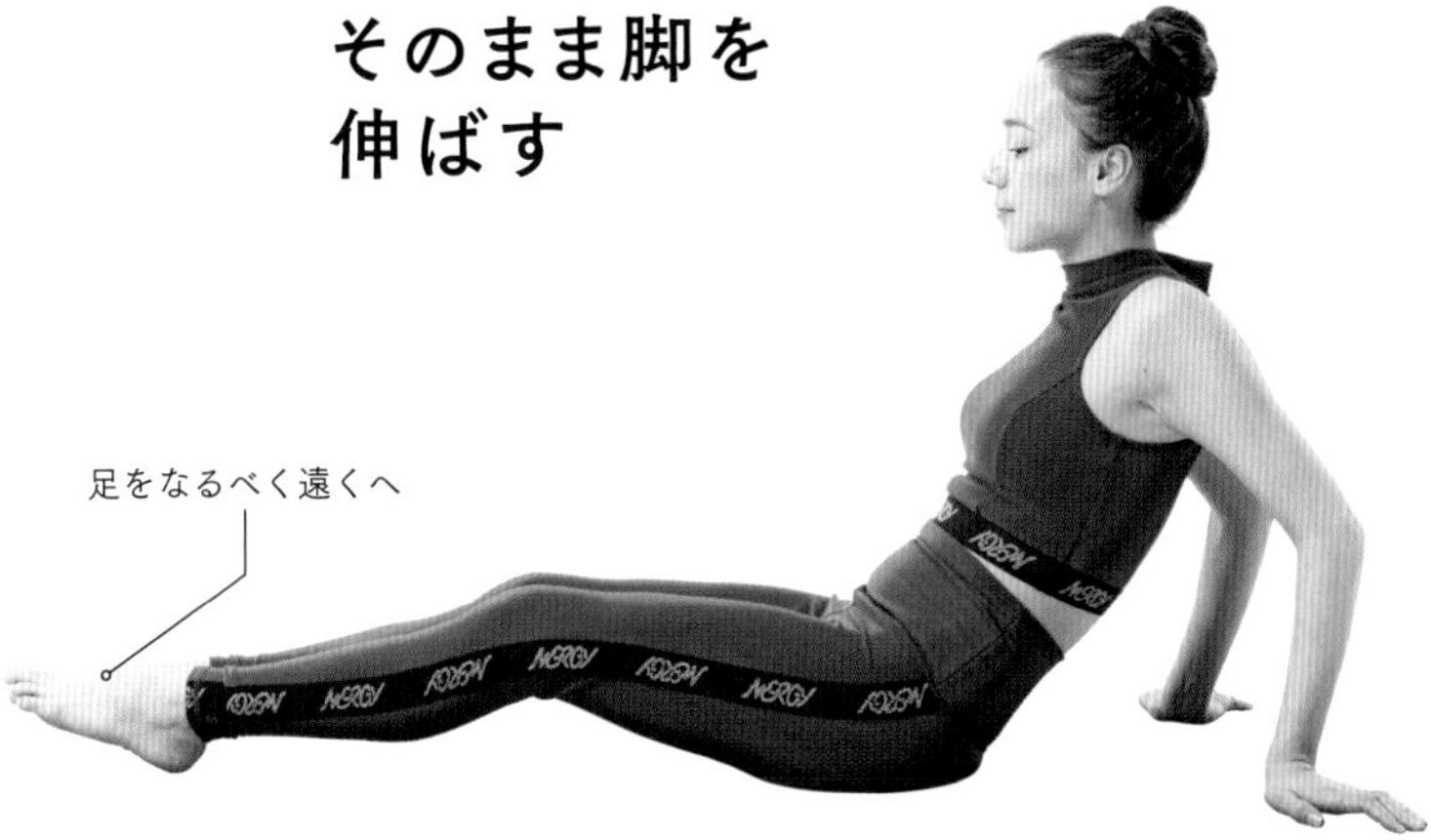

2秒で引き寄せ
2秒で伸ばす
1〜2の動作を
合計**15**回!

軽いジャンプ

おすすめシーン

朝　日中　夜

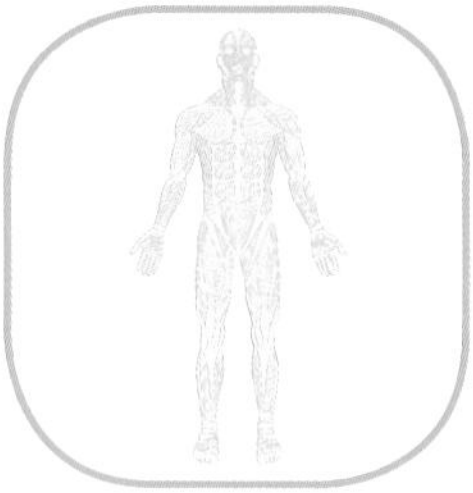

全身を使う！

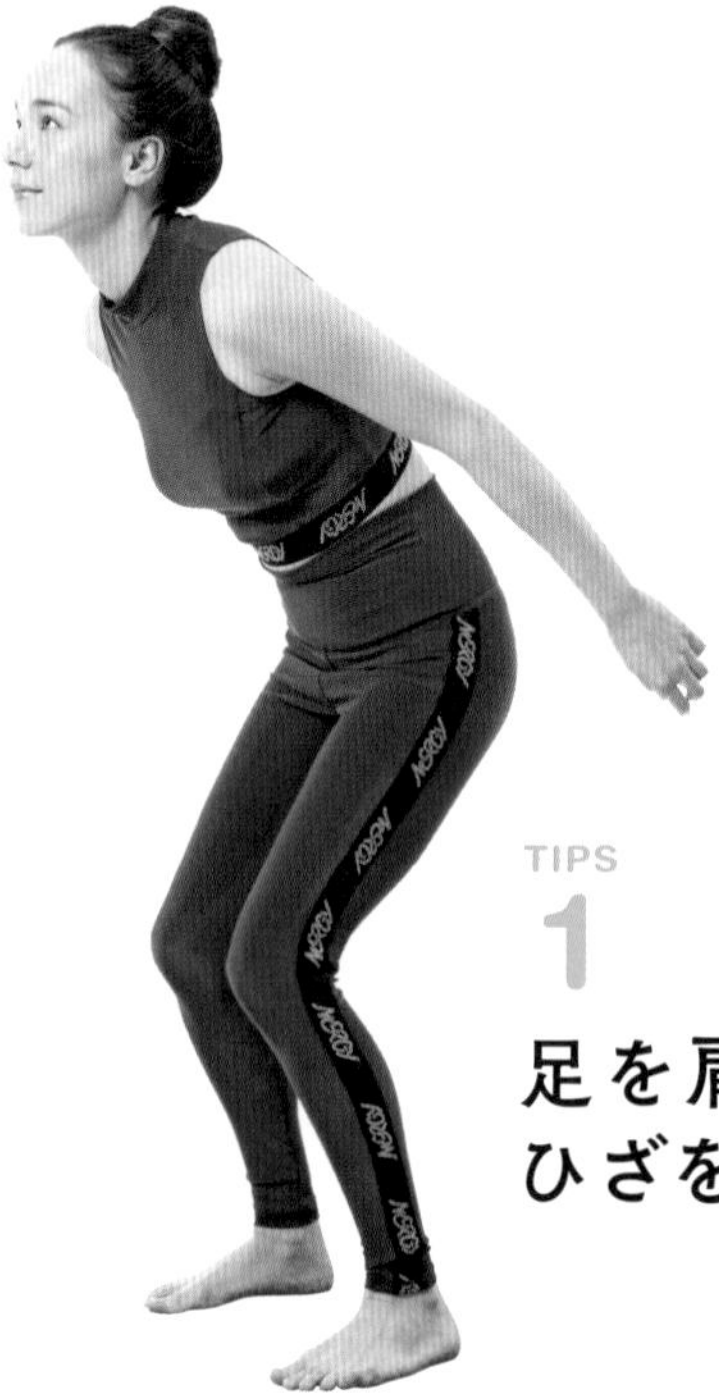

TIPS 1

足を肩幅に開き、ひざを少し曲げる

どんな効果？

正しい姿勢を保つことでさまざまな筋肉を強化

ジャンプするだけですが、姿勢を意識しながら行うことで、腹筋、体幹の筋肉、足腰の筋肉などを総合的に鍛えられます。全身を効率的に動かす能力がアップし、まさにNEATが上がります。

ここは注意！

着地時のかかと、ひざ、上半身などのポジションを意識

大切なのは、着地したときにジャンプ前と同じ体勢に戻ること。かかとをしっかり床につけ、ひざとつま先が同じ向きになっているか、上体が前屈しすぎていないかをチェックしましょう。

TIPS 2 そのまま上へジャンプする

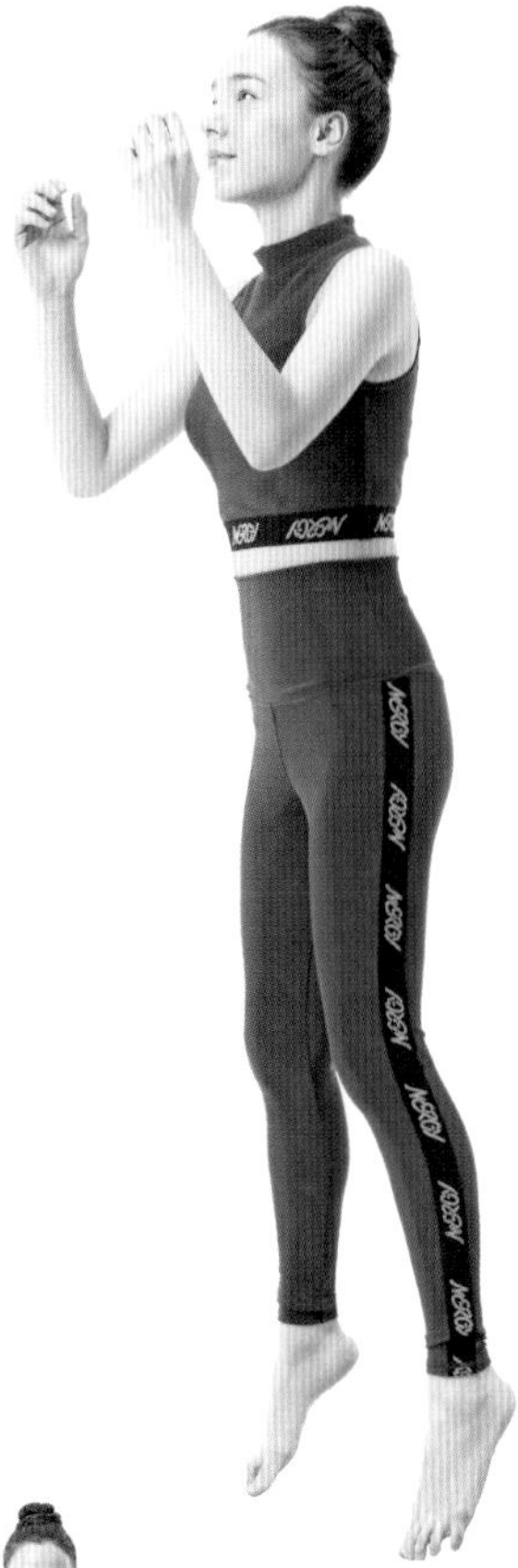

TIPS 3 着地する

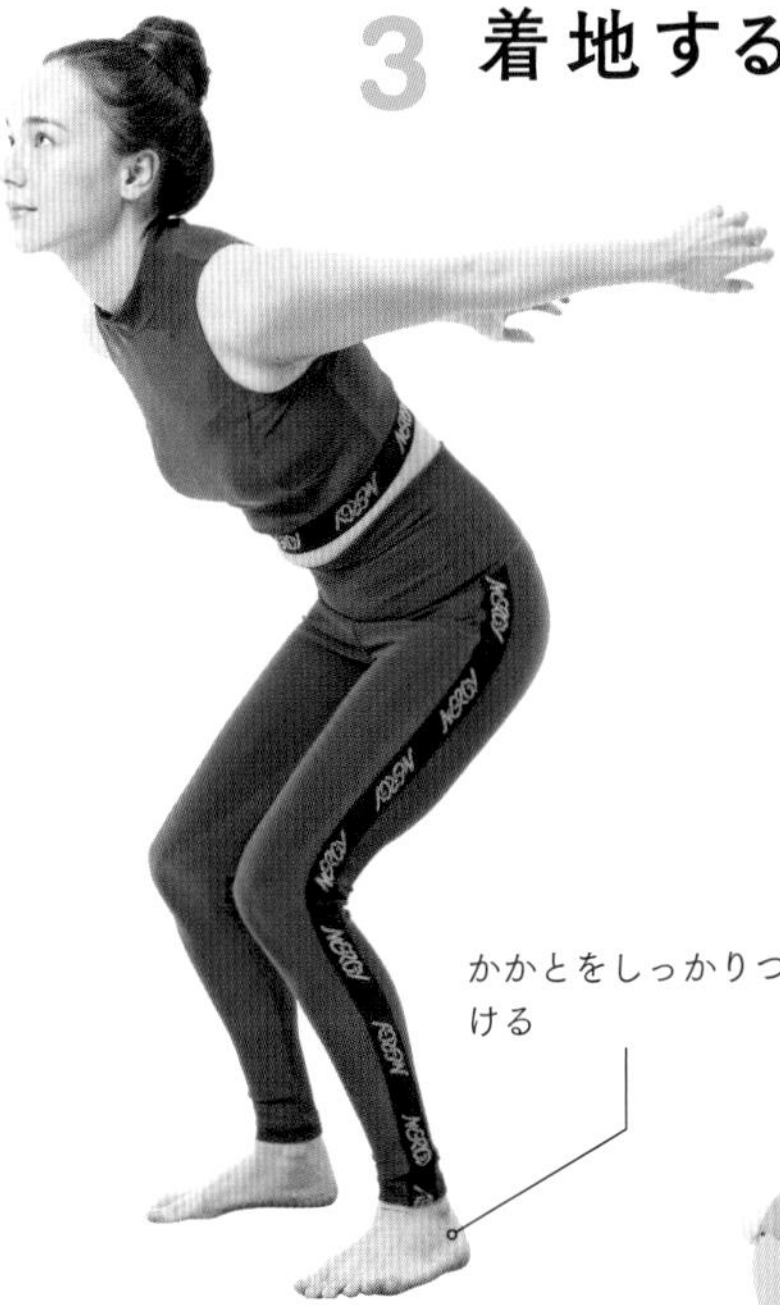

かかとをしっかりつける

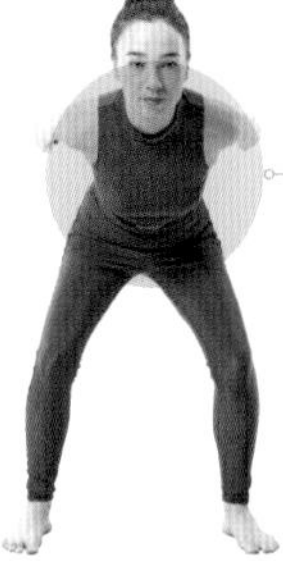

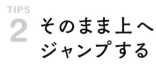

OK!
上体を起こしたまま最初の体勢に

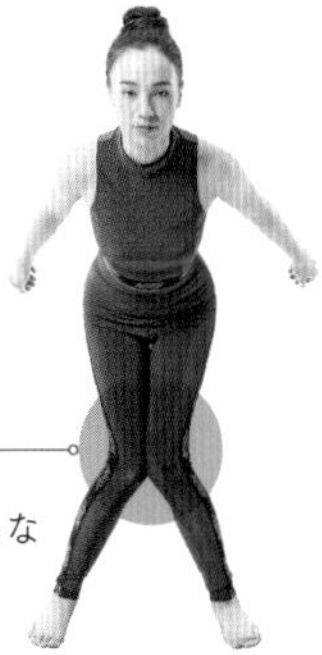

NG!
ひざが内側に入らないように

リズミカルでスムーズな
1～3の動作を
合計15回!

床にある荷物を頭上まで上げる

おすすめシーン

朝　日中　夜

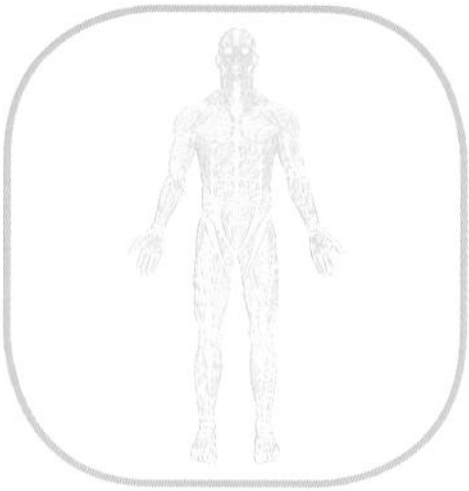

全身を使う！

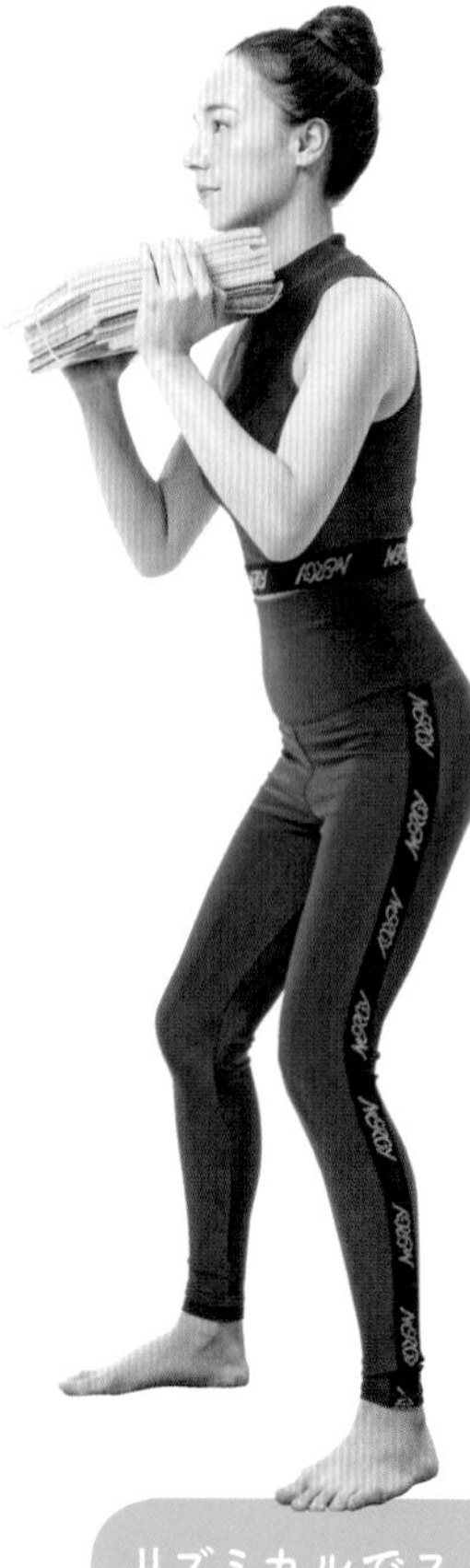

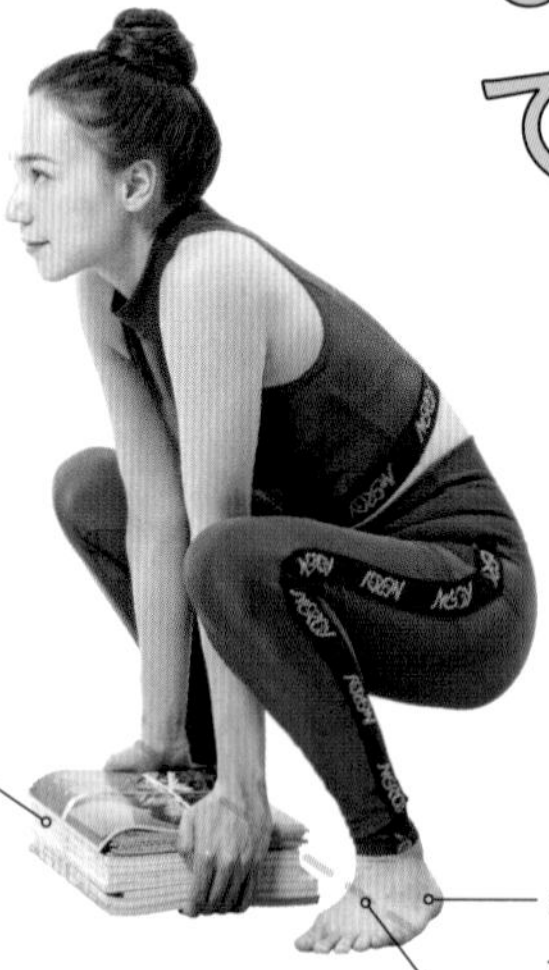

2kg以上の荷物。束ねた雑誌、2ℓのペットボトル、書類を入れたかばんなど

かかとを床につける

荷物よりもやや広めに足を開き、つま先は外側へ

TIPS 1

上半身を立ててしゃがみ、荷物をつかむ

TIPS 2

立ち上がると同時に、荷物を胸の高さへ

リズミカルでスムーズな

1〜5の動作を

合計**10**回！

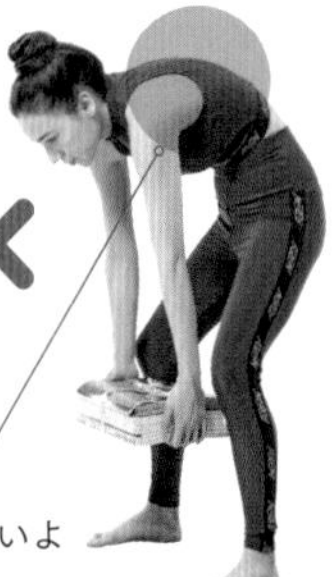

×

NG！

背中が丸まらないように

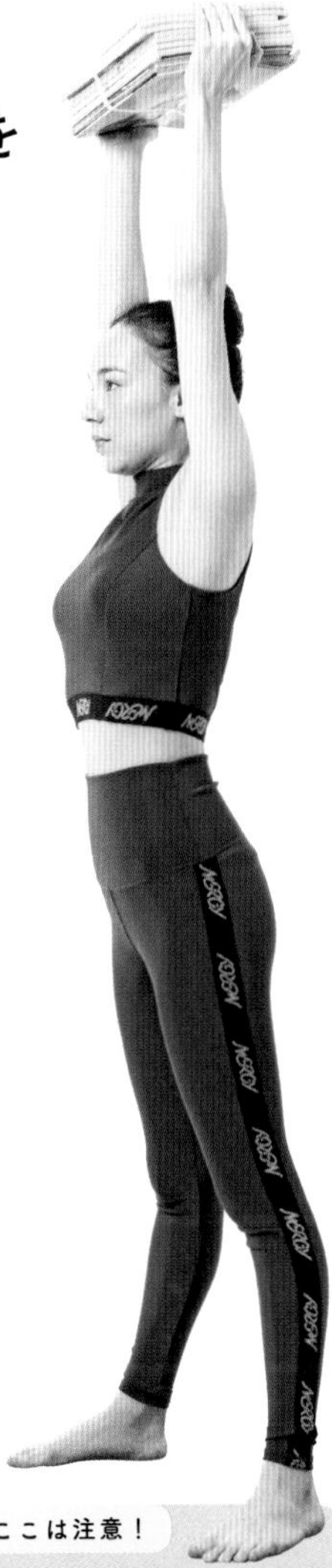

TIPS
3 そのまま荷物を頭上へ上げる

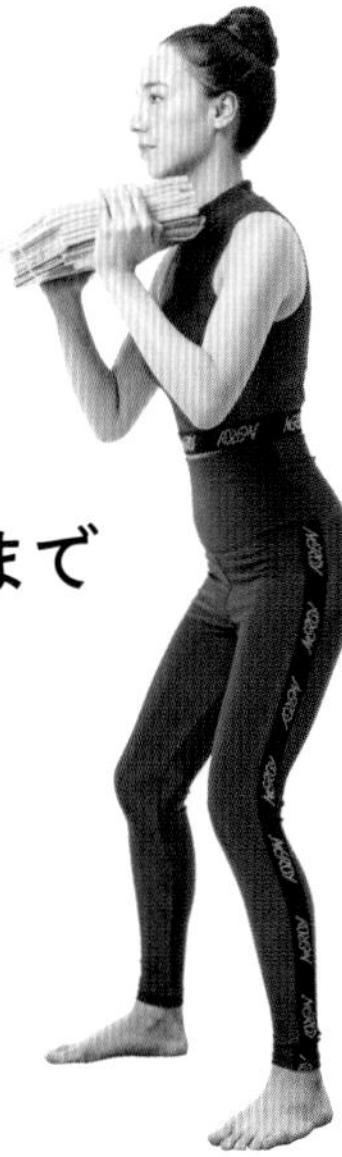

TIPS
4 荷物を胸の高さまで下ろす

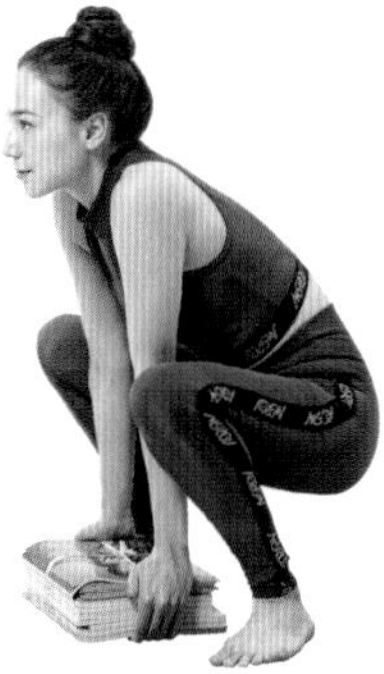

TIPS
5 荷物を床に下ろす

どんな効果？

筋肉のコントロール力と総合力を鍛える

一連の動きをスムーズに行うためには、一つひとつの筋肉を連携させて動かすための、総合力が必要です。何度か繰り返すうちに、筋肉をコントロールできるようになります。

ここは注意！

しゃがんでいるときも背すじはずっと伸ばしたまま

しゃがんだ状態から立ち上がり、またしゃがむまで、一貫して背すじを伸ばしていることがポイントです。お腹に力を入れて、背中が丸まらないように意識し続けましょう。

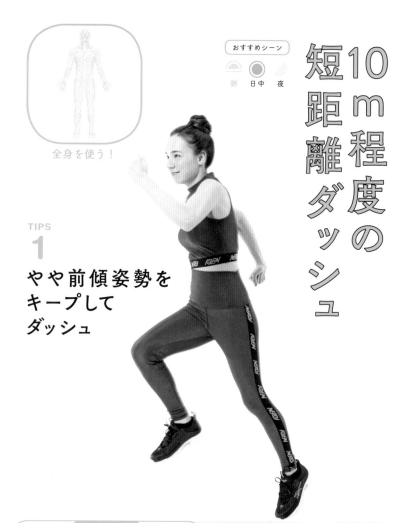

10m程度の短距離ダッシュ

おすすめシーン

朝　日中　夜

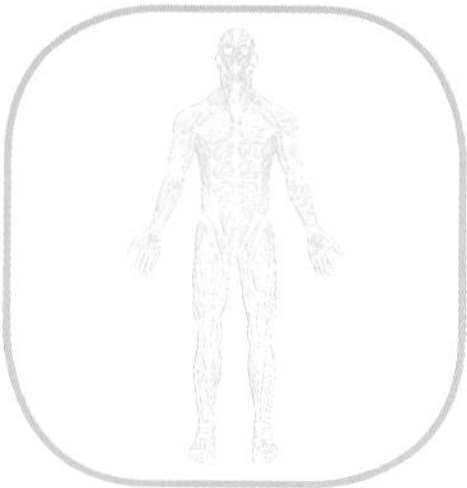

全身を使う！

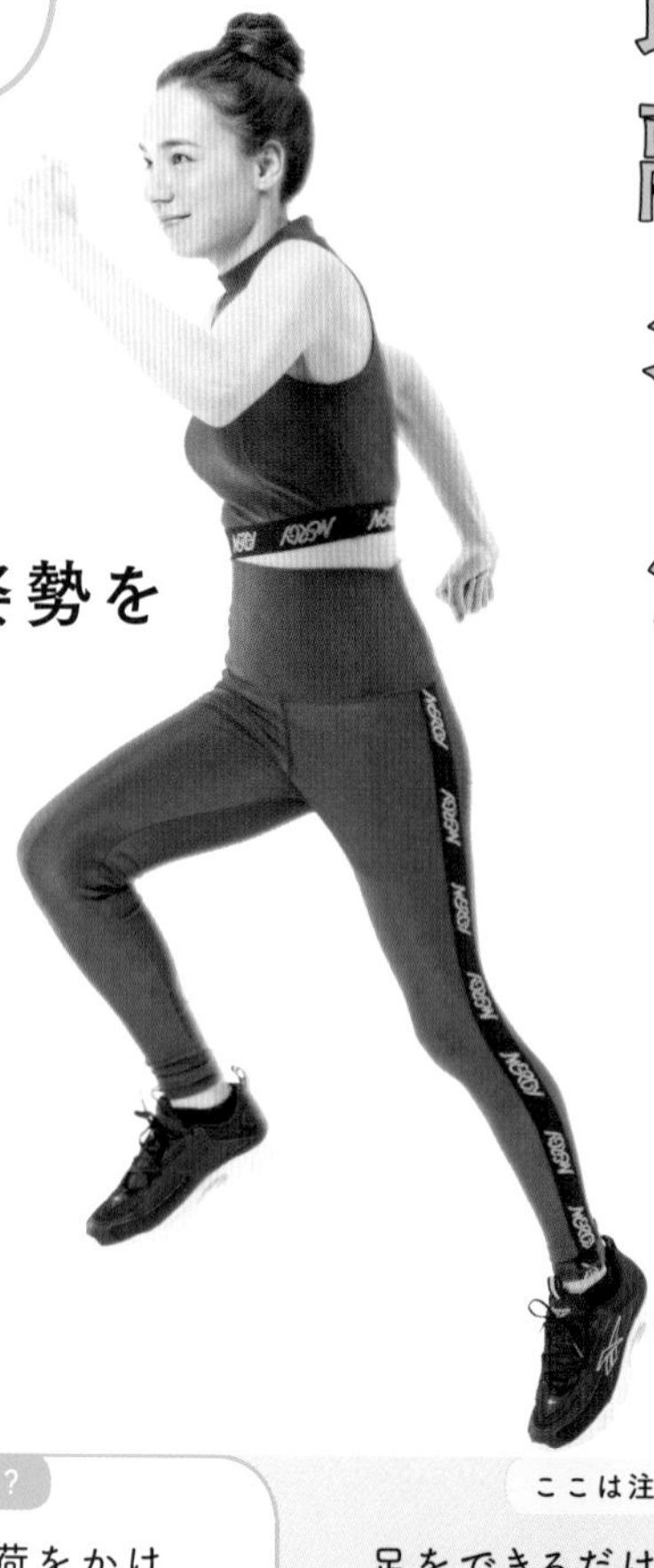

TIPS 1

やや前傾姿勢をキープしてダッシュ

どんな効果？

短時間に高負荷をかけ筋肉を集中的に鍛える

短い時間で高い負荷を筋肉にかけるので、足腰や体幹の筋肉を集中的に鍛えることができます。瞬発力も使うため、日常動作のパフォーマンスが上がり、脂肪燃焼効果が高まりやすくなります。

ここは注意！

足をできるだけ上げながら少し前傾姿勢をキープ

前に出す足は、できるだけ高く引き上げましょう。お腹には力を入れて、腰が反ったり丸まったりしないように意識を。腕は、反動を使って大きく振るように。

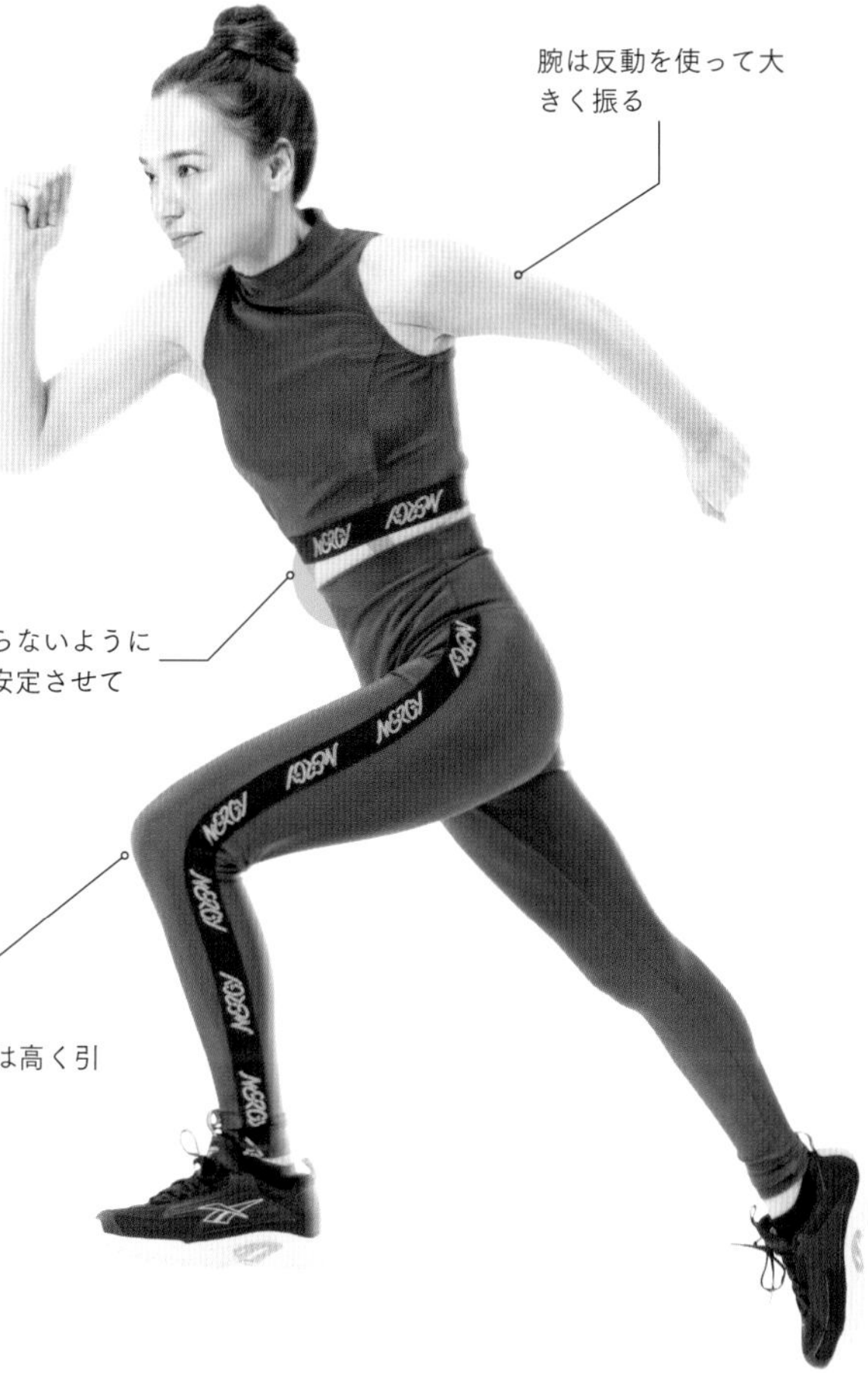
腕は反動を使って大きく振る
腰が反らないように体幹を安定させて
前に出す足は高く引き上げる

1の体勢で
10m程度のダッシュを5本！
（インターバルは30秒）

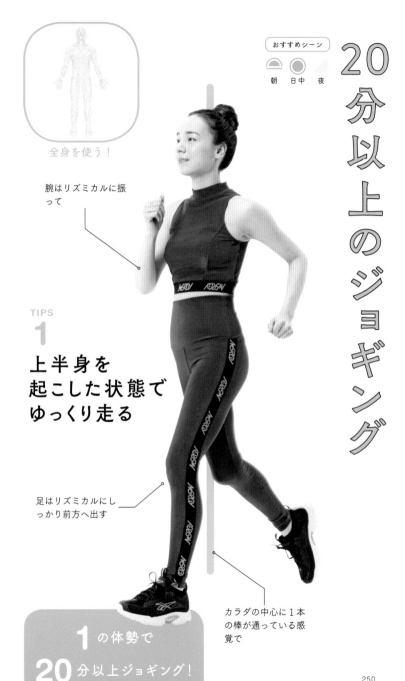

20分以上のジョギング

おすすめシーン

朝　日中　夜

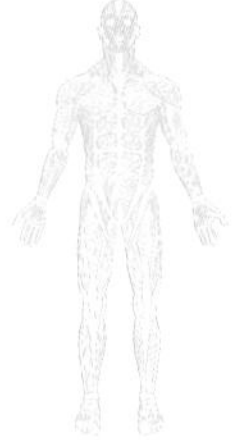

全身を使う！

TIPS

1

上半身を起こした状態でゆっくり走る

腕はリズミカルに振って

足はリズミカルにしっかり前方へ出す

カラダの中心に１本の棒が通っている感覚で

1 の体勢で

20 分以上ジョギング！

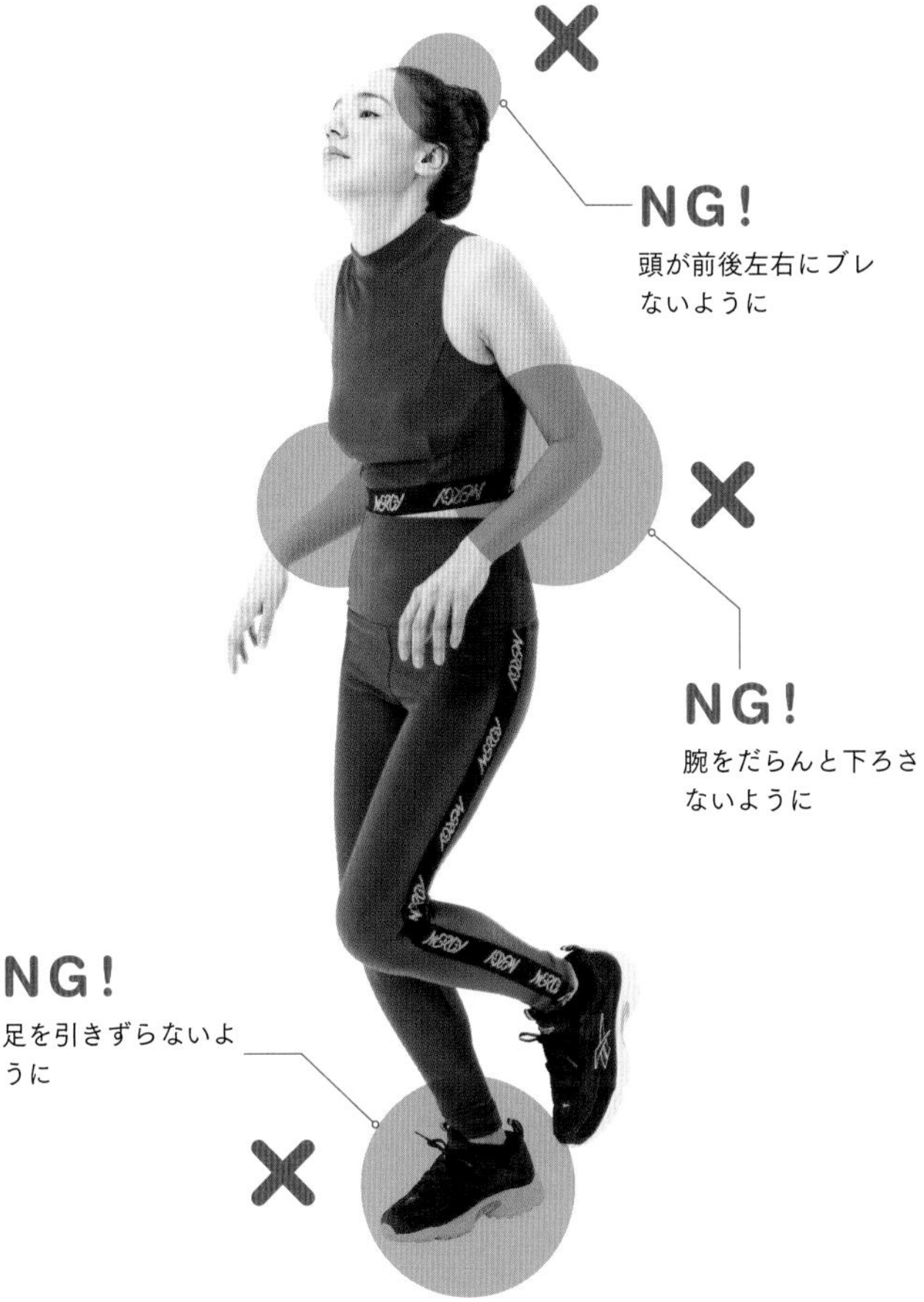
NG!
頭が前後左右にブレないように
NG!
腕をだらんと下ろさないように
NG!
足を引きずらないように

どんな効果？

ダイエット、身体機能強化といった総合的な効果が

有酸素運動のダイエット効果のほか、全身の筋肉を使い、筋力を高める、心肺能力を高めるといった効果があります。習慣にすることで血行がよくなり、体調も整いやすくなります。

ここは注意！

頭のブレを少なくしできるだけ一定の高さで

立ち姿勢における、カラダの中心に1本の棒が通っているような感覚を、走りながらも持ち続けることが大切。頭が前後左右に揺れるのはNG。上下の動きもなるべく少なくしましょう。

用語辞典

あ

【圧中心点】 あっちゅうしんてん
床とカラダの接触面における、力の分布の中心点。重心の真下にある。立位では骨盤の真下、支持基底面の中心。

【アミノ酸】 あみのさん
タンパク質の基本構成単位。食品に含まれるタンパク質は消化吸収を経て細かく分解され、アミノ酸になる。人間に必要なのは20種類で、そのうち9種類は食品から摂って補うべき必須アミノ酸。

【アンガーマネジメント】 あんがーまねじめんと
怒りの感情を自らコントロールし、適切に解決する心理技術。

【イミダゾールジペプチド】 いみだぞーるじぺぷちど
アミノ酸の一種で、特に鶏むね肉などに多く含まれる。抗疲労作用や運動機能向上作用があることが報告されている。

か

【オキシトシン】 おきしとしん
愛情や信頼感を得ることで、脳下垂体（脳の内分泌腺）から分泌されるホルモン。気持ちが温かくなったり、幸せな気分になったりする。

【基礎代謝】 きそたいしゃ
体温維持、心臓の鼓動、呼吸といった、生命活動を維持するために最低限必要なエネルギーのこと。

【胸郭】 きょうかく
心臓や肺などが収まっている空間のこと。肋骨、胸骨、胸椎、筋肉などによって構成される胸壁と、腹部と胸部を分ける横隔膜で囲まれた部分を指す。

【胸骨】 きょうこつ
胸の中央、鎖骨の下からみぞおちあたりまで、縦にある骨。胸郭を構成する。

【胸鎖乳突筋】 きょうさにゅうとつきん
鎖骨の付け根、及び胸骨と、側頭部、後頭部を結ぶ筋肉。あごを上げる、首を倒したり回したりする、といった動きを担う。

【胸椎】 きょうつい
脊柱の一部で、頸椎と腰椎の間にある12個の椎骨。ここから肋骨が連結している。

【頸椎】 けいつい
脊柱の最上部に位置する、7つの椎骨からなる部分。

【血糖値】 けっとうち
血中に含まれるブドウ糖の濃度。食後に上昇する。

【肩甲挙筋】 けんこうきょきん
頸椎と肩甲骨を結ぶ筋肉で、肩をすくめる、首を回すという動きを可能にする。

【肩甲骨】 けんこうこつ
肋骨の後ろ側から側面にかぶさるようについている、板状の骨。肩の可動域に大きく関わる。

【交感神経】 こうかんしんけい
副交感神経とともに自律神経を構成。通常、朝の目覚め前から徐々に優位になる。血圧の上昇、瞳孔の散大、消化機能の抑制などによって、カラダを活動的にさせる。

【広背筋】 こうはいきん
胸椎の下のほうから腰椎、仙骨などと、上腕骨とを結び合わせている大きな筋肉。腕を後方に引く、カラダに近づけるなど、肩関節の動きを担う。

【股関節】 こかんせつ
大腿骨と骨盤をつないでいる関節で、大腿骨の上端にある骨頭が、骨盤の寛骨臼（かんこつきゅう／下側左右のくぼみ）にはまり込むような形で形成される。この構造により、脚を前後左右に開閉したり回転させるなど自由な動きが可能。

【骨格筋】 こっかくきん
骨に付着して関節を動かす筋肉。自分の意志でカラダを動かすには、骨格筋の動きが不可欠。

【骨盤】 こつばん
上半身と下半身の間に位置し、カラダを支えている複数の骨の総称。仙骨と左右の寛骨（腸骨、恥骨、坐骨が融合した骨）、尾骨によって構成される。

【骨盤底筋】 こつばんていきん
骨盤の底を覆っている筋肉の総

称。骨盤内の臓器を支えるほか、尿道、膣、肛門を引き締め、排泄などをコントロールする役割を持っている。姿勢を保持する際にも使われる。

【坐骨】 ざこつ
骨盤の一部。下側左右のとがっている部分で、椅子などに座る際、座面につく。

【三角筋】 さんかくきん
肩関節を覆っている三角形の筋肉。腕を前後に振ったり、上げたりする動作を司る。

【GI値】 じーあいち
Glycemic Indexの略。その食品を食べたあとの、血糖値の上昇率指数。炭水化物の場合、白米ご飯のほか、白い小麦粉で作られたパンなどはGI値が高く、玄米ご飯や全粒粉パンなどはGI値が低い。

【肢位】 しい
姿勢や四肢の位置のこと。リラックスして自然に立った状態で、各関節の角度が0度のときを基本肢位という。

【支持基底面】 しじきていめん
体重を支えるために必要な床面積のこと。立位では、両足の接地面を含む、両足に囲まれた部分を指す。

【重心】 じゅうしん
物質に対して働いている重力の、中心となっている点。立位では骨盤の位置にある。

【上腕三頭筋】
じょうわんさんとうきん
上腕の後ろ側についている筋肉。肩甲骨、上腕骨、尺骨（しゃっこつ／前腕の2本の骨のうち小指側の骨）についており、ひじを伸ばす作用などを受け持つ。

【上腕二頭筋】
じょうわんにとうきん
上腕の前側についていて、ひじを曲げると盛り上がる、いわゆる力こぶをつくる筋肉。肩甲骨の外側上部と橈骨（とうこつ／前腕の2本の骨のうち親指側の骨）を結び、ひじを曲げる作用などを受け持つ。

【頭蓋骨】 ずがいこつ
脳を保護し、顔面構造を支える骨。10種16個の頭蓋骨及び5種7個の顔面骨から構成される。

【生活活動】 せいかつかつどう
身体活動のうち、運動を除いたもの。仕事や通勤、家事など、生活のなかで必要に応じて生じる活動のこと。

【成長ホルモン】
せいちょうほるもん
脳下垂体（脳の内分泌腺）から分泌され、成長や代謝を促進する働きを持つ。睡眠時によく分泌され、骨や筋肉の成長、肌の新陳代謝を促す。また、強度の高い運動によっても分泌が高まることが知られている。

【脊柱】 せきちゅう
背骨のこと。小さな椎骨が集まってできており、S字のカーブを描きながら、頭部の重みを支えている。姿勢を保持するほか、内部に通る神経を保護する役割もある。

【脊柱起立筋】
せきちゅうきりつきん
頸椎から腰椎にかけて脊柱の両側を走る3つの筋肉で構成。姿勢を支える働きを担う。

【セロトニン】 せろとにん
脳の神経伝達物質の一種。必須アミノ酸のトリプトファンからつくられ、また、日光浴と一定リズムの運動によって分泌量が増える。精神を安定させる働きがある。

【前鋸筋】 ぜんきょきん
上から9番目までの肋骨と、肩甲骨の内側を結び合わせている、肩関節を動かす筋肉。肩甲骨の固定や運動に関わる。

【仙骨】 せんこつ
脊柱の下部に位置する逆三角形の骨で、仙椎5個が癒合したもの。寛骨（腸骨、恥骨、坐骨が融合した骨）と連結して骨盤を形成する。

【僧帽筋】 そうぼうきん
肩から背中にかけてを覆う筋肉で、フードのような形状。僧帽筋上部は、首と頭の付け根と鎖骨を結び、鎖骨の引き上げや肩甲骨の上げ下げに関わる。僧帽筋中部は、脊柱を中心に肩甲骨を覆い、肩甲骨を上下させたり内側に寄せたりする、腕を開いて頭上へ上げる、などの役割を担う。胸を張る動作でも使われる。僧帽筋下部は、腰まで逆三角形に広がり、肩甲骨を下げる、後ろに引く、内側に寄せる、腕を開いて頭上へ上げるなど、多様な動きを担う。

【足底筋群】 そくていきんぐん
足の裏の、指の付け根からかかとまでを覆う筋膜。甲の骨を支えて足のアーチ形を保ち、歩行時などに足にかかる衝撃を緩和する。

た

【体幹】 たいかん
カラダの主要部分である胴体のこと。また、その筋肉を指す場合もある。

【大胸筋】 だいきょうきん
鎖骨の前方、胸骨、肋骨の上位などと上腕骨を結び合わせ、胸の前面を覆っている大きな筋肉。肩関節の運動に関わり、呼吸を補助する働きもある。

【代謝】 たいしゃ
体内で、物質が分解・合成によって次々と化学変化すること。

【大腿四頭筋】 だいたいしとうきん
骨盤からひざまでをつなぐ、前ももの大きな4つの筋肉の総称。骨盤の角度を保持し、ひざ関節を支える役割を果たす。

【大臀筋】 だいでんきん
骨盤と大腿骨をつなぐ、お尻のなかでも最大の筋肉。股関節を伸ばす際に使われ、歩行・走行を含む日常生活の動作に欠かせない。

【中臀筋】 ちゅうでんきん
大臀筋の上部にある筋肉。股関節の動きに関わり、歩行時は軸足を地面につけて骨盤が安定するように働いている。

【腸腰筋】 ちょうようきん
腰椎と大腿骨をつなぐ筋肉の総称で、大腰筋と腸骨筋からなる。ももを上げる際に使われるほか、骨盤の角度を保持し、正しい姿勢を保つうえでも重要。

【椎骨】 ついこつ
脊柱を構成している小さな骨一つひとつのこと。

【頭・頸板状筋】 とう・けいばんじょうきん
後頭部から胸椎にかけてをつなぐ深層筋で、首を伸ばしたり、左右に曲げる、回すなどの動きを可能にしている。

【糖質】 とうしつ
炭水化物のうち、食物繊維ではない成分。糖の数によって、単糖類、二糖類、多糖類に分けられる。ブドウ糖は単糖類。

【ドーパミン】 どーぱみん
神経伝達物質の一種。小さな目標をクリアしていくことでより多く分泌され、幸福感を高める。

な

【内臓脂肪】 ないぞうしぼう
内臓の周囲につく脂肪。皮下脂肪に比べて減らしやすい。内臓脂肪が多いと、血圧や血糖、コレステロールなどの生活習慣病リスクが高いため注意が必要。

【内転筋】 ないてんきん
太ももの内側にある筋肉の総称。骨盤の恥骨から大腿骨、頸骨を結び、足を閉じる、回すなどの動きで使われる。

【NEAT】 にーと
Non-Exercise Activity Thermogenesisの略で、訳すと非運動性熱産生。運動以外の身体活動で消費されるエネルギーのこと。

は

【ハムストリングス】 はむすとりんぐす
ももの後ろ側にある3つの筋肉の総称。骨盤の坐骨と、ひざ関節、股関節を結び合わせている。ひざ関節と股関節それぞれの運動に関わる。

【BCAA】 びーしーえーえー
必須アミノ酸のバリン、ロイシン、イソロイシンの総称。筋肉のタンパク質の約35%はBCAAでできている。脂肪を効率よく燃焼させてエネルギーに変えるにも不可欠。

【PFCバランス】 ぴーえふしーばらんす
1日に摂取するエネルギーのなかで、タンパク質（P）・脂質（F）・炭水化物（C）から取り入れるエネルギーの割合。

【皮下脂肪】 ひかしぼう
皮膚と筋肉の間に蓄えられる脂肪で、減らすには時間がかかる。二の腕やお尻、太ももなどにつきやすい。

【尾骨】 びこつ
脊柱の最下部で、骨盤の後ろ側にある骨。人間の場合、ほぼ退化している。

【腓腹筋】 ひふくきん
ふくらはぎの外側と内側にある筋肉。ひざを曲げたり、かかとを引き上げるといった動作を可能にしている。ヒラメ筋とともに下腿三頭筋（かたいさんとうきん）と呼ばれ、歩行に不可欠。

【ヒラメ筋】 ひらめきん
ふくらはぎの深層筋。アキレス腱となってかかとまで伸びる。足関節を動かしてかかとを引き上げる動作を可能にし、歩行時に地面を蹴り出す役割をする。また、下腿の血液を心臓に送り返す「第二の心臓」としてのポンプ機能も担う。腓腹筋とともに下腿三頭筋と呼ばれる。

【腹横筋】 ふくおうきん
腹筋のうち最深部にあるインナーマッスルで、体幹を折り曲げる動作に使われるほか、内臓の位置を保ち、正しい姿勢やプロポーションを維持するにも欠かせない。

【副交感神経】 ふくこうかんしんけい
交感神経とともに自律神経を構成。血圧の低下、瞳孔の収縮、消化機能の促進などによって、カラダをリラックスさせる。通常、夜に優位になることで寝つきがよくなる。

【腹斜筋】 ふくしゃきん
肋骨から骨盤にかけての筋肉で、前屈、側屈、上半身をねじるといった動きに関係する。ほかの腹筋群とともに、呼吸を担ってもいる。

【腹直筋】 ふくちょくきん
腹部の中央にある、いわゆるシックスパックの部分。主に前屈で使われる。呼吸を可能にしている筋肉のひとつでもある。

【分泌腺】 ぶんぴつせん
分泌を司る器官で、内分泌腺と外分泌腺の2種類がある。内分泌腺はホルモンを血中に分泌し、各臓器の働きを調節する。外分泌腺は汗、唾液、涙、消化液などを体外や消化器内に放出する。

【縫工筋】 ほうこうきん
ももの前面にあり、外側上部から内側下部へ斜めについている筋肉。骨盤の寛骨（腸骨、恥骨、坐骨が融合した骨）と大腿骨を結び合わせていて、ひざ関節の曲げ伸ばしなどに関わる。

【ホルモン】 ほるもん
脳下垂体や甲状腺といった内分泌腺でつくられ、血液によって全身に運ばれて特定の器官に作用する化学物質の総称。多くの種類がある。

め

【メタボ】 めたぼ
メタボリックシンドロームの略。内臓脂肪が蓄積し、かつ、高血糖、高血圧、脂質異常のうち2つ以上に該当している状態。内臓脂肪蓄積の目安は、へそ周りが男性で85cm以上、女性で90cm以上とされる。

や

【腰椎】 ようつい
脊柱の一部で胸椎の下に位置する。5個の椎骨から構成される。

ら

【菱形筋】 りょうけいきん
頸椎と肩甲骨の内側を結ぶ筋肉で、左右の肩甲骨を中央に寄せる動きをする。これが弱くなると猫背になり、胸を張る動作が難しくなって呼吸が浅くなる。

【老廃物】 ろうはいぶつ
栄養素などの代謝によって生み出される不要物。最終的に呼気や汗、尿、大便などとして体外に排出される。肝機能の低下など、何らかの原因で老廃物がうまく排出されないと体内にため込まれ、健康に悪影響を及ぼす。

【肋骨】 ろっこつ
胸椎から伸びて胸部を覆う左右12対の骨の総称。胸椎、胸骨とともに胸郭を形成し、心臓や肺臓などを保護している。

監修

清水 忍（しみず しのぶ）

多くの現役アスリートも通うトレーニングジム「ＩＰＦ」を運営する株式会社インストラクションズの代表。多数のフィットネス雑誌の監修、メディア出演、トレーナー養成学校講師、ＮＥＳＴＡ ＪＡＰＡＮエリアマネージャー、現役トレーナーレベルアップ講座「清水塾」主宰など、幅広く活躍している。

Ｓｔａｆｆ

撮影　是枝右恭
モデル　Ｙａｓｍｉｎ（ＲＥＭＩＸ）
ヘアメイク　鎌田真理子
スタイリング　露木 藍
デザイン　吉村 亮　大橋千恵（Yoshi-des.）
イラスト　ひらのんさ　なかざわとも
編集・構成　丸山みき（ＳＯＲＡ企画）
編集協力　圓岡志麻
編集アシスタント　柿本ちひろ（ＳＯＲＡ企画）
動画制作　井上真奈
企画・編集　森 香織（朝日新聞出版 生活・文化編集部）

衣装協力
ＮＥＲＧＹ（ジュンカスタマーセンター）
電話０１２０-２９８-１３３

運動習慣《うんどうしゅうかん》ゼロの人《ひと》のための
疲《つか》れない！ 動《うご》けるカラダをつくるテク

監修　清水 忍
編著　朝日新聞出版
発行者　橋田真琴
発行所　朝日新聞出版
〒１０４－８０１１ 東京都中央区築地５－３－２
電話（03）５５４１－８９９６（編集）
（03）５５４０－７７９３（販売）
印刷所　図書印刷株式会社

Published in Japan by Asahi Shimbun Publications Inc.
ISBN 978-4-02-333324-6

定価はカバーに表示してあります。
落丁・乱丁の場合は弊社業務部（電話03－５５４０－７８００）へご連絡ください。
送料弊社負担にてお取り替えいたします。